# Internetnutzung von Jugendlichen und jungen Erwachsenen mit Down-Syndrom

Nadja Zaynel

# Internetnutzung von Jugendlichen und jungen Erwachsenen mit Down-Syndrom

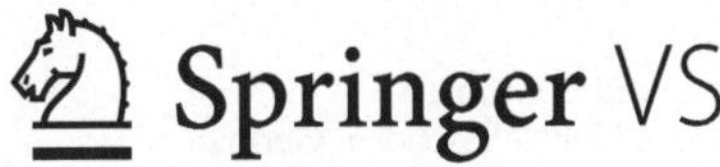

Nadja Zaynel
Münster, Deutschland

Dissertation Westfälische Wilhelms-Universität Münster, 2015 u.d.T.: Nadja Zaynel: „Internetnutzung und Nutzungsbarrieren von Kindern und Jugendlichen mit Down-Syndrom."

ISBN 978-3-658-17753-9          ISBN 978-3-658-17754-6    (eBook)
DOI 10.1007/978-3-658-17754-6

Die Deutsche Nationalbibliothek verzeichnet diese Publikation in der Deutschen National-bibliografie; detaillierte bibliografische Daten sind im Internet über http://dnb.d-nb.de abrufbar.

Springer VS
© Springer Fachmedien Wiesbaden GmbH 2017



Gedruckt auf säurefreiem und chlorfrei gebleichtem Papier

Springer VS ist Teil von Springer Nature
Die eingetragene Gesellschaft ist Springer Fachmedien Wiesbaden GmbH
Die Anschrift der Gesellschaft ist: Abraham-Lincoln-Str. 46, 65189 Wiesbaden, Germany

# Vorwort

Das Leben sowie das kreative Forschen
sind gleichermaßen herausfordernd.

(In Anlehnung an Strauss/Corbin 1996)

Während meiner Promotionszeit wurde ich häufig gefragt, warum ich mich gerade mit Menschen mit Down-Syndrom beschäftige. Oft wurde vermutet, dass ich möglicherweise ein Geschwisterkind oder ein anderes Familienmitglied mit Down-Syndrom habe – was nicht der Fall ist. Bereits in meiner Magisterarbeit habe ich mich mit der Fernsehnutzung von Menschen mit Down-Syndrom beschäftigt, weil ich eine Nutzergruppe untersuchen wollte, die von der Einschaltquotenforschung eher nicht berücksichtigt wird (vgl. Zaynel 2010). Durch die Betreuung von Förderschulklassenfahrten kannte ich bereits einige Personen mit Down-Syndrom, sodass es nahe lag sich auf diese Form der geistigen Behinderung zu konzentrieren. Es gibt jedoch noch ein früheres persönliches Erlebnis, an das ich mich erst während einer Fortbildung erinnerte, als ich darüber nachdachte, wie eine inklusive Kinderyogastunde aussehen könne, an der körperlich beeinträchtige Kinder teilnehmen können. Dabei hatte ich die medizinische Literatur über Down-Syndrom im Kopf: Die Überstreckung von Muskeln und Bändern bei Menschen mit Down-Syndrom, die durch ein schwaches Bindegewebe hervorgerufen wird, wird häufig fälschlicherweise als sehr gute Beweglichkeit interpretiert. In diesem Moment fiel mir ein: In meiner Tanztheatergruppe, die ich in meiner Kindheit besucht habe, gab es ein Mädchen mit Down-Syndrom, das eben derartig beweglich war. Soweit ich mich erinnern kann, war das Mädchen ein selbstverständlicher Teil unserer Tanztheatergruppe. Meine eigene frühe Kindheitserfahrung zeigt, wie stark der Kontakt zu Menschen mit Down-Syndrom die Wahrnehmung und Perspektive auf die Behinderung beeinflussen kann und ist ein Beispiel dafür, dass Menschen mit geistiger Behinderung nicht in einem Sondersystem leben sollten.

Nadja Zaynel

# Inhaltsverzeichnis

# Abbildungs- und Tabellenverzeichnis

# 1 Einleitung

Die Medienöffentlichkeit wird als die oberste Ebene von Öffentlichkeit beschrieben und kann damit als die Öffentlichkeitsebene mit der höchsten sozialen Inklusion gesehen werden (vgl. Neidhardt 1994, Jarren/Vogel 2011: 21-22, Marcinkowski/Marxer 2011: 193-194). Das bedeutet, dass medial vermittelte Inhalte prinzipiell allen Gesellschaftsmitgliedern frei zugänglich sind. Auch wenn Rezipienten nicht physisch anwesend sind, können sie über die technische Verbreitung mit Hilfe von Medien (Medientechniken) an allgemein relevanten Themen des Gemeinwesens teilhaben. Dies gilt auch für Menschen mit geistiger Behinderung[1], was die Inklusion zu einem zentralen Punkt werden lässt. Auf Basis der UN-Behindertenrechts-konvention sind Menschen mit jeglicher Form von geistiger Beeinträchtigung von Beginn an Teil der Gesellschaft und haben so Zugang zu allen Teilbereichen der Gesellschaft, und sind somit inkludiert. Bringt man diese zwei Gedankengänge zusammen, 1.) die Medienöffentlichkeit als soziale Inklusion aller und 2.) das Ziel der UN-Konvention, Menschen mit geistiger Behinderung zu inkludieren, so lässt sich durch eine Brückenhypothese schlussfolgern, dass gerade die Teilhabe an Medien zur Teilhabe an gesamtgesellschaftlichen sozialen Prozessen befähigt. Ein besonderes Augenmerk fällt hier auf die durch das Internet entstandene neue Struktur von Öffentlichkeit: Durch die Netzöffentlichkeit sind idealtypisch alle Akteure[2] sprachfähig, vor allem da sie durch das Internet als Infrastruktur kostengünstig viele Nutzer erreichen (vgl. Grundwald et al. 2006: 174). Führt man den eben genannten Gedanken, dass die Teilhabe an Medien gleichzusetzen ist mit der Teilhabe an der Gesellschaft weiter, wird ersichtlich, dass die Nutzung und Verwendung des World Wide Webs (Medienangebot) über den Verbreitungsweg des Internets (Medientechnik) Menschen erstens sozial inkludieren und zwei-

---

1  In der vorliegenden Arbeit wird die Formulierung „geistige Behinderung" verwendet um die kognitive Entwicklungsverzögerung von Menschen zu beschreiben. Dabei wird ebenso von geistiger Beeinträchtigung oder Einschränkung gesprochen, um die Varianz in den Formulierungen beizubehalten. Der Begriff Behinderung wird mehrheitlich verwendet, da er impliziert, dass die Behinderung nicht nur in der Person selbst liegt, sondern Personen auch durch äußerliche Umstände behindert werden können (vgl. Fischer 2003: 304, DIMDI 2005: 19, Bernasconi 2007: 32, Schluchter 2012: 17).

2  Aufgrund der besseren Lesebarkeit wird in der vorliegenden Arbeit das generische Maskulinum verwendet, gemeint sind jedoch alle Geschlechter und Gender.

tens bislang nicht gehörten Personen ein Sprachrohr verleihen kann.[3] Eine nicht vorhandene Beteiligung an sozialen Prozessen ist gleichzusetzen mit der Exklusion aus der Gesellschaft. Längst ist das Internet Teil solcher sozialen Prozesse, sodass sich der Gedanke folgendermaßen weiterführen lässt: Wird an der Internetnutzung als sozialer Prozess nicht teilgenommen, so ist man von der Teilhabe und Partizipation an der Gesellschaft ausgeschlossen. Auch Bonfadelli beschreibt, dass der ungleiche Zugang zu Technologien zur Exklusion führe. Dennoch merkt er an, dass „der medienpolitische Anspruch ‚Internet für alle' an einem übergeordneten Zweck orientier[t]" (Bonfadelli 2005: 10) sein muss. Dabei nennt er an dieser Stelle als Rechtfertigungsgrundlage das Fortbestehen moderner Demokratien durch eine informierte Bevölkerung. Längst ist das Internet kein Elitemedium mehr, sondern wird in den Dienst der Alltagsbewältigung gestellt (vgl. Röser/Peil 2010). Nicht nur die politische Informiertheit greift als Begründung für einen gleichberechtigten Zugang zum Internet, sondern auch der generelle Zugang zum Internet gewährleistet die Teilhabe an der Gesellschaft. Dabei gilt, dass der Zugang zu Medientechniken nicht gleichzusetzen ist mit einem mündigen und kompetenten Umgang mit Medienangeboten. Vielmehr benötigen Menschen gerade durch die Vielzahl an Medienangeboten stärkeren Unterstützungsbedarf und eine Heranführung an Medien. In Schulen muss neben Lesen auch die digitale Literalität vermittelt werden, die dazu befähigt, das Internet „selbstbestimmt, kompetent, multifunktional und kreativ" (Bonfadelli 2005: 15) nutzen zu können.

Obwohl mit der Rehabilitationswissenschaft eine eigenständige wissenschaftliche Fachdisziplin existiert, die sich mit der Chancengleichheit und der gesellschaftlichen Teilhabe von Menschen mit einer Behinderung beschäftigt und den gesellschaftlichen Diskurs zur Gleichberechtigung immer wieder anregt, gibt es viele Lebensbereiche, in denen Menschen mit Behinderung exkludiert werden. Sieht man sich den Prozentsatz derer an, die in der freien Wirtschaft bzw. in Behindertenwerkstätten arbeiten, ist eine Ausgrenzung vom Arbeitsmarkt bislang an der Tagesordnung: im Jahr 2007 arbeiteten nur ein Prozent der Menschen mit Behinderung in Deutschland auf dem ersten Arbeitsmarkt (vgl. taz.de 2015). Gleiches gilt für die Zahl der geistig behinderten Schülerinnen und Schüler, die Regelschulen besuchen: Zwar besuchen 28 Prozent der Kinder, die Förderbedarf haben eine Regelschule, dabei ist jedoch davon auszugehen, dass mehr Kindern, die bereits eine Regelschule besuchen, Förderbedarf zugeschrieben wird, als dass Kinder von Förder- auf Regelschulen wechseln, da der Prozentsatz von Förderschülern in den Jahren 2008/2009

---

3  Der Medienbegriff wird in der vorliegenden Arbeit nach Schmidt und Zurstiege 2007 verwendet. Schmidt/Zurstiege differenzieren in ihrem Medienkompaktbegriff vier Ebenen, die einem Medium inne liegen: Kommunikationsinstrument, Medientechnik, institutionelle Einrichtungen bzw. Organisationen und Medienangebote (Schmidt/Zurstiege 2007: 63 f.) In Bezug auf das behandelte Thema ist das Medienangebot beispielsweise eine bestimmte Internetseite oder eine bestimmte Applikation. Die Medientechnik ist der Verbreitungsweg (WLAN, mobile Datenverbindung) sowie das entsprechende Endgerät (Computer, Laptop, Smartphone, Tablet). Institutionelle Einrichtungen sind Internetanbieter wie Google oder Facebook, während Kommunikationsinstrumente „materielle Zeichen, die zur Kommunikation benutzt werden" (Schmidt/Zurstiege 2007: 63) beschreiben, wie Schrift oder audiovisuelle Zeichen über Videos.

bis 2012/2013 nur um 0,1 Prozent gesunken ist (vgl. Greiner 2015). Dadurch dass Menschen mit geistiger Behinderung im Schul- und Arbeitsalltag in Sondersystemen leben, haben sie ebenfalls einen eingeschränkten Zugang zu modernen Informations- und Kommunikationstechnologien, da digitale Medientechniken und -angebote sowohl in Förderschulen als auch in Behindertenwerkstätten eine untergeordnete Rolle spielen (vgl. Wansing 2005: 25-27, Bernasconi 2007: 113, Mihajlovic 2012, Müller/Fleischer 2013).

Entgegen der Einstellungen und Besorgnisse einiger Eltern, Lehrer, Betreuer oder politischer Akteure, die der Meinung sind, Kinder mit geistiger Behinderung benötigten das Internet für ihre Lebensgestaltung nicht und könnten mit den vermittelten Inhalten nicht viel anfangen, sind ein Teil der Behindertenpädagogen der Ansicht, dass die Vermittlung von Medienkompetenz für Menschen mit geistiger Behinderung neben der schulischen Bildung als wichtigste Lebenskompetenz angesehen werden kann (vgl. Opaschowski 1997: 74, Lamers 1999: 19, Luder 2004: 17, Bernasconi 2007: 314; 122-124, Bernasconi 2009: 302). Medienpartizipation ermöglicht zum einen Teilhabe an demokratischen Prozessen in der Gesellschaft, da das Internet eine Bandbreite an politischen Informationen und Meinungsbildung bereitstellt (vgl. Grundwald 2006: 171 ff.) und zum anderen sind Medienangebote wichtige Instanzen um Entwicklungsaufgaben wie die Entwicklung einer eigenen Identität und die Emanzipation zu bewältigen (vgl. Niesyto 2009: 2, Mikos 2007: 27 ff.).

Mitunter entsteht eine Wissenskluft bezüglich der digital literacy, dem kompetenten Umgang mit digitalen Medien (vgl. Hobbs 2010: 16 ff., Pietraß 2010: 73 ff.), zwischen Regel- und Förderschülern dadurch, dass Medienkompetenz in Förderschulen bislang nicht ausreichend vermittelt wird. Haefner führt dies auf die strukturellen Defizite in der Lehrerbildung zurück (vgl. Haefner 2002: 489). An dieser Stelle werden ausgebildete Lehrkräfte benötigt, die Medienkompetenzen auch an Förderschulen vermitteln, damit die Marginalisierung und Exklusion von Menschen mit geistiger Behinderung durch die Nicht-Teilhabe am Internet nicht verstärkt wird (vgl. Bernasconi 2007: 316-317). Zusätzlich zu Haefners Argument könnte jedoch auch die gesellschaftliche Relevanzzuschreibung der Internetkompetenz für Menschen mit geistiger Behinderung eine Rolle spielen. Häufig werden andere Lebensbereiche als wichtiger erachtet und mediale Kompetenzen vernachlässigt. Die Vermittlung digitaler Kompetenzen ist für Menschen mit geistiger Behinderung längst nicht selbstverständlich. Dieses Legitimationsproblem kann zu erheblichen Schwierigkeiten in einer immer stärker fortschreitenden Technologiegesellschaft führen (vgl. Bernasconi 2009: 305). Ebenso wie heute die Relevanz des Internets für Menschen mit geistiger Behinderung diskutiert wird, wurde vorher diskutiert, ob Menschen mit einer geistigen Behinderung lesen und schreiben lernen sollten oder besser lebenspraktische Dinge in der Schule vermittelt bekommen sollten (vgl. Schäffler 1999: 337). Im Idealfall der Gleichberechtigung von Menschen mit und ohne Behinderung läge die Priorität nicht auf der grundsätzlichen Relevanz und der generellen Bereitstellung des Internets für Menschen mit Behinderung, sondern darauf, auf welche Art und Weise Menschen mit einer geistigen Behinderung an das Internet herangeführt werden können. Digitale Medien sind ein fester

Bestandteil des modernen Lebens: der Ausschluss geistig behinderter Menschen von Informations- und Kommunikationstechnologien käme einer Einschränkung der gesellschaftlichen Teilhabe gleich (vgl. Bernasconi 2007: 320).[4]

In der vorliegenden empirischen Untersuchung zeigt sich, dass einige Jugendliche und junge Erwachsene mit Down-Syndrom sozial benachteiligt sind. Dabei geht es nicht um Benachteiligung aufgrund von Einkommen, es geht vielmehr um materielle Ressourcen wie den Besitz eines internetfähigen Endgeräts und um immaterielle Ressourcen wie den Bildungsmangel bezogen auf den Umgang mit Medienangeboten (vgl. Hradil 2005: 29). Nicht nur in ihren Familien, sondern in besonderem Maße in Förderschulen werden die Kinder und Jugendlichen mit Down-Syndrom sozial benachteiligt, was auf langfristige Sicht zur eingeschränkten Teilhabe an der Gesellschaft führen kann (vgl. Niesyto 2009: 3). Gerade durch die Vermittlung eines sinnvollen Umgangs mit dem Internet eröffnen sich Möglichkeiten in der Freizeitgestaltung für Menschen mit Behinderung, die zwangsläufig zu mehr Autonomie im Alltag führen (vgl. Schäffler 1999: 345).[5] An dieser Stelle ist Anil, ein 18-jähriger Jugendlicher mit Down-Syndrom, ein Exempel dafür, wie digitale Medien zur Selbstständigkeit und Selbstwirksamkeit beitragen können, je nachdem auf welche Art und Weise sie genutzt werden. Anil besucht eine Förderschule, einige Kilometer entfernt von dem Vorort, in dem er lebt. In seiner Freizeit besucht er hingegen Jugendgruppen, die direkt in seinem Wohnort stattfinden, wie die Messdienergruppe, eine Pfadfindergruppe und eine Hip-Hop-Gruppe, die inklusiv gestaltet sind. Die jeweiligen Jugendgruppen verfügen alle über eine WhatsApp-Gruppe, über die sie sich organisieren. Anil gestaltet so über seine WhatsApp-Gruppen einen Teil seines Alltags eigenständig. Darüber hinaus erfährt er hier auch über private Treffen seiner Gruppenmitglieder im Ort, von denen er vorher nichts erfahren hätte, als die Kommunikation noch nicht über WhatsApp organisiert wurde, sondern Absprachen nur telefonisch zwischen einzelnen Personen getroffen wurden. Niemand der Jugendlichen hat damals konkret ihn angerufen, weil sie Anil tagsüber nicht in der Schule gesehen hatten und so häufig nicht an ihn gedacht haben. Durch die WhatsApp-Gruppen erfährt er jedoch von den regelmäßigen Treffen und ist dadurch viel integrierter in seinem lokalen Umfeld. Hinzu kommt, dass die Sprachnachrichtenfunktion für Anil den Vorteil bietet, sich per Spracheingabe mit den anderen Jugendlichen zu verständigen und nicht darauf angewiesen ist, Nachrichten zu schreiben.

---

4  Bernasconi merkt an dieser Stelle an, dass die Teilhabe am Internet nicht für jede Person mit einer geistigen Behinderung gleich bedeutsam ist. Es gibt sicherlich Menschen, die persönlich kein Interesse an Medien haben, die man aus einer normativen Perspektive nicht bevormunden darf und nicht zur Partizipation am Internet zwingen darf (vgl. Bernasconi 2007: 320).

5  Zu Recht bemerkt Schäffler, dass der sinnvolle Umgang mit dem Internet nicht nur Menschen mit einer geistigen Behinderung schwer fällt (vgl. Schäffler 1999: 345). Gleichzeitig ist diese Aussage aus einer objektiven Perspektive kaum zu beurteilen, da sich die Sinnhaftigkeit der Internetnutzung für jeden Nutzer individuell ergibt.

Doch auch bei der Mehrheit der Familien, in denen die Kinder und Jugendlichen einen gleichberechtigten Zugang zum Internet haben wie ihre Geschwister, kommt es zu erheblichen Unterschieden bezogen auf die Nutzungsqualität und die Intensität der Nutzung. Während das Internet in der Regel fester Bestandteil des alltäglichen Medienhandelns der Eltern und Geschwister ist, spielt das Internet für Jugendliche und junge Erwachsene mit Down-Syndrom nur eine untergeordnete Rolle, Hauptmedium bleibt das Fernsehen. An dieser Stelle kann von einem Second-Level Digital Divide gesprochen werden (vgl. Niesyto 2009: 8, Moser/ Niesyto o.J., Niesyto 2010: 317, Hargittai 2007, Hargittai 2002). Der Second-Level Digital Divide, bei dem es nicht nur um unterschiedliche Zugänge zum Internet geht, sondern um unterschiedliche Nutzungsqualitäten, bezieht sich in der momentanen Diskussion vor allem auf die Bildungsschicht der Kinder und Jugendlichen bzw. die ihrer Eltern (vgl. Niesyto 2009: 9). Den Jugendlichen und jungen Erwachsene mit Down-Syndrom aus der vorliegenden Studie kommt eine Sonderstellung gleich: Zum einen sind sie durch ihre geistige Beeinträchtigung und ihre Schulbildung in einer Förderschule als niedriger gebildet einzustufen, zum anderen stammen sie aus sozial höher gebildeten Familien.[6]

Bislang wurde aus einer Fremdperspektive argumentiert, sodass an dieser Stelle die Einschätzung von Menschen mit geistiger Behinderung selbst von besonders großer Relevanz erscheint. Bei der Betrachtung der Ergebnisse von Bernasconi, bei dem 77 Menschen mit geistiger Behinderung nach positiven und negativen Aspekten des Internets befragt wurden, scheint das Verhältnis von Vor- und Nachteilen ausgeglichen zu sein. Beim genaueren Hinschauen fällt jedoch auf, dass die Vorteile, die Menschen mit geistiger Behinderung dem Internet zuschreiben, von großem Gewicht für die Freizeitgestaltung sind: Hier finden sich Antworten wie die generelle Informationsmöglichkeit (25,8%), Möglichkeit sich über ein Hobby zu informieren (12,8%), Shopping (9,0%), interessanter und spannender Zeitvertreib (6,4%), Spaß/Freizeitbeschäftigung (3,9%) und die Möglichkeit etwas zu lernen (1,3%) (vgl. Bernasconi 2007: 295). Diese positiven Aspekte sind in ähnlicher Form auch aus deutschlandweiten Befragungen zur Internetnutzung bekannt. Auch die genannten negativen Aspekte korrelieren mit Antworten aus anderen Befragungsstudien zum Internet und thematisieren vor allem Werbung, Spam und Viren und die Kosten (vgl. Bernasconi 2007: 299, Breunig/Hofsümmer/Schröter 2014: 126 ff., ARD-Forschungsdienst 2014). Als behindertenspezifische Nachteile kann hier der Punkt der Überforderung durch Steuerung/Navigation und der Aspekt, dass gesuchte Inhalte häufig nicht gefunden werden, gewertet werden (vgl. Bernasconi 2007: 297-298). Allerdings zeigen sich diese Schwierigkeiten auch bei nicht-technikaffinen Nutzern.

---

6 Zahlen belegen, dass Menschen mit Down-Syndrom eher in höheren sozialen Schichten aufwachsen, was laut Baur damit zusammenhängt, dass Akademikerinnen später Kinder bekommen und das Alter der Mutter immer noch zum größten Einflussfaktor vom Down-Syndrom gezählt wird (vgl. Baur 2003: 53). Hinzu kommt, dass Mütter aus höheren sozialen Schichten auch über eine höhere Bildung verfügen und sich tendenziell eher zutrauen, Kinder mit Behinderung groß zu ziehen. Häufig üben Eltern von Kindern mit Behinderung zudem soziale Berufe aus und sind somit häufig vom Fach.

Das Verständnis der komplexen Hyperstruktur des Internets als auch die nötige Schreib- und Lesefähigkeit sind zwei Voraussetzungen, die notwendig sind, um das Internet selbstständig nutzen zu können. Gerade bei Menschen mit Down-Syndrom sind das abstrakte Denken und die Literalität durch die geistige Behinderung erheblich beeinträchtigt, sodass sie sich scheinbar das Internet nur in geringem Maße eigenständig aneignen können. Im Gegensatz zu dieser Annahme sind Schäffler und Bernasconi der Meinung, dass das Internet aufgrund seiner Hypermediastruktur für Menschen mit geistiger Behinderung wie geschaffen ist, da neben dem Kommunikationsinstrument Schrift auch andere Elemente vorhanden sind, die unterschiedliche Sinneskanäle ansprechen (Multimedialität statt Textualität, sodass Menschen mit geistiger Behinderung die Inhalte besser aufnehmen können) (vgl. Schäffler 1999: 339, Bernasconi 2007: 56).

## 1.1 Problemstellung und Relevanz

Die vorliegende Arbeit trägt den Titel „Internetnutzung und Nutzungsstrategien von Jugendlichen und jungen Erwachsene mit Down-Syndrom". Damit handelt es sich um eine Mediennutzungsstudie (vgl. Schweiger 2007: 21), die sich qualitativ ansieht, wie genau die Nutzungssituation ausgestaltet ist. Je nach Verständnis und Forschungstradition kann so auch von einer Rezeptionsstudie (vgl. Marr/Bonfadelli 2010: 548, Charlton/ Schneider 1997, Gehrau 2002b) oder einer Aneignungsstudie (vgl. Röser 2009) gesprochen werden. Die Arbeit ist darüber hinaus interdisziplinär angelegt, da sie einerseits medizinische Forschungserkenntnisse bezüglich des Down-Syndroms beinhaltet und auf Erkenntnisse aus Pädagogik sowie der Behindertenpädagogik zurückgreift, mit dem Ziel aus medienpädagogischer und spezieller aus der Perspektive der inklusiven Medienpädagogik Handlungsbedarf aufzuzeigen, sodass Jugendliche und junge Erwachsene mit geistiger Behinderung, in diesem Fall mit dem Down-Syndrom, gleichberechtigten Zugang zu digitalen Endgeräten und zu Medienbildung erhalten. Von der Vielfalt der geistigen Behinderungen, wurde das Down-Syndrom ausgewählt, da es sich mit circa 30.000 bis 50.000 Betroffenen in Deutschland um die häufigste geistige Behinderung handelt, die auf genetische Faktoren zurückgeführt werden kann. Zudem hat sich die Autorin bereits in einer Vorstudie zur Fernsehnutzung mit der Mediennutzung von Menschen mit Down-Syndrom auseinandergesetzt und setzt sich mit dieser Arbeit in ihrem Forschungsschwerpunkt konsequent und nachhaltig mit der spezifischen Zielgruppe auseinander. Bislang gibt es nur sehr vereinzelt wissenschaftliche Erkenntnisse darüber, wie Menschen mit Down-Syndrom das Internet nutzen. Einerseits ist davon auszugehen, dass Menschen mit Down-Syndrom das Internet selten nutzen aufgrund ihrer eingeschränkten kognitiven Entwicklung. Andererseits bietet das Internet Potenziale für die visuelle Wissensaneignung und die eigenständige Alltagsgestaltung. Vor diesem Hintergrund stellt sich die Frage, wie Menschen mit Down-Syndrom das Internet nutzen und auf welche Barrieren sie dabei stoßen. Zudem wird das Internet von der Mehrheit der Kinder und Jugendlichen in Deutschland auf vielfältige Art und Weise zur Selbst-, Sozial- und Sachauseinandersetzung genutzt und damit zur Entwicklungsarbeit und zur Identitätsarbeit genutzt (vgl. Schmidt et al. 2009: 24-26, 265 ff.).

Es liegt daher nah, dass das Internet für Kinder und Jugendliche von besonderer Bedeutung ist, sodass der Fokus auf die Internetnutzung von Jugendlichen und jungen Erwachsene mit Down-Syndrom gelegt wird. Gleichzeitig werden Kinder und Jugendliche durch ihre sich noch herausbildenden kognitiven Fähigkeiten stärker mit Barrieren im Internet konfrontiert, wodurch ebenfalls plausibel ist, dass Barrieren besonders bei jüngeren Internetnutzern vorliegen und zu evaluieren sind.

Down-Syndrom ist in erster Linie eine genetisch bedingte Veränderung der Chromosomenanzahl, die sich auf die kognitive Entwicklung, das phänotypische Erscheinungsbild sowie auf die motorische, sensorische und physische Entwicklung von Betroffenen auswirkt. Trotz vieler Einschränkungen sind Menschen mit Down-Syndrom zum Großteil eigenständig lebensfähig und führen lebenswerte Leben. Der Schweregrad des Down-Syndroms ist bei jeder Person individuell. Menschen mit Down-Syndrom sind darüber hinaus keine homogene Gruppe, sondern eigenständige Persönlichkeiten. Dennoch brauchen Menschen mit Down-Syndrom häufig mehr Unterstützung als beispielsweise Geschwisterkinder ohne Down-Syndrom. Diese Unterstützung betrifft alle Lebenslagen, so auch die Mediennutzung, da Menschen mit Down-Syndrom häufig ähnliche Schwierigkeiten im Internet haben wie Kinder bis zu ihrem zwölften Lebensjahr. Grundsätzlich sind Kinder bis ca. zwölf Jahren, unabhängig davon, ob sie Down-Syndrom haben oder nicht, mit der Komplexität des Internets überfordert. Gründe dafür sind zum einen geringe Lese- und Schreibfähigkeit und zum anderen der Stand der kognitiven Entwicklung und damit das Fehlen von abstrahierendem, reflektierendem Denken. Feil konstatiert: Kinder sind zwar sogenannte ‚Digital Natives', sie eignen sich oftmals schneller technische Abläufe an als beispielsweise ihre Eltern, die als ‚Digital Immigrants' bezeichnet werden (vgl. Prensky 2001, Jandura/Karnowski 2015); jedoch verfügen sie noch nicht über einen reflektierten Überblick bezüglich des Aufbau des Internets (vgl. Feil 2004). Trotz der deutschlandweiten häuslichen Verbreitung des Internets sind Kinder bis zu einem gewissen Alter mit strukturellen Gegebenheiten des Internets überfordert. Auch Studien des Medienpädagogischen Forschungsverbundes Südwest und der ARD/ZDF Onlinestudie sowie Studien der Internet-Agentur für Kinder-, Familien- und Jugendmarketing Elements of Art belegen, dass Kinder frühestens zwischen dem achten und dem neunten Lebensjahr beginnen das Internet langsam eigenständig zu nutzen und sich zu erschließen (vgl. StMAS 2012: 220). Vorher sind Eltern und Pädagogen Ansprechpartner bei Problemen und Fragen.

Jugendlichen und jungen Erwachsenen mit Down-Syndrom kommt hier noch einmal eine Sonderstellung zu. Medizinische Studien gehen davon aus, dass sich Kinder und Jugendliche mit der geistigen Behinderung kognitiv etwa halb so schnell entwickeln wie Kinder und Jugendliche ohne Behinderung (vgl. Schwinger/Dudenhausen 2007). Wird das Einstiegsalter eigenständiger Internetnutzung von Kindern (frühestens zwischen dem achten und dem neunten Lebensjahr) verglichen, dürften junge Menschen mit Down-Syndrom rein rechnerisch etwa zwischen ihrem 16. und 18. Lebensjahr mit einer eigenständigen, eigeninitiierten Internetnutzung beginnen. Hinzu kommt, dass die Lese- und Schreibkompetenz bei vielen Menschen mit Down-Syndrom ihr ganzes Leben lang auf einem niedrigen bis mittleren Niveau bleibt. Da das World Wide Web (WWW) ein vor allem textbasiertes Medium ist, ist entsprechend die Aneignung von Inhalten nicht immer leicht. Darüber hinaus werden Medien auf zweierlei Art und Weise angeeignet (double articulation, vgl. Silverstone/Haddon 1996: 62, Röser/Peil 2014: 5). Neben Medieninhalten werden ebenso die Objekte, die Inhalte transportieren, angeeignet. Hierbei kommt es vermutlich zu weiteren Problemen: Die motorischen Einschränkungen sowie Einschränkungen der auditiven und visuellen Sinneskanälen gestalten die Handhabung von Technologien schwierig. Schon die Bedienbarkeit der Maus bzw. der Tastatur erfordert motorisches Geschick, die gleichzeitige Handhabung des Bildschirms stellt ebenso sehr einen hohen kognitiven Aufwand dar, da Aufmerksamkeit und Konzentration notwendig sind. Noch schwieriger ist es die Transferleistung zu vollbringen, mit quasi-externen Technologien (Maus, Tastatur) etwas auf dem Bildschirm zu bewegen und darauf Einfluss zu nehmen.

Aus den beschriebenen Annahmen ergibt sich somit die Frage, wie Jugendliche und junge Erwachsene mit Down-Syndrom das Internet nutzen. Dabei steht im Fokus, wie häufig junge Menschen mit Down-Syndrom das Internet im Alltag nutzen, an welchen Orten sie es nutzen (zu Hause, Schule, mobil), welche Internetseiten sie am liebsten besuchen, ob sie das Internet alleine nutzen oder gemeinsam mit Freunden oder Familienmitgliedern und welche Strategien sie für die Internetrezeption entwickelt haben. Eng damit verknüpft ist die Frage, auf welche Barrieren sie bei ihrer Internetnutzung stoßen und welche Faktoren für die Überwindung verschiedener Barrieren entscheidend sind. Der Forschungsfrage wird sich mit einem Mehrmethodendesign aus Befragung und Beobachtung genähert. Die Vorgehensweise ist dabei induktiv und gegenstandsverankert im Sinne der Grounded Theory angelegt. Insgesamt nahmen an der vorliegenden Studie zwölf Familien mit 13 Jugendlichen und jungen Erwachsenen mit Down-Syndrom im Alter von sieben bis 27 Jahren teil.[7] Die jüngste Studienteilnehmerin war sieben Jahre alt und wurde in die Untersuchung als Beispiel für den positiven Einfluss einer früh beginnenden Heranführung an das Internet integriert, die zweitjüngste Studienteilnehmerin war 13 Jahre alt.

Stellt man die Frage danach, wie Menschen mit Down-Syndrom das Internet nutzen und welche Barrieren ihnen dabei begegnen, muss geklärt werden, was unter dem Begriff Internet verstanden wird. Zweierlei ergänzende Perspektiven werden hier zugrunde gelegt: Zum einen die Ansicht, das Internet sei eine Infrastruktur, da es den Zugang zu verschiedenen Medien ermöglicht (vgl. Feil et al. 2004: 145). Zum anderen die Sicht Höflichs, das Internet sei ein Hybridmedium, das Informations- und Kommunikationstechnologie in sich vereint (vgl. Höflich 1997, Höflich 2003, Beck 2010: 15 ff.), da gerade Nutzer in jungen Jahren das Internet sowohl zur Informationssuche als auch zur Kommunikation verwenden. So sehen viele junge Nutzer crossmediale Inhalte im Internet an, wie Online-

---

7   Die Studienteilnehmer werden trotz ihres fortschreitenden Alters noch als Kinder und Jugendliche
    bezeichnet, da sie durch ihre kognitive Einschränkung in sozialen Umständen von Kindern und
    Jugendlichen leben. Bis auf drei Studienteilnehmer gehen die Kinder und Jugendlichen mit Down-
    Syndrom zur Schule und alle Probanden leben zu Hause bei ihren Eltern.

Angebote von Printzeitungen oder -zeitschriften oder Internetauftritte von Fernsehsendern und -sendungen. Grundsätzlich ist es bei den aktuellen Entwicklungen der digitalen Medien schwierig, die Internetnutzung über Befragungen und teilnehmende Beobachtungen allumfassend zu erheben, da Studienteilnehmer häufig nicht zwischen verschiedenen Medien und Verbreitungswegen differenzieren können. Die Komplexität von Mediengeräten führt bei vielen Befragten zu Überforderung, wenn es z.B. um die Frage geht, ob die Probanden ein Smartphone oder ein Handy besitzen und ob das Smartphone über eine mobile Internetverbindung verfügt oder nur über eine WLAN-Verbindung Internetinhalte angesehen werden können. In der vorliegenden Arbeit wird das WWW als zentrales Medienangebot betrachtet (vgl. Grunwald 2006: 32-34, Feil 2004 et al.). Oftmals ist mit dem Begriff Internet im alltäglichen Sprachgebrauch aber sowohl die Medientechnik als auch das Medienangebot gemeint. Da es sich bei der vorliegenden Arbeit um eine Mediennutzungs- und -rezeptionsstudie handelt, deren Erkenntnisse neben der teilnehmenden Beobachtung vor allem auf der Befragung beruht, werden die Formulierungen der Befragten aufgegriffen. Der Begriff Internet meint damit an einigen Stellen lediglich die technische Verbreitung und an anderen Stellen das Internet als Medienangebot in Form des WWW sowie den Kanal über den das WWW zugänglich ist. Die jeweilige Bedeutung des Begriffs Internet ergibt sich aus dem Kontext, nichtsdestotrotz bleibt dabei klar, dass der Begriff Internet ein Medium erster (technische Plattform) und zweiter Ordnung (WWW) beschreibt (vgl. Beck 2014: 3-4).[8]

## 1.2 Aufbau der Arbeit

Um sich der Frage zu nähern, wie Jugendliche und junge Erwachsene mit Down-Syndrom das Internet nutzen und auf welche Barrieren sie dabei stoßen, sind mehrere Teilschritte nötig. Zunächst wird das Down-Syndrom in seiner klinischen Form beschrieben, um nachvollziehen zu können, welche Auswirkungen die Behinderungsform auf Betroffene hat und wie diese Auswirkungen die Medienrezeption beeinflussen können. Anschließend wird die Bedeutung von Medien für Menschen mit Down-Syndrom dargestellt. Dabei wird deutlich gemacht, dass Medien für die Studienteilnehmer, die häufig in Sondersystemen leben und so selten alltäglichen Kontakt zu Menschen ohne Behinderung haben, ein Tor zur Welt darstellen können (vgl. Kap. 2).

Speziell zur Internetnutzung von Menschen mit Down-Syndrom gibt es bislang wenig Ergebnisse, sodass in Kapitel 3 auf die bisherigen Erkenntnisse zur Internetnutzung und zu Barrieren im Internet von Menschen mit geistiger Behinderung eingegangen wird. Im zweiten Schritt wird auf Nutzungsverhalten und Barrieren von Kindern im Internet eingegangen. Da sich Menschen mit Down-Syndrom etwa halb so schnell entwickeln wie ande-

---

8  Auf eine detailliertere Aufarbeitung des Internetbegriffs wird aus forschungsökonomischen Gründen verzichtet (vgl. hierzu Höflich 1997, Höflich 2003, Beck 2010, Beck 2014).

re Kinder und Jugendliche, ist davon auszugehen, dass Ergebnisse zur Internetnutzung von Kindern und Jugendlichen ein ungefähres Bild davon vermitteln, wie Menschen mit Down-Syndrom das Internet nutzen und auf welche Schwierigkeiten sie auch im fortschreitenden Alter stoßen. Zwischen dem achten und dem neunten Lebensjahr nutzen Kinder das Internet deutlich eigenständiger. Wird dies auf Menschen mit Down-Syndrom, die sich kognitiv halb so schnell entwickeln, übertragen, würde das bedeuten, dass sie sich ab einem Alter von 16 bis 18 Jahren zunehmend selbstständiger im Internet zurechtfinden. Somit geben die Erkenntnisse aus kinderspezifischen Nutzungsstudien Aufschluss darüber, wie der Fokus in den anvisierten Leitfadeninterviews und den Beobachtungen mit den Jugendlichen und jungen Erwachsenen mit Down-Syndrom gesetzt werden kann (vgl. Kap. 3).

An dieses Potenzial von Medien schließt sich die rechtliche Verankerung zur Teilhabe an Medien durch das Behindertengleichstellungsgesetz und die Behindertenrechtskonvention der Vereinten Nationen an. Neben der grundsätzlichen Gleichstellung von Menschen mit geistiger Behinderung, wird auch beschrieben, inwiefern die Teilhabe an der Gesellschaft über Medien ein Grundrecht für Menschen mit geistiger Beeinträchtigung ist. Das Anstreben von Barrierefreiheit und der Abbau von Barrieren sind notwendig, damit der Second-Level Digital Divide zwischen behinderten und nicht-behinderten Internetnutzern minimiert wird (vgl. Kap. 4).

Im empirischen Teil der Arbeit wird zunächst das Forschungsdesign, basierend auf einer Methodentriangulation aus Leitfadeninterviews und Teilnehmenden Beobachtungen, vorgestellt. Dabei wird vor allem auf Besonderheiten eingegangen, die bei der Beobachtung und Befragung von Menschen mit geistiger Behinderung beachtet werden sollten. Außerdem wird die Auswertungsstrategie unter Verwendung des Grounded Theory Ansatzes präsentiert (vgl. Kap. 5). Im darauf folgenden Auswertungskapitel werden zunächst die Familien einzeln dargestellt, sodass die jeweilige Situation und Konstellation in den Familien nachvollzogen werden können (vgl. Kap. 6.1). Auf Basis der detaillierten Schilderung der Auswertungsstrategie sowie der Familienprofile können die in Kapitel 6.2 und 6.3 dargestellten Ergebnisse besser verstanden werden. Die gegenstandsverankerte und prozessorientierte Vorgehensweise der Grounded Theory bietet der Forscherin eine große Flexibilität in den Arbeitsschritten, die auch die Struktur und Verschriftlichung der Arbeit prägen. Da ein wechselseitiger Prozess linear dargestellt wird, bietet es sich an manchen Stellen möglicherweise für den Leser an, Kapitel asynchron oder quer zu lesen. Zunächst werden grundsätzliche Erkenntnisse zur Internetnutzung der Kinder und Jugendlichen mit Down-Syndrom dargestellt. Danach werden Barrieren herausgestellt, denen Menschen mit Down-Syndrom bei ihrer Internetnutzung begegnen sowie damit einhergehende Überwindungsmöglichkeiten, da Barrieren an vielen Stellen gleichzeitig Überwindungsansätze sein können bzw. eng mit diesen verknüpft sind (vgl. Kap. 6). In der Ergebniszusammenfassung der Arbeit werden die entscheidenden Barrieren und Einflussfaktoren in Bezug auf die Internetnutzung von Jugendlichen und jungen Erwachsenen mit Down-Syndrom zusammengefasst (vgl. Kap. 7). Im Anschluss wird speziell auf Potenziale des Internets für Menschen mit Down-Syndrom eingegangen (vgl. Kap. 8), um zum Schluss weiterführende Überwindungsansätze und Handlungsempfehlungen anzuführen, die die Internetnutzung für Menschen mit Down-Syndrom zugänglicher machen kann (vgl. Kap. 9). Im letzten Kapitel erfolgt ein Ausblick dahingehend, wie sich die Internetnutzung in den nächsten Jahren möglicherweise verändern wird (vgl. Kap. 10).

# Theoretischer Teil

# 2 Down-Syndrom

Trisomie 21. Down-Syndrom. Die geistige Behinderung ist in aller Munde. Berichte auf Bild.de, Spiegel.de, Beiträge bei Quarks & Co, WDR Lokalzeit, 3sat nano, Spielfilme auf Sat.1, Kinofilme wie „Me too", Fernsehfilme wie „Be my baby" oder die vierteilige Sat.1 Sendung „Zeig mir dein Gesicht" mit Kai Pflaume sind nur ausgewählte Beispiele für die mediale Präsenz von Menschen mit Down-Syndrom. Der Kontext, in dem über die geistige Behinderung massenmedial berichtet wird, ist dabei keineswegs kommunikationswissenschaftlicher Art: Pränataldiagnostik ist das neue Stichwort. Die Genanomalie kann anders als früher, durch einen für den Fötus ungefährlichen Bluttest pränatal diagnostiziert werden. Ethiker befürchten, dass dies zu erhöhten Abtreibungszahlen von Babys mit Down-Syndrom führen wird. Schon seit Beginn der Einführung des Bluttests im Jahr 2012 treiben neun von zehn Frauen nach einem positiven Bluttest ihr ungeborenes Kind ab (vgl. Süddeutsche.de 2012, 20.8.). Zwar beeinträchtigt die geistige Behinderung Betroffene in vielen Bereichen, dennoch sind Menschen mit Down-Syndrom in den meisten Fällen eigenständig lebensfähige und individuelle Personen mit unterschiedlichen Fähigkeiten und Eigenschaften. Im Folgenden wird das Down-Syndrom sowohl in seiner pathologischen Form als auch als Einflussfaktor für die Mediennutzung beschrieben.

## 2.1 Genetik und Symptomatik des Down-Syndroms

Das Down-Syndrom ist die häufigste geistige Behinderung weltweit: zwischen 15 und 25 Prozent aller geistigen Behinderungen belaufen sich auf die genetisch bedingte Chromosomenanomalie. In absoluten Zahlen gesprochen, wird davon ausgegangen, dass auf 700-800 Geburten ein Kind mit Down-Syndrom geboren wird und pro Jahr ca. 217.000 Kinder mit Down-Syndrom zur Welt kommen. In Deutschland leben momentan schätzungsweise 30.000-50.000 Menschen mit Down-Syndrom (vgl. Baur 2003: 47, Wilken 2004: 13, Schwinger/Dudenhausen 2007: 17, Zaynel 2010: 9, DasErste.de 2013, DRadio.de 2013). Die Bezeichnung Down-Syndrom geht auf den englischen Arzt John Langdon Haydon Down zurück, der die genetische Chromosomenveränderung erstmals 1866 beschrieb. In seiner Publikation „Observations on an ethnic classification of idiots" verwendet Langdon Down die Beschreibung Mongolismus. Der Ursprung der geistigen Behinderung wurde zu diesem Zeitpunkt fälschlicherweise mit der Rassenatavismustheorie erklärt, die im 19. Jahrhundert weit verbreitet war. Down glaubte, dass Betroffene durch eine Tuberkuloseerkrankung der Eltern einen entwicklungsbiologischen Rückfall von der kaukasischen zur mongolischen Rasse erlitten. Dabei bezog er sich auf die Ähnlichkeit der phänotypischen Gesichtszüge von Menschen mit Down-Syndrom und Menschen mit mongolischen Wurzeln. Allerdings treten die phänotypischen Besonderheiten von Menschen mit Down-

Syndrom unabhängig von nationalen Grenzen auf (vgl. Down 1968: 15; 260-262, Tamm 1994: 12-14; 83-99, Baur 2003: 45, Wilken 2004: 9-13, Schwinger/Dudenhausen 2007: 17, Zaynel 2010: 7-9).

Tatsächlich handelt es sich bei der geistigen Behinderung um eine chromosomale Genveränderung bei der ein Chromosomentripel entsteht. Zu 95 Prozent tritt dieses Tripel am 21. Chromosom auf, wodurch sich die häufig verwendete Bezeichnung Trisomie 21 ableitet. Dennoch finden sich auch Chromosomentripel am fünften oder neuntem Chromosom. Anstelle von 46 Chromosomen pro Zelle haben Menschen mit Down-Syndrom 47 Chromosomen pro Zelle, da das Erbmaterial an einem Chromosom nicht in zweifacher, sondern in dreifacher Ausführung vorliegt. Unterschieden wird zwischen der freien Trisomie 21, der häufigsten Form der Behinderung und der Translokations-Trisomie (2-5% der Fälle), bei der sich das dritte 21. Chromosom an ein anderes Chromosom anlagert. Daneben gibt es weitere Formen des Down-Syndroms wie die Mosaik-Trisomie (3% der Fälle), bei der die Chromosomenanzahl pro Zelle zwischen 45 und 47 Chromosomen variiert sowie weitere Misch- und Unterformen (vgl. Wilken 2002: 137, Baur 2003: 45-47, Wilken 2004: 17-30, Schwinger/Dudenhausen 2007: 17-21, Zaynel 2010: 7). Es gibt Spekulationen, dass der Grad der Behinderung von Menschen mit Mosaik-Trisomie geringer ist als bei anderen Formen des Down-Syndroms. Allerdings konnte dies bislang nicht empirisch belegt werden (vgl. Tamm 1994: 1, Bird/Buckley 2005: 9).

Die Ursachen des Down-Syndroms sind bislang ungeklärt. Grundsätzlich kann man jedoch sagen, dass die Behinderung nicht vererbbar ist. Lediglich bei der balancierten Translokation-Trisomie[9] können familiäre Dispositionen die Wahrscheinlichkeit Down-Syndrom zu bekommen erhöhen. Ferner steigt nach der Geburt eines Kindes mit freier Trisomie 21 die Wahrscheinlichkeit erneut ein Kind mit Down-Syndrom zu bekommen um ein bis anderthalb Prozent. Ebenso wird vermutet, dass die Mosaik-Trisomie vererbbar ist, wozu es ebenso keine wissenschaftlichen Ergebnisse gibt (vgl. Tamm 1994: 17-19, Bird/Buckley 2005: 9, Schwinger-Dudenhausen 2007: 26). Die am weitesten verbreitete These für das Auftreten von Down-Syndrom ist das fortgeschrittene Alter der Mutter, jedoch gibt es hierzu keine wissenschaftlich gesicherten Erkenntnisse. Zwar steigt die Wahrscheinlichkeit ein Kind mit Down-Syndrom zu bekommen mit fortschreitendem Alter, doch bekommen auch Mütter unter 35 Jahren Babys mit Down-Syndrom. Zum einen kann dies daran liegen, dass die bislang verwendete Pränataldiagnostik vor allem bei Risikoschwangerschaften >35 Jahren angewendet wird, sodass jüngere Mütter bis zur Geburt seltener wissen, dass ihr ungeborenes Kind Down-Syndrom hat und die älteren Mütter durch ihr Wissen um ihr von Down-Syndrom betroffenes Kind ihre Schwangerschaft vorzeitig abbrechen. Zum anderen bekommen die meisten Frauen vor ihrem

---

9   Neben der balancierten Translokations-Trisomie gibt es ebenfalls eine spontan auftretende Translokations-Trisomie, bei der keine genetische Anlage bei einem Elternteil vorhanden ist, sondern die Translokation, wie der Name schon sagt, spontan bei der Entstehung der Ei- oder Samenzelle auftritt (vgl. Tamm 1994: 17).

35. Lebensjahr Kinder, sodass rein statistisch die Wahrscheinlichkeit in der Altersgruppe bis 35 Jahren ein Kind mit Down-Syndrom zu bekommen größer ist. Wilken belegt darüber hinaus, dass die „Altersverteilung der Eltern von Kindern mit Down-Syndrom keine deutlichen Abweichungen zu anderen Eltern erkennen [lässt]" (Wilken 2002: 141). Weitere Ursachen, die in der Forschungsliteratur diskutiert werden, sind der mögliche Einfluss des Alters der Großmutter sowie des Vaters. Darüber hinaus werden Umwelteinflüsse wie Strahlenbelastung und die Einnahme von Hormonen sowie Schilddrüsenerkrankungen bei der Mutter als mögliche Ursachen in Betracht gezogen (vgl. Baur 2003: 48, Bird/Buckley 2005: 15, Schwinger/Dudenhausen 2007: 33 ff., Zaynel 2010: 8). Interessant erscheint die Tatsache, dass das Down-Syndrom in höheren sozialen Schichten vermehrt auftritt. Baur vermutet, dass Mütter aus höheren Schichten durch ihre akademische Laufbahn in der Regel erst im höheren Alter Kinder bekommen (vgl. Baur 2003: 53). Denkbar ist jedoch auch, dass gerade höher gebildete Personen medizinisch besser informiert sind und besser über Therapiemöglichkeiten Bescheid wissen und sich daher eher zutrauen ein Kind mit Down-Syndrom großzuziehen. Hinzu kommt, dass formal höher Gebildete ebenfalls einen sichereren ökonomischen Stand haben und sich somit die Versorgung eines Kindes mit Behinderung finanziell eher leisten können.

Unabhängig von der Art des Down-Syndroms hat die geistige Behinderung Auswirkungen auf die Wahrnehmungsorgane der Betroffenen.[10] Zum einen haben 100 Prozent der Menschen mit Down-Syndrom Seheinschränkungen, 30 Prozent sind kurzsichtig, die restlichen 70 Prozent sind weitsichtig (vgl. Wilken 1997: 43, Unruh 1998: 35, Baur 2003: 48, Zaynel 2010: 14). Vor dem Hintergrund, dass Menschen mit Down-Syndrom vor allem visuelle Lerner sind und durch visuelle Anreize gut gefördert werden können, ist dieser Umstand besonders gravierend (vgl. Halder 2006: 14, siehe dazu Kap. 2.3 und Kap. 2.4). Zum anderen haben 60 bis 80 Prozent der Menschen mit Down-Syndrom Höreinschränkungen. Durch die Beeinträchtigung der auditiven Wahrnehmung kann es auch zu Beeinträchtigungen beim Spracherwerb kommen. Dadurch, dass die korrekte Wortartikulation nicht richtig gehört wird, werden Wörter falsch verstanden und somit auch falsch gelernt. Die Anatomie des Mundraums bei Menschen mit Down-Syndrom trägt zu weiteren Einschränkungen bei: Der Kiefer ist oftmals verhältnismäßig klein und die Zunge ist häufig überdurchschnittlich groß, was eine präzise Artikulation erschwert. Durch visuelles Material wie Symbole, Zeichen oder das Fingeralphabet können Kinder, Jugendliche und junge Erwachsene mit Down-Syndrom Wörter schneller erlernen, was wiederum auf die Besonderheit des visuellen Gedächtnisses verweist (vgl. Unruh 1998: 35, Bird/Buckley 2005:

---

10  Zwar unterscheiden sich die verschiedenen Formen von Down-Syndrom in ihrer klinischen Form, die Auswirkung auf die Betroffenen differiert jedoch nicht nachweislich. So gibt es keine empirischen Erkenntnisse dazu, ob es je nach Art des Down-Syndrom unterschiedliche physische und psychische Entwicklungen bei Menschen mit Down-Syndrom gibt (vgl. Baur 2003: 46-47). In der empirischen Studie der vorliegenden Arbeit wird daher nicht zwischen verschiedenen Formen des Down-Syndroms unterschieden.

28-30; 39-40, Baur 2003: 48-52, Halder 2006: 12).[11] Auch wenn die Lesefähigkeit von vielen Menschen mit Down-Syndrom eingeschränkt ist, ist die Bedeutung des Lesens für den Spracherwerb nicht zu unterschätzen: Durch das Lesen wird Sprache sichtbar und greifbar und kann ähnlich wie Symbole so häufig angeguckt werden, bis geschriebene Worte verstanden wurden. Gleichermaßen führt ein kompetenter Sprachgebrauch zu einem stärkeren Selbstbewusstsein und zu mehr Handlungsfreiheit, da nicht nur eigene Wünsche und Gedanken artikuliert werden können, sondern auch mit anderen in Interaktion getreten werden kann, sodass sich zwangsläufig auch die Lebensqualität durch eine gute Sprachfähigkeit verbessert (vgl. Bird/Buckley 2005: 53). Die genannten Wahrnehmungseinschränkungen können zusätzlich zur geistigen Behinderung zu weiteren Entwicklungsverzögerungen beitragen, obwohl die Veranlagung für eine schnellere Entwicklung vorhanden wäre. Dieser Umstand kann sich ebenso in der Bestimmung des Intelligenzquotienten (IQ) niederschlagen. Menschen mit Down-Syndrom haben in der Regel einen IQ zwischen 30 und 80, wobei ein niedriger IQ-Wert bei 70 beginnt. Allerdings liegt das sprachliche Niveau häufig unter dem kognitiven Niveau, wodurch Sachverhalte zwar verstanden werden, das Verständnis aber nicht ausgedrückt werden kann. Hinzu kommt, dass bei Intelligenztests vor allem Fähigkeiten im Bereich der Abstraktion und Logik abgefragt werden, mit denen Menschen mit Down-Syndrom häufig Schwierigkeiten haben. Dahingegen denken sie konkret, was bedeutet, dass sie Sachverhalte zwar verstehen und begreifen können, diese aber nicht auf ähnliche Sachverhalte übertragen können. Beispielsweise können Menschen mit Down-Syndrom eingeübte Strecken mit dem Bus fahren. Befindet sich jedoch eine Umleitung auf der Strecke, sind Menschen mit Down-Syndrom verunsichert, weil sie sich nicht vorstellen können, dass eine andere Route zu dem geplanten Ziel führen kann (vgl. McGuire/Chicoine 2008a: 11). Oftmals entsteht bei IQ-Tests der Eindruck, dass Menschen mit Down-Syndrom mit steigendem Alter schlechter abschneiden, obwohl sie eigentlich kontinuierlich Fortschritte machen, nur deutlich langsamer als andere. Neben diesen Einschränkungen kommt es auch im motorischen und muskulären Bereich zu Beeinträchtigungen (vgl. Wilken 2004: 50-53, Baur 2003: 52, Bird/Buckley 2005: 15-20, Schwinger/Dudenhausen 2007: 12, Zaynel 2010: 14-15). Sowohl die Muskulatur als auch die Feinmotorik sind mangelhaft ausgeprägt, was in Bezug auf das Internet zweierlei bedeuten kann. Einerseits sind Menschen mit Down-Syndrom durch ihre schwache Muskulatur in ihrer Mobilität und in ihren Freizeitalternativen eingeschränkt, wodurch das Internet als Gestaltungsmöglichkeit in der Freizeit von besonderer Bedeutung sein kann. Zum anderen führt die teils schwache Feinmotorik dazu, dass die Bedienung einer internetfähigen Technik erschwert wird.

Weiterhin kommt es zu phänotypischen Besonderheiten, die bereits mit dem Verweis auf Langdon Down angesprochen wurden. Die äußerlichen Erscheinungen sind bei jeder Per-

---

11 Bird/Buckley weisen darauf hin, dass Symbole manche Kinder mit Down-Syndrom eher vom Lesen abhalten, da die Fokussierung auf die Symbole ablenkt. Die genaue Handhabung ist also von Kind zu Kind individuell zu bestimmen (vgl. Bird/Buckley 2005: 79).

- kleinwüchsig
- übergewichtig
- kleiner Schädelumfang
- flacher Hinterkopf
- rundliches Gesicht
- flache Nase
- kleine und dysplastische Ohren
- enger Kiefer
- schiefgestellte Zähne
- trockene und schuppige Haut
- kurze Arme, Beine und Finger
- breite Handflächen
- weiter Zehenabstand zwischen dem ersten und zweiten Zeh
- breites Becken

**Abbildung 1:**   Phänotypische Merkmale des Down-Syndroms, Quelle: eigene Darstellung, in Anlehnung an Schwinger/Dudenhausen 2007

son mit Down-Syndrom anders ausgeprägt und lassen sich hier nur stereotypisiert darstellen (vgl. Abb. 1). Sie sind jedoch wichtig, um nachvollziehen zu können, welches Ausmaß die Genanomalie auf das Äußerliche von Menschen mit Down-Syndrom hat. Obwohl jede Person mit Down-Syndrom anders aussieht, sind sie durch die klassischen Merkmale wie der schräggestellten Lidachse und dem Epicanthus, einer sichelförmigen Lidfalte, leicht zu identifizieren. Dieser Umstand belastet Menschen mit Down-Syndrom häufig, da sie bereits auf den ersten Blick als behindert erkannt und häufig auch so behandelt werden. Gleichwohl bemerken sie häufig ab dem Jugendalter, dass sie anders sind als andere und nehmen ihre Behinderung häufig als Einschränkung wahr (vgl. Wilken 1997: 47, Zaynel 2010: 16). Weitere phänotypische Merkmale werden hier nur aufgelistet, da sie relevant sind um ein Gesamtbild zu bekommen, für die weiterführenden Fragestellungen sind sie jedoch von geringer Wichtigkeit (vgl. Wilken 1997: 41-42, Unruh 1998: 36, Bauer 2003: 48-49, Halder 2006: 12-13, Schwinger/Duden-hausen 2007: 11).

Viel gravierender als die Äußerlichkeiten sind darüber hinaus die möglichen Folgeerkrankungen, die durch das Down-Syndrom bedingt werden. Menschen mit Down-Syndrom haben häufig ein schwaches Immunsystem, wodurch sie grundsätzlich anfällig für Krankheiten sind. Bei 25-50 Prozent der Betroffenen kommen angeborene Herzfehler hinzu, die häufig operativ behandelt werden müssen. Des Weiteren treten Fehlbildungen des Magen-Darm-Trakts, starke Linsentrübung bis hin zum grauen Star, Diabetes, Krampfanfälle, Leisten- und Nabelbrüche, Überstreckung von Gelenken durch schwaches Bindegewebe

sowie schwache Bänder und Gelenke und daraus resultierende Fehlstellungen von Hüft-
und Kniegelenk auf (Wilken 1997: 49, Unruh 1998: 36, Bauer 2003: 49, Halder 2006: 10-
19, Schwinger/Dudenhausen 2007: 86).

Durch eine gute medizinische Versorgung und der gesellschaftlichen Akzeptanz von
Menschen mit Down-Syndrom steigt die Lebenserwartung momentan Jahr für Jahr. Seit
dem 20. August 2012 kann jedoch per Bluttest[12] festgestellt werden, ob ein Embryo
Down-Syndrom hat oder nicht. Vorher war diese Pränataldiagnostik nur mittels einer
Fruchtwasseruntersuchung möglich, die ein hohes Risiko einer Fehlgeburt barg (vgl. Süd-
deutsche.de 2012, 20.8.). Embryos mit Down-Syndrom dürfen laut §218a des Strafgesetz-
buches noch bis zur 22. Schwangerschaftswoche abgetrieben werden. Danach sind Emb-
ryonen schon bedingt lebensfähig, sodass es trotz einer Abtreibung eine Chance gibt
lebend geboren zu werden. In diesem Fall hätte der Abtreibungsversuch jedoch gravieren-
dere Folgen als das Down-Syndrom selbst (vgl. Tamm 1994: 11, Wilken 2004: 31-32).
Ebenso ist das Down-Syndrom die vierthäufigste Ursache bei der Kindersterblichkeit und
sogar ein Drittel aller Schwangerschaften enden mit einer Fehlgeburt. An diesen Zahlen
lässt sich ablesen, dass die Veränderung am 21. Chromosom, obwohl es sich um das
kleinste und genärmste Chromosom handelt, gravierende Auswirkungen auf den Gesund-
heitszustand von Betroffenen hat (vgl. Schwinger/Dudenhausen 2007: 17, Zaynel 2010:
13).

Neben all diesen Einschränkungen und Besonderheiten ist es jedoch durch die medizinische Versorgung und die Vielfalt an Förderungs- und Therapieangeboten möglich, ein
lebenswertes Leben mit Down-Syndrom zu führen.

## 2.2 Leben mit Down-Syndrom

Während der Recherche der vorliegenden Arbeit wurden Menschen mit Down-Syndrom
in der breiten Öffentlichkeit häufig als Personen, die stets lächeln und freundlich sind,
beschrieben. Ferner wird ihnen eine hohe soziale Kompetenz zugeschrieben, eine hohe
Musikaffinität und eine sehr gute Imitationsgabe. Auch an dieser Stelle muss angemerkt
werden, dass diese generalisierenden Aussagen nicht auf systematischen Verhaltensbe-
obachtungen beruhen und daher nicht auf alle Menschen mit Down-Syndrom zutreffen.
Typische Verhaltensweisen, die empirisch belegt werden konnten, sind die hohe soziale
Kompetenz und die Musikaffinität. Tatsächlich hat sich gezeigt, dass die emotionale Intel-
ligenz (EQ) von Menschen mit Down-Syndrom weitaus höher ist als deren IQ. Ebenso

---

12 Bei dem Bluttest wird nicht direkt das Blut des Embryos untersucht, denn auch im Blut der Mutter
   finden sich DNA-Spuren des ungeborenen Kindes. Mit Hilfe dieser DNA-Spuren und der Spei-
   chelproben der Eltern, kann das gesamte Erbgut des Fötus rekonstruiert werden. Der Test soll
   lediglich für Frauen ab der zwölften Schwangerschaftswoche durchgeführt werden, bei denen es
   einen Verdacht auf eine Chromosomenanomalie des Embryos gibt und die vorab humangenetisch
   beraten wurden (vgl. Süddeutsche.de 2012, 20.8).

gibt es eine Untersuchung zum Rhythmusgefühl, in der Kinder mit Down-Syndrom signifikant besser als andere Kinder mit Behinderung abschnitten und auch besser als Kinder im gleichen Intelligenzalter, nicht jedoch im gleichen Lebensalter (vgl. Wilken 1997: 48, Zaynel 2010: 17). Gleichwohl gilt zu bedenken, dass es sich hier um Einzelstudien handelt und somit nur Tendenzen aufgezeigt werden können.

Betrachtet man sowohl die kognitive als auch die physische Entwicklung von Kindern und Jugendlichen nach Altersstufen, ist festzuhalten, dass sich Kinder, Jugendliche und junge Erwachsene mit Down-Syndrom kognitiv circa halb so schnell entwickeln wie Kinder und Jugendliche ohne Down-Syndrom. Diese Angabe ist aber nur ein Richtwert und betroffene Kinder und Jugendliche entwickeln sich auf individuelle Art und Weise. Einige können nahezu uneingeschränkt lesen und schreiben, andere können lediglich einzelne Wörter erlesen. Gleiches gilt für den Spracherwerb: manche Menschen mit Down-Syndrom können sich sprachlich im vollen Maße ausdrücken, eine andere Person mit Down-Syndrom kann ihr Leben lang nur vereinzelte Wörter sprechen.

Sicherlich gibt es eine große Bandbreite an Therapie- und Fördermöglichkeiten: neben der Physio- und der Ergotherapie ist vor allem die logopädische Förderung, bei der die Sprachfähigkeit von Menschen mit Down-Syndrom unterstützt wird, zu nennen. Dabei darf es nicht zu einem Trugschluss kommen, denn der Einsatz von Fördermaßnahmen ist kein Garant dafür, dass sich Kinder, Jugendliche und junge Erwachsene mit Down-Syndrom besser oder schneller entwickeln. Jeder Therapieerfolg ist individuell: Bei dem einen Kind wirkt sich das heilpädagogische Reiten besonders gut auf die Entwicklung aus, bei dem anderen ist es das alltägliche Spielen auf dem Spielplatz (vgl. Wilken 2004: 44, Halder 2006: 18, Zaynel 2010: 15). Grundsätzlich zeigt sich, dass Kinder mit Down-Syndrom schon in jungen Jahren viele medizinische Termine haben, die sich auch auf die Alltagsgestaltung der Eltern auswirken.

Kinder, Jugendliche und junge Erwachsene mit Down-Syndrom profitieren besonders vom gemeinsamen Aufwachsen mit anderen Kindern, da sie sich an jenen orientieren und durch die Fähigkeiten anderer motiviert werden, auch ihre eigenen Fähigkeiten auszubauen. Statistisch gesehen wachsen Kinder mit Down-Syndrom in kinderreichen Familien auf. Wilken verweist auf eine japanische Studie, die eine durchschnittliche Kinderzahl von 2,3 Kindern bei Familien mit Kindern mit Down-Syndrom ermittelt. Ebenso nennt sie eine Reutlinger Studie, in der herausgefunden wurde, dass 21 Prozent der Kinder mit Down-Syndrom in Familien mit drei Kindern aufwachsen, wohingegen Familien ohne Kinder mit Down-Syndrom nur zu neun Prozent drei Kinder haben (vgl. Wilken 2002: 142, Wilken 2004: 18, Zaynel 2010: 16). Über die Ursachen, warum gerade Kinder mit Down-Syndrom in kinderreichen Familien aufwachsen, lässt sich nur spekulieren. Klar ist dabei, dass das gemeinsame Aufwachsen mit Geschwisterkindern für Kinder, Jugendliche und junge Erwachsene mit Down-Syndrom förderlich ist.

Auch unterschiedliche Lernumgebungen wirken sich auf die Entwicklung von Kindern, Jugendlichen und jungen Erwachsenen mit Down-Syndrom aus: Die meisten von ihnen gehen auf Förderschulen, um eine vermeintlich individuellere Förderung zu erhalten. Förderschulen haben in der Regel jedoch ein großes Einzugsgebiet, wodurch viele Kinder mit Down-Syndrom aus ihrer eigentlichen sozialen Umgebung herausgerissen werden und häufig lange Busanfahrten zur Schule in Kauf nehmen müssen. Dadurch lernen sie Nachbarskinder nur selten kennen und sind somit fremd in ihrer eigentlichen sozialen Umwelt (vgl. Bird/Buckley 2005: 128). Im Umkehrschluss kommt es so zur Ausgrenzung von Kindern, Jugendlichen und jungen Erwachsenen mit Down-Syndrom in ihrem sozialen Umfeld. Gleichwohl sind die Lernziele in Förderschulen sehr niedrig angesetzt, da eher lebenspraktisches Wissen als Lesen, Schreiben oder Rechnen vermittelt wird (vgl. Bird/Buckley 2005: 126). Darüber hinaus fehlen in Förderschulen nicht behinderte Kinder, die für Kinder mit Behinderung ein Vorbild sein können. In Regelschulen profitieren Kinder, Jugendliche und junge Erwachsene mit Down-Syndrom einerseits von den Fähigkeiten anderer und werden für das Dazulernen motiviert. Andererseits gehen sie in einem Umfeld zur Schule, in dem sie räumlich zu Hause sind (vgl. Bird/Buckley 2005: 18). Bird/Buckley verweisen auf zwei englische Studien aus dem Jahr 1988 und 1990, die empirisch belegen, dass Kinder mit Down-Syndrom in Regelschulen bessere Lernerfolge zeigen als auf Förderschulen (vgl. Bird/Buckley 2005: 128-129).[13] Dies begründen Bird und Buckley damit, dass sie davon ausgehen, dass Förderschullehrer „mehr Wert auf Selbsthilfe, Sozialisation und Sprachfertigkeiten [legen]" (Bird/Buckley 2005: 129) und weniger auf das Erreichen eines bildungsorientierten Lehrplans. Dahingegen führen sie an, dass Regelschulkinder mit Down-Syndrom genauso große Fähigkeiten und Kompetenzen in den genannten Bereichen zeigen und zusätzlich eine bessere Sprachfähigkeit aufweisen (vgl. Bird/Buckley 2005: 129). Ein Punkt, der bislang in empirischen Studien noch keine Berücksichtigung gefunden hat, ist die Frage, wie sich das Mainstreaming, also die Integration von Kindern mit Down-Syndrom in Regelschulen auf deren soziale und emotionale Entwicklung auswirkt (vgl. Bird/Buckley 2005: 130). Dies wird mit der fortschreitenden Verbreitung von inklusiven Schulen und der Abschaffung von Förderschulen vermutlich stärker in den Fokus rücken. Die Frage wird sein, ob Kinder mit Behinderung, nicht nur mit Down-Syndrom, einen Schutzraum wie Förderschulen brauchen und ob sensible Kinder in Regelschulen zurechtkommen oder lediglich nebenher laufen und mit der Zeit förmlich untergehen. Im Grunde steht hier dann nicht die Behinderung

---

13 Bei den genannten Studien handelt es sich zum einen um eine Längsschnittstudie mit 36 Kindern mit Down-Syndrom. Die Kinder wurden über zwei Jahre alle sechs Monate bezüglich ihres Entwicklungsstandes beurteilt. Dabei schnitten die Kinder, die Regelschulen besuchten, auf den Gebieten Ausdruck, Verständnis, Rechnen, Schreiben, Lesen, Zeichnen besser ab als die Kinder, die Schulen für Lernstörungen besuchten (vgl. Casey/Jones/Kugler/Watkins 1988). Auch Sloper et al. kommen zu ähnlichen Ergebnissen, denn sie beschreiben eine Abstufung der Fähigkeit je nach Schulform: am schlechtesten schneiden Kinder ab, die auf Schulen für schwere Lernstörungen gehen. Die Leistungen der Kinder, die Schulen für mäßige Lernstörung besuchen sind besser. Sogar der zeitweise Besuch von Regelschulen wirkt sich positiv auf den Entwicklungsstand aus. Am besten schneiden auch hier die Kinder mit Down-Syndrom ab, die auf Regelschulen gehen (vgl. Sloper et al. 1990).

im Vordergrund, sondern eher persönlichkeitsabhängige Variablen. Bird und Buckley appellieren hier an die Sichtweise und Einstellung von Lehrern:

> „Wenn eine Schule alle ihre Schüler als Individuen mit ganz eigenem Profil an Stärken und Schwächen betrachtet, dann werden behinderte Kinder leichter in die Schule integriert werden können" (Bird/Buckley 2005: 133).

Wie gut Kinder, Jugendliche und junge Erwachsene mit Down-Syndrom in der Schule zurechtkommen und gefördert werden, hängt sicherlich von der jeweiligen Schule und dem Einsatz der Lehrer ab, unabhängig davon, ob es sich um eine Förder- oder eine Regelschule handelt. Grundsätzlich lernen Kinder, Jugendliche und junge Erwachsene mit Down-Syndrom vor allem durch soziale Interaktion, nicht nur mit anderen Kindern, sondern auch durch die Interaktion mit Eltern und Lehrpersonen (vgl. Bird/Buckley 2005: 23). Häufig sind Kinder, Jugendliche und junge Erwachsene mit Down-Syndrom jedoch nicht in der Lage ihre erlernten Fähigkeiten zu festigen und zu verbessern, sodass sie bereits erlernte Fähigkeiten eine Woche später nicht mehr abrufen können, was bei Lehrern häufig zu Unverständnis führt. Hinzu kommt, dass sie mit Misserfolgen weniger gut umgehen können als Kinder und Jugendliche ohne Down-Syndrom und bei Überforderung häufig abschalten, wodurch von Lehrern ein hohes Maß an Einfühlvermögen gefragt ist (vgl. Bird/Buckley 2005: 32).

Nach der Schulzeit arbeiten Menschen mit Down-Syndrom häufig in Behindertenwerkstätten. Zunehmend gibt es Beschäftigungsmodelle, durch die Menschen mit Down-Syndrom in der Gastronomie oder in haus- und landwirtschaftlichen Berufen arbeiten können (vgl. Wilken 2002: 146, Stern.de 2005). Häufig leben Menschen mit Down-Syndrom bis ins hohe Alter in ihrem Elternhaus. In den seltensten Fällen können sie alleine wohnen, betreute Wohngemeinschaften bieten hier eine Alternative und stellen einen Kompromiss zwischen „Betreuung und Selbstständigkeit" dar (Stern.de 2005, vgl. Wilken 2002: 146). Zusätzlich sind gerade Eltern von Kindern mit Down-Syndrom manchmal überaus fürsorglich, was dazu führt, dass Kinder, Jugendliche und auch junge Erwachsene mit Down-Syndrom häufig unter ihren Möglichkeiten bleiben, obwohl sie selbstständiger handeln und für sich sorgen könnten (vgl. Stern.de 2005). Pablo Pineda, ein spanischer Grundschullehrer mit Down-Syndrom, der selbst eine Regelschule besuchte und Lehramt und Psychopädagogik studierte, beschreibt dies folgendermaßen: „Wenn du einen Menschen überbehütest, verurteilst du ihn von vornherein, du nimmst ihm die Zukunft" (Sanchís 2006: 62-63). Hieran wird die Wichtigkeit deutlich, Menschen mit Down-Syndrom bei einer eigenständigen Lebensführung zu unterstützen.

Die Freizeitgestaltung von Menschen mit Down-Syndrom ist ebenso wie andere Vorlieben und Präferenzen von Person zu Person unterschiedlich. Dabei spielen Medien, wie auch bei Kindern und Jugendlichen ohne Down-Syndrom, eine zentrale Rolle. Besonders beliebt sind Hörspiele und das Fernsehen (vgl. Wilken 1997: 81). Gerade bei Kindern, Jugendlichen und jungen Erwachsenen mit Down-Syndrom, die nicht in Wohnheimen sondern in ihren Elternhäusern leben, sind Jugend- und Sportgruppen von besonderer Bedeutung. Häufig handelt es sich bei diesen Gruppen um spezifische Gruppen für Menschen mit Behinderung oder inklusive Gruppen. Die Bandbreite an Aktivitäten ist groß: vom Schwimmen über Fußball, Aikido bis hin zum Tanzen ist je nach Interesse alles dabei (vgl. Wilken 2002: 146, Zaynel 2010: 75-76). Gerade für Menschen mit Down-Syndrom, die in Wohnheimen leben, fehlen häufig die entsprechenden finanziellen und personellen Ressourcen um an Jugend- und Sportgruppen teilnehmen zu können (vgl. Wilken/Pich 1998: 120).

Medien können eine gute Freizeitalternative für Kinder, Jugendliche und junge Erwachsene mit Down-Syndrom darstellen, da die Tätigkeiten häufig eigenständig und selbstbestimmt ausgeführt werden können und wenig Hilfestellung benötigt wird (vgl. Zaynel 2010: 77). Auch sind Medien in den meisten Fällen zu Hause nutzbar, wodurch Anfahrten entfallen, für die Menschen mit Down-Syndrom ebenfalls häufig Unterstützungsbedarf benötigen (vgl. Zaynel 2010: 103). Häufig können Menschen mit Down-Syndrom längere Strecken weder mit dem Auto noch mit dem Fahrrad zurücklegen, da sie sich oftmals nicht an Verkehrsregeln halten und sie so einer massiven Gefahr ausgesetzt sind. Manche Menschen mit Down-Syndrom können eigenständig öffentliche Verkehrsmittel nutzen, doch muss auch dies häufig mit Begleitpersonen eingeübt werden, sodass in der Regel nur bekannte Wege mit öffentlichen Verkehrsmitteln zurückgelegt werden können (vgl. Zaynel 2010: Interview 3, Nachbefragung Interview 11). Die eingeschränkte Mobilität von Menschen mit Down-Syndrom wird zusätzlich durch die nicht selten auftretende Muskelschlaffheit beeinträchtigt, da weite Strecken meist nicht gelaufen werden können. Auch der finanzielle Aufwand für die Nutzung von Medien ist tendenziell gering, was bei geringen Werkstatt-Gehältern von großer Bedeutung ist (vgl. Halder 2006: 2, McGuire/ Chicoine 2008a: 11). Vor diesem Hintergrund wird die große Bedeutung von Medien für die Freizeitgestaltung von Menschen mit Down-Syndrom deutlich. Genauso wichtig ist das Angebot von nicht-medialen Freizeitalternativen, um eine Wahlfreiheit zu haben und eine Wahlkompetenz entwickeln zu können. Nur durch das Vorhandensein von Alternativen können Kinder und Jugendliche sich bewusst für oder gegen die Mediennutzung entscheiden und erlernen so einen maßvollen und mündigen Umgang mit Medien (vgl. Opaschwoski 1996: 212, Wilken/Pich 1998: 115, Zaynel 2010: 18, Zaynel 2013: 54).

## 2.3 Bedeutung von Medien für Menschen mit Down-Syndrom

Betrachtet man die Mediennutzung von Menschen mit Down-Syndrom, ist es von Vorteil sich die Besonderheiten des visuellen Gedächtnis von Betroffenen anzusehen, da die Medien, die in der vorliegenden Arbeit im Besonderen betrachtet werden, alle über den visuellen Kanal rezipiert werden können. McGuire und Chicoine, die Leiter des Adult Down Syndrome Centers in Park Ridge, Illinois, beschreiben das visuelle Gedächtnis von Personen mit Down-Syndrom als besonders ausgeprägt und fast fotografisch. Dies zeigt sich unter anderem in dem großen Detailwissen, über das Menschen mit Down-Syndrom bezüglich ihrer Lieblingsmannschaft, Lieblingsserie, Lieblingsfernsehsendung oder ihrem

Lieblingsfilm verfügen (vgl. McGuire/Chicoine 2008a: 12). Im Gegensatz zum guten visuellen Gedächtnis von Menschen mit Down-Syndrom, wird das auditive Kurzzeitgedächtnis als schlecht ausgeprägt beschrieben. Verbal kommunizierte Informationen können kaum behalten werden, da sie häufig nicht erneut abrufbar sind und dadurch schnell verfliegen. Dahingegen kann visuelles Material so lange angesehen werden, bis es verstanden wurde (vgl. Bird/Buckley 2005: 36-37). McGuire und Chicoine merken jedoch an, dass das visuelle Gedächtnis von Menschen mit Down-Syndrom dahingehend begrenzt ist, dass visuell erlernte Informationen nicht abstrahiert und auf andere Situationen übertragen werden können, da die generelle Abstraktionsfähigkeit von Menschen mit Down-Syndrom eingeschränkt ist (vgl. McGuire/Chicoine 2008a: 11).

Welche Bedeutung hat das visuelle Gedächtnis nun für die Mediennutzung: Manchmal können Menschen mit Down-Syndrom fiktionale Medieninhalte nicht von der Realität unterscheiden. Als Beleg führen McGuire und Chicoine an, dass Menschen mit Down-Syndrom häufig mit Fernsehfiguren sprechen. Sie erläutern zwar, dass Betroffene wirklich glauben, dass sie mit den Personen sprechen könnten und sich der Parainteraktion nicht bewusst sind. Dennoch stellt sich die Frage, inwieweit diese Erkenntnisse als gesichert gelten können, da es sich bei der Kommunikation während des Fernsehens bzw. mit Fernsehfiguren um weit verbreitete Aneignungsweisen handelt (vgl. Horton/Wohl 1956, Hepp 1996, Hepp 1998, Holly/Püschel 2001, Hartmann 2010, Zaynel 2013: 51).[14] Darüber hinaus werden gesehene Filmszenen häufig erneut durchlebt. Mutmaßen lässt sich hier, dass durch das sehr gute visuelle Gedächtnis der Eindruck entsteht, erinnerte Bilder selbst erlebt zu haben (vgl. McGuire/Chicoine 2008a: 13). Hierbei zeigen sich Parallelen zur Schwierigkeit der Unterscheidung von Vergangenheit, Gegenwart und Zukunft für Menschen mit Down-Syndrom. Häufig wissen sie nicht, ob Ereignisse bereits abgeschlossen sind bzw. wie diese zeitlich einzuordnen sind. Auch können sie das Konzept Zukunft bzw. hypothetische Vorstellungen für die Zukunft kaum begreifen (vgl. McGuire/Chicoine 2008a: 13-15). McGuire und Chicoine raten daher Menschen mit Down-Syndrom den Unterschied der dichotomen Beschreibung real/fiktional zu erläutern und dabei auch auf visuelles Erklärungsmaterial zurück zu greifen (vgl. McGuire/Chicoine 2008a: 16; 19, Zaynel 2010: 44-45). Zu Schwierigkeiten kann es besonders dann kommen, wenn sich

---

14 Als weiterer Beleg für McGuire und Chicoines Ergebnis lässt sich auch ein Beispiel aus der Elternbefragung zur Fernsehnutzung von Kindern, Jugendlichen und jungen Erwachsenen mit Down-Syndrom finden. Hier beschreibt eine Mutter, wie ihre Tochter mit Down-Syndrom den Realitätsgehalt der Sat.1 Krimiserie K11 einschätzt und bemerkt gleichzeitig, dass die Sendung Potenzial bietet, um Realität und Fiktion zu vermischen: „Wobei bei K11, das sind ja Charaktere, die da als Schauspieler auftreten, die im wirklichen Leben auch wohl diesen Beruf ausüben [...] ich glaub nicht, dass sie das für gespielt hält, sie glaubt das ist wirklich so, was ja auch letztendlich so ist, das sind ja nachgespielte Kriminalfälle, die abgehandelt werden, also da bin ich mir nicht ganz sicher, wie sie das aufgreift. [...] Ja das stimmt, oder manchmal sagt sie dann, sie will nach München mal, sie möchte da mal hin, das wird in München Unterföhringen gedreht [...] das stimmt, das nimmt sie schon so ein bisschen ernst ..." (Interview 2: 5-6)" (Zaynel 2010: 99).

Menschen mit Down-Syndrom häufig Filme mit Gruselmomenten ansehen (vgl. McGuire/ Chicoine 2008a: 17).

Ferner beschreiben McGuire und Chicoine so genannte Grooves, Routinen und Rituale, die Menschen mit Down-Syndrom immer wieder ausführen. Vermutlich haben diese wiederholt ausgeführten Tätigkeiten eine wohltuende Wirkung auf Menschen mit Down-Syndrom (vgl. McGuire/Chicoine 2008a: 13, Zaynel 2010: 44). Das Gefühl von Struktur und Stabilität, welches durch Routinen und Rituale vermittelt werden kann, stellt sich auch bei Menschen ohne Down-Syndrom ein. Allerdings halten Menschen mit Down-Syndrom viel stärker an solchen routinierten Verhaltensweisen fest und sind viel schneller aus der Ruhe zu bringen, falls Situationen anders als bekannt ablaufen. Diese Grooves zeigen sich laut McGuire und Chicoine auch im wiederholten Ansehen oder Anhören von Medieninhalten (vgl. McGuire/Chicoine 2008a: 17). Das wiederholte Ansehen von Sendungen ist demgegenüber auch bei Fernsehnutzern ohne Down-Syndrom zu beobachten. So ist zum Beispiel aus der kommunikationswissenschaftlichen Forschung bekannt, dass Rezipienten gerne erneut einen Kriminalfilm ansehen, auch wenn sie das Ende bereits kennen (vgl. Bonfadelli/Wirth 2010: 582). Doch bei Menschen mit Down-Syndrom scheint das erneute Rezipieren von ein und derselben Sendung deutlich ausgeprägter zu sein. Auch die Eltern in der Studie zur Fernsehnutzung nennen das wiederholte Ansehen von Fernsehsendungen oder Filmen als Unterschied zu ihrer eigenen Nutzung und der ihrer Kinder ohne Down-Syndrom (vgl. Zaynel 2010: 94).

Des Weiteren können Medientechniken didaktisch eingesetzt werden, da die Nutzung des Computers als Lerninstrument Kinder, Jugendliche und junge Erwachsene mit Down-Syndrom häufig motiviert. Auch die charakteristischen Merkmale der Computernutzung, wie die visuelle Materialpräsentation und die Tatsache, dass auf Reize eher motorisch und nicht verbal reagiert werden muss, können Defizite von Kindern, Jugendlichen und jungen Erwachsenen mit Down-Syndrom kompensieren. Darüber hinaus führen Bird/Buckley den Hinweis an, dass die Arbeit mit einfachen Textverarbeitungsprogrammen oftmals einfacher ist als mit viel Mühe Buchstaben selbst leserlich zu schreiben.[15] An dieser Stelle ist anzumerken, dass die Buchstaben dann auf Großschreibung eingestellt sein sollten, da kleingeschriebene Buchstaben völlig anders aussehen und häufig nicht zugeordnet werden können (vgl. Bird/Buckley 2005: 38). Gleiches gilt auch für das Vorschreiben von Suchbegriffen: um Kinder, Jugendliche und junge Erwachsene mit Down-Syndrom im Umgang mit der Tastatur zu fördern, können Begriffe, die über die Tastatur eingegeben werden sollen, von Lehr- oder Betreuungspersonal vorgeschrieben werden. Auch diese sollten dann in Großbuchstaben verfasst werden, da kleingeschriebene Buchstaben auf der Tastatur sonst nicht wiedergefunden werden, was sich während den teilnehmenden Beobachtungen gezeigt hat (vgl. Beobachtung 1).

---

15 Bird/Buckley beschreiben hier eine englische Sprachlernsoftware, bei der die Tastaturschablone nicht nur mit einzelnen Buchstaben, sondern mit ganzen Wörtern belegt werden kann (vgl. Bird/Buckley 2005: 80).

Nicht nur dem Computer, sondern auch dem Medium Fernsehen kommt eine besondere Bedeutung zu, da Nutzer des Mediums multisensorisch angesprochen werden, indem visuell Präsentiertes zusätzlich mit auditivem Material unterstützt wird. Es kann davon ausgegangen werden, dass besonders lehrreiche Fernsehsendungen wie z.B. die Sesamstraße, die Kinder dazu anregt, Buchstaben und Zahlen zu klassifizieren, zum Spracherwerb beitragen (vgl. Striefel 1972: 27, Anderson/Field 1984: 53, Zaynel 2010: 52).

Tatsächlich hat das Fernsehen einen großen Stellenwert im Leben vieler Menschen mit Down-Syndrom. Das Fernsehen ist einerseits eine Freizeitbeschäftigung, die trotz Einschränkungen der Muskulatur vollzogen und andererseits eine Freizeitbeschäftigung, die selbstständig und selbstbestimmt ausgeführt werden kann. Außerdem können mit Hilfe des Fernsehens variantenreiche Gratifikationen wie das Informations-, Orientierungs- und Unterhaltungsbedürfnis befriedigt werden (vgl. Wegener 2008: 36 ff.). Gerade weil Menschen mit Down-Syndrom häufig bis ins hohe Alter in ihren Familien sozialisiert werden und die Sozialisationsinstanz der Peers oftmals eine geringe Rolle spielt, bekommt die Bedeutung der Medien eine neue Dimension. Medien können als vierte Sozialisationsinstanz (vgl. Mikos 2007) einen hohen Stellenwert für Menschen mit Down-Syndrom einnehmen und zu Unabhängigkeit und Selbstständigkeit der Menschen beitragen. Zwar werden in der Familie Grundwerte und -normen sowie Lebensarten oder -stile vermittelt, gleichwohl bedeutet dies nicht, dass Kinder diese vermittelten Werte auch für ihre eigene Lebensgestaltung übernehmen. Häufig spielen hier Peers eine große Rolle, über die andere Lebensstile kennengelernt werden und an denen sich gerade Jugendliche besonders oft orientieren. Medien bieten darüber hinaus eine Alternative um Lebensweisen kennenzulernen und sich an diesen zu orientieren oder sich von diesen abzugrenzen, um dadurch seine eigene Persönlichkeit zu entwickeln.

## 2.4 Mediennutzung und -rezeption von Menschen mit Down-Syndrom

Bislang gibt es, wie bereits in Kapitel 1.2 erwähnt, wenige empirische Erkenntnisse bezüglich der Mediennutzung und -rezeption von Menschen mit Down-Syndrom. Lediglich sind vereinzelte Ergebnisse vorhanden, die im Folgenden zusammengefasst werden:

1) Medien können für Menschen mit Down-Syndrom eine Freizeitalternative darstellen, die eigenständig und selbstbestimmt ausgeführt werden kann.
2) Mediennutzungen sind routiniert und können für Menschen mit Down-Syndrom Grooves darstellen.
3) Menschen mit Down-Syndrom hören häufig Hörspiele und Musik.
4) Das Fernsehen nimmt einen zentralen Stellenwert im Leben von Menschen mit Down-Syndrom ein.

Im weiteren Verlauf dieses Kapitels beziehen sich die Darstellungen auf eine Studie zur Fernsehnutzung von acht Kindern, Jugendlichen und jungen Erwachsenen mit Down-Syndrom im Alter von drei bis 26 Jahren (vgl. Zaynel 2010, Zaynel 2013: 51).[16] Obwohl das Fernsehen soeben als eigenständige und selbstbestimmte Tätigkeit beschrieben wurde (vgl. Kap. 2.3), regulieren und beschränken Eltern oder Betreuer den Fernsehkonsum von Menschen mit Down-Syndrom oft. Dies wird damit begründet, dass Kinder, Jugendliche und junge Erwachsene mit Down-Syndrom kein eigenes Maß fänden und ohne Reglementierungen zeitlich unbegrenzt fernsehen würden (vgl. Zaynel 2010: 80). Doch die Fernsehdauer wird auch bei Kindern ohne Down-Syndrom durch die Eltern begrenzt (vgl. KIM-Studie 2008: 60). Bei Menschen mit Down-Syndrom zeigt sich diese Kontrolle bis ins hohe Jugendalter hinein, was jedoch plausibel ist, da sich Kinder, Jugendliche und junge Erwachsene mit Down-Syndrom kognitiv etwa halb so schnell entwickeln wie andere Kinder und Jugendliche (vgl. Kap. 2.2). Daraus ergibt sich, dass Geschwisterkinder ohne Down-Syndrom häufig viel mehr und willkürlicher fernsehen als Kinder, Jugendliche und junge Erwachsene mit Down-Syndrom. Während Geschwisterkinder eher zappen, schalten die Kinder und Jugendlichen mit Down-Syndrom gezielt ihre Lieblingssendungen ein (vgl. Zaynel 2010: 103, Zaynel 2013: 54).

Bei den Lieblingssendungen der Studienteilnehmer mit Down-Syndrom zeigt sich eine breite Palette an unterschiedlichsten Sendungen und Sendungsformaten: Besonders bei den jüngeren Probanden stehen Kindersendungen klar im Vordergrund. Darüber hinaus fällt auf, dass bei drei der acht Teilnehmer die Lieblingssendungen oder Spielfilme auch auf DVD geguckt werden, wodurch sich die Fernsehnutzungszeit flexibler gestaltet und nicht an feste Programmstrukturen gebunden ist. Hier lässt sich bereits ein Transfer für die Internetnutzung von Menschen mit Down-Syndrom vornehmen: Durch die weitere Ausbreitung von Online-Mediatheken fast aller Fernsehprogramme, ermöglicht das Internet Fernsehsendungen zeitlich versetzt anzusehen.[17] Bei zwei der acht Jugendlichen mit Down-Syndrom spielen Heimvideos eine Rolle, die auch McGuire und Chicoine als zentral beschreiben. Sie stellten fest, dass sich Menschen mit Down-Syndrom durch ihr besonders gutes visuelles Gedächtnis beim Ansehen von Heimvideos in die aufgenommene Situation zurückversetzt fühlen und die Szene so erleben als würde sie sich gerade ereignen (vgl. McGuire/Chicoine 2008a: 13, Zaynel 2010: 86). Auch die Krimisendung Tatort wird von drei der acht Teilnehmer regelmäßig angesehen, dann häufig mit Eltern gemein-

---

16  Eine wichtige Anmerkung: Die Studie beleuchtet Menschen mit Down-Syndrom, die in ihrem Elternhaus aufwachsen. Gerade für Menschen mit Down-Syndrom, die in Wohnheimen leben, können große Unterschiede angenommen werden, z.B. beschreiben Wilken und Pich, dass Betreuer in Wohnheimen Fernsehprogramme häufig bestimmen und geistig behinderte Personen, die in ihren Familien leben, häufig mehr Mitspracherecht haben (vgl. Wilken/Pich 1998: 120, Zaynel 2010: 104, Zaynel 2013: 51).

17  An dieser Stelle wird deutlich, dass bei der Befragung zur Mediennutzung, befragte Personen Verbreitungswege und Medieninhalte selten so differenziert verwenden wie es in kommunikationswissenschaftlichen Theorien der Fall ist (vgl. Schmidt/Zurstiege 2007: 63 f.). Wenn die Frage nach der Lieblingssendung (Medienangebot) gestellt wird, geben Befragte z.B. die Antwort, sie würden am liebsten DVDs schauen (Medientechniken). Dadurch kommt es an manchen Stellen zu Schwierigkeiten in der Trennschärfe der Begriffe, die jedoch weitestgehend in der Auswertung reflektiert werden.

sam. Ebenfalls beliebt ist der Tatort bei der deutschen Gesamtbevölkerung und wird gleichermaßen gerne mit Anderen gemeinsam geguckt (vgl. Kessler/Kupferschmitt 2012: 631), was belegt, dass die Fernsehnutzungsmuster von Menschen mit Down-Syndrom den Nutzungsmustern der Gesamtbevölkerung ähneln.

Bezüglich der Genre erstrecken sich die Vorlieben der Kinder und Jugendlichen mit Down-Syndrom von Unterhaltungssendungen (Deutschland sucht den Superstar, Let's Dance, Wer wird Millionär? etc.) über fiktionale Sendungen (Hotel Zack & Cody, Hannah Montana, K11 etc.) hin zum Sport. Das geringe Interesse an Informations- und Nachrichtensendungen wird ebenfalls deutlich. Häufig haben Menschen mit Down-Syndrom Probleme komplexe Sachverhalte zu begreifen, wodurch sich der geringe Konsum an informationsorientierten Sendungen ergibt. An dieser Stelle sind lediglich begreifbare und persönlichkeitsnahe Themen wie Wetter und Sport interessant (vgl. Zaynel 2010: 85, McGuire 2007: 62). Vermutlich tragen die formalen Gestaltungsmerkmale von Nachrichtensendungen dazu bei, dass Menschen mit Down-Syndrom Inhalten nicht folgen können. Es hat sich gezeigt, dass tagesaktuelle Themen durchaus relevant für Menschen mit Down-Syndrom zu sein scheinen. Hier sind besonders Umweltkatastrophen und Unfälle wie das Schiffsunglück der Costa Concordia zu nennen (vgl. Expertengespräch 1). Anknüpfend daran wurde nach den Annahmen der aneignungsorientierten Rezeptionsforschung und der These der handlungsleitenden Themen davon ausgegangen (vgl. Bachmair 1994: 172 ff., Charlton 1997: 24, Ahrens/Singh 1977: 2), dass die Kinder und Jugendlichen mit Down-Syndrom besonders gerne Sendungen sehen müssten, in denen Protagonisten mit Down-Syndrom eine Rolle spielen (vgl. Zaynel 2010: 56). Auch McGuire beschreibt, wie eine Welt aussähe, in der Menschen mit Down-Syndrom die Welt regieren würden: die amerikanische Fernsehserie Lief Goes On, in der ein Mann mit Down-Syndrom Protagonist ist, „wäre extrem beliebt und würde regelmäßig wiederholt werden" (McGuire 2007: 63, vgl. Zaynel 2010: 67, Zaynel 2013: 53). Jedoch hat sich gezeigt, dass vier der fünf Jugendlichen einen Fernsehausschnitt einer 3sat Dokumentation, über einen Jungen mit Down-Syndrom als negativ bewerteten. Zwei dieser vier Jugendlichen wollten sogar, dass der Sendungsausschnitt vorzeitig gestoppt wird. Nach Angaben der Eltern ist den vier Jugendlichen bewusst, dass sie Down-Syndrom haben. Augenscheinlich wollen sie damit nicht in Fernsehsendungen konfrontiert werden (vgl. Zaynel 2010: 67, Zaynel 2013: 53). An dieser Stelle lässt sich lediglich mutmaßen, dass die Jugendlichen mit Down-Syndrom das Fernsehen zu Unterhaltungszwecken nutzen wollen und nicht zu Informationszwecken bezüglich ihrer Behinderung. Im Gegensatz dazu zeigen Dobransky und Hargittai, dass Internetnutzer mit Behinderung das Internet häufig für Recherchen über Gesundheitsinformationen nutzen (vgl. Dobransky/Hargittai 2006: 318). Interessant ist hier, ob diese Informationsfunktion an das Internet geknüpft ist und die Informationssuche auch für Menschen mit Down-Syndrom relevant ist.

Besonders beliebt sind Sendungen mit wiederkehrenden Handlungssträngen und wiederkehrenden Personen, wodurch zum einen das Verständnis des Inhalts erleichtert werden kann und zum anderen die Identifikation mit Handlungsfiguren einen zentralen Stellenwert für den Genuss von Fernsehsendungen bei Kindern, Jugendlichen und jungen Erwachsenen mit Down-Syndrom einnimmt (vgl. Zaynel 2010: 86). Entgegen des weit verbreiteten Rezeptionsmusters neben dem Fernsehen anderen Tätigkeiten wie Essen, Schlafen oder Telefonieren nachzugehen (vgl. Kuhlmann/Wolling 2004, JIM-Studie 2013: 23 ff.), konzentrieren sich die Kinder und Jugendlichen mit Down-Syndrom auf den Fernseher und verfolgen Sendungen fokussiert. Lediglich drei Mütter nennen Paralleltätigkeiten, die ihre Kinder bei weniger beliebten Sendungen ausführen. Wenn Sendungen wiederholt werden oder Sendungen zusammen mit den Eltern angesehen werden, werden Tätigkeiten wie einen Katalog durchblättern, ein Halstuch schlackern oder ein Buch angucken genannt (vgl. Zaynel 2010: 88-89). Eine Teilnehmerin, die am intensivsten Fernsehen schaut, spielt hin und wieder auch mit ihrer tragbaren Spielekonsole während des Fernsehens. Auch bei der jetzigen Befragungsrunde hat sich gezeigt, dass die Vielseher während der Fernsehnutzung auch anderen Tätigkeiten nachgehen, während die moderaten Gucker fokussiert Fernsehen gucken. Eine Mutter beschrieb sogar, dass ihre Tochter, die als Vielseherin einzustufen ist, nie Fernsehen schaut, ohne etwas nebenbei zu machen (vgl. Interview 7). Es zeigt sich jedoch die Tendenz, dass der Fernsehkonsum der Kinder und Jugendlichen mit Down-Syndrom durch die Eltern eingeschränkt und begrenzt wird und dadurch die vorhandene Fernsehzeit intensiv und konzentriert genutzt wird. Dahingegen ist zu beobachten, dass Geschwisterkinder einerseits mehr und andererseits willkürlicher fernsehen. Dadurch dass sie eigenständig über die Dauer der Fernsehnutzung entscheiden können, sehen sie sich häufig Sendungen an, die ihren Vorlieben nicht gänzlich entsprechen, wodurch es vermutlich zu Verhaltensweisen wie Zapping und Nebenbei-Tätigkeiten kommt, die sich bei Kindern, Jugendlichen und jungen Erwachsenen mit Down-Syndrom nicht zeigen (vgl. Zaynel 2013: 54).

Weitere Aspekte, die von den Eltern als syndromspezifisches Fernsehverhalten beschrieben werden, sind zum einen das wiederholte Ansehen von Sendungen, das auch McGuire und Chicoine in Bezug auf die wohltuende Wirkung von Grooves beschreiben (vgl. Kap 2.3, McGuire 2007: 63, Zaynel 2013: 51). Zum anderen werden Punkte wie das nahe Sitzen vor dem Fernseher und physiologische Reaktionen bei vermehrter emotionaler Anteilnahme an Sendungen genannt (vgl. Zaynel 2010: 95, Zaynel 2013: 52). An dieser Stelle kann vermutet werden, dass die gewünschte räumliche Nähe zum Fernseher entweder aus der eingeschränkten Sehfähigkeit resultiert oder gerade durch die emotionale Anteilnahme bedingt ist, sodass das starke Mitgefühl auch räumlich ausgedrückt wird. Solche physiologischen Reaktionen sind auch bei nicht behinderten Mediennutzern zu beobachten und verstärken sich möglicherweise gerade durch die Anwesenheit anderer (vgl. Gehrau 2014). Denkbar ist daher, dass Eltern Situationen beschreiben, in denen sie selbst anwesend waren und sich die körperlichen Reaktionen durch die Anwesenheit Dritter verstärkt hat.

Interessant ist die Sonderstellung von Kindern, Jugendlichen und jungen Erwachsenen mit Down-Syndrom, die bereits in Kap. 1.1 angesprochen wurde. Einerseits stammen sie aus höheren sozialen Schichten, da viele Eltern höhere Bildungsabschlüsse haben und finanziell zur Mittel- und Oberschicht gezählt werden können (vgl. Zaynel 2010: 103-104). Andererseits haben Menschen mit Down-Syndrom aufgrund ihrer geistigen Behinderung kognitive Defizite, wodurch sie in Bezug auf das Thema Bildung eher niedriger gebildeten Schichten zugeordnet werden können, die gleichzeitig auch materiell und finanziell niedriger gestellt sind. Da sich die Schichtzugehörigkeit in der Regel auch im Mediennutzungsverhalten widerspiegelt, Menschen mit Down-Syndrom jedoch nach verschiedenen Kriterien (Bildung, finanzieller Status) unterschiedlichen Schichten zuzuordnen sind, zeigen sich je nach Medium ambivalente Nutzungsweisen. Bei den klassischen Printmedien wie Zeitung oder Buch entsprechen sie beispielsweise der Nutzung von Jugendlichen, die aus unteren sozialen Schichten stammen und häufig wenig Leseaffinität aufweisen (vgl. Bruttel 2013: 47). Bei der Nutzung von Lesemedien sind die kognitiven Defizite so gravierend, dass die Einstellung der Eltern zur Relevanz von Printmedien so gut wie keine Auswirkung auf das Printnutzungsverhalten von Kindern, Jugendlichen und jungen Erwachsenen mit Down-Syndrom hat. Auch wenn Eltern die Nutzung von Tageszeitung als wichtig erachten, hat diese Einstellung aufgrund der häufig mangelnden Lesefähigkeit von Kindern, Jugendlichen und jungen Erwachsenen mit Down-Syndrom kaum Einfluss auf das Nutzungsverhalten von Printmedien. Im Gegensatz dazu grenzen sich Jugendliche und junge Erwachsene mit Down-Syndrom bezüglich des Mediums Fernsehen von unteren sozialen Schichten ab. An dieser Stelle kann nicht alleine vom Bildungsstatus auf das Fernsehverhalten geschlossen werden, da hier die Medienerziehung der Eltern maßgeblichen Einfluss hat. Jugendliche aus niedrigeren sozialen Schichten sehen häufig deutlich mehr fern und schalten deutlich häufiger Privatsender ein (vgl. Bruttel 2013: 47). Diese Tendenzen wurden auch für Menschen mit Down-Syndrom angenommen, konnten jedoch nicht bestätigt werden (vgl. Zaynel 2010: 55-57, 102, Zaynel 2013: 53). Für das Internet gilt es es dies herauszufinden.

Zusammengefasst lässt sich festhalten, dass von den Eltern zwar syndromspezifische Fernsehnutzungsmuster genannt werden, diese sich jedoch auch bei nicht-behinderten Fernsehnutzern beobachten lassen. Ferner hat das Down-Syndrom vor allem inhaltlich gesehen Konsequenzen bei der Programmauswahl, da lediglich Sendungen gesehen werden, die kognitiv verstanden werden können. Darüber hinaus sind es mehrheitlich die Einstellung der Eltern zum Thema Medien und deren daraus resultierende Medienerziehung, die soziale Schicht in der Kinder, Jugendliche und junge Erwachsene mit Down-Syndrom aufwachsen sowie das Vorhandensein von Freizeitalternativen, die das Fernsehverhalten maßgeblich bedingen.

## 2.5 Medienkompetenz und Medienbildung von Menschen mit Down-Syndrom

Medienkompetenz wird in der heutigen modernen Gesellschaft, in der Medien bereits in der Lebenswelt von Kindern und Jugendlichen eine große Rolle spielen (vgl. Süss 2004), oftmals als Schlüsselqualifikation oder Lebenskompetenz beschrieben. Bislang gibt es jedoch noch keinen Konsens darüber, welche Fähigkeiten und Fertigkeiten unter dem Begriff Medienkompetenz zu fassen sind (vgl. Gapski 2001, Jarren/Wassmer 2009: 46 ff., Süss et al. 2010). Vielmehr folgt der andauernden Diskussion um die Definitionsversuche von Medienkompetenz bereits die Diskussion um den Begriff der Medienbildung.[18] Auch hier gibt es bislang keine Einigkeit darüber, ob die Begriffe Medienkompetenz und Medienbildung sich ergänzen und komplementär zu verwenden sind oder ob es sich um grundlegend verschiedene Konzepte handelt, die „nicht ineinander überführbar [sind]" (Fromme/Jörissen 2010: 46, vgl. Aufenanger 1999, Schorb 2009, Spanhel 2010, Tulodziecki 2010, Fromme/Jörissen 2010, Pietraß 2011, Moser et al. 2011).[19]

In der vorliegenden Arbeit wird von folgendem Verständnis ausgegangen: Der Begriff der Medienkompetenz beleuchtet die subjektorientierte Perspektive des Verhältnisses Mensch-Medium und nimmt den Menschen ganzheitlich in den Blick (vgl. Schorb 2009: 50-51, Tulodziecki 2010: 51).[20] Geht man zum Ursprung des Kompetenzbegriffs zurück, wird auch die theoretische Untermauerung des Begriffs deutlich. Kompetenz meint hier nach Noam Chomsky Spracherwerb und beschreibt den Erwerb einer kommunikativen Fähigkeit, die bei Jürgen Habermas in seiner Theorie des kommunikativen Handelns mit der Handlungsfähigkeit des Menschen auf Basis von Kommunikation beschrieben wird (vgl. Habermas 1972, Büsch 2012: 281-283). Baacke trägt diese Konzepte in seiner Habilitationsschrift zur kommunikativen Kompetenz zusammen (vgl. Baacke 1973, Schorb 2009: 51, Fromme/Jörissen 2010: 47). Damit legt er den Grundstein des Begriffs Medienkompetenz, den er Jahre später als Fähigkeit beschreibt, „in [der] Welt aktiv aneignender Weise auch alle Arten von Medien für das Kommunikations- und Handlungsrepertoire von Menschen einzusetzen" (Baacke 1996: 8). Medienkompetenz ist also eine Ausweitung der Handlungsoptionen von Menschen auf das kommunikative Handeln mit und über Medien.

---

18  Tulodziecki merkt berechtigterweise an, dass die neu entfachte Diskussion um den Begriff der Medienbildung nicht mehr Klarheit bringt, da es ähnlich wie beim Medienkompetenzbegriff auch unterschiedliche Verständnisse des Bildungsbegriffes gibt (vgl. Tulodziecki 2010: 49).

19  Aus forschungsökonomischen Gründen wird an dieser Stelle auf Diskussionsbeiträge verwiesen, die verschiedene Positionen darstellen (vgl. Aufenanger 1999, Schorb 2009, Spanhel 2010, Tulodziecki 2010, Fromme/Jörissen 2010, Büsch 2012).

20  Zur Verdeutlichung: Aufenanger spricht 1999 davon, dass erst die Medienbildung den Menschen ganzheitlich erfasst, während er in seiner Dimensionierung von Medienkompetenz aus dem Jahre 1997 bereits die gleichen Dimensionen wie etwa die kognitive, moralische oder soziale Dimension verwendet (vgl. Aufenanger 1997, Aufenanger 1999: 23).

Bei dem Übertrag von Sprachkompetenz auf Handlungskompetenz, kann folgender Punkt als problematisch angesehen werden: Den Erwerb der Sprache erarbeitet sich der Mensch nach Chomsky einmal im Leben und verfügt dann über diese Fertigkeit (vgl. Baacke 1996). Der Erwerb von Medienkompetenz ist dahingegen dynamisch, da Medien sich stetig wandeln und Kompetenzen immer wieder neu angeeignet werden müssen, wodurch ein lebenslanger Prozess entsteht. Allerdings verändert sich Sprache ebenfalls mit fortschreitendem Alter und wandelt sich mit dem Beginn neuer Lebensabschnitte, sodass neue Sprechweisen je nach Lebens- oder auch Arbeitsmilieu dazu erworben werden.

Medienbildung wird hier in einem übergeordneten Rahmen als Notwendigkeit der Institutionalisierung von Medienkompetenzvermittlung und -erwerb gesehen, wie es auch Büsch sieht (vgl. Büsch 2014: 6). Medienbildung sollte, neben dem generellen Anspruch in der Schule Bildung zu vermitteln, als ein Bildungsaspekt stärker berücksichtigt werden (vgl. KMK 2012: 3 ff.). Daraus ergibt sich, dass Medienkompetenz als Zielkategorie angesehen werden kann und Medienbildung als Prozesskategorie, sodass durch Medienbildung Medienkompetenz erworben wird (vgl. Tulodziecki 2010, Marci-Boehnke/Rath 2013).[21] Wird die Medienkompetenzvermittlung bereits seit den 1970er Jahren diskutiert, findet diese Diskussion „erst seit einigen Jahren in der Forschung im Kontext geistiger Behinderung [statt]" (Bosse 2012c: 436).

Müller und Fleischer stellen heraus, dass Kinder und Jugendliche auf Förderschulen in Thüringen mit dem Schwerpunkt geistige Entwicklung auf Basis eines Lehrplans aus dem Jahre 1998 unterrichtet werden, in dem der Umgang mit digitalen Medien kaum Beachtung geschenkt wird (vgl. Müller/Fleischer 2013: 57). Auch in Nordrhein-Westfalen (NRW) sind Medienkompetenz und Medienbildung weder als eigenes Fach noch als Teil anderer Fächer in Förderschulplänen verankert, der einzige Fokus liegt auf der Vermittlung technischer Kompetenzen (vgl. Bosse 2012c: 445).[22] Zwar gibt es einen aktuelleren Entwurf aus dem Jahre 2002, der jedoch bislang nicht genehmigt wurde, sodass der Unterricht bisweilen auf Basis eines Lehrplans aus dem Jahre 1980 stattfindet (vgl. KsF 2014).[23] In elf Leitfadeninterviews mit Lehrern von Förderschulen oder integrativen Gesamtschulen wurde deutlich, dass Medien im Förderschulunterricht als didaktisches Mittel Einsatz finden, nicht aber als eigenständiges Thema Funktions- und Arbeitsweisen von Medien besprochen werden. Anders als in Förderschulen werden Förderschüler auf integrativen Schulen jedoch zum Thema Medien mitbeschult, sodass die Verankerung in För-

---

21  Ebenso gibt es die gegenteilige Meinung, dass die Medienbildung das Ziel ist, welches durch bzw. mit Medienkompetenz zu erreichen ist (vgl. Schorb 2009, Spanhel 2010, Fromme/Jörissen 2010).

22  Medienbildung in schulischen Institutionen ist stark vom Bundesland abhängig. So sind sowohl Bayern als auch Baden-Württemberg mit die „ersten Bundesländer, welche ein eigenes Konzept zur Stärkung der Medienkompetenz von Schülerinnen und Schülern mit geistiger Behinderungen veröffentlichten" (Bosse 2012c: 446).

23  Auch nach intensiver Recherche bleibt offen, warum der Lehrplanentwurf aus dem Jahre 2002 bislang nicht genehmigt wurde. Ingo Bosse vermutet den Wechsel der Landesregierung in NRW im Jahr 2005 von SPD zu CDU als ausschlaggebend.

derschullehrplänen zur Notwendigkeit wird (vgl. Müller/Fleischer 2013: 58, Bosse 2012c: 439).

Damit einher geht eben auch die geringe Hinwendung zum Internet in Förderschulen (vgl. Mihajlovic 2012). Mihajlovic zeigt in einer Onlinebefragung von 654 Förderschullehrern (28% Förderschulen für geistige Entwicklung), dass gerade das Internet in Förderschulen für geistige Entwicklung im Vergleich zu anderen Förderschulen deutlich seltener eingesetzt wird. Die Nutzung des Computers beläuft sich dabei auf den Einsatz von Lernspielen (vgl. Mihajlovic 2012: 29-30). Grundsätzlich gilt die Vermittlung von Medienkompetenzen in Schulen als Querschnittsaufgabe (vgl. KBoM 2015: 59, Büsch 2014: 11, Pöttinger 2013: 101-103), sodass eigentlich in jedem Unterrichtsfach Heranführung an Medien stattfinden sollte. Oftmals erhalten Lehrer jedoch keine hinreichende medienpädagogische Grundbildung während ihrer Studienzeit. Auch in der Lehrerausbildung, ähnlich wie in der Medienkompetenzvermittlung für Schülerinnen und Schüler mit Förderbedarf in NRW, liegt der Fokus auf der technischen Kompetenz (vgl. Bosse 2012c: 441-444). Daraus resultiert, dass die Integration von Medien in den Unterricht stark von der Medienaffinität des einzelnen Lehrers abhängt bzw. von dessen Eigeninitiative über externe Institutionen ausgebildete Medienpädagogen für Unterrichtsbesuche im Rahmen von Projektwochen zu Unterstützung heranzuziehen. Die Arbeitsgemeinschaft KBoM erklärt die „Bemühungen, Medienbildung in der Schule als Querschnittsaufgabe zu etablieren [.] als gescheitert [.]" (KBoM 2015: 60). In Förderschulen gibt es neben der mangelnden medienpädagogischen Ausbildung weitere Schwierigkeiten: Zwar gibt es auch in Regelschulen das Prinzip der Differenzierung (vgl. Bönsch 1995), das Lernniveau in Förderschulklassen ist jedoch oftmals weitaus heterogener als in Regelschulen, sodass die Unterrichtsgestaltung stark individualisiert je nach Fähigkeiten des Schülers ist.

Des Weiteren schlägt Schäffler vor, integrative Internet-AGs einzusetzen, in denen jüngere Regelschüler und ältere Förderschüler sich gegenseitig bei der Arbeit am Computer unterstützen (vgl. Schäffler 1999: 340-343). Grundsätzlich erscheint dies eine praktikable Variante zu sein, durch die Kinder ohne Behinderung soziale Kompetenzen erlernen und Berührungsängste abbauen können bzw. von vorneherein keine Berührungsängste aufbauen. Kinder und Jugendliche mit Behinderung können gleichzeitig von den Fähigkeiten anderer profitieren, indem sie sich Handgriffe abschauen und durch die Fertigkeiten der anderen motiviert werden auch eine Aufgabe erledigen zu können. Lediglich gilt es zu bedenken, dass inklusive Gruppen bislang künstliche Gruppen sind, die für derartige Projekte zusammengestellt werden und es so an manchen Stellen schwierig sein kann entsprechende Teilnehmer zu finden (vgl. Zaynel 2013b). Im Zuge der Abschaffung der Förderschulen wird Schäfflers Projektidee jedoch immer weiter an Bedeutung gewinnen.

Nichtsdestotrotz findet Medienbildung auch in nicht-institutionalisierten Räumen statt, zum einen über informelles Lernen in außerschulischen Kontexten, zum anderen im sozialen Umfeld der Familie und Peers sowie über die intrinsische Motivation (vgl. BMFSFJ 2013). Zusammengefasst werden die Begriffe in der vorliegenden Arbeit komplementär verwendet, während unter Medienkompetenz eher Fähigkeiten des Individuums gefasst werden und unter Medienbildung eher Vermittlungen von Medienkompetenz in verschiedenen sozialen Räumen.

Als Basis aller Begriffsdefinitionen wird vom Medienkompetenzbegriff nach Baacke ausgegangen, an Hand dessen die bislang vorhandenen Erkenntnisse zur Medienkompetenz von Menschen mit Down-Syndrom behandelt werden. Baacke unterscheidet die vier Dimensionen Medienkritik, Medienkunde, Mediennutzung und Mediengestaltung, die wiederum in Unterkategorien aufgespalten werden. Mit Medienkritik meint er Medien analytisch zu hinterfragen und diese kritischen Gedanken reflexiv auf sich selbst zu beziehen sowie ethisch zu beurteilen. Unter der Dimension Medienkunde fasst er einerseits das klassische Wissen über Medien und das Mediensystem und andererseits instrumentell-qualifikatorische Kenntnisse um Medien bedienen zu können. Gerade in der politischen und medialen Diskussion wird der Begriff der Medienkompetenz häufig auf diese Dimension reduziert, in dem Medienkompetenz mit Technikwissen gleichgesetzt wird (vgl. Aufenanger 1999: 22). Die Kategorie Mediennutzung beschreibt die Fähigkeit, Medien zum einen rezeptiv zu nutzen, also Medieninhalte verarbeiten zu können, aber diese auch interaktiv zu nutzen. Mediengestaltung als letzte Komponente des Medienkompetenzbegriffs meint Medien kreativ und innovativ zu verwenden (vgl. Baacke 1973, Baacke 1996, Baacke 1999a, Baacke 1999b).

Die Operationalisierung sowohl von Medienkompetenz als auch von Medienbildung bleibt aber problematisch, wodurch sich Schwierigkeiten bei der Messung von Medienkompetenz ergeben (vgl. Gapski 2006). Es gibt Versuche, Medienkompetenz in konkret formulierten Fähigkeiten zu beschreiben, doch auch hier stößt der Begriff an seine Grenzen. Zum einen sind Definitionen und Dimensionierungen von Medienkompetenz häufig idealisierend, da sie an einem Maximalziel angesetzt werden, das kaum ein Mediennutzer erreicht und nicht an Altersstufen angepasst ist. Auch Bemühungen Fähigkeiten altersgemäß in verschiedenen Niveaustufen zu beschreiben, weisen einige Unklarheiten auf, da hier beispielsweise ungewiss bleibt ob es sich bei den Zielen um Mindest- oder Maximalziele handelt (vgl. Tulodziecki 1997, Aufenanger 1999).

Die Operationalisierung der Medienkompetenz in den Studien des Forschungsverbundes Südwest zeigt, dass der Bereich der Medienkunde am leichtesten abgefragt werden kann, indem z.B. gefragt wird, welche Medien bedient werden können. Ebenso wird die Dimension der Mediengestaltung über die Frage erhoben, welche Medienprodukte schon einmal selbst produziert wurden (vgl. KIM-Studie 2008: 53, JIM-Studie 2013: 57 ff.). Auch dem Punkt der erhaltenen Medienbildung wird nachgegangen, indem gefragt wird, ob Themen wie Internet, Handy, Online-Communitys oder Datenschutz in der Schule behandelt wurden (vgl. KIM-Studie 2012: 58-59, JIM-Studie 2012: 59-61). Die anderen Medienkompetenzdimensionen nehmen bei der Befragung einen untergeordneten Stellenwert ein.

In der Fernsehnutzungsstudie zeigt sich bei den jüngeren Kindern mit Down-Syndrom (drei bis sieben Jahre) bislang kaum technisches Medienwissen, unter anderem dadurch, dass zwei der drei Eltern die technischen Fähigkeiten ihrer Kinder bewusst nicht fördern, um zu vermeiden, dass die Kinder unbeaufsichtigt fernsehen.[24] Im Gegensatz dazu können die fünf Jugendlichen mit Down-Syndrom technisch kompetent mit dem Fernsehgerät umgehen. Vier der fünf Jugendlichen können darüber hinaus das vorhandene Aufnahmegerät (Videorekorder, DVD- oder Festplattenrekorder) ohne Probleme bedienen (vgl. Zaynel 2010: 97). Allgemein gesprochen wird die instrumentell-qualifikatorische Medienkunde von Kindern, Jugendlichen und jungen Erwachsenen mit Down-Syndrom durch das Heranführen an bzw. das Abhalten von Medientechnik bedingt. Die Unterdimension klassisches Wissen der Medienkunde wurde in den Interviews mit den Jugendlichen mit Down-Syndrom dadurch verdeutlicht, dass besonders die drei ältesten Befragten sich gut im deutschen Fernsehsystem auskennen, da sie gezeigte Sendungsausschnitte mit Titel und ausstrahlendem Sender benennen konnten (vgl. Zaynel 2010: 66-72, Zaynel 2013: 52-53).

Bezogen auf die Dimension der Mediennutzung fällt auf, dass vier der fünf Jugendlichen eine Fernsehzeitung nutzen und sich über favorisierte Sendungen informieren. Zwei dieser vier Jugendlichen kreuzen Sendungen, die sie sehen wollen, an oder fertigen separate Listen mit Sendungstiteln an. Die anderen zwei suchen konkret nach ihren Lieblingsgenres, in diesem Fall Volksmusiksendungen oder Krimisendungen (K11 oder Tatort, vgl. Zaynel 2010: 97). Die Nutzung der Fernsehzeitung legt dar, dass die Jugendlichen ihren Fernsehkonsum hier reflexiv betrachten, indem sie durch das Sichten des Fernsehprogramms ihre Fernsehnutzung aktiv gestalten (vgl. Charlton 1997: 24). Im Sinne des Uses-and-Gratifications-Ansatzes machen sie sich Gedanken darüber, welche Sendung sie sehen wollen, um ihre gesuchten Bedürfnisse, hier vor allem Inhalte kognitiv nachvollziehen zu können, befriedigen zu können (vgl. Katz/Blumler/Gurevitch 1974: 21 ff.). Nicht nur in der präkommunikativen Phase zeigen sie daher einen kompetenten Umgang mit dem Medium Fernsehen, sondern auch in der kommunikativen Phase verdeutlichen Verhaltensweisen wie die kommunikative Aneignung eine aktive Auseinandersetzung mit medienvermittelten Informationen (vgl. Hepp 1998, Holly/Püschel 2001). Ebenso zeigt sich auch bei den Kindern, Jugendlichen und jungen Erwachsenen mit Down-Syndrom fernsehbezogene Anschlusskommunikation (vgl. Keppler 1994, Gehrau/Goertz 2010).

Zum letzten Punkt der Mediengestaltung gibt es wenig Informationen anhand derer festgemacht werden könnte, inwieweit die Kinder und Jugendlichen Medien innovativ und kreativ nutzen. Lediglich ist bekannt, dass zwei der fünf Jugendlichen bereits an einem außerschulischen Medienprojekt teilgenommen haben. Die aktive Medienarbeit ist uner-

---

24 Das jüngste Kind (drei Jahre) weist bereits einige technische Fertigkeiten wie den Fernseher ausschalten und umschalten auf. Für das Einschalten müsste zusätzlich ein Receiver eingeschaltet werden, was das Kind noch nicht beherrscht. Deutlich wird hier, dass Kinder mit Down-Syndrom ähnlich wie Kinder ohne Down-Syndrom bereits in jungen Jahren technische Geräte bedienen können. Klar ist dabei, dass es sich um Imitationshandlungen handelt, die bislang nur nachgeahmt werden, aber in ihrer Komplexität noch nicht verstanden werden können (vgl. Zaynel 2010: 97, BLM/ajs 2000: 29 ff.).

lässlich, wenn Kinder und Jugendliche unterstützt werden sollen kritische und mündige Mediennutzer zu werden (vgl. Zaynel 2010: 98-99, Bosse 2012c: 436). Hier kommt der Schule eine wichtige Aufgabe zuteil, die häufig von Pädagogen unterschätzt wird. Dies lässt sich an Förderschullehrplänen ablesen, in denen Medienbildung nur selten verankert ist (vgl. Bosse 2012c: 444-446). In Förderschulen werden häufig Printmedien wie Zeitungen und auch Bücher behandelt, um Schüler an Medien heranzuführen, die sie privat nicht nutzen. Oftmals kommt es dabei zu einem Trugschluss, da angenommen wird, dass das Fernsehen durch seine weite Verbreitung unter Förderschülern keine pädagogische Aufarbeitung benötigt, sondern primär Erziehungsaufgabe der Eltern sei. Doch die reine Nutzung eines Mediums ist längst nicht mit einer mündigen und kompetenten Nutzung gleichzusetzen. Gerade bei viel genutzten Medien wie dem Fernsehen muss eine pädagogische Auseinandersetzung in der Schule stattfinden (vgl. Zaynel 2010: 100-101).

Bei den Ausführungen zur Medienkompetenz der Kinder und Jugendlichen mit Down-Syndrom wird ersichtlich, dass Operationalisierungsschwierigkeiten des Konzepts zu einigen unberücksichtigten Aspekten führen bzw. über die keine Aussage getroffen werden kann. Weiterhin erfordert die Erhebungsmethode der Befragung, dass zum einen befragte Eltern zum Teil Prozesse bewerten müssen, die nicht sichtbar sind, und zum anderen Befragte mit Down-Syndrom ihre eigene Medienkompetenz reflexiv beurteilen müssten, was durch die kognitive Beeinträchtigung erschwert wird.

Umso wichtiger ist an dieser Stelle die Vermittlung von Medienkompetenz für Kinder und Jugendliche mit Behinderung zu nennen. Erst durch einen kompetenten Umgang mit Medien können Menschen mit Behinderung gleichberechtigt an der Gesellschaft teilhaben. Im nächsten Kapitel wird beschrieben, inwiefern die Teilhabe an Medien Chancengleichheit herstellen und somit zur Inklusion beitragen kann.

# 3 Internetnutzung von Menschen mit geistiger Behinderung im Vergleich zu Kindern und Jugendlichen ohne Behinderung

In Kapitel 2.4 wurden die vorhandenen Erkenntnisse über die Mediennutzung von Menschen mit Down-Syndrom dargestellt. Über die Internetnutzung von Menschen mit Down-Syndrom gibt es bislang nur rudimentäre Ergebnisse: dabei handelt es sich um nicht-wissenschaftliche Literatur in Form von Elternberichten in der Zeitschrift Leben mit Down-Syndrom oder aus der praktischen Behindertenarbeit. In einem Beitrag in der Zeitschrift Das Band berichten neun Autoren von Ohrenkuss[25] über ihre Computer- und Internetnutzung.[26] Aus diesem Grund wird im Forschungsstand einerseits die grundsätzliche Internetnutzung von Menschen mit geistiger Behinderung dargestellt sowie andererseits auf die Internetnutzung von Kindern eingegangen. Da sich Menschen mit Down-Syndrom in etwa halb so schnell entwickeln wie Menschen ohne die chromosomale Genaberration, kann angenommen werden, dass die Internetnutzung von jungen Kindern im Alter von fünf bis 13 Jahren in etwa der Nutzung und den Problembereichen der Probanden mit Down-Syndrom entsprechen.

---

25 Ohrenkuss ist eine Zeitschrift, die von und mit Menschen mit Down-Syndrom produziert wird. Was 1998 als Forschungsprojekt im Rahmen der Dissertation im Fach Biologie von de Bragança begann und von der Volkswagenstiftung finanziert wurde, ist heute eine sechsmal im Jahr erscheinende Zeitschrift mit rund 3000 Abonnenten (vgl. www.ohrenkuss.de).

26 Die Aussagen geben erste Einblicke in die Internetnutzung von jungen Erwachsenen mit Down-Syndrom. Einerseits erschien dieser Artikel jedoch vor der Erhebung der vorliegenden Studie, andererseits handelt es sich dabei um die Befragung in Bezug auf die professionelle Nutzung des Internets im Rahmen der Tätigkeit bei Ohrenkuss. Sechs der neun Autoren thematisieren explizit, dass sie das Internet nutzen, um ihre Texte per Mail an die Ohrenkussredaktion zu senden oder sich bei Facebook und auf der Ohrenkuss-Homepage anzugucken, was es Neues gibt (vgl. Redaktion Ohrenkuss 2012: 19-21). Fünf der Autoren haben ein eigenes Facebook-Profil (einer unter einem falschen Namen) und nutzen den Social Networking Service für „Freunde finden und sich mit denen schreiben" oder auch „unbekannte Freunde" anzuschreiben (Redaktion Ohrenkuss 2012: 20-21). Einige andere nutzen Facebook, um sich die Ohrenkuss-Seite anzusehen, die man auch ohne ein registriertes Nutzerprofil ansehen kann. Eine Redakteurin beschreibt die für sie weiteren relevanten Vorteile von Facebook wie folgt: „Facebook ist ein soziales Netzwerk. Da muss man sich registrieren und dann kann man Kontakte knüpfen. Man kann viele Bilder und Texte hochladen und sich mit Freunden austauschen oder verabreden oder chatten" (Redaktion Ohrenkuss 2012: 21).

## 3.1 Internetnutzung von Menschen mit geistiger Behinderung

In der kommunikationswissenschaftlichen Rezeptionsforschung werden Menschen mit Behinderung nur in den seltensten Fällen befragt (vgl. Haferkamp 2014: 337). Selbst in der Geistigbehindertenpädagogik gibt es nur ansatzweise einen wissenschaftlichen Diskurs zu diesem Thema (vgl. Bernasconi 2007: 14, Bosse 2012c: 435). Bislang gibt es daher nur wenige Erkenntnisse über die Internetnutzung von Menschen mit geistiger Behinderung (vgl. Bosse 2012c: 438). Da bisher keine Publikationen vorliegen, die sich rein mit der Internetnutzung von Menschen mit Down-Syndrom befassen, wird in diesem Kapitel auf Studien, die die Internetnutzung von Menschen mit einer geistigen Behinderung behandeln, zurückgegriffen (vgl. Abb. 2).[27]

Im Jahre 2001 führte die Stiftung Digitale Chancen eine Umfrage zum Thema Internetnutzung von Menschen mit Behinderung durch. Insgesamt wurden 3302 Personen befragt, wobei 37 Prozent der Befragten selbst nicht behindert waren, sondern sich aus beruflichen Gründen mit der Situation von Menschen mit Behinderung gut auskannten. Nur ca. vier Prozent der Befragten (84 Personen) hatten eine geistige Behinderung, die Art der geistigen Behinderung wurde hier nicht näher erfasst (vgl. Stiftung Digitale Chancen 2002: Folie 15). Besonders auffällig ist die Tatsache, dass 70 Prozent der Menschen mit geistiger Behinderung angaben, noch nie im Internet gewesen zu sein (vgl. Stiftung Digitale Chancen 2002: Folie 4). Im Jahr 2012 waren deutschlandweit 75,9 Prozent der Gesamtheit ab 14 Jahren zumindest gelegentlich online, sodass nur 24,1 Prozent der deutschen Bevölkerung als Offliner einzustufen sind (van Eimeren/Frees 2012: 363). Das Verhältnis von geistig behinderten und nicht-behinderten On- und Offlinern kehrt sich hier zahlenmäßig um. Lediglich acht Prozent der Nutzer mit geistiger Behinderung gaben an, sich im Internet gut auszukennen, während die restlichen 22 Prozent angaben, das Internet schon einmal ausprobiert zu haben (vgl. Stiftung Digitale Chancen 2002: Folie 5). Auch unter Menschen mit Behinderung gibt es Ungleichheiten: Menschen mit einer körperlichen Behinderung profitieren in erster Linie vom Internet, da sie häufig in ihrer Mobilität eingeschränkt sind oder ihnen ein Sinneskanal fehlt, der über das Internet gut ausgeglichen werden kann: Beispielsweise kann sich ein seheingeschränkter Internetnutzer Texte über die Sprachausgabe vorlesen lassen, während eine höreingeschränkte Person über E-Mails schnell und einfach mit anderen Personen kommunizieren kann. Dahingegen ist das Internet für Menschen mit geistiger Behinderung schwer zu begreifen, sodass geistig Behinderte eher benachteiligt werden.

Generell sind 93 Prozent der Befragten der Meinung, dass das Internet viele neue Chancen bietet (vgl. Stiftung Digitale Chancen 2002: Folie 6). Besonders hervorzuheben ist ein

---

27 Zum Teil wird in der Studie der Aktion Mensch explizit auf Menschen mit Down-Syndrom eingegangen. Bei der Mehrheit der Studienteilnehmer werden die Ergebnisse jedoch in der Gruppe Lern- und Geistige Behinderung zusammengefasst.

**Stiftung Digitale Chancen**

**Erscheinungsjahr**: 2002

**Methode**: schriftliche Befragung (422 Online-Befragungen, 2880 klassische schriftliche Befragungen)

**n=** 3302 (4% der Befragten hatten eine geistige Behinderung)

**Altersgruppe**: 14-69 Jahre

**Web 2.0/barrierefrei, Aktion Mensch**

**Erscheinungsjahr**: 2011

**Methode**: Triangulation (qualitative Expertengespräche + Gruppendiskussion, quantitative Online-Befragung)

**n=** 671 Teilnehmer bei der Online-Befragung

**Altersgruppe**: 14-49 Jahre

**Barrierefreies Internet für Menschen mit geistiger Behinderung**

**Erscheinungsjahr**: 2007

**Methode**: Face-to-Face-Befragung mit Szenariobasierten Tests

**n=** 75

**Altersgruppe**: 18-53 Jahre

**Abbildung 2:** Studien zur Internetnutzung von Menschen mit geistiger Behinderung, Quelle: eigene Darstellung

Punkt, den 60 Prozent aller Befragten als Vorteil sehen: Im Internet gibt es keinen Unterschied zwischen Behinderten und Nichtbehinderten, sondern Begegnungen finden auf Augenhöhe statt, was auch in anderen Studien als besonders positiv wahrgenommen wird (vgl. Stiftung Digitale Chancen 2002: Folie 7, Dobransky/Hargittai 2006: 316). Im Internet tritt man als Person nicht notwendigerweise mit seinem äußeren Erscheinungsbild auf, sodass eine sichtbare Behinderung erst einmal im Verborgenen bleibt, während diese beim Face-to-Face-Kontakt zwangsläufig sichtbar ist. Darüber hinaus sind 77 Prozent der Meinung, dass das Internet hilft, den Alltag zu erleichtern sowie die Möglichkeit bietet, sich über jedes mögliche Thema zu informieren (78%), neue Leute kennenzulernen (57%) und neue berufliche Chancen zu haben (55%) (vgl. Stiftung Digitale Chancen 2002: Folie: 7).

Dennoch glauben 30 Prozent der Befragten, dass es immer noch einige Barrieren im Internet gibt, die es nicht nur Menschen mit einer Behinderung erschweren, sich im Internet zurechtzufinden. Dabei nennen 43 Prozent der Befragten die Navigation, die generelle Lesbarkeit von Internetseiten sowie das schwierige Einrichten des Computers (23%) als eine behindertenspezifische Barriere. Als Hauptbarriere wird von rund der Hälfte der Befragten (51%) das mangelhafte Angebot an internetspezifischen Fortbildungen und Schulungen angegeben. Als weitere Problematik wird angeführt, dass Internetseiten häufig nicht mit speziellen Ausgabe-Softwares für Menschen mit Behinderung kompatibel sind (46%). Immerhin nutzen rund 30 Prozent der Befragten technische Hilfsmittel wie die Lupenfunktion, Sprachaus- und -eingabe, eine Braille-Software, sowie eine Tasthilfe (vgl. Stiftung Digitale Chancen 2002: Folie 11).

Insgesamt wird in der Studie deutlich, dass Menschen mit Behinderung auf Hilfen – sei es technischer oder personeller Art – angewiesen sind. So werden 68 Prozent der Befragten von einer Person bei ihrer Internetnutzung unterstützt. Diese Person stammt am häufigsten aus dem Freundes- oder Verwandtenkreis, manchmal helfen auch Kollegen oder Ausbilder, in den seltensten Fällen handelt es sich um Selbsthilfeorganisationen, die die Betroffenen nach den Ergebnissen der Studie unterstützen (vgl. Stiftung Digitale Chancen 2002: Folie 12).

Eine weitere Studie, die sich mit der Internetnutzung von Menschen mit Behinderung befasst, ist die Studie Web 2.0/barrierefrei, die im Jahre 2007/2008 von der Aktion Mensch durchgeführt wurde. Die Studie war als Methodentriangulation bestehend aus Expertengesprächen, Gruppendiskussionen und einer Onlineumfrage angelegt. Sowohl die Interviews mit Experten als auch die Gruppengespräche waren qualitativ und dienten dazu erste Erkenntnisse bezüglich der Internetnutzung von Menschen mit Behinderung zu generieren sowie Barrieren im Internet ausfindig zu machen. Der quantitative Teil der Studie sollte vor allem Aussagen über den Umgang mit den bereits evaluierten Barrieren aus dem qualitativen Teil der Studie treffen. Dazu wurden 671 Menschen mit Behinderung im Alter von 14-49 Jahren online befragt (vgl. Aktion Mensch 2011: 22-28, 40). Folgende Behinderungsformen wurden dabei differenziert: Blindheit, Sehbehinderung, Schwerhörigkeit, Gehörlosigkeit, Motorische Beeinträchtigung,  Lese-Rechtschreibschwäche, Lern- und geistige Behinderungen. Die letzte und die für die vorliegende Arbeit relevante Gruppe fasst viele verschiedene Ausprägungen von Behinderung zusammen. In der Ergebnisdarstellung wurden die 13 Studienteilnehmer mit geistiger Behinderung mit den 35 Studienteilnehmern, die eine Lernbehinderung hatten, zu einer Gruppe zusammengefasst, sodass sich hier 48 Befragte (Gruppe LB/GB) ergaben (vgl. Aktion Mensch 2011: 19, 59).

Die Studie kommt im allgemeinen zu dem Ergebnis, dass gerade „Menschen mit geistiger Behinderung [.] besonders von eingeschränkten Teilhabemöglichkeiten und Stigmatisierung betroffen [sind]" (Aktion Mensch 2011: 19). Vor allem wird dies sichtbar durch die Tatsache, dass die Zugangsbedingungen bei der Gruppe LB/GB am schlechtesten sind: rund 20 Prozent haben noch einen Anschluss über ein Modem bzw. ISDN, während die

Befragten mit anderen Behinderungsformen mehrheitlich Zugang zu Breitbandanschlüssen haben und dies auch bei Menschen ohne Behinderung der Fall ist (vgl. statista.de 2015). Die hinzugezogenen Experten nennen hier zum einen fehlende finanzielle Ressourcen der geistig und lernbehinderten Befragten sowie das Fehlen von technischer Ausstattung im Elternhaus bzw. im Wohnheim, was sich auch in den Ergebnissen der Stiftung Digitale Chancen widerspiegelt (vgl. Stiftung Digitale Chancen 2002: 9-10). Daraus resultiert unter anderem, dass die Interneterfahrung im Vergleich zu den anderen Gruppen deutlich geringer ist: lediglich 68 Prozent der Befragten geben an, dass sie täglich ins Internet gehen (vgl. Aktion Mensch 2011: 59).[28] Dabei surfen nur 57 Prozent derer selbstständig im Internet, die restlichen Befragten benötigen Unterstützung bei der Nutzung des Internets und verwenden zusätzlich assistive Technologien wie eine Vergrößerungssoftware, ein Sprachausgabeprogramm und Screenreader (vgl. Aktion Mensch 2011: 60). Die Studie der Aktion Mensch kommt zu den gleichen Ergebnissen wie die Studie der Stiftung Digitale Chancen: Während Menschen, die eine Behinderung im Bereich der Wahrnehmungsorgane haben, das Internet häufig als Kompensation eines Sinneskanals einsetzen und so oftmals eine individuelle Barriere überwinden können, entstehen für Menschen mit einer geistigen Behinderung durch unzureichende Lese- und Schreibfähigkeit tendenziell weitere Barrieren (vgl. Aktion Mensch 2011: 60-62). Auch für Menschen mit Autismus, die ähnlich wie Menschen mit Down-Syndrom eine Entwicklungsverzögerung haben und Informationen anders wahrnehmen und verarbeiten, kann das WWW ein Medium darstellen, das die besondere Wahrnehmung auf eine Art und Weise kompensieren kann. Häufig fehlt Menschen mit Autismus eine Art Filterfunktion, weswegen sie mit zu vielen Geräuschen und optischen Reizen überfordert sind. Die Verarbeitung von Reizen kann über das Internet in besonderem Maße selbst bestimmt werden, indem die Geschwindigkeit, die Lautstärke und viele weitere Aspekte individuell reguliert werden können. Besonders profitieren Menschen mit Autismus davon, dass sie soziale Kontakte auf Distanz pflegen können, z.B. über soziale Online-Netzwerke (vgl. Schirmer 2000: 323-324, Bernasconi 2007: 56). Dieser Aspekt ist wiederum interessant, da auch Menschen mit Down-Syndrom autistische Verhaltensweisen zeigen können (vgl. Schwinger/Dudenhausen 2007: 14).

Grundsätzlich wird das Tätigkeitsfeld der Kommunikation im Internet von Nutzern mit geistiger Behinderung weniger stark angenommen als von Menschen mit motorischen Einschränkungen oder Seheinschränkungen (vgl. Aktion Mensch 2011: 105), auch wenn Befragte mit geistiger Behinderung nennen, dass man mit anderen Menschen vorurteilsfreier in Kontakt treten kann (vgl. Aktion Mensch 2011: 61).

---

28 Sieht man sich die Ergebnisse der Stiftung Digitale Chancen an, ist hier die Zahl der regelmäßigen Internetnutzer weitaus geringer. Dies kann darauf zurückzuführt werden, dass in der Aktion Mensch Studie geistig und lernbehinderte Personen zusammengefasst werden und zwischen den Erhebungen rund sechs Jahre liegen (vgl. Stiftung Digitale Chancen 2002: Folie 5).

- Suche nach allgemeinen Informationen (88%)
- Suche zu Informationen über Hobbies (65%)
- Austausch mit Bekannten (52%)
- Einkaufen (48%)
- Suche zu Informationen über Behinderung (48%)
- Berufliche Nutzung (46%)
- Um meine Meinungen mitzuteilen (40%)
- Um anderen Fragen zu stellen (38%)
- Veröffentlichung von Texten/Fotos/Videos (38%)
- Ziellos und zum Zeitvertreib (30%)
- Neue Leute kennenlernen (25%)
- Spielen (23%)

**Abbildung 3:**   Tätigkeiten der Gruppe LB/GB im Internet, Quelle: eigene Darstellung in Anlehnung an Aktion Mensch 2011: 44ff.

Auf die Frage, zu welchem Zweck die Studienteilnehmer Webseiten besuchen, gaben die geistig und lernbehinderten Befragten auf die Items einer Liste vorgegebener Motive folgende Antworten. Die Befragungsergebnisse sollten unter der Berücksichtigung angesehen werden, dass die vorgegebenen Motive zur Verzerrung von Antworten führen können, da es zu Zustimmungstendenzen kommen kann (vgl. Scholl 2014: 202-203). Es ist anzunehmen, dass die Befragten mit geistiger Behinderung die Tätigkeiten nicht so häufig ausführen, wie die in Abbildung 3 aufgeführten Zahlen suggerieren können.

Allgemein zeigt sich, dass vor allem die Suche nach Informationen zu unterschiedlichen Themen für die geistig und lernbehinderten Befragten am relevantesten ist. Gleichzeitig werden Inhalte nicht ausschließlich rezipiert, sondern auch generiert, indem Inhalte und Meinungen online veröffentlicht werden. Auffallend ist, dass die Gruppe der LB/GB bei fast allen Prozentwerten hinter den anderen Gruppen liegt, einzig die Nutzungsmotive Spielen und Ziellos und zum Zeitvertreib gibt diese am häufigsten von allen Gruppen an und liegt damit rund vier bis zehn Prozentpunkte über den Angaben der anderen Gruppen (vgl. Abb. 4).

Mutmaßen lässt sich hier, dass einige Nutzer aus der Gruppe LB/GB mit der Fülle an Informationen eher überfordert sind: Die Informationsfülle nennen auch neun Prozent der LB/GB als Barriere im Internet, sie verweilen daher wortwörtlich ziellos im Internet oder greifen auf Spiele zurück (vgl. Aktion Mensch 2011: 60, Dobransky/Hargittai 2006: 319). Grundsätzlich sehen 44 Prozent der Befragten neben der Informationsüberflutung nerven-

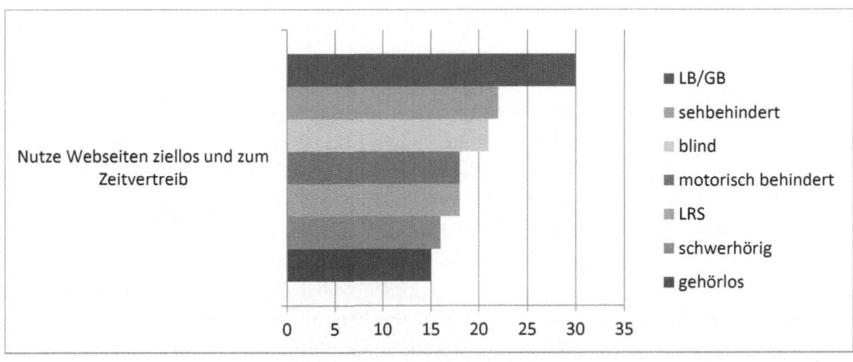


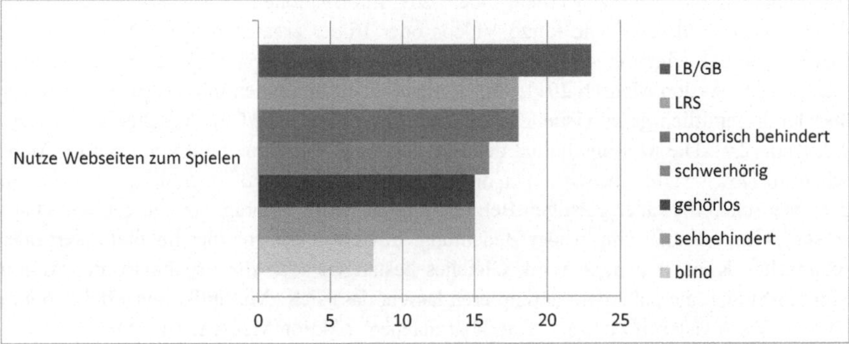


**Abbildung 4:**    Nutzungsmotive „ziellos und zum Zeitvertrieb" und „Spielen" von Menschen mit Behinderung, Quelle: eigene Darstellung in Anlehnung an Aktion Mensch 2012: 44.

de Inhalte (32%), Werbung (27%) und Orientierungsprobleme (9%) als weitere Probleme im Internet. Trotz aller Benachteiligung und genannter Barrieren kommt die Web 2.0 Studie jedoch zu dem Ergebnis, dass das Interesse am Internet in der Gruppe LB/GB groß ist (vgl. Aktion Mensch 2011: 61). Zum einen ermöglicht das Internet Menschen mit einer Behinderung, „den Zugang zur Welt außerhalb ihrer gewohnten Umgebung" (Aktion Mensch 2011: 89). Sie haben häufig einen festen Aktionsradius, um sich selbstständig zurechtfinden zu können, der sich durch das Internet erweitern kann. Zum anderen können auf diesem Wege Personen kontaktiert werden, die sonst nicht erreichbar wären (vgl. Aktion Mensch 2011: 62). Dies kann zum Beispiel der Bruder sein, der für ein halbes Jahr eine Schule in Amerika besucht oder eine Tante, die 600 km entfernt lebt. Katja de Bragança, Chefredakteurin der Zeitschrift Ohrenkuss, die als Expertin für Menschen mit geistiger Behinderung in der Web 2.0 Studie gilt, berichtet aus ihrer Erfahrung, dass die Menschen mit Down-Syndrom, die sie kennt, einen großen Wunsch nach mehr sozialen Kontakten haben (vgl. Aktion Mensch 2011: 89). Hier ist gerade die schnelle Kommunikation via Internet (Skype, Chat) geeignet, damit Menschen mit Down-Syndrom diesem

Wunsch nachkommen können. Jedoch berichtet de Bragança auch, dass sie immer wieder beobachtet, dass es Personen mit Down-Syndrom schwerfällt ohne Anleitung von Dritten einen Dialog zu führen. Das gleichzeitige Zuhören sowie die schnelle Reaktion auf das Gesagte führen häufig zu Überforderung. Auch die Kommunikation via Chat, also der schnelle Austausch über den Schriftverkehr, sieht sie als wenig geeignet, da das Formulieren von Sätzen viel Zeit in Anspruch nimmt. Dahingegen hält sie die E-Mail als asynchrone Kommunikationsform für praktikabel, da man sich hier so viel Zeit nehmen kann wie man benötigt (vgl. Aktion Mensch 2011: 90, Expertengespräch 3). Grundsätzlich ist die Schriftsprache die größte Barriere für Menschen mit geistiger Behinderung, sodass die Verfügbarkeit von Informationen in Leichter Sprache die Teilhabemöglichkeit am Internet maßgeblich beeinflussen kann und nicht nur Menschen mit geistiger Behinderung zu Gute kommt (vgl. Aktion Mensch 2011: 62). Gerade die multimediale Komponente des Internets könnte stärker genutzt werden, indem z.B. Informationen visuell aufgearbeitet oder durch visuelles Material wie kurze Videos oder Bilder ergänzt werden. Menschen mit Down-Syndrom zeigen eine hohe Affinität zu technischen Geräten wie Foto- und Videokamera (vgl. Aktion Mensch 2011: 89). Zudem haben Menschen mit Down-Syndrom ein überdurchschnittlich gutes visuelles Gedächtnis (vgl. McGuire/Chicoine 2008a: 10, Kap. 2.3, Kap. 2.4). Die Multimedialität des Internets birgt also prinzipiell Potenzial für Menschen mi Down-Syndrom, wird aber bislang nur wenig genutzt.[29] Gerade das Umfeld, in dem Menschen mit einer geistigen Behinderung aufwachsen, prägt sie maßgeblich. Dementsprechend ist auch von großer Bedeutung, inwieweit das Internet im familiären oder schulischen Kontext genutzt wird. Gleiches bestätigen auch die Ergebnisse der Aktion Mensch-Studie, die außerdem antizipieren lassen, dass sich „Multiplikationseffekte durch jüngere Geschwister in Zukunft bemerkbar machen" (Aktion Mensch 2011: 89).

Neben der Studie der Stiftung Digitale Chancen und der Studie der Aktion Mensch, die in den Kontext sozialwissenschaftlicher Nutzungsstudien einzuordnen sind, gibt es eine weitere Forschungsarbeit, die sich der Usability-Forschung zuordnen lässt, da hier der Fokus auf der Überprüfung der Barrierefreien Informationstechnik Verordnung (BITV) liegt (vgl. Bernasconi 2009: 301). Dennoch ist die Studie für die vorliegende Arbeit relevant, da neben der technischen Barrierefreiheit auch andere Faktoren herausgestellt werden, die die Internetnutzung von Menschen mit geistiger Behinderung bezüglich ihrer Nutzungsqualität verbessern können. In der Studie mit dem Titel „Barrierefreies Internet für Menschen mit einer geistigen Behinderung" wurden 75 Probanden mit einer geistigen Behinderung zu deren Internetverhalten befragt (vgl. Bernasconi 2007: 168-169). Voraus-

---

29 Überlegungen hierzu wären, dass Inhalte nicht zwangsläufig schriftsprachlich generiert werden müssen, sondern diese auch als Audiodatei mit Hilfe von Spracherkennungssoftware durch Nutzer selbst eingesprochen werden können (vgl. Aktion Mensch 2011: 89). Hierbei gilt es zu bedenken, dass Menschen mit Down-Syndrom häufig Wörter nicht präzise artikulieren können, was zum Teil auf eine überdurchschnittlich große Zunge und ein schlechtes Hörverständnis durch Höreinschränkungen zurückzuführen ist (vgl. Wilken 1997: 41-43, Schwinger/Dudenhausen 2007: 12). Außerdem gibt es bislang nur Spracheingabesoftwares, die für einzelne Wörter oder kurze, knappe Texte bestimmt sind und die häufig viel Geduld verlangen.

setzung für die Teilnahme der Probanden war zum einen das Interesse am Internet und ein Erstkontakt mit dem Internet, sowie ein Mindestmaß an Lese- und Sprachfähigkeit, sodass hier diejenigen interviewt wurden, die bereits Interneterfahrungen hatten (vgl. Bernasconi 2007: 163). Sowohl eine Experimentalgruppe als auch eine Kontrollgruppe schauten sich eine für die Untersuchung erstellte Testseite an. Die Seite der Experimentalgruppe verfügte, gegenüber der Testseite der Kontrollgruppe, über Unterstützende Technologien wie z.B. die Vorlesefunktion. Mittels der Methode des Szenariobasierten Tests nach Yom/ Wilhelm 2004, bei dem Probanden vor eine Problemsituation gestellt werden, wurde in einer Beobachtungssituation überprüft, ob die Hilfsfunktionen bei der Experimentalgruppe dazu führten, dass diese die gestellten Aufgaben, wie z.B. einen Film abspielen, besser erledigen konnten (vgl. Yom/Wilhelm 2004, Bernasconi 2007: 181). Den Teilnehmern wurde vermittelt, dass sie gemeinsam mit dem Versuchsleiter Defizite der Testseite identifizieren sollten. So sollte vermieden werden, dass sich die Probanden einer Prüfungssituation ausgesetzt sahen, in der sie sich besonders durch ihre Behinderung vermutlich schon häufig befunden hatten (vgl. Bernasconi 2007: 160-161, 208; Hagen 2002: 296). Tatsächlich bearbeitete die Experimentalgruppe, die die Hilfsfunktionen nutzen konnte, die gestellten Aufgaben besser als die Kontrollgruppe (vgl. Bernasconi 2007: 238, Bernasconi 2009: 302). Gerade das visuelle Material war für Menschen mit einer geistigen Behinderung sehr wichtig, da die Bebilderung einerseits die Leseschwäche kompensieren kann und andererseits die Motivation, das Internet weiter zu nutzen, erhöht (vgl. Bernasconi 2007: 274-275).[30] Ebenfalls vermutete Bernasconi eine positive Verstärkung durch weitere multimediale Elemente, die er darauf zurückführte, dass mehrere Probanden im Anschluss an die Untersuchung die gezeigte Musik und Videos noch einmal rezipieren wollten. Bernasconi kommt so zu dem Ergebnis, dass umso mehr multimediale Komponenten auf Internetseiten integriert werden, Menschen mit geistiger Behinderung umso stärker motiviert werden weiter zu surfen.[31]

Anders als vermutet gingen die Probanden mit geistiger Behinderung souverän mit dem Erscheinen von Pop-up-Fenstern um, was vermuten lässt, dass sie dieses bereits aus ihrer Internetnutzung kannten. Allerdings wurden die Studienteilnehmer durch das Auftreten von Fehlermeldungen des Browsers stark verunsichert, da sie das Gefühl hatten, etwas kaputt gemacht zu haben. An dieser Stelle musste der Testversuchsleiter durch Hilfestellungen einschreiten (vgl. Bernasconi 2007: 275). Bezogen auf die Unterstützenden Technologien kommt Bernasconi zu unterschiedlichen Ergebnissen. Der Einsatz der Leichten Sprache,[32] welche streng genommen keine Unterstützende Technologie ist, ist eine große

---

30 In Bernasconis Studiendesign fehlten aufgrund eines Programmierungsfehlers Bilder bei einer Frage, was dazu führte, dass diese Frage sehr viel schlechter beantwortet wurde als die anderen Fragen (vgl. Bernasconi 2007: 241).
31 Dieser Aspekt darf jedoch nicht dazu führen, dass inhaltsleere Videos und kontextfremde Bilder integriert werden um Internetseiten attraktiver zu machen. Die multimedialen Elemente sollten stets am Inhalt ausgerichtet sein.
32 Leichte Sprache ist ein Konzept, dass das Netzwerk Leichte Sprache seit dem Jahr 2006 verfolgt, um Informationen in verständlicher Sprache aufzubereiten (vgl. Netzwerk Leichte Sprache 2013).

Hilfestellung für Menschen mit geistiger Behinderung, da komplizierte Sachverhalte einfach und kurz erläutert werden (vgl. Bernasconi 2007: 277). Denkbar ist auch, dass nicht nur Personen mit geistiger Behinderung, sondern auch Kinder oder niedriger gebildete Personen davon profitieren. Gleiches gilt für die Funktion der vergrößerten Schrift (vgl. Bernasconi 2007: 278), die entweder mit der Tastenkombination Strg und Plus ausgeführt werden kann, oder über die Lupenfunktion, die in der Regel auf einem Rechner vorinstalliert ist. Auch hier ist die Hilfsfunktion sehr effektiv und nicht nur für Menschen mit Behinderung von Vorteil, sondern ebenfalls für andere Menschen mit Seheinschränkungen, wie Senioren. Die Vorlesefunktion bietet sowohl Vor- als auch Nachteile: Zum einen kann der Text während des Vorlesens mitgelesen werden. Durch die mehrkanalige Wahrnehmung über den auditiven und den akustischen Kanal kann so die Sprach- und Lesefähigkeit gefördert werden. Zum anderen ist es möglich, dass durch die kognitive Entlastung die Aufmerksamkeit für das Thema abnimmt und Personen abschweifen und so vorgelesene Textstellen nicht verstehen oder überhören (vgl. Bernasconi 2007: 277-278). Die Sitemap, die einem Nutzer einen detaillierten Überblick über den Seiteninhalt mit seinen einzelnen Menüpunkten bieten soll, war den meisten Studienteilnehmern unbekannt und wurde somit nicht genutzt (vgl. Bernasconi 2007: 278).[33]

Zusammenfassend hat Bernasconi gezeigt, dass Unterstützende Technologien zwar hilfreich sein können, den meisten Befragten die Funktionen jedoch nicht bekannt waren und diese erklärt und vorgeführt werden mussten (vgl. Bernasconi 2009: 302). Es reicht nicht aus Unterstützende Technologien auf einer Internetseite zu integrieren, Menschen mit geistiger Behinderung müssen vorab deren Funktionsweise erläutert bekommen. Viel wichtiger als die Verwendung von Unterstützenden Technologien ist jedoch das Maß an Interneterfahrung: Je höher die Interneterfahrung der jeweiligen Probanden war, desto mehr Fragen konnten sie richtig beantworten und brauchten weniger Zeit, um die gestellten Aufgaben, wie z.B. einen Film abspielen, zu erledigen. Dieses Ergebnis zeigte sich sowohl bei der Kontroll- als auch bei der Experimentalgruppe. Ebenso brauchten diejenigen mit mehr Interneterfahrung weniger oft die angebotenen Hilfsfunktionen und die Hilfe des Versuchsleiters (vgl. Bernasconi 2007: 260-266).

Im Alltag nutzt die Mehrheit der 75 Befragten das Internet selten eigenständig. Meistens sind Betreuer im Wohnheim oder Familienangehörige bei der Internetnutzung anwesend, um Hilfestellungen zu geben. Von 20 Prozent der Befragten, die schon einmal etwas im Internet gekauft haben, sei es beim Online-Auktionshaus eBay (15%) oder bei kommerziellen Online-Versandhäusern wie Amazon, benötigten 70 Prozent Hilfestellungen beim Online-Shopping (vgl. Bernasconi 2007: 291-292). Oftmals kommt es vor, dass die Person, die bei der Internetnutzung dabei ist, die Steuerung übernimmt und so Menschen mit einer geistigen Behinderung daran hindert Problemlösekompetenzen und Fehlerbewälti-

---

33 Generell ist fraglich, ob die Sitemap, selbst wenn sie in ihrer Funktion verstanden wird, eine Hilfe darstellt, da sie aus Sicht der Autorin Menschen mit geistiger Behinderung durch die Informationsflut eher verwirren und demotivieren würde.

gungsstrategien zu entwickeln. Hinzu kommt, dass sich Menschen mit geistiger Behinderung selten etwas von anderen abschauen können, da Hilfestellende häufig zu schnell handeln und Menschen mit geistiger Behinderung die notwendigen Handgriffe nicht in einzelnen Schritten nachvollziehen geschweige denn nachahmen können (vgl. Bernasconi 2007: 281). Zwar benötigen Menschen mit geistiger Behinderung häufig Unterstützung, jedoch liegt ein schmaler Grat zwischen begleitender Unterstützung und Bevormundung. Ferner ist die Beziehung zwischen der Person, die Hilfestellung benötigt und der, die Hilfe leistet von besonderer Bedeutung. Häufig handelt es sich um Familienangehörige oder sehr enge Freunde, die zum Teil moralische Vorbehalte haben und beispielsweise den Wunsch nach Erotikangeboten oder anderen moralisch belasteten Inhalten im Internet unterbinden wollen (vgl. Bernasconi 2007: 282). Unter Umständen kann es aus genannten Vorbehalten vorkommen, dass Menschen mit einer geistigen Behinderung Hilfestellungen bekommen, obwohl sie sich das Internet eigenständig erschließen könnten (64% der Befragten) (vgl. Bernasconi 2007: 285).

Insgesamt 60 Prozent der Befragten würden das Internet gerne häufiger nutzen als sie es tun. Als Gründe für die geringe Internetnutzung werden vor allem finanzielle Ressourcen sowie feste Nutzungszeiten in Wohnheimen oder fehlende Assistenz genannt (vgl. Bernasconi 2007: 284-285). Die Mehrheit der Befragten (39%) nutzt das Internet nur selten, nur 27 Prozent surfen häufiger und somit mehr als einmal die Woche im Netz, während jeweils knapp 17 Prozent das Internet entweder weniger als einmal im Monat oder praktisch täglich nutzen (vgl. Bernasconi 2002: 280). Als häufigste Tätigkeiten im Internet zeigen sich auch bei den Befragten mit geistiger Behinderung der Bereich Information (85%) und Unterhaltung (58%). Die Tätigkeitsfelder Kommunikation (20%) und Shopping (10%) fallen im Vergleich zur deutschen Gesamtbevölkerung deutlich ab. Als konkretere Nutzungsinhalte werden hier die Themen Sport, Musik sowie das Fernsehprogramm genannt, außerdem das Online-Auktionshaus eBay, Online-Banking, Wetterinformationen, Erotikangebote sowie Telefonate über das Internet (vgl. Bernasconi 2007: 285-287).

Im Folgenden wird der Bereich der Kommunikation detaillierter ausgeführt, der bei vielen Kindern und Jugendlichen von besonderer Bedeutung ist (vgl. KIM-Studie 2012, JIM-Studie 2012). Im Grunde zeigen sich hier identische Ergebnisse, die auch die Studie der Aktion Mensch vorweist: Lediglich 18,2 Prozent haben eine eigene E-Mail-Adresse, die wiederum nur die Hälfte nutzt. Die Registrierung bei dem entsprechenden E-Mail-Anbieter fand in der Regel mit der Hilfestellung einer Person statt (vgl. Bernasconi 2007: 287). Dahingegen haben bereits 30 Prozent der Befragten erste Chat-Erfahrungen gemacht. Hierbei scheint die zum Teil wegfallende Registrierung eine große Rolle zu spielen, da Chatseiten ohne Anmeldung als einfach zu handhaben eingeschätzt werden (vgl. Bernasconi 2007: 288).

Obwohl die meisten Befragten von Gratifikationen wie Leute kennenlernen, Spaß und Zeitvertreib sprechen, haben 20 Prozent auch schlechte Erfahrungen im Internet gemacht.

Hier werden vor allem versteckte Kosten bei Erotikchats oder Überforderung durch zu schnellen Dialogwechsel angesprochen (vgl. Bernasconi 2007: 289-290). Auch strukturell gesehen, gibt es im Internet Besonderheiten, die Menschen mit einer geistigen Behinderung Probleme bereiten können. Zum einen kann die Hypertextstruktur des Internets dazu führen, dass Internetnutzer mit geistiger Behinderung die Orientierung verlieren. Jeder Klick kann potenziell eine neue Seite öffnen, sodass die Ausgangsseite schnell aus den Augen verloren gehen kann. Damit einher geht das große Angebot im Internet und die daraus resultierende Entscheidungsfreiheit, welche Inhalte angesehen werden können. Zu wissen, wonach man sucht oder was man sich ansehen möchte, erfordert ein hohes Maß an Reflexionsfähigkeit und somit einen hohen kognitiven Aufwand (vgl. Bernasconi 2007: 49). Ebenso gibt es weitere Voraussetzungen: Die grundlegendste Voraussetzung, um sich im Internet zurechtzufinden, ist die Sprach- und Lesefähigkeit, die sich nicht nur auf die Schriftsprache bezieht, sondern auch das Lesen und Verstehen von Bildern (Stichwort: visual literacy) und das Verständnis von auditiv vermittelten Inhalten (vgl. Bernasconi 2007: 67, 74). Hinzu kommen Besonderheiten der netzbasierten Schriftsprache wie die mehrheitliche Verwendung von Abkürzungen, Anglizismen und die unsorgfältige Verwendung von Rechtschreibung und Grammatik (vgl. Bernasconi 2007: 68, 272). Des Weiteren sind motorische Fähigkeiten notwendig um die Navigation im Internet zu gewährleisten sowie grundlegende kognitive Fähigkeiten wie das Wahrnehmen und Verarbeiten von Informationen, die Problemlösekompetenz und die Orientierungsfähigkeit (vgl. Bernasconi 2007: 69). Die beschriebenen Schwierigkeiten sind jedoch nicht rein behindertenspezifisch, sondern lassen sich auch bei Neueinsteigern und unerfahrenen Internetnutzern wie Kindern und Jugendlichen beobachten (vgl. Feil et al. 2004).

Die Handhabung der Maus und der Tastatur stellt nur für wenige Nutzer ein Problem dar (vgl. Bernasconi 2007: 269). Dahingegen war die Funktion des Scrollens tendenziell eher unbekannt bzw. war Probanden an manchen Stellen nicht bewusst, dass sie auf der Seite noch weiter hätten scrollen können, da der Scrollbereich häufig sehr lang war.[34] Nicht nur Nutzern mit geistiger Behinderung kommen barrierefreie Internetseiten zu Gute, sondern auch Kinder könnten davon profitieren, da sie ebenfalls häufig kein Bewusstsein für die Scrollfunktion von Internetseiten haben (vgl. Feil et al. 2004: 181, siehe Kap. 3.2).

Zusammengefasst kommt Bernasconi zu dem Ergebnis, dass Menschen mit einer geistigen Behinderung das Internet nur selten nutzen und noch seltener die Inhalte aufrufen können, die sie interessieren: das liegt zum einen daran, dass Eltern, Familienangehörige oder Betreuer die Nutzung von Themen, die sie für moralisch bedenklich halten, unterbinden. Zum anderen führt die begleitete Internetnutzung dazu, dass keine eigenständigen Erfahrungen mit dem Internet gemacht werden können, auf die im Falle von Schwierigkeiten zurückgegriffen werden kann (vgl. Bernasconi 2007: 309). Das bewirkt, dass Menschen mit einer geistigen Behinderung selten über Problemlösestrategien verfügen, was

---

34 Indem also der Scrollbereich möglichst klein gehalten wird, kann die Barrierefreiheit von Internetseiten mit wenig Aufwand erhöht werden (vgl. Bernasconi 2007: 270).

häufig zum Abbruch und zum Motivationsverlust bei der ersten Schwierigkeit führt. Hier ergibt sich ein Teufelskreis: der geringe Erfahrungsschatz führt zu einer hohen Abbruchwahrscheinlichkeit, wodurch die Internetnutzung noch geringer ist und noch weniger Erfahrungen gesammelt werden, sodass Menschen mit einer geistigen Behinderung nie oder selten Erfolgserlebnisse im Internet haben, was deren Motivation sich weiter auszuprobieren, erhöhen könnte.

Zusammengefasst zeigt sich studienübergreifend, dass Menschen mit einer geistigen Behinderung das Internet im Vergleich zu Menschen mit körperlichen Beeinträchtigungen am seltensten nutzen und stark auf die Hilfestellung durch Dritte angewiesen sind.

## 3.2  Internetnutzung und Nutzungsbarrieren von fünf- bis 13-jährigen Kindern

Ausgehend davon, dass sich Menschen mit Down-Syndrom kognitiv halb so schnell entwickeln wie Personen ohne Down-Syndrom (vgl. Kap. 2.1), ist zu vermuten, dass die Studienteilnehmer mit Down-Syndrom im Alter von 13 bis 27 Jahren ähnliche Nutzungsmuster bezüglich des Internets aufweisen wie fünf- bis 13-jährige Kinder. Aus diesem Grund lassen sich aus Erkenntnissen über die Internetnutzung von Kindern, Vermutungen über die potenzielle Internetnutzung der Probanden mit Down-Syndrom ableiten. Im weiteren Verlauf des Kapitels werden Erkenntnisse zur Internetnutzung von Kindern strukturell herausgestellt. Dabei werden sowohl qualitative als auch quantitative Studienergebnisse zusammengeführt und verglichen, um somit die kindliche Internetnutzung in Deutschland abzubilden. Quantitative Erhebungen geben einen guten Überblick über die Bedeutung digitaler Medien für die Lebenswelt der Kinder, um nachvollziehen zu können, wie Kinder das Internet tatsächlich rezipieren und auf welche Schwierigkeiten sie dabei stoßen, wird der Einzelfall betrachtet (vgl. Decker/Feil 2003: 16, Feil et al. 2004: 75, Schulze 2013: 35).[35] An manchen Stellen kommt es zu widersprüchlichen Ergebnissen, die den unterschiedlichen eingesetzten Methoden geschuldet sind.

---

35  Die Ergebnisse beziehen sich neben quantitativen Studien des Medienpädagogischen Forschungsverbundes Südwest und Studien wie der iconkids & youth-Studie oder der EU-Kids Onlinestudie, vor allem auf die qualitative Rezeptionsstudie „Wie entdecken Kinder das Internet?" von Feil, Decker und Gieger aus dem Jahr 2004. Die qualitative Rezeptionsstudie wurde in den Jahren 2001 bis 2003 vom Deutschen Jugendinstitut in München durchgeführt. Sowohl die Internetnutzung als auch die Kompetenz und der Unterstützungsbedarf der fünf- bis zwölfjährigen Kinder im Umgang mit dem Internet wurde in der Studie erhoben (vgl. Feil et al. 2004: 9-10). Die zum Teil als Laborstudie angelegte Erhebung arbeitet mit einem mehrstufigen Verfahren, bestehend aus Leitfadeninterviews mit narrativer Gesprächsführung mit den Eltern und Erzieherinnen in Kindertagesstätten und Horten der Stadt München, mehrerer technikgestützter teilnehmender Beobachtungen der Internetbesuche der Kinder sowie themenzentrierten Kurzgesprächen mit den Kindern (vgl. Feil et al. 2004: 77-78). In einem Jahr wurden mit jedem Kind drei teilnehmende Beobachtungen durchgeführt, die jeweils eine Stunde dauerten (vgl. Decker/Feil 2003: 14).

*Nutzungsdauer und Tätigkeiten*

Lebenswelten von Kindern sind heutzutage geprägt von Medien. Dies resultiert vor allem aus der Omnipräsenz von Medien und der Vielfalt von Medieninhalten. Während gerade bei den Vorschulkindern noch das Buch als zentrales Medium betrachtet werden kann und bei den Kindern bis elf Jahren das Fernsehen im Vordergrund steht, nimmt bei den älteren Kindern und Jugendlichen das Internet fortlaufend einen größeren Stellenwert ein (vgl. miniKIM-Studie 2012: 11, KIM-Studie 2012: 15, JIM-Studie 2013: 13). Im Jahr 2012[36] sind 96 Prozent der Haushalte, in denen sechs- bis 13-jährige Kinder leben und 90 Prozent der Haushalte, in denen zwei- bis fünfjährige Kinder leben, mit dem Internet ausgestattet (vgl. KIM-Studie 2012: 8, miniKIM-Studie 2012: 5). Die Verfügbarkeit von Medien führt dazu, dass Kinder immer früher mit der Internetnutzung beginnen. Diese Verfrühungstendenzen zeigen sich auch im Jahresvergleich: Im Jahr 2006 nutzten 88 Prozent der Zwölf- bis 13-Jährigen zumindest selten das Internet, im Jahr 2012 sind es bereits 93 Prozent (vgl. KIM-Studie 2012: 33). Zu diesem starken Anstieg der Nutzungszeit tragen auch neue Verbreitungswege bei, die eine mobile Internetnutzung ermöglichen. So gehen bereits fast ein Viertel der Acht- bis Neunjährigen über mobile Endgeräte ins Internet, bei den Zehn- bis Elfjährigen ist es fast die Hälfte und die Zahlen steigen mit zunehmendem Alter (vgl. KIM-Studie 2014: 47).[37] Grundsätzlich zeigt sich somit, dass das Internet mit zunehmendem Alter immer mehr an Bedeutung gewinnt und gerade durch die mobile Internetnutzung fest im Alltag von Kindern und Jugendlichen integriert ist.

Kinder nutzen das Internet selten alleine und sind in der Regel auf die Unterstützung von Erwachsenen angewiesen. Wenn Kinder doch alleine online gehen, haben sie häufig Schwierigkeiten, da ihre Nutzungsstrategien bisher wenig erprobt sind und es für sie nach wie vor schwierig ist, komplexe Sachverhalte zu verstehen. Typische Online-Nutzungsweisen von Jugendlichen und Erwachsenen wie das Drauflossurfen, die Nebenbei-Nutzung des Internets oder auch Funktionen wie die Internetnutzung als Zeitfüller lassen sich bei Kindern noch nicht wiederfinden (vgl. Oehmichen/Schröter 2000, Scherer/ Schlütz 2004: 9, Eimeren/Frees 2014, Busemann/Tippelt 2014: 408). Zum einen nutzen Kinder das Internet nicht als Zeitvertreib, zum anderen nutzen sie das Internet nicht während der Nutzung anderer Medien oder der Ausführung anderer Tätigkeiten, sondern sehen sich Inhalte fokussiert an. Kinder surfen nicht um des Surfens willen, sondern widmen sich dem Internet vor allem aus gegebenem Anlass (vgl. Feil et al. 2004: 117-118). Die kennzeichnende kindliche Neugier wird also nicht in Form der Internetnutzung ausgelebt.

---

36 In der vorliegenden Arbeit werden auf die quantitativen Daten zur Internetnutzung aus dem Jahr 2012 zurückgegriffen, da auch die empirische Untersuchung in diesem Zeitraum stattgefunden hat.

37 Das Internet folgt in der Liste der Wichtigkeit von Medien an zweiter Stelle nach dem Musik hören (vgl. JIM 2013: 13). An dieser Stelle werden jedoch die Verbreitungswege des Musikhörens nicht differenziert, sodass ebenso davon ausgegangen werden kann, dass zumindest ein Teil des Musikhörens im Internet oder über internetbasierte Streaming-Dienste stattfindet.

Die Mehrheit der befragten Kinder (44%) nutzt das Internet zwischen 30 und 60 Minuten, während sich auch hier deutliche Entwicklungen zwischen den Altersschritten zeigen: so nutzt die Hälfte der jüngsten Kinder das Internet eher 30 Minuten, während 40 Prozent der älteren Kinder das Internet mehr als 60 Minuten nutzen (vgl. KIM-Studie 2012: 35). Bei den Vorschulkindern spielt das Internet bislang noch kaum eine Rolle, so nutzen nur ein Prozent der zwei- bis dreijährigen Kinder das Internet einmal pro Woche, bei den Vier- bis Fünfjährigen sind es acht Prozent (vgl. miniKIM 2012: 8). Diese Zahlen leuchten ein angesichts der Tatsache, dass Kinder in der Regel mit dem sechsten Lebensjahr und der Einschulung das Lesen und Schreiben lernen und erst dadurch das häufig textbasierte Internet nutzen können. Insgesamt geben die befragten Kinder viele verschiedene Tätigkeiten an, denen sie im Internet nachgehen: Kinderseiten nutzen, Surfen, Videos und Filme anschauen, Communitys, E-Mails versenden, Wikipedia nutzen, Chatten und Messenger nutzen, übers Internet fernsehen oder Radio hören (vgl. KIM-Studie 2012: 39). Qualitative Studien kommen gleichzeitig zu dem Ergebnis, dass Kinder bis zum zwölften Lebensjahr erhebliche Probleme haben, das Internet eigenständig zu nutzen (vgl. Feil et al. 2004). Daher kann davon ausgegangen werden, dass die befragten Kinder in der KIM-Studie zum einen den vorgegebenen Antwortmöglichkeiten häufiger zugestimmt haben als sie den Tätigkeiten wirklich nachgehen. Dieses Antwortverhalten ist unter der Ja-Sage-Tendenz bekannt (vgl. Scholl 2014: 213). Außerdem lässt sich vermuten, dass die befragten Kinder Formulierungen übernommen haben, die sie bei Erwachsenen gehört haben, wie z.B. „Einfach drauflossurfen", was Kinder so gut wie nie tun (vgl. Feil et al. 2004: 117-118, Schulze 2013: 35). Die befragten Kinder in der KIM-Studie nennen Internetseiten wie Facebook, YouTube, schülerVZ, TOGGO, Google, FragFinn, Blinde Kuh oder KiKA als ihre Lieblingsseiten (vgl. KIM-Studie 2012: 37). Auch bei der Nennung von Lieblingsseiten im Internet ist fraglich, ob die Kinder diese Seiten tatsächlich eigenständig nutzen oder ob sie Seiten, die sie vom Namen her kennen, angeben. Feil et al. zeigten in ihrer qualitativen Studie, dass die befragten Kinder in der Regel keine Lieblingswebseite nennen konnten und sich insgesamt an sehr wenig Seiten erinnerten, die sie schon einmal besucht hatten. Auch die befragten Eltern in der qualitativen Studien konnten sich kaum an Internetseiten erinnern, die ihre Kinder nutzen (vgl. Feil et al. 2004: 154, Decker/Feil 2003: 18). Die Seiten, die Kinder kennen, haben sie meistens über Freunde oder crossmediale Verbreitungswege erfahren. Häufig werden im Fernsehen weiterführende Internetseiten eingeblendet, gleiches gilt für Zeitschriften, Kinderkassetten oder CDs (vgl. Feil et al. 2004: 156, Decker/Feil 2003: 18). Kinder werden immer stärker als werberelevante Zielgruppe fokussiert, so auch im Internet (vgl. Schulze 2013: 62 ff.). Diese Strategie der Medienproduzenten führt oftmals zum gewünschten Erfolg: Kinder nutzen fast ausschließlich kommerzielle Internetseiten des „Medienverbundsystem[s] und [...] Teeny-Popwebsites" (Feil et al. 2004: 196). Die Notwendigkeit Kinder beim Finden von neuen Webseiten zu beraten, wird an dieser Stelle sehr deutlich (vgl. Feil et al. 2004: 160), da die Besuche von kommerziellen Webseiten auch stets mit der Rezeption von Werbung verbunden sind. Gerade Kinder sind sich der Absicht der Werbung selten bewusst, sodass kindergerechte Anzeigen oft ihr Ziel erfüllen, Kaufwünsche zu induzieren (vgl. Schulze 2013: 76-77).

Mehr als 70 Prozent der befragten Kinder zwischen sechs und 13 Jahren in der KIM-Studie 2012 geben an als häufigste Tätigkeit im Internet Suchmaschinen zu nutzen. Dabei sind die Informationen, nach denen die Kinder suchen, unterschiedlicher Art. Am häufigsten recherchieren Kinder für Hausaufgaben im Internet (52%). Oftmals recherchieren Kinder auch nach Konsumgütern (34%), nach regionalen Freizeitveranstaltungen (25%) oder nach Beratungsangeboten (21%). Ebenso werden Informationen zu lebensweltlichen Themen wie Haustieren (18%) und Anleitungen zum Kochen oder Basteln gesucht (19%, vgl. KIM-Studie 2012: 37-39). Qualitative und quantitative Studien kommen erneut zu unterschiedlichen Ergebnissen: während die KIM-Studie Suchmaschinen als Tätigkeit mit der größten Relevanz für Kinder beschreibt (vgl. KIM-Studie 2012: 37), konstatieren Feil et al., dass Suchmaschinen eine untergeordnete Rolle spielen. Es lässt sich argumentieren, dass die Studie von Feil et al. acht Jahre älter ist und sich die Kinder den aktuellen Entwicklungen der stetigen Verbreitung des Internets anpassen. Letztlich ändert die Etablierung des Internets als Alltagsmedium jedoch nichts an der kognitiven Entwicklung von Kindern, sodass davon auszugehen ist, dass Kinder weiterhin Schwierigkeiten bei der Nutzung von Suchmaschinen haben und Formulierungen von Tätigkeiten und Namen von Webseiten eher aufschnappen und diese in der Befragung reproduzieren.


*Spielen*

Spielen ist eine Aktivität, die unabhängig von Medien im Kindesalter einen großen Stellenwert einnimmt. Die Mehrheit der Kinder in Deutschland spielt nicht nur analog, sondern auch gerne am Computer oder mit einer Spielekonsole. So spielen bereits 24 Prozent der Vier- bis Fünfjährigen einmal die Woche Konsolen-, Online- oder Offline-Spiele (vgl. miniKIM-Studie 2012: 8). Auch Feil et al. beschreiben Spielen als Lieblingstätigkeit der 18 beobachteten Kinder. Der kindliche Spieltrieb als handlungsleitendes Thema findet sich also auch bei der Nutzung von digitalen Medien wieder (vgl. Feil et al. 2004: 161). Darüber hinaus eignen sich Kinder Spiele häufig nicht über das Lesen der Spieleanleitung an, sondern erschließen sich diese durch die Strategie Trial-and-Error (vgl. Feil et al. 2004: 164). Da die meisten Spiele nur eine bestimmte Anzahl an Optionen bieten, kann hier anders als im Internet so lange ausprobiert werden, bis die Möglichkeiten erschöpft sind, sodass Kinder häufig Erfolgserlebnisse erleben, auch wenn sie wenig technisches Erfahrungswissen haben.

Kindliche Spielepräferenzen sind dabei sehr variantenreich und umfassen viele verschiedene Spiele und Spieleseiten. Gerade jüngere Kinder haben meist noch keine festen Spielevorlieben, während sich mit fortschreitendem Alter feste Spielepräferenzen ausbilden. Auffällig sind die geschlechterspezifischen Vorlieben: Jungen spielen eher actionreiche Spiele und Racing-Spiele und suchen gerne nach Lösungen auf Cheat-Seiten, während Mädchen eher Rätsel und Wissensspiele spielen. Auch das Geschlecht der Spielfigur scheint Auswirkungen auf die Beliebtheit der Spiele zu haben: Jungen spielten eher Spiele mit männlichen Identifikationsfiguren und Mädchen eher mit weiblichen Identifikationsfiguren (vgl. Feil et al. 2004: 165). Während sich geschlechterspezifische Differenzen zeigen, beschreiben Erzieherinnen gleichzeitig, dass gerade durch digitale Medien Differenzen verschwinden können. Sie beschreiben, dass Mädchen und Jungen problemlos am Computer zusammenarbeiten, die sonst nicht einmal bei Tisch nebeneinander sitzen wollen (vgl. Feil et al. 20004: 120). Hier zeigt sich, dass durch spielerisches Lernen Unterschiede verschwimmen können. Technische Geräte können für Kinder häufig einen Anreiz liefern, um gemeinsam mit anderen Kindern zu lernen und zu arbeiten unabhängig von Differenzen.

Zwar spielen einige Kinder online, „die interaktiven Möglichkeiten des Internets [blieben jedoch] weitgehend ungenutzt" (Feil et al. 2004: 170-171), da die meisten Kinder Browsergames spielten, die nur mit einem Spieler gespielt werden, was sich im Jugendalter deutlich ändert, wenn Online-Multiplayer-Spiele relevanter werden (vgl. JIM-Studie 2012: 48). Lediglich zwei ältere Kinder, ein Junge und ein Mädchen, spielten online gegen einen anderen Internetnutzer. Allerdings verstand eins der zwei Kinder längere Zeit nicht, dass es gegen eine andere Person spielte und nicht gegen den Computer und war dabei auch nicht daran interessiert sich mit einer anderen Person auszutauschen, sondern wollte lediglich spielen (vgl. Feil et al. 2004: 169). Diese Ergebnisse zeigen sich auch in der KIM-Studie: Online-Spiele werden erst nach Konsolenspielen und Offline-Computerspielen in der Nutzungsfrequenz genannt. Nur die Hälfte der befragten Kinder spielt Online-Spiele (vgl. KIM-Studie 2012: 49). Im Gegensatz dazu ist Spielen die häufigste Tätigkeit, die offline am Computer ausgeführt wird (vgl. KIM-Studie 2012: 29). Spielen ist für die Mehrheit der Kinder weniger mit dem Internet verknüpft als mit Endgeräten wie dem Computer oder tragbaren sowie festen Spielekonsolen. Mutmaßen lässt sich hier, dass das große Angebot von Spielekonsolen und die immer kostengünstigeren Angebote dazu führen, dass viele Kinder Spielekonsolen haben und daher nicht darauf angewiesen sind nach geeigneten Spielen im Internet zu suchen. Laut Angaben der Eltern sind 75 Prozent der Haushalte mit Spielekonsolen ausgestattet und vielmehr noch sind Spielekonsolen häufig Medien, die in kindlicher Herrschaft stehen. So nennen Eltern beim Gerätebesitz der Kinder Spielekonsolen an zweiter Stelle noch weit vorm Fernseher, Radio oder Computer. Im Vergleich dazu sind zwar 100 Prozent der Haushalte mit Fernsehgeräten und 96 Prozent mit Computern ausgestattet, dabei haben nur gut 30 Prozent der Kinder einen eigenen Fernseher bzw. 20 Prozent einen eigenen Computer (vgl. KIM-Studie 2012: 9). Die Herrschaft über bestimmte Geräte geht also mit deren Nutzungsfrequenz einher.

Ein weiterer interessanter Punkt ist, dass Spielen zwar nicht als eigenständige Internettätigkeit in der KIM-Studie aufgeführt ist, jedoch als die fünfthäufigste Tätigkeit in Communitys genannt wird (vgl. KIM-Studie 2012: 37; 42). An dieser Stelle lässt sich spekulieren, dass Communitys einen festen Rahmen bieten, in dem sich User zwischen einer überschaubaren Bandbreite an Spielen entscheiden können, während der hohe Selektionszwang an Spielen im Internet eher dazu führt, dass Kinder überfordert sind. Häufig sind

Kinder ebenso davon abgeschreckt, wenn sie sich bei Seiten anmelden müssen, auf denen sie lediglich spielen wollen (vgl. Feil et al. 2004: 202). Im Gegensatz dazu sind sie in Communitys bereits angemeldet und können hier ohne weitere Anmeldungen spielen. Bei Jugendlichen kommt ein weiteres Endgerät hinzu, über das sich verschiedene und immer neue Spiele spielen lassen: das Handy bzw. das Smartphone (vgl. JIM-Studie 2013: 45 ff.). Zwar spielen auch Kinder bereits vorinstallierte Spiele auf ihrem Handy, über Smartphones lassen sich jedoch eine große Bandbreite an häufig sogar kostenlosen Spielen herunterladen. Zum einen können so immer neue Spiele gespielt werden, zum anderen sind Nutzer so nicht auf Vorinstallationen angewiesen, sondern können sich je nach ihren Spielepräferenzen Spiele aussuchen.

*Kommunikation und soziale Online-Netzwerke*

Besonders für fünf- bis zwölfjährige Kinder spielen digitale Kommunikationsformen wie E-Mailen und Chatten eine untergeordnete Rolle. Zum einen meinen die befragten Eltern, dass es ihren Kindern keinen Spaß bereite, da sie noch nicht flüssig lesen und schreiben können, und es zum anderen häufig keinen geeigneten Kontaktpartner gibt, mit dem sie digital kommunizieren können. Wenn in jungen Jahren gemailt wird, handelt es sich vor allem um die Kommunikation mit Verwandten, die weit weg leben, wobei die Kinder dann gemeinsam mit den Eltern E-Mails verfassen. Die Kinder, die sich während der Laborstudie bei einem E-Mail-Anbieter registrierten, hatten zum einen Probleme beim Ausfüllen der geforderten Registrierungsangaben (z.B. die korrekte Eingabe des Geburtsdatums) und bei der Auswahl eines geeigneten Passworts, das sie sich merken mussten. Beim erneuten Anmelden hatten sie außerdem große Schwierigkeiten das Login-Fenster auf Seiten wie Gmx.de oder Web.de wiederzufinden. Wenn diese Hürden gemeistert waren, wussten die Kinder zum anderen häufig nicht, was sie schreiben sollten und erhielten so gut wie nie eine Antwort auf ihre E-Mailversuche, wodurch sie sich häufig nicht ernst genommen fühlten (vgl. Decker/Feil 2003: 24, Feil et al. 2004: 172-174; 178). Hinzu kam, dass Kinder E-Mail-Adressen von Freunden oder Eltern nur ungefähr kannten, sodass es häufig zu unversandten E-Mails kam (vgl. Decker/Feil 2003: 25). Letztendlich e-mailten nur die lese- und schreibfreudigen Kinder mehrfach, die anderen wurden durch die genannten Schwierigkeiten demotiviert (vgl. Feil et al. 2004: 175). Besonders beim Chatten waren Kinder durch die Schnelligkeit des Geschriebenen und die Chatsprache häufig verwirrt. Zudem waren Chatpartner häufig schon wieder offline, sobald die Kinder eine Nachricht fertig geschrieben und abgesendet hatten, was an manchen Stellen zu Enttäuschung bei den beobachteten Kindern führte (vgl. Feil et al. 2004: 176).

Die Kommunikation mit Freunden läuft für Kinder vor allem über das Telefon ab (vgl. Feil et al. 2004: 115-116, Decker/Feil 2003: 24). Auch in der KIM-Studie wird deutlich, dass das Handy einen größeren Stellenwert bei Kindern in der Kommunikation mit Freunden einnimmt als Chatten und E-Mailen (vgl. KIM 2013: 57). Dies ändert sich mit fortschreitendem Alter: So nutzen 83 Prozent der Jugendlichen Communitys zumindest selten für den Kontakt mit Freunden. Darüber hinaus nutzen Jugendliche Communitys, um neben der Organisation von Treffen mit Freunden (67%) weitere soziale Aktivitäten wie Sportvereine (45%), kirchliche Gruppen (37%) oder Musikgruppen (27%) zu koordinieren (vgl. JIM 2013: 37-41). Soziale Online-Netzwerke können an manchen Stellen somit regelrecht als Organisationstools für das soziale Leben beschrieben werden. Soziale Online-Netzwerke können eine neue Form von Öffentlichkeit sein, die für die Sozialisationsprozesse von Kindern und besonders Jugendlichen immer wichtiger wird (vgl. Moser 2008, Niesyto 2009: 14). Seine eigene Persönlichkeit entwickeln und entfalten, sich selbst über sein Profil darstellen, mit anderen Jugendlichen in Kontakt treten, soziale Umgangsweisen erlernen, ein Netzwerk aus Freunden ausbauen – all das sind Entwicklungsaufgaben, die auch über soziale Medien stattfinden und bei Jugendlichen einen zentralen Stellenwert einnehmen (vgl. Schmidt et al. 2011: 265 ff.).

Worin sich Kinder und Jugendliche außerdem unterscheiden ist die uneingeschränkte Verfügbarkeit des Internets über mobile Verbreitungswege. So haben insgesamt 88 Prozent der befragten Jugendlichen in Deutschland ein internetfähiges Handy. Ein deutlicher Einschnitt zeigt sich beim Übergang vom zwölften auf das 13. Lebensjahr sowie vom 14. auf das 15. Lebensjahr: hier steigt der Besitz eines Handys mit Internetverbindung um 14 Prozent und bleibt bis zum 19. Lebensjahr weitgehend stabil. Dieser Alterseinschnitt kann ungefähr mit dem Beginn der Pubertät gleichgesetzt werden, wobei das tatsächliche Einsetzen der Pubertät individuell ist (vgl. JIM-Studie 2013: 52). WhatsApp ist die zentrale Kommunikationsplattform um innerhalb des Freundeskreises zu kommunizieren. 94 Prozent der Jugendlichen haben WhatsApp auf ihrem Handy installiert (vgl. JIM-Studie 2014: 49-50), während schon durchschnittlich 41 Prozent der Sechs- bis 13-Jährigen WhatsApp nutzen (vgl. KIM-Studie 2014: 50). Durchschnittlich nutzen Jugendliche WhatsApp 26 Mal pro Tag. Auch wenn knapp 43 Prozent Facebook und andere Social Networking Services als zweitwichtigste App nennen (vgl. JIM-Studie 2014: 49), zeigen sich große Abwanderungstendenzen vom Facebook Messenger zum Instant Messaging Service WhatsApp um digital mit Gleichaltrigen zu kommunizieren (vgl. Frankfurter Allgemeine 2014, 9.10.).[38] Deutlich wird auch, dass Jugendliche besonders großen Wert auf die Kommunikation mit Freunden legen und gleichzeitig entwicklungspsychologisch gesehen des abstrakten Denkens fähig sind (vgl. Piaget 2003: 60-96), welches komplexe Geräte wie Smartphones erfordert. Ebenso bieten Handys und Smartphones die Möglichkeit unbeobachtet durch Eltern mit Freunden zu kommunizieren und sich so von der Erwachsenenwelt abzugrenzen und von den Eltern zu emanzipieren (vgl. Oerter/Montada 2008: 279 ff.).

Bereits 44 Prozent der Kinder von sechs bis 13 Jahren sind in einem sozialen Online-Netzwerk angemeldet, wobei die Kinder bei einer Anmeldung durchschnittlich 10,4 Jahre alt sind. Bedenklich ist dies dahingehend, dass die Registrierung beim Internetdienst Fa-

---

38  Dennoch handelt es sich um ein und dasselbe Unternehmen, da WhatsApp im Jahr 2014 von Facebook aufgekauft wurde, sodass die Schwierigkeiten in Bezug auf Datenschutz und Privatsphäre-Einstellungen unverändert bestehen bleiben (vgl. Lindner 2014).

cebook erst ab dem 13. Lebensjahr erlaubt ist. Zum anderen bergen soziale Online-Netzwerke Gefahrenpotenziale wie z.B. Datenmissbrauch oder Verbreitungsdynamiken, die besonders von Kindern in jungen Jahren noch nicht eingeschätzt werden können (vgl. Schmidt et al. 2011: 277ff.). Gleichermaßen wird die Komplexität von sozialen Online-Netzwerken in der Tatsache widergespiegelt, dass 80 Prozent der Kinder bei der Anmeldung in einer Online-Community Unterstützung von ihren Eltern bekommen (vgl. KIM-Studie 2012: 41).

*Mediensozialisation*

Das soziale Umfeld beeinflusst die Mediensozialisation von Kindern und Jugendlichen maßgeblich. Dabei ist besonders die Familie der erste Ort, an dem Kinder mit Medien in Kontakt kommen. Eine Voraussetzung für die kompetente Nutzung des Internets von Kindern ist dabei unter anderem die Medienausstattung im Elternhaus. Besonders bei Kindern trägt die Verfügbarkeit des Mediums dazu bei, dass sie sich früh mit dem Internet auseinander setzen und sich so Fähigkeiten aneignen (vgl. Feil et al. 2004: 21). Die alleinige Anschaffung des Internets im Haushalt reicht allerdings nicht aus, damit Kinder kompetente Internetnutzer werden. Denn die reine Verfügbarkeit eines Internetanschlusses liefert noch lange keine Aussage über die Nutzungsqualität und Nutzungskompetenz (vgl. Feil et al. 2004: 15; Otto et al. 2003). Ob Kinder über Internetkompetenzen verfügen, korreliert mit den Internetfertigkeiten der Eltern. Sind diese kompetent im Umgang mit dem Internet, so sind es in der Regel auch die Kinder (vgl. Feil et al. 2004: 10). Die Internetnutzung der Eltern ist oftmals wenig freizeitorientiert und beschränkt sich durch die zumeist starke berufliche Computernutzung auf funktionale Tätigkeiten, wie E-Mails, Online-Banking, Informationsrecherche, Urlaubsplanung und Online-Shopping (vgl. Feil et al. 2004: 124). Feil et al. konstatieren, dass sich den Eltern sowie auch den befragten Betreuern das Potenzial des Internets noch nicht erschlossen hat (vgl. Feil et al. 2004: 128). Zudem ist die heutige Elterngeneration selbst nicht mit dem Internet aufgewachsen und hat somit keine eigenen Erfahrungen mit digitalen Medien in der Kindheit gemacht hat. Entsprechend ist für die Digital Immigrants zum einen der Reiz des Internets für Kinder schwer verständlich, zum anderen haben sie häufig selbst Schwierigkeiten im Umgang mit dem Internet, da es als abstraktes Medium nicht nur für Kinder, sondern auch für Erwachsene nicht immer verständlich ist (vgl. Feil et al. 2004: 73; 144). Oftmals berichten Eltern und auch Betreuer, dass sie selbst nicht über die nötige Kompetenz verfügen, um den Kindern bei der Internetnutzung zu helfen. Diese Selbsteinschätzung der Eltern zeigt sich auch schon in der Befürchtung, das Interview wegen mangelndem technischen Wissen nicht bewältigen zu können (vgl. Feil et al. 2004: 98).[39] Nicht selten werden ältere Geschwisterkinder bei Problemen um Rat gefragt, da sie eher wissen, was zu tun ist, wenn zu viele Fernster geöffnet sind, Fehlermeldungen auftauchen oder der Ablageort von Downloads wiedergefunden werden soll (vgl. Feil et al. 2004: 121-122). Ebenfalls werden Digital Natives von ihren Eltern häufig um Rat gefragt, wenn es darum geht neue Hard- oder Software anzuschaffen, was erneut die zeitweise Überforderung von Eltern deutlich macht (vgl. Warth et al. 2010: 19).

Die Medienaffinität der Eltern, ihre Einschätzung bezüglich bestimmter Medien sowie der formale Bildungsgrad der Eltern beeinflussen ihr medienpädagogisches Handeln. Je höher das grundsätzliche Aktivitätsniveau und die Kindorientierung bei den jeweiligen Eltern ist, desto eher sind sie Motivator und führen ihre Kinder an Medien heran, während sie bei geringer Kindorientierung und bei einem geringen Aktivitätsniveau eher als Gatekeeper eingestuft werden können, die Kinder entweder von Medien abhalten oder sie nicht zu einem eigenständigen und mündigen Umgang mit Medien heranführen (vgl. Wagner et al. 2013: 145 ff.). Mit dem Beginn der Pubertät werden Altersgenossen für Kinder bzw. heranwachsende Jugendliche immer wichtiger (vgl. Hedrich/Voß-Fertmann 1999: 189 ff., Welling 2008: 20 ff.). Nicht zu Unrecht werden Peers neben der Familie und der Schule als Sozialisationsinstanz beschrieben (vgl. Mikos 2007). Auch im Umgang mit Medien nehmen Peers einen besonderen Stellenwert ein: zum einen wollen junge Nutzer mitreden können und informieren sich so über aktuelle mediale Entwicklungen. Zum anderen sind Peers eine wichtige Bezugsgruppe, an der sich Jugendliche orientieren, wenn es um Vorlieben geht. Darüber hinaus sind Peers besonders wichtig, wenn sich Eltern nur wenig mit digitalen Medien beschäftigen. Peers können dann Orientierungshilfen sein, wenn Eltern ihre Kinder bezüglich digitaler Medien nicht unterstützen können. Neben der Peer-Group als Sozialisationsinstanz ist auch das Internet ein Mittel oder ein Weg, um die eigene Persönlichkeit zu entwickeln. Medien können heutzutage einer Sozialisationsinstanz wie der Familie, Schule und Peergroup gleich kommen, denn sie stellen für Kinder und Jugendliche einen Erfahrungsraum dar, um altersspezifische Entwicklungsaufgaben zu bewältigen und sich unabhängig von Erwachsenen frei bewegen zu können (vgl. Niesyto 2009: 2, Mikos 2007: 27 ff.).

---

39  Auch eine Mutter fragte mich im Anschluss an das Interview, ob sie mir überhaupt weiterhelfen konnte (vgl. Interview 10). Weitere befrage Mütter waren zum Teil verunsichert, inwieweit sie Auskunft geben können (vgl. Interview 2, Interview 3, Interview 7). Dadurch dass viele Eltern ihre internetspezifischen Kompetenzen anzweifeln, kann es zu einem Trugschluss kommen: Erwachsene, die das Internet eher wenig nutzen, nehmen häufig an, dass Kinder kompetenter als sie selbst sind und glauben daher, dass Kinder sich alleine im Netz zurechtfinden können (vgl. Feil et al. 2004: 125). Dabei können sich Kinder zwar möglicherweise schneller an technische Neuerungen gewöhnen, haben aber noch längst nicht die Kompetenz das Internet in seiner Komplexität und seiner Abstraktheit zu verstehen. Hier benötigen sie Erwachsene, die über „internetpädagogische Kompetenzen" (Feil et al. 2004: 212) verfügen, sich also neben einer eigenständigen Internetnutzung mit Kinderwebseiten sowie Datenschutz auskennen und die Bedeutung des Internets für den Sozialisationsprozess von Kindern erkennen (vgl. Feil et al. 2004: 212, Schmidt et al. 2011: 279).

*Schwierigkeiten und Barrieren*

Das Internet ist aus mehreren Gründen für Kinder besonders schwer zu begreifen. Die größte Hürde ist dabei die geringe Literalität von Kindern und die bislang wenig ausgeprägte Abstraktionsfähigkeit, die es erschwert das Internet in seiner Struktur zu erkennen und zu verstehen. Hinzu kommen Probleme mit der Bedienung von technischen Endgeräten und Software sowie grundsätzlich die bislang geringen Erfahrungswerte im Umgang mit dem Internet.

In Anlehnung an Feil et al. 2004 lassen sich die in Abbildung 5 dargestellten Barrieren evaluieren, die durch Spezifika des Internets und Internetseiten sowie dem kindlichen Entwicklungsstand entstehen.

Kinder, die lesen und schreiben können, finden sich deutlich leichter im hauptsächlich textbasierten Internet zurecht als diejenigen, die weder lesen noch schreiben können. Zudem gibt es auf kinderspezifischen Webseiten einen hohen Anteil von Fremdwörtern, die Kinder weder verstehen, noch richtig schreiben können, wenn sie Seiten später erneut besuchen wollen (vgl. Feil et al. 2004: 148, Decker/Feil 2003: 23). Ähnliches gilt für die Verwendung von Metaphern, wenn z.B. davon die Rede ist, dass ein Computer abgestürzt ist, fällt Kindern der Transfer schwer, dass hier nicht das Gerät bildlich hinunterfällt, sondern es sich um einen abstrakten Prozess handelt (vgl. Feil et al. 2004: 152). Gerade beim Verständnis der Internetstruktur zeigen sich einige Schwierigkeiten. Häufig verstehen Kinder nicht, dass Internetseiten eine Hypertextstruktur aufweisen und über mehrere Un-

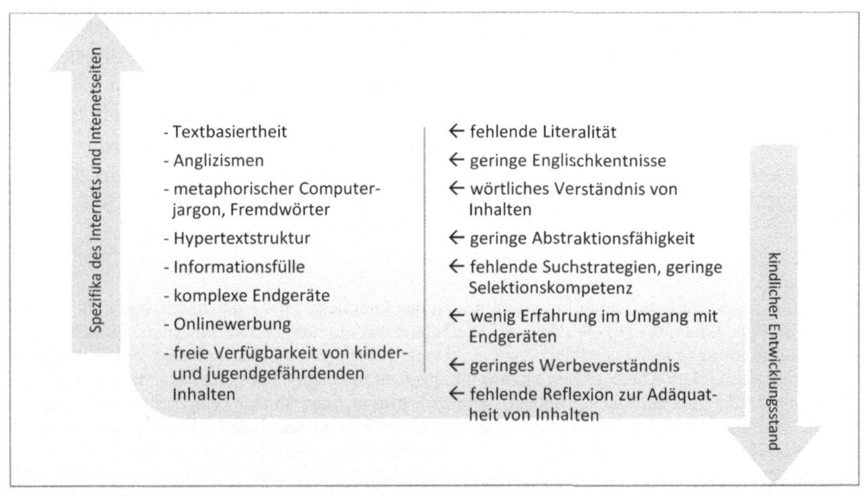


**Abbildung 5:**     Schwierigkeiten und Barrieren von Kindern im Internet, Quelle: eigene Darstellung

terseiten verfügen, von denen nur jeweils eine Ebene angesehen werden kann (vgl. Feil et al. 2004: 179). Dies führt dazu, dass Kinder manchmal den Überblick verlieren und nicht zu bestimmten Inhalten zurückfinden, bzw. ihnen zum Teil auch Informationen verwehrt bleiben, da sie sich den Auswahlmöglichkeiten auf Internetseiten nicht immer bewusst sind. Beispielsweise erkennen Kinder häufig nicht, dass Internetseiten über eine Scrollfunktion verfügen (vgl. Feil et al. 2004: 181). Ein weiterer Aspekt spricht die inhaltliche Vielfalt des Internets an. Um kompetent mit dem Internet umzugehen, müssen Suchstrategien entwickelt werden, um Inhalte zu selektieren, die im Interesse des Rezipienten liegen. Dabei ist es schwierig Suchbegriffe adäquat zu formulieren, um zum gewünschten Ergebnis zu kommen (vgl. Feil et al. 2004: 74, Decker/Feil 2003: 27).[40] Kinder sind längst nicht in der Lage Wortfelder zu bilden und zu kategorisieren, um so geeignete Suchbegriffe zu formulieren, da hierfür eine Art „mentales Lexikon" (Feil et al. 2004: 185) benötigt wird, um Wörter thematisch zu klassifizieren und zum Ziel der Suche zu gelangen (vgl. Feil et al. 2004: 185; 189). Zudem überschätzen Kinder die Möglichkeiten der Technik häufig, da technische Abläufe für sie wenig verständlich sind und ihnen Zusammenhänge entgehen. Beispielsweise glauben Kinder, dass Suchmaschinen durch die Eingabe eines einzelnen Wortes wissen was gesucht wird (vgl. Feil et al. 2004: 188). Wenn Kinder davon sprechen, dass sie im Internet suchen, fällt das konkrete Suchen eher in den Tätigkeitsbereich der Eltern und Kinder sitzen daneben (vgl. Feil et al. 2004: 115). Nicht nur die Eingabe von adäquaten Suchbegriffen stellt sich hier als Schwierigkeit heraus, sondern auch die anschließende Auswahl aus den vorgeschlagenen Links (vgl. Feil et al. 2004: 114-115; 192, Decker/Feil 2003: 23). Gerade bei jüngeren Kindern unter 10 Jahren führt das Drop-Down Menü bei Suchmaschinen oder bei Browsern eher zu Verwirrung als zu Erleichterung, da die automatische Vervollständigung bei Kindern das Gefühl erweckt, sie hätten etwas falsch geschrieben und häufig nicht verstanden wird, dass die vorgeschlagenen Links oder Suchwörter einfach überschrieben werden können (vgl. Feil et al. 2004: 180). Ebenso verstehen Kinder den Unterschied zwischen der Adresszeile im Browser sowie dem Sucheingabefeld einer Suchmaschine nicht, was sich darin zeigt, dass sie strukturelle Elemente eines Links wie *www* oder *de* mit in das Eingabefeld von Suchmaschinen eingeben, die für die Eingabe eines Links notwendig sind und oftmals verhindert, dass gesuchte Webseiten gefunden werden (vgl. Decker/Feil 2003: 23, Feil et al. 2004: 187). Tatsächlich nutzen nur drei von 18 Kindern die Linkarchivierung über Lesezeichen (vgl. Feil et al. 2004: 117), sodass Kinder bereits bekannte und beliebte Internetseiten häufig nicht wiederfinden, weil sie sich nicht daran erinnern können, wie die Adresse richtig geschrieben wird, und nach Hörverständnis schreiben, was selten zum richtigen Ergebnis führt (vgl. Feil et al. 2004: 149). Das ist umso gravierender, weil Kinder sich gerne Inhalte ansehen, die sie bereits kennen, da ihnen dadurch eine Form von Sicherheit vermittelt wird (vgl. Feil et al. 2004: 215). Zwangsläufig führt das Nicht-Wiederfinden von bekann-

---

40 Gerade für Kinder ist es schwierig ihre Interessen dezidiert zu erkennen, da sich diese erst im Laufe der beginnenden Adoleszenz ausbilden (vgl. Feil et al. 2004: 74).

ten Inhalten bei Kindern zu Frustration.[41] Darüber hinaus können sich Kinder nur im geringen Maße vorstellen, welches Informationspotenzial das Internet für sie bietet und benötigen hier ebenfalls Anleitung durch Erwachsene (vgl. Decker/ Feil 2003: 26). Die Nutzung von Suchmaschinen fällt selbst elfjährigen Kindern schwer. Wenn Kinder Informationen eigenständig recherchieren, hängen diese in der Regel eng mit ihrer Lebenswelt zusammen (vgl. Feil et al. 2004: 186-187). Ebenfalls zeigen sich Probleme bei der Handhabung der Maus, z.B. bei der Unterscheidung der Eingabemöglichkeiten der rechten bzw. der linken Maustaste, besonders aber beim Ausführen des Doppelklicks, den gerade sehr junge Kinder häufig nicht in einer flüssigen Bewegung durchführen können (vgl. Feil et al. 2004: 179, Decker/Feil 2003: 22). Hier gilt es zu bedenken, dass mittlerweile die Steuerung bei fast jedem Computer individuell eingestellt werden kann und so z.B. bei Betriebssystemen von Microsoft unter dem Menüpunkt „Center für erleichterte Bedienung" die Doppelklick-Funktion durch einen Einmalklick ersetzt werden kann (siehe dazu Kap. 6.3.2). Manchmal lag ein mehrfach ausgeführter Doppelklick auch an der Ungeduld der Kinder bei erhöhten Ladezeiten (vgl. Decker/Feil 2003: 22).

Grundsätzlich ist das Werbeverständnis von Kindern abhängig von entwicklungsbedingten Faktoren wie den kognitiven Fähigkeiten, der allgemeinen Erfahrung, die bereits mit Werbung gemacht wurde, dem vorgelebten Konsumverhalten sowie dem Wissen um Intention und Struktur der Werbung (vgl. Dreyer/Lampert/Schulze 2014: 38-41, 49-53, 328). Ab ungefähr dem zehnten Lebensjahr steigt die Kompetenz Werbung zu erkennen so an, dass sie mit der Werbekompetenz eines Erwachsenen vergleichbar ist (vgl. Feil et al. 2004: 197, Charlton 1995, Vollbrecht 1996). Werbung im Internet, die sich in Form von Pop-up-Fenstern oder integrierten Werbebannern zeigt, erschwert das Zurechtfinden auf Webseiten. Häufig klicken Kinder aus Versehen auf Werbung, da sie nach der Trial-and-Error-Strategie vorgehen und Anwendungen vorschnell anklicken. Zum anderen sind werbliche Inhalte häufig kaum vom redaktionellen Teil zu unterscheiden. Anzeigen werden angewählt, im Glauben einen thematischen Link anzuklicken (vgl. Dreyer/Lampert/ Schulze 2014: 318-326). Meistens öffnet sich eine Reihe weiterer Pop-up-Fenster oder Kinder gelangen ungewollt auf andere Internetseiten, finden nicht mehr zur Hauptseite zurück, weil sie den Überblick über die geöffneten Fenster verlieren und sind verärgert (vgl. Feil et al. 2004: 109, 183, 199). Bei Kindern spielt die Eingabe von persönlichen Daten eine große Rolle bei der Internetnutzung. Häufig wollen Sie sich mit ihrem richtigen Namen anmelden, da sie sich noch im Aufbau ihrer Persönlichkeit befinden und ihnen das „Absehen von der eigenen Person [...] nicht wirklich vermittelbar [ist]" (Feil et al. 2004: 201). Sie können nicht einschätzen, an welchen Stellen es Sinn macht, sich mit seinem richtigen Namen anzumelden und wann es sich um unnötige Datenabfrage zu Werbezwecken handelt. Durch die erhöhte mobile Smartphone- und Internetnutzung ergeben sich neue Problembereiche. Sowohl das Thema Cybermobbing und Sexting als auch das

---

41 Erst mit fortschreitendem Alter, ab etwa elf Jahren nutzen Kinder, nach Angaben der Eltern, die Chronik-Funktion des Browsers oder Suchmaschinen, um Internetseiten wiederzufinden (vgl. Feil et al. 2004: 118).

Versenden von Gewaltvideos und Pornographie werden als neue Jugendphänomene gesehen (vgl. JIM-Studie 2014, Stodt et al. 2015). Dabei handelt es sich häufig um grundsätzliche Probleme und Schwierigkeiten, die zwischen Jugendlichen in der Pubertät entstehen und die sich nun in digitale Welten verlagern. Im Gegensatz dazu sehen die befragten Eltern bei Feil et al. Inhalte wie Pornografie und Gewalt nicht als Gefahr, da sie der Meinung sind, ihre Kinder seien noch zu jung, um sich für diese Art von Themen zu interessieren und würden daher mit diesen Inhalten nicht in Kontakt kommen (vgl. Feil et al. 2004: 107).[42] Die Zahlen der KIM-Studie zeigen aber, dass bereits 128 von 742 kindlichen Internetnutzern mit ungeeigneten Inhalten in Kontakt gekommen sind. Mehr als die Hälfte der Kinder wurde mit pornografischen Inhalten im Internet konfrontiert, weitere zwölf Prozent mit gewalthaltigen Inhalten und neun Prozent mit angsteinflößenden Inhalten. Ebenfalls berichten zehn Prozent der befragten Kinder von unangenehmen Chaterfahrungen (vgl. KIM- Studie 2013: 44-45).

Zusammenfassend konstatieren Feil et al., dass Kinder im Alter von fünf bis zwölf Jahren Unterstützung bei der Internetnutzung benötigen und sich das Medium nicht alleinig durch Trial-and-Error-Strategien aneignen können, da das Internet „umfangreiche Lese- und Schreibkompetenz [erfordert und Kinder so] relativ schnell an die alters- und entwicklungsbedingten Grenzen ihrer Fähigkeiten und Fertigkeiten stoßen, sich selbst das Internet anzueignen" (Feil et al. 2004: 211, Menschenmoser 2006b: 82). Anders als beim Spielen bewährt sich die Strategie Trial-and-Error für die Internetnutzung nicht. Neben all den Schwierigkeiten und Zugangsbarrieren, die das Internet für Schreib- und Leseanfänger mit sich bringt, stellen die befragten Eltern jedoch auch das Potenzial des Internets bzw. des Computers als Lernmedium heraus. Hierbei werden vor allem Bereiche wie Motorik, Koordination und Konzentration angesprochen (vgl. Feil et al. 2004: 120). Darüber hinaus bieten Medien für viele Schüler einen besonderen Anreiz und erhöhen die Motivation in Lernprozessen. Neben instrumentell-qualifikatorischen Fähigkeiten und der Aneignung von Wissensinhalten bietet der Computer außerdem die Möglichkeit sich kreativ auszudrücken (vgl. Studer/Luder 1999: 195, Feil et al. 2004: 216). Kinder im Vorschulalter und auch zu Beginn der Schulzeit benötigen Unterstützung und können sich erst ab einem Alter von acht oder neun Jahren etwas eigenständiger im Internet bewegen (vgl. Feil et al. 2004: 215). Ab etwa dem zehnten Lebensjahr können die meisten Kinder das Internet relativ selbstständig und unabhängig von Hilfestellungen durch Eltern oder Geschwister nutzen, wohingegen Kinder unter zehn Jahren Begleitung bei der Internetnutzung benötigen (vgl. Feil et al. 2004: 147).

---

42  Allerdings schildert eine Mutter ein Beispiel, wie ihre Tochter durch einen Rechtschreibfehler auf eine pornografische Seite gelangte. Des Weiteren erhielt ihre Tochter Spam-Mails von pornografischen Internetangeboten, vermutlich da der E-Mail-Name ihrer Tochter das Wort Maus beinhaltete und pornografische Websites häufig mit derartigen Wörtern arbeiten (vgl. Feil et al. 2004: 107).

# 4 Inklusion und Teilhabe

Der Begriff der Inklusion ist wie viele sozialwissenschaftliche Bezeichnungen nicht einheitlich definiert.[43] In der vorliegenden Arbeit wird der Begriff aus einer erziehungswissenschaftlichen bzw. sonderpädagogischen Perspektive betrachtet. Wansing beschreibt Inklusion als „ein Grundprinzip sozialen Zusammenlebens, das alle Menschen auf der Basis gleicher Rechte die volle und wirksame Teilhabe an der Gesellschaft ermöglichen soll" (Wansing 2012: 94). Inklusion kann in diesem Sinne viele verschiedene Prozesse und Entwicklungen innerhalb einer Gesellschaft beschreiben. Dadurch erhält der Begriff erst im gesellschaftlichen Prozess selbst seine inhaltliche Bedeutung (vgl. Aichele 2008: 12). Das Konzept Inklusion beschreibt hier das Idealbild einer Gesellschaft, bei dem jeder Mensch gleichermaßen Mitglied der Gesellschaft ist (vgl. Abb. 2, Theunissen 2005: 217, Bernasconi 2007: 111, Schluchter 2012: 17). Dem gegenüber stehen Gesellschaftsbilder[44] wie die Exklusion, in der bestimmte Menschen marginalisiert werden und am Rande der Gesellschaft stehen sowie der Segregation, bei der der außenstehende Teil der Menschen eine eigene Gemeinschaft bildet. Zudem kann das Gesellschaftskonzept Inklusion als eine Weiterentwicklung der Integration gesehen werden: Während es bei der Vorstellung von Integration eine vorhandene Gesellschaft gibt, in die eine Art Zweit- oder Parallelgesellschaft integriert wird, werden bei der Inklusion alle Menschen gleichermaßen berücksichtigt und passen sich nicht an eine gegebene Gesellschaft an (vgl. Bürli 1997: 55ff., Schnell/Sander 2004: 49 ff., Hinz 2002, Sander 2004: 243 f., Wansing 2012: 99) )(vgl. Abb. 6).

Der Paradigmenwechsel von der Integration zur Inklusion hat damit folgenden Hintergrund: Beim Begriff Integration wird von einem Normalprinzip ausgegangen, an das sich Außenstehende anpassen sollen. Dahingegen beschreibt der Begriff Inklusion ein Idealbild der Gesellschaft, das es anzustreben gilt, in der jeder Mensch von vornherein anerkannt und berücksichtigt wird (vgl. Wansing 2012: 99). Zusammenfassend bedeutet der Gedanke der Inklusion, dass jeder unabhängig von Alter, Geschlecht, Nationalität, Fähigkeiten und Einschränkungen ein gleichberechtigtes Mitglied der Gesellschaft ist und die Möglichkeit haben soll an jeglicher Form von gesellschaftlichen Prozessen teilhaben zu können, sofern er oder sie dies will.

---

43 Zur detaillierteren Wortherkunft des Begriffs Inklusion siehe Wansing 2012: 93-94.
44 Das Stufenmodell nach Bürli bezieht sich eigentlich auf die Entwicklung der Sonderpädagogik, lässt sich jedoch auch auf das grundsätzliche Gesellschaftsbild übertragen. Hier ist als ein weiterer Punkt die Extinktion zu nennen, bei der Menschen mit Behinderung keinerlei Rechte haben, wie z.B. in der Zeit des Nationalsozialismus (vgl. Wocken 2009: 1 ff.).

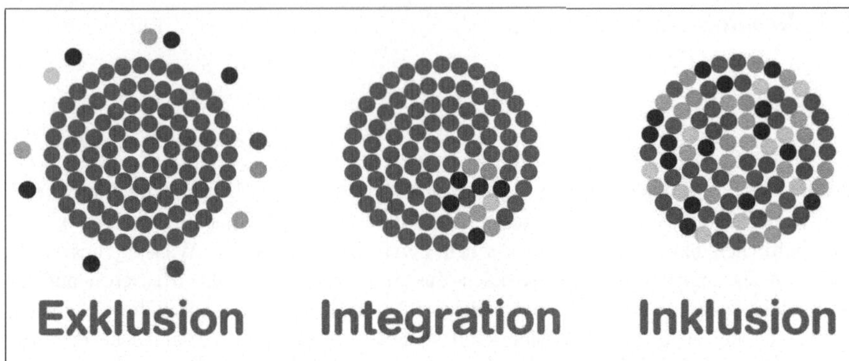


**Abbildung 6:**   Gesellschaftsbilder Exklusion, Integration, Inklusion, Quelle: https://www.aktion-mensch.de/themen-informieren-und-diskutieren/was-ist-inklusion.html (02.12.2014)

Die Begriffe Teilhabe und Inklusion sind daher eng miteinander verknüpft: Die Umsetzung von Inklusion soll Teilhabe ermöglichen, während Teilhabe eine Voraussetzung für das Funktionieren von Inklusion ist. Dabei bewirkt Inklusion nicht automatisch die gleichberechtigte Teilhabe aller, da Menschen immer noch unterschiedliche Zugangsvoraussetzungen haben. Inklusion ist mehrheitlich ein „passives Sich-Ereignen von - Gesellschaft" (Wansing 2012: 96), wodurch Teilhabeoptionen ermöglicht werden. Teilhabe selbst geht von einem aktiv handelnden Subjekt aus, das Teilhabeoptionen wahrnimmt und sich tatsächlich in die Gesellschaft einbringt und partizipiert. Partizipation geht noch einen Schritt weiter und ist nach Wansing ein zirkulärer Prozess, der sich einerseits in der Teilhabe an der Gesellschaft zeigt, andererseits durch die aktive Gestaltung von Gesellschaft bedingt wird (vgl. Wansing 2012: 101). Inklusion kann soziale Ungleichheit somit nicht auflösen, macht auf diese jedoch aufmerksam und stellt Möglichkeiten bereit Nicht-Teilhabe zu überwinden (vgl. Wansing 2012: 96-97, Schluchter 2012: 17).

In den nachfolgenden Kapiteln wird neben der aktuellen Rechtslage zur Teilhabe an der Gesellschaft (Kap. 4.1) vor allem auf Rahmenbedingungen und Barrieren eingegangen, die die Internetnutzung von Menschen mit geistiger Behinderung bedingen können (Kap. 4.2 und Kap. 4.3). Zu guter Letzt wird das Teilhabepotenzial des Internets herausgestellt (Kap. 4.5) und die vorausgehende Notwendigkeit von inklusiver Medienbildung, die die digitale Teilhabe von Menschen mit geistiger Einschränkung vorantreiben kann (Kap. 4.4).

## 4.1 Rechtliche Grundlage für die Teilhabe von Menschen mit geistiger Behinderung

Besonders für Gesellschaftsgruppen, die marginalisiert werden, ist die rechtliche Verankerung von Inklusion und Teilhabe daher von großer Bedeutung. In Deutschland ist die Gleichstellung von Menschen mit Behinderung sowohl in Artikel 3 des Grundgesetzes (GG) von 1994 als auch im Behindertengleichstellungsgesetz (BGG) von 2002 festgehalten. Menschen gelten in Deutschland nach § 3 des BGG als behindert

> „wenn ihre körperliche Funktion, geistige Fähigkeit oder seelische Gesundheit mit hoher Wahrscheinlichkeit länger als sechs Monate von dem für das Lebensalter typischen Zustand abweichen und daher ihre Teilhabe am Leben in der Gesellschaft beeinträchtigt ist." (§3 BGG)

Aus Laiensicht mag man vermuten, dass der Grad der Teilhabe einer Person mit Behinderung an Medien durch die Behinderung selbst bedingt wird. Das Maß der Beeinträchtigung ist jedoch längst nicht auf die physiologische Behinderung einer Person zurückzuführen, sondern wird durch verschiedene Faktoren bedingt, unter anderem durch den Faktor Partizipation/Teilhabe (vgl. Fischer 2003: 304, DIMDI 2005: 19, Bernasconi 2007: 32, Schluchter 2012: 17). Obwohl eine Person körperlich oder geistig behindert ist, können gesellschaftliche Umstände eine ebenso große Behinderung für diese Person bedeuten. Ein einfaches Beispiel: Eine Person, die eine Sehbehinderung hat, verfügt über wenige Möglichkeiten das Internet zu nutzen, da sie sich durch die Seheinschränkung nicht selbstständig auf einer digitalen Oberfläche bewegen kann. Unterstützende Technologien wie eine Lupenfunktion, die den Bildschirminhalt um bis zu 1600 Prozent der Originalgröße vergrößern kann oder ein Screen-reader, der den Inhalt der Computeroberfläche oder einer Internetseite per Sprachausgabe erfassen kann, können dahingegen die selbstständige Computer- und Internetnutzung von Menschen mit Sehbehinderung ermöglichen.[45] Das Fehlen von Unterstützenden Technologien kann also als ein einschränkender Faktor, der unabhängig von der körperlichen Behinderung zu sehen ist, die Teilhabe an Medien einschränken. Durch dieses Beispiel soll deutlich gemacht werden, dass Behinderung „in der Wechselwirkung bzw. im Kontext verfügbarer Aktivitäten und sozialer Kontextbedingungen und Lebensformen zu verstehen [ist]" (Fischer 2003: 318).[46]

Im besonderen Maße ist an dieser Stelle die UN-Behindertenrechtskonvention zu nennen, die weltweite rechtliche Verankerung für die Belange von Menschen mit einer geistigen Behinderung. Seit dem Jahre 2009 ist die UN-Konvention auch in Deutschland ratifiziert und die rechtliche Grundlage für die Gleichstellung, Teilhabe und Selbstbestimmung von

---

45  Die Beschreibung der Lupenfunktion bezieht sich auf die bei Windows 7 integrierte Lupe, die sich über das Center für erleichterte Bedienung (zu finden über die Systemsteuerung) starten lässt.

46  Nach der Internationalen Klassifikation der Funktionsfähigkeit, Behinderung und Gesundheit (ICF) der Weltgesundheitsorganisation (WHO) setzt sich der Grad der Behinderung aus dem Wechselspiel folgender Faktoren zusammen: Gesundheitsprobleme, Körperfunktion und -strukturen, Partizipation/Teilhabe, Aktivitäten, Umweltfaktoren, personenbezogene Faktoren (vgl. DIMDI 2005: 23, Bernasconi 2007: 32).

Menschen mit Behinderung (vgl. Welke 2012: 10, Aktion Mensch o.J.).[47] Die Konvention regelt in insgesamt 50 Artikeln die gleichberechtigte Teilhabe von Menschen mit Behinderung an allen gesellschaftlichen Bereichen, darunter fällt auch die Teilhabe an Medien (vgl. Welke 2012: 9-68). Nicht nur an kommunikationswissenschaftlichen Forschungsentwicklungen wie dem Schwerpunkt der Mediatisierung der Gesellschaft (vgl. Krotz 2007), sondern auch an der Betitelung unserer modernen Welt als Mediengesellschaft, lässt sich die Bedeutung von Medien ablesen. Dementsprechend ist die Wichtigkeit der Medien in der modernen Gesellschaft, auch in der UN-Behindertenrechtskonvention festgehalten, so heißt es in Artikel 30[48], dass

> „[d]ie Gewährleistung eines gleichberechtigten Zugangs von Menschen mit Behinderungen zu medialen Angeboten [.] eine der Grundvoraussetzungen für die Teilhabe von Menschen mit Behinderungen am kulturellen Leben [ist]" (BMAS 2011: 75).

Doch was ist notwendig, um die Teilhabe von Menschen mit Behinderung am Mediensystem zu gewährleisten? In der vorliegenden Arbeit beschränkt sich diese Fragestellung auf das Internet, da dem Internet durch Merkmale wie der Interaktivität und Entwicklungen wie Web 2.0[49], Social Media[50] und sozialen Online-Netzwerken[51] ein großer Stellenwert in Bezug auf Teilhabe, gesellschaftliche Partizipation und Chancengleichheit zugeschrieben wird (vgl. Bonfadelli 2005: 9, Bernasconi 2007: 11, Bernasconi 2009: 300, Kutscher 2009, Bosse 2012c: 448, Büsch 2012: 289).

---

47 Neben den genannten Gesetzen gibt es noch eine Reihe weiterer Gesetze, die sich jedoch nicht nur auf Menschen mit Behinderung beziehen, sondern im Allgemeinen die Gleichstellungen von Menschen fordern, so zum Beispiel das Allgemeine Gleichstellunggesetz (AGG) von 2006 (vgl. Aktion Mensch o.J.).

48 Auch in Artikel 9 zur Zugänglichkeit wird festgehalten, dass Menschen mit Behinderung u.a. einen gleichberechtigten Zugang zu „Information und Kommunikation, einschließlich Informations- und Kommunikationstechnologien und -systemen [...]" erhalten sollen (Welke 2012: 24).

49 Die Begrifflichkeit Web 2.0 beschreibt vor allem die Möglichkeit für Laiennutzer Inhalte aktiv zu generieren und so das Internet mitzugestalten (vgl. O'Reilly2007).

50 Social Media meint, dass Nutzer mit anderen über Medien in Kontakt treten, sodass Online-Angebote, über die andere Nutzer erreicht werden per definitionem sozial sind und soziale Präsenz ermöglichen (vgl. Kaplan/Haenlein 2010: 61).

51 Der Begriff soziale Online-Netzwerke wird in der vorliegenden Arbeit nach Danah M. Boyd verwendet, die davon ausgeht, dass Personen über soziale Online-Netzwerke die Möglichkeit bekommen sich selbst darzustellen und mit anderen kommunikativ in Kontakt zu treten (vgl. Boyd 2008: 211).

## 4.2 Barrieren und Barrierefreiheit

Grundsätzlich beschreibt das Wort Barriere ein Hindernis, das „die Selbstständigkeit und Unabhängigkeit [einer Person] gefährdet" (Bernasconi 2007: 40). Somit ist unter dem Begriff Barrierefreiheit[52] das Ziel formuliert, keine Barrieren aufzubauen bzw. dort wo Barrieren vorhanden sind, diese abzubauen. Das Bundesministerium für Gesundheit und Soziale Sicherung beschreibt Barrierefreiheit als die „Gestaltung des Lebensumfeldes für alle Menschen, die möglichst niemanden ausschließen und von allen gleichermaßen genutzt werden können" (BMGS 2005: 19). Menschen mit einer Behinderung treffen nicht zwangsläufig durch ihre Behinderung auf Barrieren und werden so eingeschränkt, sondern häufig führt eine nicht-barrierefreie Umwelt zur Benachteiligung (vgl. Niehoff 2006: 97, Jacobs 2005: 25). Menschen ohne Behinderung sind oftmals wenig sensibel für die Belange von Menschen mit einer Behinderung und nehmen vermeintliche Barrieren so häufig nicht wahr. Ein Beispiel: Ein automatischer Türöffner ermöglicht einem Rollstuhlfahrer den barrierefreien Zugang zu einem Gebäude. Ist der Türöffner jedoch so hoch angebracht, dass man diesen aus einer sitzenden Position nicht erreichen kann, nützen alle Vorkehrungen nichts, denn der Rollstuhlfahrer wird die Tür nicht eigenständig öffnen können. Dieses Beispiel hebt darüber hinaus hervor, wie wichtig es ist, Menschen mit Behinderung als Experten in eigener Sache zu befragen (vgl. Niehoff 2006: 98, Bernasconi 2007: 14, Kap. 5.2).

Barrierefreiheit liegt laut dem Behindertengleichstellungsgesetz (BGG)[53] dann vor, „wenn [etwas] für behinderte Menschen in der allgemein üblichen Weise, ohne besondere Erschwernis und grundsätzlich ohne fremde Hilfe zugänglich und nutzbar ist (BGG § 4). Bezogen auf das Internet meint Barrierefreiheit anders als die englische Übersetzung Accessibility nicht nur den reinen Zugang zum Internet, sondern auch die Nutzbarkeit einer Internetseite (Usability) (vgl. Bernasconi 2007: 41, Hellbusch/Bühler 2005: 6). Die Barrierefreiheit speziell im Internet wird über Artikel 11 des BGG, auch Barrierefreie Informationstechnik-Verordnung (BITV) genannt, geregelt. Dabei verpflichten sich öffentliche Träger ihre Internetseiten barrierefrei zu gestalten und auch gewerbsmäßige Anbieter sollen ihre Internetseiten nach der BITV gestalten (vgl. BGG § 11), sodass Internetseiten für Menschen mit einer geistigen Behinderung genauso nutzbar sind wie für Menschen ohne eine Behinderung (vgl. Bernasconi 2007: 23, Buhse/Scheske 2005: 27-28).[54]

---

52  In den seltensten Fällen sind Internetseiten barrierefrei, sondern haben in den besten Fällen nur wenige Barrieren, sodass man eigentlich von Barrierearmut sprechen müsste. Der negativen Konnotation des Worts Armut ist es jedoch geschuldet, dass der idealisierende Begriff der Freiheit verwendet wird.

53  Das BGG wird auch häufig mit seinem vollen Titel genannt: Gesetz zur Gleichstellung behinderter Menschen, sodass es hier zu Verwirrungen kommen könnte, gemeint ist aber ein und dasselbe Gesetz.

54  Für detaillierte Informationen zur Umsetzung des BGG auf Ebene des Internets bzw. zur BITV vgl. Buhse/Scheske 2005.

Bernasconi sieht die technische Barrierefreiheit als „essenziellen Grundpfeiler für die aktive Teilhabe am Medium [.]" (Bernasconi 2009: 305). Nicht zu unterschätzen sind jedoch soziale Zugangsbarrieren wie die mangelnde Förderung der Medienkompetenz (vgl. Bernasconi 2009: 305). Als Beispiele für Barrieren im Internet nennt Bernasconi folgende Punkte (vgl. Bernasconi 2007: 42-43):

– Zugangsbarrieren aufgrund der Programmierungsform
– Verständnisbarrieren aufgrund von sprachlichen Problemen
– Materielle Barrieren
– Technische Medienkompetenz um einen Computer zu bedienen
– Unselbstständige Nutzung

Bei den Zugangsbarrieren aufgrund von Programmierungsformen ist beispielsweise zu bedenken, dass einige Menschen mit einer Beeinträchtigung mit Sprachausgabe-Softwares arbeiten, die in den seltensten Fällen PDF-Dokumente lesen können. Da Dateien im PDF-Format nicht für jeden zugänglich sind, sollten hier andere Dateiformate bereitgestellt werden. Außerdem führt eine unübersichtliche Menüführung zu Orientierungsproblemen, z.B. werden gesuchte Inhalte nicht gefunden bzw. kann das Informationsangebot auf einer Internetseite nicht gänzlich erfasst und abgeschätzt werden.

Die Verständnisbarrieren, die sich häufig durch sprachliche Probleme ergeben, können schon durch kleine Änderungen umgangen werden. Zum einen erleichtert bereits das Auslassen von Anglizismen Menschen mit einer Behinderung die Möglichkeit sich im Internet zurechtzufinden. Davon profitieren ebenfalls junge Internetnutzer, die des Englischen häufig noch nicht mächtig sind und Senioren.[55] Auch Fremdwörter und eine metaphorische Sprache sollten vermieden werden, um eine bessere Verständlichkeit zu gewährleisten. Zum anderen kann durch das Konzept der Leichten Sprache eine bessere Verständlichkeit erzielt werden (vgl. ILMSH 1998, Netzwerk People First 2004). Wenn das Konzept der Leichten Sprache auf Webseiten Verwendung findet, gibt es häufig zwei Versionen von ein und derselben Seite, da das Konzept für Personen, die nicht dran gewöhnt sind als unleserlich erscheinen kann. Die größten Unterschiede zur schweren Sprache zeigen sich darin, dass bei der Leichten Sprache keine Fremdwörter verwendet werden, keine Synonyme, sondern immer ein und das gleiche Wort und es nur eine inhaltliche Aussage pro Satz gibt.

Bei materiellen Barrieren geht es häufig um das Vorhandensein von technischem Equipment, also der Tatsache, ob überhaupt ein Computer zur Verfügung steht bzw. wie

---

55 Exkludierte Gruppen sind neben Menschen mit Behinderung auch ältere Menschen ab 55 Jahren, Einkommensschwache, Bildungsferne und Frauen. Strukturell gesehen gibt es ähnliche Gründe für das Offline sein wie das Fehlen eines Zugangs zum Internet, geringe finanzielle Ressourcen oder ein tiefes Bildungsniveau. Darüber hinaus merkt Bonfadelli an, dass neben den genannten Faktoren auch ein kompetenter Medienumgang nötig ist, um das Internet zu nutzen, der zumeist durch die Mediensozialisation bedingt wird (vgl. Bonfadelli 2005: 9-10). Sicherlich kommen weitere personenabhängige Variablen wie das allgemeine Interesse an Technologien hinzu.

gut dieser mit einem schnellen Betriebssystem ausgestattet und wie schnell die Internetverbindung ist. Gerade in den Studien der Aktion Mensch und der Stiftung Digitale Chancen hat sich gezeigt, dass in Wohnheimen für Menschen mit geistiger Behinderung oft keine Computer vorhanden sind und wenn es welche gibt, die Internetverbindung meist deutlich langsamer als der schnellste erhältliche Internetanschluss ist (vgl. Kapitel 1.2).

Das Fehlen von rein technischen Medienkompetenzen, um den Computer nutzen zu können, ist die Barriere, die aus Sicht der Verfasserin am leichtesten überwunden werden kann. Einerseits handelt es sich hierbei um Fähigkeiten, die der Internetnutzer selbstständig erlernen kann und wobei er nicht darauf angewiesen ist, dass die Produzenten von Internetseiten etwas an der Programmierung oder der Sprache ändern. Andererseits umfassen gerade technische Kompetenzen solche Komponenten, die sich in der Regel eher selten ändern: der Ein- und Ausschaltknopf bleibt immer der gleiche, Maus und Tastatur ändern sich nicht, die Lautstärkenregelung bleibt gleich und bei der Browserwahl kann immer der gleiche Browser gewählt werden, sodass sich auch hier, bis auf minimale Änderungen durch Updates, wenig ändert. Gerade aus diesem Grund ist es gut möglich Handgriffe einzustudieren und zu lernen bis ein Internetnutzer mit einer geistigen Behinderung diese auswendig kann. Als viel gravierender ist der Punkt der unselbstständigen Nutzung zu erachten, der auf die mangelnden Nutzungsstrategien und Problemlösekompetenzen von Menschen mit geistiger Behinderung hinweist und somit weitere Dimensionen der Medienkompetenz beleuchtet. Da das WWW ein dynamisches Medienangebot ist, das sich in seiner Struktur und seinem Aufbau jeden Moment ändern kann (vgl. auch Büsch 2012: 285), sind gerade unerfahrene Nutzer häufig orientierungslos im Netz. Erst durch das Ausprobieren und das Sammeln von Erfahrungen, entwickeln sich individuelle Handlungsstrategien, um im Internet zurechtzukommen. Menschen mit einer geistigen Behinderung bekommen während ihrer Internetnutzung häufig Unterstützung und Hilfestellungen von Familienangehörigen, die sie zwar benötigen, die sich aber auf einem schmalen Grat zwischen Unterstützung und Übernahme bewegt. Gerade in der 1:1 Situation sollten Menschen mit einer geistigen Behinderung motiviert und befähigt werden, sich auszuprobieren, um sich so auch alleine zurechtfinden zu können. Oftmals kommt es jedoch dazu, dass Personen mit geistiger Behinderung nur zuschauen, während die Begleitperson die gewünschte Seite öffnet oder die gewünschte Tätigkeit vollzieht.

An dieser Stelle wird erneut deutlich, dass Menschen mit einer geistigen Behinderung nicht nur durch ihre kognitive Beeinträchtigung und die damit einhergehende geringe Abstraktionsfähigkeit sowie die mangelnden Schreib- und Lesefähigkeiten auf Barrieren im WWW stoßen, sondern auch durch die Gestaltung und die Hypertextstruktur des Internets sowie durch fehlende Anleitung von Begleitpersonen.

Das Internet ist ambivalent zu betrachten: einerseits ermöglichen barrierefreie Internetinhalte Menschen mit einer Behinderung am Internet teilzuhaben, was wiederum die allgemeine Teilhabe am beruflichen, sozialen und kulturellen Leben befördert. Ist es Menschen mit einer Behinderung durch zu viele Barrieren jedoch andererseits nicht möglich am Internet teilzuhaben, stellt das Internet ein hohes Marginalisierungsrisiko dar, da sie durch die Nicht-Teilhabe von vielen gesellschaftsrelevanten Inhalten ausgeschlossen werden. Dieser Gedanke stützt die These des Digital Divides (vgl. Röser/Peil 2010: 481). Bernasconi meint hingegen, dass das Internet gerade Menschen mit einer Behinderung die Möglichkeit bietet selbstbestimmt und chancengleich zu handeln (vgl. Bernasconi 2007: 13, Bernasconi 2009: 300). Er vertritt die Ansicht der Quantensprunghypothese, die zu bedenken gibt, dass benachteiligte Personen gerade durch das Internet an Informationen gelangen, an die früher nicht heranzukommen war (vgl. Bernasconi 2007: 121-124, Wansing 2005: 96-97, Schauer 2002: 176). Darüber hinaus stellen das Bundesministerium für Wirtschaft und Arbeit sowie das Bundesministerium für Bildung und Forschung heraus, dass Internetkompetenzen sowohl die „individuellen Chancen [von Menschen mit Behinderung] in der Gesellschaft [als auch] am Arbeitsmarkt erhöhen." (BMWA/BMBF 2003: 49). Auch Bonfadelli stellt als Potenzial des Internets besonders das spielerische Lernen und neue Bildungschancen heraus. Dabei führt er an, dass diejenigen ohne Internetzugang vermutlich in vielen Lebenslagen benachteiligt werden, womit er neben dem demokratischen Potenzial des Internets  auch das Potenzial alltägliche Aufgaben zu erledigen, wie z.B. Bankgeschäfte oder die Nutzung von öffentlichen Verkehrsmittelplänen, meint (vgl. Bonfadelli 2005: 8-9).

## 4.3  Soziale Ungleichheit und Second-Level Digital Divide

Soziale Ungleichheit nach Hradil ist als die unterschiedliche Teilhabemöglichkeit von Personen an materiellen und immateriellen Ressourcen zu verstehen (vgl. Hradil 2005: 29). Verschiedene Personen sind in der Gesellschaft aufgrund von Einkommen, Bildung und Ansehen besser bzw. schlechter gestellt, was zu unterschiedlichen Lebensbedingungen führt. Sind die Lebensumstände nachteiliger Art kann es zu einer sozialen Benachteiligung kommen, die zur eingeschränkten Teilhabe an der Gesellschaft führen kann (vgl. Hradil 2005, Niesyto 2009: 3 Hoffmann 2006: 15). Diese definitorische Beschreibung ist sehr allgemein gehalten und kann sich auf alle gesellschaftlichen Lebensbereiche beziehen. Wendet man sich der Mediennutzung zu, stellt sich die Frage, inwieweit soziale Unterschiede und soziale Benachteiligung in Bezug auf Medien auftreten. Dabei beschreibt der Second-Level Digital Divide besonders die unterschiedlichen materiellen und immateriellen Ressourcen und deren Auswirkung auf die Qualität der Internetnutzung.

Der Second-Level Digital Divide ist eine Weiterentwicklung der Theorie des Digital Divide, das wiederum auf der Wissenskluft-Hypothese, zu Englisch Knowledge Gap, aufbaut. Bei allen drei Theorien ist der Grundgedanke, dass es bezogen auf den Gebrauch von Massenmedien einen Spalt zwischen verschiedenen Bevölkerungsgruppen gibt. Diese Differenz ist dabei unterschiedlicher Art: Die Wissenskluft-Hypothese nach Tichenor et al. (1970) beschreibt den unterschiedlichen Grad von Wissensständen in der Gesellschaft, der sich aus dem unterschiedlichen Medienkonsum ergibt. Hierbei werden besonders soziodemografische Faktoren wie Alter, Geschlecht und die soziale Schicht in den Fokus gestellt und verglichen. Wissen jüngere Mediennutzer mehr als Ältere? Wissen Frauen mehr als Männer? Wissen Personen aus sozial schwächeren Verhältnissen weniger als Personen aus der Mittelschicht? Die Theorie des Digital Divide sieht sich die Divergenz zwischen dem Zugang zu digitalen Medien an. Ungleichheiten im Zugang gibt es im besonderen Maße bei Industrie- und Entwicklungsländern. In der Schlussfolgerung wird davon ausgegangen, dass diejenigen, die keinen Zugang zum Internet haben, weniger politisch informiert und dadurch benachteiligt sind. Bonfadelli zeigt auf, dass die Etablierung von Innovationen meist bekannte Probleme zum Vorschein bringen: digitale Medien zeigen ungleiche Bildungsvoraussetzungen in einem neuen Kleid (vgl. Bonfadelli 2005: 14-15).

Die Theorie des Second-Level Digital Divide nach Eszter Hargittai (2002) geht einen Schritt weiter und betrachtet nicht nur die Verfügbarkeit von Ressourcen, sondern vielmehr die Qualität des Zugangs.[56] Dabei ist die Ausgangsprämisse, dass das Vorhandensein eines Internetanschlusses noch keine Aussage über die internetspezifischen Fähigkeiten des jeweiligen Rezipienten treffen kann. Hargittai geht davon aus, dass die Faktoren Alter, Interneterfahrung und Geschlecht zu Unterschieden in den „online skills" (Hargittai 2002: 1) führen. An dieser Stelle grenzt sie die digitalen Fähigkeiten eines Rezipienten auf dessen Suchstrategien ein, indem sie sagt, dass eine Online-Fertigkeit in ihrem Sinne „the ability to efficiently and effectively find information on the Web" (Hargittai 2002: 1) ist. Ihre Hypothese belegt sie durch eine Beobachtungsstudie, die mit einer Befragung der Teilnehmenden ergänzt wurde. Insgesamt 54 Personen, im Alter von 18-81, die mindestens einmal im Monat das Internet für mehr als die Kommunikation via E-Mail nutzen, nahmen an der Studie teil (vgl. Hargittai 2002: 2). Das Ziel der Untersuchung war herauszufinden, wie verschiedene Personen Informationen im Internet suchen. Dabei wurden den Probanden fünf verschiedene Suchaufträge gestellt.[57] Die Qualität der Suchstrategie

---

56  Zwar sehen Röser und Krotz den Ansatz und auch die Weiterentwicklungen des Digital Divide als defizitäre Ansätze, da diese implizieren, dass wenig Internetnutzung gleichzusetzen ist mit Ungleichheiten (vgl. Röser/Peil 2010: 485, Krotz 2007: 289), wobei sich eine geringe Internetnutzung nicht automatisch als Benachteiligung des Einzelnen ergeben muss, sondern aus seinen Interessen resultieren kann. Auch Hargittai weist diesbezüglich auf einen wichtigen Punkt hin, der die Digital-Divide-Forschung in Frage stellt und gleichzeitig der Debatte um Medienkompetenzvermittlung und Medienbildung entspricht. Der reine Zugang zu einem Medium reicht nicht aus, um die Nutzung des Mediums zu gewährleisten: „Like education in general, it is not enough to give people a book, we also have to teach them how to read in order to make it useful." (Hargittai 2002: 10) In diesem Fall macht es besonders Sinn mit der Weiterentwicklung des Digital Divide, dem Second-Level Digital Divide zu arbeiten, da die Kinder und Jugendlichen mit Down-Syndrom häufig keine eigene Wahlfreiheit über ihre Internetnutzung haben und die wenige Internetnutzung in den seltensten Fällen eine selbstständige Entscheidung war.

57  Sie sollten Informationen zu lokalen, kulturellen Veranstaltungen finden; Musik, die sie selbst gerne hören; eine Internetseite, auf der man die Position verschiedener Politiker zum Thema Abtreibung nachlesen kann, das Steuerformblatt und Kunst, die von Kindern gemacht wurde. Die Teilnehmenden konnten selbst entscheiden, ob sie einen PC oder einen Mac für den Suchauftrag verwenden wollten. Ebenso konnten sie sich zwischen drei Browsern entscheiden, die in Amerika am häufigsten genutzt werden (Internet Explorer, Netscape Communicator, America Online, vgl. Hargittai 2002: 3).

wurde hier mit zwei Werten gemessen, zum einen mit der Frage, ob der Suchauftrag erfolgreich war, zum anderen, wie viel Zeit die einzelnen Personen für ihre Suche brauchten (vgl. Hargittai 2002: 3). An dieser Stelle ist zu bedenken, dass sich der Erfolg einer Informationssuche nicht ausschließlich an objektiven Kriterien messen lässt. Herausfordernd ist die Operationalisierung der Nutzungsqualität, weil es hier keine richtigen oder falschen Suchergebnisse gibt, da das Internet zu verschiedenen Themen auch die unterschiedlichsten Informationen anbietet. Umso wichtiger ist hier die Einschätzung der Rezipienten: als wie verlässlich erachten sie die gefundenen Informationen bzw. wie zufrieden sind sie mit ihrem Suchergebnis und wie zufrieden sind sie nach Beendigung der Suche; wie verlief die Suche generell, gab es Schwierigkeiten, kam es zu Frustration? Dies wird maßgeblich durch die Problemlösekompetenz der Internetnutzer bedingt, die sie sich vermutlich vor allem durch Erfahrung angeeignet haben. Diese wichtigen Punkte werden in dem Aufsatz von Hargittai nicht angesprochen. Beispielsweise hätte mit der Methode des Lauten Denkens gearbeitet werden können. Bei dieser Vorgehensweise kommentieren die Probanden ihre Gedankengänge, indem sie alles was sie denken laut aussprechen (vgl. Gehrau 2002a: 119 f. Bilandzic 2006: 363 ff.). Im Grunde werden so Beobachtung und Befragung miteinander kombiniert. Der Forscher hat zum einen die Handlungen des Studienteilnehmers im Blick, zum anderen gibt jener Auskunft über die Gründe seiner Handlung. Denkbar wäre auch, die Beobachteten im Nachhinein nach der Qualität ihrer Suchergebnisse zu befragen.

Zusammengefasst kommt Hargittai zu dem Ergebnis, dass die Hälfte der Probanden alle fünf Suchaufträge erfolgreich ausführen. Wer bereits Sucherfahrungen zu einem bestimmten Thema hatte, erfüllte die Aufgabe besser: diejenigen, die schon einmal Informationen zum Thema Politik gesucht hatten, erledigten den Auftrag zu 66,7 Prozent erfolgreich. Im Gegensatz dazu waren nur 54,2 Prozent derjenigen erfolgreich, die bislang noch keine politischen Informationen im Netz gesucht hatten (vgl. Hargittai 2002: 5). Vor diesem Hintergrund wird deutlich, dass die Erfahrung eines Rezipienten maßgeblich zu seiner Internetkompetenz beiträgt. Ebenfalls ist der Bildungsgrad entscheidend für den Sucherfolg. Obwohl die höher Gebildeten  bessere Suchergebnisse erzielen, sind die niedriger Gebildeten schneller in der Ausführung von Suchanfragen, kommen dabei aber nicht immer zum Ziel (vgl. Hargittai 2002: 8-9).

Die deutlichsten Unterschiede zeigen sich bei dem Grad an Online-Erfahrung: Die Wenignutzer (< 1 Stunde/Woche) erfüllen nur 3,2 der fünf Aufgaben und brauchen dafür im Durchschnitt 18,9 Minuten. Die Vielnutzer (> 7 Stunden/Woche) bewältigen dagegen 4,45 von fünf Aufgaben und benötigen dafür 12,7 Minuten (vgl. Hargittai 2002: 9). Darüber hinaus ist nicht nur die wöchentlich verbrachte Zeit im Internet ein großer Faktor, sondern auch die Tatsache, wie viele Jahre die Probanden das Internet schon nutzen. Diejenigen, die das Internet schon mindestens drei Jahre nutzen, absolvieren mehr Aufgaben und sind schneller (vgl. Hargittai 2002: 10). Auch Howard et al. (2001) stellen fest, dass die Interneterfahrung mit der Aktivität im Internet korreliert (vgl. Howard et al. 2001).

Mit Recht führt Hargittai an, dass die Neulinge im Internet mit der Zeit die Erfahrenen noch einholen können. Ebenso ist jedoch vorstellbar, dass sie durch ihre momentan noch eingeschränkte Suchkompetenz die Lust und das Interesse am Internet verlieren, bevor sie besser werden, sodass sich hier ein Teufelskreis ergeben könnte. Diejenigen, die das Internet schon lange nutzen, sind kompetent im Umgang mit dem Internet und nutzen es daher häufiger, während Internetanfänger auf viele Schwierigkeiten stoßen und dadurch die Motivation verlieren sich neue Internetkompetenzen anzueignen. Hier wird deutlich, dass Internetneulinge im besten Fall Unterstützung beim Einstieg ins Internet bekommen.

Nicht nur Hargittai, sondern eine Reihe verschiedener Publikationen weist auf die unterschiedliche Internetnutzung hin, die sich aus unterschiedlichen sozialen Faktoren ergibt (vgl. Bonfadelli 2005, Iske et al. 2007, Niesyto 2009, Röser/Peil 2010). Junge Nutzer, die in der höheren Bildungsschicht aufwachsen, handeln in der Regel reflektierter und kritischer im Umgang mit Medien (vgl. Iske et al. 2007: 22, Niesyto 2009: 8-9). Grundsätzlich zeigt sich, dass das Internet je nach Bildungsschicht, für unterschiedliche Tätigkeiten genutzt wird: Höher Gebildete nutzen das Internet eher zu Informationszwecken, während niedriger Gebildete eher unterhaltende Inhalte konsumieren (vgl. Bonfadelli 2005: 11). Interessant wird dies in der vorliegenden Studie dadurch, dass die Jugendlichen und jungen Erwachsenen mit Down-Syndrom eine Sonderstellung einnehmen: Zum einen sind sie durch ihre geistige Beeinträchtigung und ihre Schulbildung in einer Förderschule als niedriger gebildet einzustufen, zum anderen stammen sie aus sozial höher gebildeten Familien. Bonfadelli weist ebenfalls auf, dass mit fortschreitender Verbreitung des Internets, die Nicht-Nutzer immer weiter benachteiligt werden. Dies ergibt sich aus verschiedenen Bereichen. Als höchste Stufe der Benachteiligung wird der Ausschluss von der Beteiligung am öffentlichen Leben gesehen. Sowohl die politische Informiertheit als auch die generelle Teilhabe an der Gesellschaft werden hierdurch erschwert. Bonfadelli führt jedoch an, dass die politische Informiertheit vor allem mit der Nutzung traditioneller Medien korreliert und das Internet längst kein Leitmedium bezüglich politischer Informationen ist, nicht einmal bei den höher Gebildeten (vgl. Bonfadelli 2005: 11-12). Der Second-Level Digital Divide sollte sich jedoch nicht aus einer normativen Perspektive der reinen Nutzung von politischen Inhalten und der Möglichkeit der politischen Partizipation zuwenden. Vielmehr sollte jeder Proband individuell betrachtet werden: welche Person interessiert sich für welche Informationen, wie findet sie diese Informationen, in welchen Lebensbereichen stellt das Internet eine Bereicherung für die Erledigung alltäglicher Aufgaben dar? Denn auch in anderen Lebensbereichen droht die soziale Benachteiligung durch fehlende Internetkompetenz: komplexe Berufe sind weniger zugänglich, Behördengänge oder Bankgeschäfte sind offline häufig aufwendiger, sodass der Einzelne sozial benachteiligt wird (vgl. Bonfadelli 2005: 9, Bosse 2012c: 438). Auch Moser beschreibt den Spalt zwischen sporadischen und routinierten Nutzern in einem Vortrag zum Digital Divide aus dem Jahre 2008. Er betont hier mit Rückgriff auf Hargittai, dass nicht der Zugang, sondern die Qualität und die Intensität der Nutzung ungleich sind, was vor allem durch soziale Unterschiede induziert wird (vgl. Moser 2008). Als Resümee lässt sich sagen, dass Hargittai belegt, dass es einen Second-Level Digital Divide gibt, dessen Ausmaß jedoch noch detaillierter zu ergründen gilt.

Neben der Studie zur Online-Suchkompetenz von Rezipienten hat Hargittai gemeinsam mit DiMaggio fünf weitere Dimensionen beschrieben, wodurch sich die Qualität der Internetnutzung von verschiedenen Personen unterscheidet. Dabei differenzieren sie zwischen der technischen Voraussetzung wie Hard- und Software sowie der Art des Internetanschlusses (technical means), der Nutzungsautonomie und somit der Frage, an welchem Ort das Internet genutzt wird und inwieweit man frei darüber entscheiden kann, welche Inhalte genutzt werden können (autonomy of use). Weiterhin unterscheiden sie verschiedene Nutzungsweisen, also welchen Tätigkeiten in der Regel nachgegangen wird. Ist die Nutzungsart eher funktionalistisch, indem Online-Banking, Online-Shopping oder weiteren lebenspraktischen Tätigkeiten nachgegangen wird oder ist sie unterhaltungsorientiert, wobei z.B. YouTube-Videos oder Fotoseiten wie flickr.com angesehen werden (use patterns). Des Weiteren beschreiben sie die Fähigkeit des Einzelnen das Medium effektiv zu nutzen (skill). Ein weiterer wichtiger Punkt, ist, ob es Ansprechpartner im Umfeld gibt, an die man sich bei Fragen wenden kann oder Personen, die einem einen Anreiz zur Internetnutzung geben, z.B. durch das Empfehlen einer Internetseite (social support network) (vgl. Hargittai 2002: 2). Ähnlich argumentiert auch Bonfadelli: Er hebt die Bedeutung der Mediensozialisation für die Medienkompetenz hervor und nennt hierbei das soziale Umfeld wie Freunde, Familie und Schule als die wichtigsten Sozialisationsinstanzen, durch die das Potenzial des Internets erschlossen werden kann. Außerdem gilt es, dieses erschlossene Potenzial dann selbstständig in seinen Alltag einzubauen (vgl. Bonfadelli 2005: 9).

Dobransky/Hargittai gehen noch einen Schritt weiter und sprechen von sozialer Benachteiligung durch eine Behinderung von einem möglichen Disability Divide (Dobransky/ Hargittai 2006: 314). Allerdings ist Disability bei Dobransky/Hargittai vor allem körperliche Einschränkung und nicht geistige Behinderung (Dobransky/Hargittai 2006: 321), wobei gerade die Web 2.0 Studie der Aktion Mensch zeigt, dass körperliche Einschränkungen durch digitale Medien gut kompensiert werden können und Menschen mit geistiger Behinderung weiter benachteiligt werden (vgl. Kap. 4.1).

## 4.4 Notwendigkeit der Inklusiven Medienpädagogik und Medienbildung

Das Forschungsfeld der Medienpädagogik lässt sich als Teilbereich der Erziehungswissenschaft einordnen, bedient sich jedoch auch anderer wissenschaftlicher Disziplinen wie der Sozialwissenschaften und der Kommunikationswissenschaft und ist daher interdisziplinär angelegt. Allgemein gesprochen beschäftigt sich die Medienpädagogik mit pädagogischen Fragestellungen zum Thema Medien in Bildung und Sozialisation (vgl. Sander et al. 2008: 13, Süss et al. 2010: 14, Schorb 2011: 81).

Erstmals werden Menschen mit Behinderung in Bezug auf Medienkompetenz beim Kongress „Keine Bildung ohne Medien" (KBoM) im Jahre 2011 betrachtet (vgl. Niesyto 2011, Bosse 2012c: 432). Dabei betont die inklusive Medienpädagogik, dass auch Menschen mit einer Behinderung als Zielgruppen von medienspezifischen, pädagogischen Themen anerkannt werden müssen (Zaynel 2010: 105, Bosse 2012a: 11-15, Kutscher 2012a: 58, Schluchter 2012: 16, Bosse 2014: 149, Gmk-net.de 2015).

Medienkompetenz ist notwendig, um Medien auf eigenständige Weise mündig und kundig nutzen zu können. Erst durch die kompetente Nutzung von Medien kann das Teilhabepotenzial voll erschöpft werden, sodass der „Erwerb von Medienkompetenz [als] eine essenzielle Voraussetzung für Teilhabe zu sehen [ist]" (Bernasconi 2009: 306). Gleichzeitig eröffnet die eigenständige Nutzung des Internets Menschen mit einer geistigen Behinderung sich selbstständig zu bilden, individuelle Interessen herauszuarbeiten und darüber ihre Persönlichkeit und Identität zu entwickeln (vgl. Bernasconi 2009: 306, Luder 2003: 142).

Häufig haben Menschen mit einer geistigen Behinderung mit dem Legitimationsproblem zu kämpfen, welches die Frage umfasst, ob das Internet für Menschen mit einer Behinderung überhaupt notwendig ist (vgl. Bernasconi 2009: 305). Dies geht häufig mit einer „reduktiven Didaktik" (Dönhoff 1999: 106) in Förderschulen einher, die besagt, dass sich Menschen mit einer geistigen Behinderung nicht im Internet zurechtfinden und dass das Internet oder digitale Medien für die Lebensführung von Menschen mit geistiger Behinderung daher nicht relevant sind. Dabei impliziert die Legitimationsproblematik, die Nutzung des Internets sei einer bestimmten Zielgruppe vorbehalten. Menschen mit einer geistigen Behinderung wird die Nutzung eher abgesprochen, da die Vermittlung von alltagspraktischem Wissen als wichtiger erachtet wird. Zu Bedenken ist jedoch, dass diese Überlegungen normativer Art sind: ob eine Person das Internet nutzen will, oder nicht, liegt im subjektiven Ermessen dieser Person und kann nicht aus einer Fremdperspektive beurteilt werden. Zudem wird hierbei ein zentraler Punkt außer Acht gelassen: Das Internet ist längst kein Elitemedium mehr, bei dem es vordergründig um die politische Partizipation von mündigen Bürger geht. Vielmehr handelt es sich mittlerweile um ein Alltagsmedium, das zu individuellen Zwecken verwendet wird, dabei etwa der Freizeitgestaltung dient (Röser/Peil 2010: 481). Bleibt man also beim Normalisierungsgedanken, wäre die logische Konsequenz daraus, dass der Computer einen zentralen Stellenwert in dem Leben von Menschen mit geistiger Behinderung einnehmen sollte (vgl. Dönhoff 1999: 106).

Ebenfalls benennt Bernasconi die Diskrepanz der fehlenden institutionellen Vermittlung von Medien- und speziell Internetkompetenzen und fordert die „Förderung und Entwicklung von Medienkompetenz bereits in der Schule" (Bernasconi 2007: 312-313). Dabei gibt er zu bedenken, dass jede Schule ein eigenes Medienkonzept entwickeln sollte, das zum Schulalltag passt und schlägt beispielsweise den Erwerb eines Internetführerscheins vor (vgl. Bernasconi 313-317, Bernasconi 2009: 303, Menschenmoser 2006a: 30). Auch das erscheint sinnvoll und durchführbar, sieht man sich das Engagement des Landes NRW an, den Medienpass NRW flächendeckend zu verbreiten (vgl. www.medienpass.nrw.de).

Um Menschen mit einer geistigen Behinderung alltagsspezifische Internetkompetenzen zu vermitteln, schlägt Bernasconi vor, das Internet als Recherchemedium in der Schule zu nutzen und beispielsweise „das Wetter und die Busverbindung für den Tag eines geplanten Ausflugs, das aktuelle Kinoprogramm oder die Öffnungszeiten eines Supermarkts [nachsehen zu lassen]" (Bernasconi 2009: 304). Durch die Vermittlung von alltäglichen Einsatzbereichen des Internets, kann eine realitätsnahe Heranführung an das Medium gewährleistet werden. Auf diese Art und Weise werden Menschen mit einer geistigen Behinderung Verwendungsmöglichkeiten des Internets aufgezeigt. Als langfristiges Ziel gilt es hierbei die Selbstbestimmung von Menschen mit geistiger Behinderung durch die individuelle Nutzung des Internets zu unterstützen. Nicht nur kann das Internet als Informationsquelle für die Freizeitgestaltung genutzt werden, sondern es können durch den gezielten Einsatz im Schulunterricht neben der Vermittlung von

> „wiederkehrende[n] Prozesse[n] und Anwendungen im Internet, wie Navigieren, Suchen oder Informationen aufspüren [auch] Sicherheitsrisiken, wie die Eingabe persönlicher Daten oder der ungewollte Abschluss eines Kaufvertrags [und] die Behandlung von Fehlermeldungen" (Bernasconi 2009: 305)

in einem sicheren Lernumfeld gezeigt und besprochen werden. Durch die alltagsrelevante Heranführung an das Internet, kann die Motivation, das Internet auch selbstständig zu nutzen, erhöht werden (vgl. Bernasconi 2009: 305). Funktionen und Vorteile von Unterstützenden Technologien können in den Schulunterricht integriert werden, um auch hier die Nutzungswahrscheinlichkeit bei der eigenständigen Internetnutzung zu erhöhen (vgl. Berasconi 2009: 305, vgl. Kap. 1.2).

Dabei müssen Menschen mit einer geistigen Behinderung nicht um jeden Preis an das Internet herangeführt werden, sondern man sollte auf die individuellen Bedürfnisse eines Einzelnen eingehen und nach dessen persönlichen Interessen Handlungsmöglichkeiten anbieten (vgl. Bernasconi 2009: 306). Außerdem führt Menschenmoser an, dass gerade Förderschüler häufig durch ihren geringen sozioökonomischen Status, durch den häufig finanzielle Ressourcen für die Anschaffung von Medien fehlen, sozial benachteiligt sind und der Vermittlung von Medienkompetenz in der Förderschule daher besondere Bedeutung zugeschrieben werden kann (vgl. Menschenmoser 2006b: 76, Bosse 2012c: 438). Die Anwendungsmöglichkeiten, die Menschenmoser für die Integration in den Schulunterricht macht, beziehen sich auf Schüler mit Lernbeeinträchtigungen. Zwar haben Menschen mit Down-Syndrom grob gesprochen durch ihre kognitiven Defizite auch Lernbeeinträchtigungen, Urban und Werning merken jedoch an, dass es sich bei Förderschulen mit Schwerpunkt Lernen vor allem um Schüler aus sozial schwachen Familien und Schülern mit Migrationshintergrund handelt, die zum Großteil aus finanziellen Gründen keinen Zugang zum Internet haben (vgl. Werning/Urban 2006: 8). Dahingegen wächst die Mehrheit der Jugendlichen und jungen Erwachsenen mit Down-Syndrom in sozial höher gestellten

**Medienkompetenzdimensionen für Förderschüler**

• Fähigkeit, Informationen aus Neuen Medien zu entnehmen

• Fähigkeit zur innerpsychischen Verarbeitung von Medieninhalten

• Summe der Fertigkeiten zur Aufnahme, Verarbeitung und Umsetzung von Medieninhalten

• Fähigkeit zur Kommunikation mittels Medien

• Schlüsselqualifikation zum Leben in einer mediengeprägten Gesellschaft

**Abbildung 7:** Dimensionen von Medienkompetenz für Förderschüler, Quelle: eigene Darstellung in Anlehnung an Luder 2004: 18

Familien auf (vgl. Kap. 2.4, Kap. 1.1), sodass der strukturelle Zugang zum Internet bei allen bis auf einer Familie gegeben ist. Nichtsdestotrotz ergeben sich weitere Zugangsbarrieren, die unabhängig von finanziellen Ressourcen zu betrachten sind.

Die Schwierigkeit der Begriffsdefinition und der Operationalisierung von Medienkompetenz ist bereits angesprochen worden (vgl. Kap. 2.5). Vor diesem Hintergrund wird deutlich, dass die Frage danach, welche Fertigkeiten vermittelt werden sollen, um als kompetenter Mediennutzer heranwachsen zu können, bereits für die Regelschüler schwierig erscheint. Medienkompetenz und -bildung in der Förderschule stellt eine weitere Herausforderung dar. Letztendlich gibt es keinen „didaktischen Konsens" (Menschenmoser 2006a: 34) darüber, was genau mit Medienkompetenz gemeint ist, so bemisst sich der Grad der Kompetenz am Individuum selbst. Durch eine individuelle Lebensgestaltung wird auch das Internet auf unterschiedliche Art und Weise in den Alltag integriert, sodass Medienkompetenz nach Wagner bedeutet, dass ein Nutzer in der Lage ist, ein Medium für sich und seinen Alltag adäquat zu gebrauchen (vgl. Wagner 2006: 89, Bernasconi 2009: 303). Luder fasst Dimensionen von Medienkompetenz zusammen, die für die Schüler von Förderschulen gelten können (s. Abb. 7).

Bei dieser Dimensionierung ist zu beachten, dass sich die aufgelisteten Punkte bei jeder Person in unterschiedlichen Ausprägungen wiederfinden, was am Faktor der Kommunikation mittels Medien verdeutlicht werden soll. Für Person A mag die medial vermittelte Kommunikation bedeuten, dass das Telefon genutzt wird, während dies für Person B bedeutet, dass via Internet die Telekommunikationssoftware Skype genutzt wird oder in einem sozialen Netzwerk gechattet wird. Beide Personen haben die Fähigkeit zur Kommunikation mittels Medien erworben, jedoch sind deren Ausführungen unterschiedlich.

Viele Kinder werden weder in ihrer familiären Umgebung noch im schulischen Kontext aufgrund von Unkenntnis der Eltern und Lehrer dazu angestoßen, sich aktiv und reflektiert mit Medien auseinanderzusetzen (vgl. Niesyto 2009: 14), was besonders für Kinder und Jugendliche mit geistiger Beeinträchtigung dramatisch ist, die häufiger konkrete Anstöße und Impulse brauchen, um sich mit neuem Wissen auseinanderzusetzen. Internet-kompetenzen müssen durch medienpädagogische Arbeit vermittelt werden, damit auch junge Nutzer mediengebildet sind und digitale Medien eigenständig und selbstbestimmt nutzen können. Bonfadelli sieht die Schule als den Ort, wo angesprochene Kompetenzen am besten vermittelt werden können (vgl. Bonfadelli 2005: 14-15). Es ist jedoch unumgänglich medienpädagogische Konzepte zu entwickeln, die individuell auf die jeweilige Person zugeschnitten werden kann. Dabei geht es zum einen um Kinder und Jugendliche aus bildungsfernen Schichten, zum anderen auch um Kinder und Jugendliche mit Behinderung. Niesyto fordert, dass „Medienkompetenz-Konzepte [...] stärker berücksichtigen [sollten], wie die Menschen Medien im konkreten Kontext ihrer Lebenslage und Lebensbedürfnisse nutzen und welche pragmatischen Medienkompetenzen sie hierfür ausbilden." (Niesyto 2009: 13) [58]

## 4.5 Teilhabe am und über das Internet für Menschen mit Down-Syndrom

Einerseits ist beleuchtet worden, dass die Teilhabe am Internet für Menschen mit Behinderung erschwert wird und diese durch barrierefreie Gestaltung und die Akzeptanz von Behinderten als Internetnutzer verbessert werden kann. Nichtsdestotrotz gilt es nicht nur die Teilhabe am Internet zu ermöglichen, sondern auch die Potenziale der aktiven Generierung von Inhalten wahrzunehmen. So kann die Nutzung des Internets, sowie im Speziellen die Nutzung von Web 2.0-Angeboten, ermöglichen, eigene Themen in die Öffentlichkeit hineinzutragen, sodass das Internet als Sprachrohr für die Belange und spezifischen Themen von Menschen mit Behinderung genutzt werden kann. Darüber hinaus kann der mediale Auftritt von Menschen mit Behinderung möglicherweise dazu beitragen Vorurteile abzubauen. Angebote wie Ohrenkuss.de, die Webseite der Zeitschrift Ohrenkuss, die von Menschen mit Down-Syndrom geschrieben wird, oder der Facebook-Auftritt von Ohrenkuss belegen, „dass Menschen mit Trisomie 21 sehr wohl lesen und schreiben und denken können" (de Bragança/Leichtfuß 2012: 11). Über diesen Kanal können Menschen, die sonst nicht mit Personen mit Down-Syndrom in Kontakt kommen, medial miterleben, wie die jeweilige Ausgabe von Ohrenkuss entsteht und Menschen mit Down-Syndrom unter dem Frame Autor (mit Behinderung) und nicht lediglich unter dem Frame Behindert wahrnehmen (s. Abb. 8 und 9).

Gerade durch die professionelle Nutzung des Computers entsteht ein Anreiz sich intensiver mit der Computerarbeit auseinanderzusetzen (vgl. Expertengespräch 3). Besonders für Menschen mit geistiger Behinderung kann die eigenständige Medienherstellung das Selbstbewusstsein und das Selbstwertgefühl in besonderem Maße stärken, da man sich

---

58 Hierfür rät er Medienpädagogen ihre eigene Medienbiografie zu reflektieren, um sich in die Lage der Heranwachsenden, die gerade damit beginnen sich ein Medium anzueignen, hineinzuversetzen. Außerdem sollte die Lebenswelt der Kinder und Jugendlichen bekannt sein, um bei der jeweiligen Ausganglage ansetzen zu können (vgl. Niesyto 2009: 8, 11, 15).

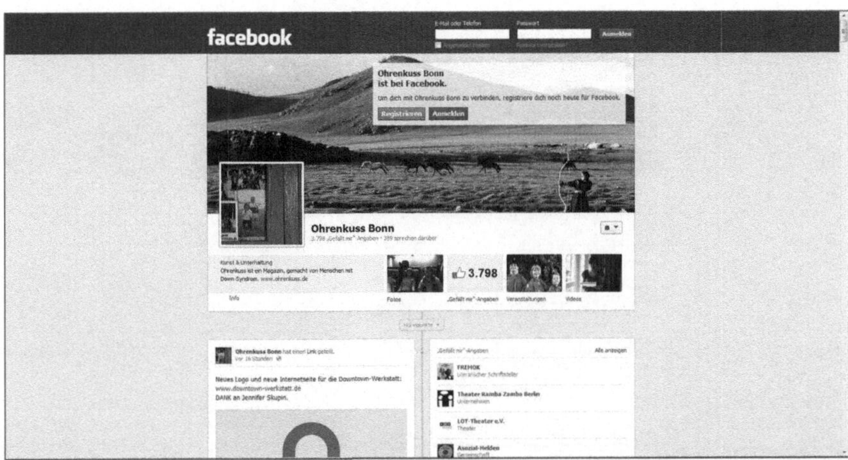

**Abbildung 8:**   Facebook-Seite Ohrenkuss, Quelle: https://www.facebook.com/Ohrenkuss (Screenshot 27.11.2013)

durch die selbstständige Produktion von Medien als kompetenter Nutzer erfährt (vgl. Lutz 2003: 150-151). Durch die aktive Auseinandersetzung mit Medien kann vor allem der kritische Blick geschärft werden, da während der eigenen Medienproduktion Arbeitsweisen des Mediensystems nachvollzogen und verstanden werden können, die bei der reinen Nutzung keine Rolle spielen (vgl. Radtke 2003: 147, Lutz 2006: 14, Zentel 2009: 190).

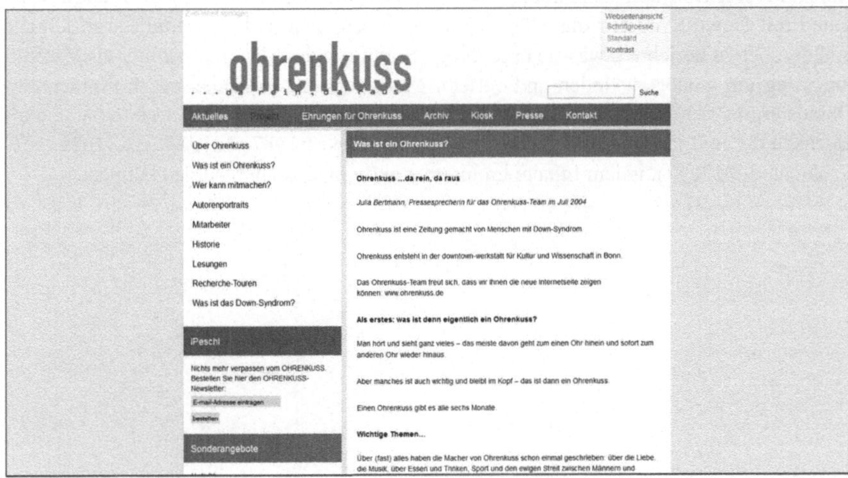

**Abbildung 9:**   Internetauftritt der Zeitschrift Ohrenkuss, Quelle: www.ohrenkuss.de (Screenshot 27.11.2013)

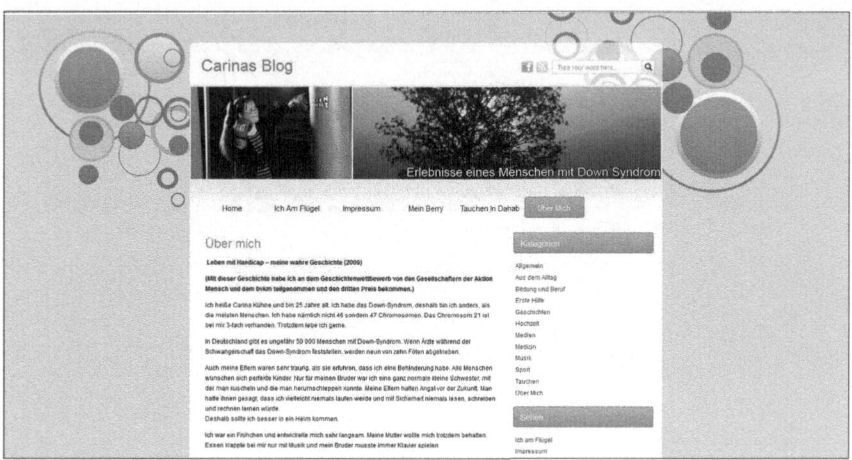

**Abbildung 10:**  Carinas Blog, Quelle: http://carinasblog.de/?page_id=2 (Screenshot 27.11.2013)

Ein weiteres Beispiel für die Teilhabemöglichkeit an der Gesellschaft ist der Blog von Carina Kühne, die für die Aktion Mensch schreibt. Die junge Bloggerin mit Down-Syndrom schreibt sowohl über ihren Alltag als auch über politisch und gesellschaftlich relevante Aspekte der Situation von Menschen mit Down-Syndrom in Deutschland (s. Abb. 10).

Anhand dieser Beispiele kann gezeigt werden, dass das Internet das Potenzial birgt, Menschen mit Down-Syndrom die Möglichkeit zu geben, sich anderen mitteilen zu können und darüber zu berichten, was sie beschäftigt. Somit fungiert das Internet hier als Verbreitungsweg um Gehör zu finden und verleiht Menschen mit Behinderung ein Sprachrohr. Daraus ergibt sich ein großes Empowerment-Potenzial, das es zudem ermöglicht sich als eigenständig und kompetent zu erfahren (vgl. Rappaport 1987: 121, Niesyto 2009: 859, Schluchter 2012: 17), indem Inhalte im Internet aktiv mitgestaltet werden können.

# Empirischer Teil

Aus Kapitel 3.1 ist bekannt, dass sich Menschen mit geistiger Behinderung für das Internet interessieren und es zum Teil nutzen. Bislang gibt es jedoch vor allem quantitative Ergebnisse bezüglich der Internetnutzung von Menschen mit geistiger Behinderung (vgl. Kap. 3.1). Dass es große Unterschiede zwischen den Erkenntnissen aus qualitativer und quantitativer Mediennutzungsforschung gibt, hat sich bereits in Kap. 3.2 gezeigt: So kommen quantitative Studien zu dem Ergebnis, dass Suchmaschinen die häufigste Tätigkeit sind, der Kinder im Internet nachgehen. Dadurch könnte der Eindruck erweckt werden, die Nutzung von Suchmaschinen stelle für Kinder keine Schwierigkeit dar. Allerdings zeigt sich bei der qualitativen Betrachtung, dass die Nutzung von Suchmaschinen Kinder vor große Herausforderungen stellt und sie mit vielen Schwierigkeiten bei der Suchwörtereingabe und bei der Informationsselektion konfrontiert werden. Aus diesen Gründen ist es sinnvoll, sich qualitativ mit der Internetnutzung von Menschen mit geistiger Behinderung, in diesem Fall am Beispiel Down-Syndrom, auseinanderzusetzen. Im ersten Schritt ist relevant, wie die Nutzung sich gestaltet und welche Nutzungsstrategien angewendet werden, um sich im zweiten Schritt anzusehen, auf welche Barrieren Menschen mit geistiger Behinderung stoßen und welche Möglichkeiten es gibt, diese Barrieren zu überwinden.

Bevor die Operationalisierung der Forschungsfrage beschrieben wird, werden die wichtigsten theoretischen Erkenntnisse zusammengefasst, die sowohl die Datenerhebung als auch die Datenauswertung der vorliegenden Arbeit leiten:

– Menschen mit geistiger Behinderung haben häufig großes Interesse an Medien.
– Medien sind für Menschen mit geistiger Behinderung ein Tor zur Welt.
– Menschen mit geistiger Behinderung verfügen selten über die gleiche Medienausstattung wie Menschen ohne geistige Behinderung.
– Menschen mit geistiger Behinderung weisen ähnliche „use patterns" wie Kinder im Internet auf.
– Menschen mit geistiger Behinderung werden mit vielen Barrieren, besonders der Schriftsprache, im Internet konfrontiert.
– Menschen mit geistiger Behinderung sind oftmals sozial benachteiligt in Bezug auf immaterielle Ressourcen wie die „autonomy of use", ihre „skills" sowie ihr „social support network".

Trotz der bisherigen Erkenntnisse, erscheint es weiterhin nötig, spezifischere empirische Erkenntnisse über die Internetnutzung von Menschen mit Down-Syndrom zu gewinnen und Barrieren aufzuzeigen, auf die Menschen mit Down-Syndrom stoßen sowie Möglichkeiten diese zu überwinden. Die Ergebnisse können einerseits der Usability-Forschung dienen und dazu beitragen Internetseiten barrierefrei zu gestalten und gleichzeitig der Behindertenpädagogik und speziell der Inklusiven Medienpädagogik dienen um schulspezifische und außerschulische Handlungsmöglichkeiten aufzuzeigen, um Menschen mit einer geistigen Behinderung auf dem Weg der Internetaneignung kompetent zu unterstützen.

Im nachfolgenden Kapitel werden die methodische Umsetzung und die Operationalisierung der Forschungsfrage, wie Jugendliche und junge Erwachsene mit Down-Syndrom das Internet nutzen und auf welche Barrieren sie dabei stoßen, beschrieben.

# 5 Untersuchungsdesign

Die vorliegende Studie basiert auf einem Mehrmethodendesign, bestehend aus einer Eltern- und Expertenbefragung sowie einer teilnehmenden Beobachtung der Studienteilnehmer mit Down-Syndrom. Die unterschiedlichen Methoden wurden in der vorliegenden Studie komplementär zueinander verwendet, sind also gleichwertig zu betrachten. Der besondere Vorteil einer Methodentriangulation besteht darin, die Möglichkeit die Validität der Daten zu erhöhen (vgl., Flick 1991, Flick 2010, Lamnek 2010, Treumann 2005, Loosen/Scholl 2012). Dies ist besonders in Studien sinnvoll, in denen Befragte über die Mediennutzung Dritter berichten sollen: Die befragten Eltern sollten über die Mediennutzung ihrer Kinder mit Down-Syndrom Aussagen treffen, da bereits aus der Mediennutzungsforschung bekannt ist, dass Nutzer selten ihre eigene Mediennutzung adäquat abbilden können (vgl. Gehrau 2002a: 27). Jedoch ist davon auszugehen, dass die Beschreibung der Mediennutzung von Dritten umso unpräziser ist. Die teilnehmende Beobachtung bot sich besonders an, um die Aussagen der Eltern über kognitive, strukturelle, inhaltliche und technische Barrieren bei der Internetnutzung der Studienteilnehmer mit Down-Syndrom empirisch zu überprüfen. Da Menschen mit Down-Syndrom häufig Schwierigkeiten haben ihr Verhalten zu reflektieren und dieses zu verbalisieren, erschien die teilnehmende Beobachtung sinnvoll. Auch hier zeigen sich erneut Parallelen zu Kindern: In jungen Jahren sind Kinder noch nicht in der Lage ihr Verhalten selbstreflexiv zu betrachten, sodass sie kaum Aussagen über ihre Mediennutzung treffen können (vgl. Feil et al. 2004: 73). In der Regel werden daher Eltern zur Mediennutzung ihrer Kinder befragt. Doch gerade beim Thema Medien kann angenommen werden, dass Eltern zum Teil sozial erwünscht antworten (vgl. Scholl 2014: 207 ff.), da das Thema Medienerziehung in Familien häufig Konfliktpotenzial bietet und es Eltern häufig schwer fällt kindgerechte Regeln aufzustellen und diese einzuhalten (vgl. Wagner et al. 2013). Darüber hinaus ist zu bedenken, dass Medien und allem voran das Internet mittlerweile überall und zu jeder Zeit zugänglich sind, sodass selbst Eltern nicht über alles Bescheid wissen, was ihre Kinder medial tun. Um also weitere Informationen über die Internetnutzung von Kindern zu erhalten, ist die Beobachtung eine wertvolle Methode.

Zudem wird die teilnehmende Beobachtung als Methode in der Kommunikationswissenschaft immer häufiger verwendet und dann vor allem in Form einer Methodentriangulation (vgl. Gehrau 2002a, Mikos 2005, Loosen/Scholl 2012, Gehrau/Hamachers 2013). Einige Barrieren, auf die die Studienteilnehmer mit Down-Syndrom treffen, waren jedoch nicht direkt beobachtbar, sodass die Befragungsdaten hier absolut notwendig waren (siehe dazu Kap. 6.3). Der mehrmethodische Einsatz ermöglicht es so, dass Barrieren auf unterschiedlichen Ebenen besonders gut abgebildet werden können. Die Beobachtung und die Befragung wurden sowohl parallel als auch sequenziell durchgeführt. Während die ersten zwei Beobachtungen und die Befragungen im Jahr 2012 durchgeführt wurden, gab es 2013 die Möglichkeit bei Beobachtung 3-5 die vorherigen Erkenntnisse aus den Leitfadeninterviews zu validieren. Ebenfalls konnten die Beobachtungsergebnisse aus dem Jahr 2013 in der Nachbefragung[59] im 2014 validiert werden.

Im folgenden Kapitel wird der Interviewleitfaden erläutert sowie die Probandenakquise und die Durchführung der Interviews dargelegt. Außerdem wird die methodische Umsetzung der Beobachtung beschrieben sowie die zum Teil gleichzeitige Befragung der Studienteilnehmer mit Down-Syndrom. Abschließend wird auf die methodische Herausforderung des Untersuchungsdesigns eingegangen.

## 5.1 Leitfadeninterviews mit den Eltern und Experteninterviews

Insgesamt wurden zwölf Leitfadeninterviews mit Eltern geführt, die Kinder mit Down-Syndrom im Alter von sieben bis 27 Jahren haben. Fünf Familien[60] waren der Forscherin bereits aus der Vorgängerstudie zur Fernsehnutzung bekannt (vgl. Zaynel 2010). Die restlichen Familien wurden über das Schneeballprinzip rekrutiert. Dabei wurde im Sinne der theoretischen Sättigung der Grounded Theory (vgl. Glaser/Strauss 1967: 61 ff., Strauss/ Corbin 1996: 159, Lampert 2005: 519) darauf geachtet, möglichst kontrastive Fälle zu beschreiben (vgl. Tabelle 1). Beispielsweise gibt es nur einen von 13 Jugendlichen und jungen Erwachsenen mit Down-Syndrom, der einen Facebook-Account hat. Die jüngste Teilnehmerin mit sieben Jahren sticht durch ihre intensive Computernutzung deutlich heraus. Einer von dreizehn Teilnehmern verfügt zu Hause über keinen Internetanschluss. Eine von dreizehn Teilnehmern wächst als Einzelkind auf. Die anderen Teilnehmer haben alle Geschwisterkinder, unterscheiden sich jedoch auch im Geburtenrang. Es gibt sowohl Teilnehmer mit Down-Syndrom, die die Ältesten als auch die Jüngsten, sowie Mittelkinder sind. In einer Familie leben zwei Geschwister mit Down-Syndrom, die sich in ihren Nutzungsweisen stark unterscheiden. Eine weitere Teilnehmerin geht auf eine Regelschule mit integrativem Zweig. Ein Teilnehmer arbeitet in Privatunternehmen, während die anderen in Behindertenwerkstätten arbeiten oder noch Förderschulen besuchen. Bis auf einen Teilnehmer, der in einer ländlichen Gegend aufwächst, wohnen die Jugendlichen und jungen Erwachsenen mit Down-Syndrom in Großstädten. Zusammengefasst leben alle Probanden in unterschiedlichen Sozialräumen, die sich mit auf die Internetnutzung auswirken.

Durch die unterschiedlichen sozialen Faktoren der teilnehmenden Familien sowie die unterschiedliche mediale Ausstattung und Nutzung konnte die theoretische Sättigung sichergestellt werden.

---

59 Die Audiodateien zu Interview 5 und 11 erwiesen sich als leere Dateien.
60 Sarahs Familie, Ullas Familie, Anils Familie, Janas Familie, Monas Familie.

**Tabelle 1:**  Soziodemografische Faktoren der Studienteilnehmer mit Down-Syndrom, Quelle: eigene Darstellung

|  | Geschlecht | Alter | Geschwister | Schulbildung/Ausbildung |
|---|---|---|---|---|
| Jana | weiblich | 7 Jahre | Schwester (11) | Integrative Kindertagesstätte |
| Eva | weiblich | 13 Jahre | Bruder (15) | Förderschule Schwerpunkt: geistige Entwicklung |
| Max | männlich | 15 Jahre | Bruder (19) Schwester (12) | Förderschule Schwerpunkt: geistige Entwicklung |
| Anil | männlich | 15 Jahre | Schwester (17) Schwester (12) Schwester (4) | Förderschule Schwerpunkt: geistige Entwicklung |
| Christoph | männlich | 16 Jahre | Schwester (41) Schwester (39) Schwester (33) | Förderschule Schwerpunkt: geistige Entwicklung |
| Anni | weiblich | 17 Jahre | Bruder (13) | Regelschule mit integrativem Zweig |
| Ulla | weiblich | 18 Jahre | Keine | Förderschule Schwerpunkt: geistige Entwicklung |
| Andreas | männlich | 18 Jahre | Schwester (19) Schwester (22) | Förderschule Schwerpunkt: motorische Entwicklung |
| Steffen | männlich | 18 Jahre | Schwester (15) Roda (21) | Förderschule Schwerpunkt: geistige Entwicklung |
| Roda | weiblich | 21 Jahre | Steffen (18) Schwester (15) | Werkstatt für Menschen mit geistiger Behinderung |
| Sarah | weiblich | 25 Jahre | Schwester (26) | Werkstatt für Menschen mit geistiger Behinderung |
| Gilan | männlich | 25 Jahre | Schwester (25) Schwester (21) Bruder (16) | Arbeitet in einem Privatunternehmen |
| Mona | weiblich | 27 Jahre | Bruder (22) Bruder (19) | Werkstatt für Menschen mit geistiger Behinderung |

*Durchführung der Interviews*

Die Leitfadeninterviews mit den Eltern fanden von April bis Juni 2012 statt. Bis auf ein Interview, das in einem Café[61] stattfand, wurden alle Interviews zu Hause bei den Familien durchgeführt. Alle Familien wohnen in Nordrhein-Westfalen: zwei Familien im Raum Duisburg und die anderen zehn Familien im Raum Münster. Bei der telefonischen Absprache der Interviews wurde offen gelassen, mit welchem Elternteil das Interview durchgeführt werden würde. In der Regel fühlten sich vor allem die Mütter angesprochen, Auskunft über die Internetnutzung ihrer Kinder zu geben. Zehn Interviews wurden mit der Mutter geführt, ein Gespräch mit dem Vater und ein weiteres mit beiden Elternteilen, bei dem im späteren Verlauf ebenfalls eine erwachsene Schwester anwesend war, die von der Arbeit nach Hause kam. Bei dem Gespräch, das ausschließlich mit dem Vater geführt wurde (Monas Vater), entschied sich die Mutter bewusst dazu beim Interview nicht anwesend zu sein und ihren Mann antworten zu lassen, da sie der Meinung war, dass sie sich mit dem Thema nicht auskenne. Diese Gegebenheit erscheint besonders relevant, da diese Familie bereits an der Befragung zur Fernsehnutzung ihres Kindes im Jahr 2010 teilgenommen hatte und die Mutter damals beim Interview anwesend war. Bei einem der zehn Gespräche mit der Mutter war außerdem die Tante anwesend, die zu Besuch war. Die Länge der Interviews erstreckte sich von 30 Minuten bis anderthalb Stunden. Alle Interviews wurden digital aufgezeichnet und im weiteren Forschungsverlauf mit dem Transkriptionsprogramm f4 nach dem Transkriptionssystem von Dresing und Pehl transkribiert (vgl. Dresing/Pehl 2013). Alle personenbezogenen Daten der Befragten wurden anonymisiert und den Jugendlichen und jungen Erwachsenen mit Down-Syndrom wurde jeweils ein Alias-Name zugewiesen.

*Der Leitfaden*

Der Leitfaden für die Leitfadeninterviews wurde zunächst auf den Erkenntnissen der Vorgängerstudie zur Fernsehnutzung und auf Erkenntnissen aus der kindlichen und jugendlichen Internetnutzung aus Studien des Medienpädagogischen Forschungsverbundes Südwest entwickelt. Im Laufe der aktuellen Interviewphase wurde der Leitfaden immer wieder verändert, da durch neue Erkenntnisse weitere Fragen hinzugefügt wurden oder während der Interviews festgestellt wurde, dass manche Fragen nicht zu tiefergehenden Ergebnissen führten. Im Sinne der Grounded Theory sind prozesshaftes Arbeiten und damit einhergehende stetige Entwicklungen des Arbeitsinstruments unumgänglich und Teil des Forschungsprozesses (vgl. Glaser/Strauss 1967, Strauss/Corbin 1996).

Trotz fortlaufender Änderungen lässt sich der Leitfaden in insgesamt acht Oberkategorien gliedern: Soziales Umfeld, Medienausstattung, Internet- und Computernutzung, Internet-

---

61 Die Familie, mit der das Interview nicht zu Hause geführt wurde, wohnte ca. 30 km vom Untersuchungsort entfernt und war nicht gut erreichbar. Das Interview fand in einem Café in Münster statt.

seiten, Tätigkeiten im Internet, Rezeptionssituation, Barrieren im Internet, Nutzen des Internets.

Zum Stichwort soziales Umfeld wurden soziodemografische Angaben wie Alter, Geschlecht, familiäre Situation, schulisches bzw. berufliches Umfeld und Freizeitaktivitäten in der Familie abgefragt. Beim Oberpunkt Medienausstattung, der sich im besonderen Maße an der Vorgehensweise der KIM- und JIM-Studie orientiert, wurde die Verfügbarkeit von sämtlichen technischen Geräten im Haushalt abgefragt. Zusätzlich wurde gefragt, ob die Jugendlichen und jungen Erwachsenen mit Down-Syndrom die aufgezählten technischen Geräte selbst besitzen bzw. wem die Geräte in der Familie gehören und in welchem Raum diese Geräte stehen, um herauszufinden ob der Besitz von Endgeräten auch vermehrt zur Nutzung dieser führt. Der Fragenblock zum Thema Internet- und Computernutzung setzt sich wiederum aus mehreren Unterblöcken zusammen. Im Hauptblock wurden Nutzungsdaten bezüglich der Internet- und Computernutzung abgefragt: Es gab Fragen zur Häufigkeit der Nutzung, zu Tageszeiten der Nutzung, zur Nutzungsdauer sowie zu Nutzungsorten.[62] Als wichtigste Frage in diesem Block ist daher die Frage nach der gestrigen Tagesgestaltung anzusehen. Die Eltern sollten zusammenfassen, was ihre Kinder am vorherigen Tag gemacht haben. Hierbei wurde deutlich, dass es Tagesphasen gibt, über die die Eltern keine Informationen haben, in denen aber prinzipiell Medien genutzt werden können, zum Beispiel beim alleinigen Verweilen im Kinderzimmer, in der Schule, bei familienunterstützenden Betreuern oder bei Aufenthalten bei Freunden. Als weiterer Punkt wurde eine Frage implementiert, die darauf abzielte, welche Internetseiten die Jugendlichen und jungen Erwachsenen mit Down-Syndrom nutzen. Als weitere Option wurden gestützte Antwortmöglichkeiten vorgegeben, die sich an den meistgenutzten Internetseiten orientieren, die in der KIM- und JIM-Studie ermittelt wurden. Hier hatte sich während der Befragung zur Fernsehnutzung im Jahre 2010 gezeigt, dass den Eltern viele Fernsehsendungen, die ihre Kinder sahen, nicht einfielen und bei der Aufzählung von Sendungen und Fernsehgenres häufig zustimmten. Außerdem wurde gefragt, auf welche Art und Weise die Probanden Internetseiten finden, ob sie z.B. Suchmaschinen nutzen. Weiterhin wurde unter dem Stichwort *Tätigkeiten im Internet* verschiedene Teilbereiche abgefragt, die sich ebenfalls an der Kategorisierung der KIM- und JIM-Studie 2012 orientieren: Kommunikation, Spielen, Unterhaltung, Sich informieren, Schule/Freizeit, Web 2.0. Zunächst wurden die Fragen offen gestellt, konnten die Eltern darauf jedoch nicht antworten, wurden erneut Antwortmöglichkeiten vorgegeben, die sich auf die meist genannten Tätigkeiten aus der KIM- und JIM-Studie 2012 stützten. In Bezug auf die Rezeptionssituation wurde versucht die soziale Situation während der Nutzung zu rekonstruie-

---

62 Diese Fragen konnten nur im geringen Maße von den Eltern beantwortet werden. Mediennutzung ist häufig eine routinierte Handlung, die nicht gänzlich selbstreflektiert betrachtet werden kann. Kann man sich selbst meist kaum erinnern, wann man welche Sendung gesehen hat bzw. wie lange man pro Tag ferngesehen hat, ist es umso schwieriger Auskunft über diese Daten für jemand anderen zu geben. Aus diesem Grund wurden die Eltern gebeten, diese Angaben ungefähr zu schätzen.

ren. Dabei wurde zum einen gefragt, ob die Kinder und Jugendlichen mit Down-Syndrom das Internet alleine oder gemeinsam mit Geschwistern oder Eltern nutzen, zum anderen, ob während der Internetnutzung anderen Tätigkeiten nachgegangen wird. Darüber hinaus gab es zu Beginn der Befragung einen großen Frageblock zu Datensicherheit und ungeeigneten Inhalten im Internet, da sich sowohl in den Vorläuferstudien der KIM- und JIM-Studie 2010 gezeigt hat, dass diese Themen einen großen Problembereich für Kinder und Jugendliche darstellen (vgl. JIM- Studie 2010: 46 ff., KIM-Studie 2010: 36 ff.), als auch im Jahr 2012 sehr präsente Problemthemen für Kinder und Jugendliche waren. Fast 37 Prozent der Jugendlichen in Communitys fühlen sich nicht sicher in Bezug auf ihre Daten und rund 17 Prozent der Kinder sind bereits mit unangenehmen und ungeeigneten Inhalten in Kontakt gekommen (vgl. JIM-Studie 2012: 46, KIM-Studie 2012: 44). Im Laufe der Interviews stellte sich jedoch schnell heraus, dass die Jugendlichen und jungen Erwachsenen mit Down-Syndrom nicht in diesem Maße von der Problematik Datensicherheit und jugendgefährdende Inhalte betroffen waren, da bis auf einen Jugendlichen mit Down-Syndrom keiner der Probanden bei Social Networking Services angemeldet war oder Anwendungen im Internet nutzte, bei denen persönlichen Daten angeben werden müssen, z.B. bei der Registrierung bei Online-Shopping-Diensten wie Amazon, oder E-Mail-Anbietern wie Google Mail.

Der zentrale Block des Leitfadens folgte anschließend und behandelte Barrieren im Internet. In der Interviewsituation wurde den Eltern explizit erläutert, dass sie sowohl ihre Einschätzung hinsichtlich tatsächlich beobachteter Barrieren abgeben sollten, als auch ihre Einschätzung dazu, wo weitere potenzielle Barrieren liegen. In diesem Block wurden die Eltern ebenfalls aufgefordert ihre eigene Internetnutzung bzw. die Internetnutzung von Geschwisterkindern mit der Internetnutzung ihres Kindes mit Down-Syndrom zu vergleichen. Gerade der Vergleich mit der eigenen Nutzung sowie mit der Nutzung der Geschwisterkindern machte bereits in der Fernsehnutzungsstudie viele Barrieren deutlich, die auf den ersten Blick nicht offensichtlich waren (vgl. Zaynel 2010: 93 ff.). Häufig normalisierten Eltern die Mediennutzung ihrer Kinder mit Down-Syndrom, im direkten Vergleich wurde jedoch deutlich, dass Medien im Vergleich zu den Eltern und den Geschwistern unterschiedlich genutzt werden. Das Internet ist beispielsweise fest in den Alltag von Eltern und Geschwistern integriert, während die Kinder und Jugendlichen mit Down-Syndrom das Internet deutlich seltener nutzen.

Zum Abschluss wurde gefragt, welchen Nutzen des Internets die Eltern für ihre Kinder mit Down-Syndrom sehen. Dabei ging es vor allem um den Mehrwert, den das Internet aus ihrer Sicht im Vergleich zu anderen Medien hat. Es wurde nach potenziellen Partizipationsmöglichkeiten für die Jugendlichen gefragt sowie nach potenziell interessanten Inhalten, wie z.B. das lokale Kinoprogramm oder der Busfahrplan, die für diese nutzbar sein könnten.

Nach der Durchführung des ersten Interviews wurde der Block *Nutzen des Internets* in *Nutzbarkeit und Nutzen des Internets* umbenannt. In der überarbeiteten Version wurden zusätzlich Fragen hinsichtlich der elterlichen Einschätzung des Potenzials von Tablets für die Nutzbarkeit des Internets gestellt. Außerdem sollten die Eltern beurteilen, inwieweit Unterstützende Technologien ihren Kindern helfen könnten das Internet für sie nutzbarer zu machen. Diese Fragen ergaben sich im ersten Interview bereits aus dem Gesprächsverlauf, waren aber noch nicht Teil der Fragesystematik. Erst während des ersten Interviews erwies es sich als sinnvoll die Eltern zum Thema Unterstützende Technologien als Experten heranzuziehen, da sie Schwierigkeiten ihrer Kinder sehr gut kennen und so in der Lage sind Einschätzungen über die Relevanz von Unterstützende Technologien zu geben.

Nach weiteren Interviews wurde außerdem die Frage nach Regeln bezüglich der Internetnutzung hinzugefügt (vgl. Decker/Feil 2003). Gerade der Vergleich von Regeln für Jugendliche mit Down-Syndrom und Regeln für Geschwisterkinder ohne Down-Syndrom kann Aufschluss darüber geben, inwieweit das Down-Syndrom die Medienerziehung der Eltern zur Internetnutzung bedingen kann. Schon bei der Vorstudie zur Fernsehnutzung hat sich gezeigt, dass Geschwisterkinder weit weniger kontrolliert werden als ihre Geschwister mit Down-Syndrom (vgl. Zaynel 2010: 93 ff., Kap. 2.4).

Des Weiteren wurde die Frage nach angelegten Lesezeichen bzw. Favoriten hinzugefügt. Diese Überlegung resultierte aus einer Introspektion der Verfasserin. Hierbei wurde überlegt, wie die Verfasserin vorgeht, um Internetseiten wiederzufinden, nämlich indem Lesezeichen bzw. Favoriten angelegt werden. Dabei kam der logische Schluss auf, dass Lesezeichen bzw. Favoriten gerade für Jugendliche mit Down-Syndrom im besonderen Maße das Internet zugänglicher gestalten könnten, da die Schreibkompetenz von Menschen mit Down-Syndrom häufig eingeschränkt ist.

Darüber hinaus wurde die Frage aufgenommen, ob sich die Kinder und Jugendlichen mit Down-Syndrom zu den Eltern bzw. zu den Geschwistern dazusetzen, wenn diese das Internet nutzen. Diese Verhaltensweise wurde bereits im zweiten Interview von Sarahs Mutter angesprochen, sodass dies im weiteren Verlauf der Interviewphase mit abgefragt wurde.

Ein weiterer Aspekt der erst im Forschungsprozess ergänzt wurde, ist die berufliche Zukunft, bzw. die Frage nach der Bedeutung des Internets für die berufliche Zukunft der Jugendlichen und jungen Erwachsenen mit Down-Syndrom. Heutzutage sind Internetkompetenzen über den gesamten Bildungsweg hinweg essentiell und bereits in der Schule entscheidend für den späteren Anschluss auf dem Arbeitsmarkt, aber auch für den sozialen Anschluss zur Peergroup. Auch wenn die befragten Eltern sich wünschten, dass ihre Kinder nicht so viel Zeit vor dem Rechner oder vor mobilen Endgeräten verbringen, sehen die meisten den Vorteil der Aneignung von technischen Kompetenzen, die auch im späteren Berufsleben von großer Relevanz sind. Der Nutzen des Internets für die berufliche Zukunft der Kinder ist deutlich und relativiert etwaige Sorgen der Eltern.[63]

Im Laufe der Interviewphase stellte die Interviewerin fest, dass einige Eltern der Meinung waren, ihre Kinder kämen auch ohne das Internet zurecht. Das Internet sei nicht notwendig für ihre Lebensgestaltung, da andere Medien wie das Fernsehen ausreichend genutzt würden und Tätigkeiten, die online ausgeführt werden können, nicht von Bedeutung für die Kinder mit Down-Syndrom seien. Die Antworten der Eltern erweckten den Eindruck, das Internet biete für Menschen mit Down-Syndrom keinen Mehrwert. Studien zu Medienmenüs zeigen jedoch: Füllte früher das Fernsehen Zeitlücken im Tagesverlauf, so hat das Internet mittlerweile diese Funktion des „Zeittotschlagens" übernommen. Eine wichtige Funktion von Medien ist deren Strukturierungsfunktion. Betrachtet man Medienmenüs, so sind klare Muster zu erkennen: morgens Radio, abends Fernsehen, zwischendurch Internet. Diese Abfolge ist ein gängiger Verlauf der täglichen Mediennutzung (vgl. Kap. 4.1.5). Überträgt man dies auf Menschen mit Down-Syndrom, die im großen Maße feste Strukturen und Routinen benötigen, müssten gerade Medien als Strukturgeber eine sehr große Bedeutung haben. Auf Basis dieser Überlegungen wurde der Leitfaden um folgende Frage ergänzt: „Menschen mit Down-Syndrom brauchen häufig Strukturen und Routinen, inwieweit helfen Medien und vor allem das Internet und der Computer dabei den Tag zu strukturieren?"

Weiterhin wurde die Frage nach der Anschaffung des Internets hinzugefügt. Röser fragt in ihren Studien zur Domestizierung des Internets als Eingangsfrage „Wenn Sie sich an den Tag erinnern, als sie das Internet in ihrem Haushalt angeschafft haben, wie war das?" (vgl. Röser 2007, Röser/Peil 2010). Diese Frage hat sich als besonders interessant für die Internetnutzung von Menschen mit Down-Syndrom gezeigt. Beispielsweise erläuterte eine Mutter, dass das Internet in ihrem Haushalt angeschafft wurde, als ihr jüngerer Sohn auf die weiterführende Schule kam. Ihre fünf Jahre ältere Tochter mit Down-Syndrom schien einen Internetanschluss für Hausaufgaben nicht zu benötigen, während es für ihren Sohn unerlässlich war. Hier zeigt sich, dass die unterschiedliche Schulsozialisation die Internetnutzung bedingen kann.

In der letzten Änderung des Leitfadens wurden die Blöcke mit der größten Relevanz nach vorne gezogen. Auch wenn die Leitfadeninterviews dennoch nicht strikt chronologisch verliefen, erleichterte die Anordnung den Fokus auf die wichtigsten Fragen. In manchen Interviews hat sich gezeigt, dass die Frage nach der Ausstattung der Haushalte mit Mediengeräten einen sehr großen Teil der Interviewzeit einnahm, obwohl es sich dabei nur um

---

63  Im Gegensatz dazu gibt es bei den meisten Menschen mit Down-Syndrom wenig andere berufliche Perspektiven als in einer Behindertenwerkstatt zu arbeiten. Einige wenige arbeiten in Privatunternehmen, wobei dies nicht immer einfach umzusetzen und mit einem bürokratischen Mehraufwand verbunden ist. Interessant ist hier vor allem die Einstellung der Eltern, welche Perspektive sie für ihre Kinder sehen, welchen Beruf sie sich für ihr Kind wünschen und inwieweit sie glauben, dass das Internet relevant für die berufliche Zukunft ihres Kindes sei.

eine Randfrage handelt, sodass dieser Block beispielsweise ganz ans Ende gestellt wurde um gegebenenfalls herausgenommen zu werden. Gleiches galt für den Block *Datensicherheit*. Die Anordnung der Blöcke zum Ende der Interviewphase sah wie folgt aus: *Allgemeines, Internet- und Computernutzung, Barrieren im Internet, Nutzbarkeit und Nutzen des Internets, viel genutzte Internetseiten, Rezeptionssituation, Tätigkeiten im Internet, Datensicherheit und ungeeignete Inhalte im Internet, Medienausstattung.*

Im Laufe des gegenstandsverankerten Analyseprozesses wurde eine weitere Frage hinzugefügt: Betrachtet man die verschiedenen Sozialisationsinstanzen Familie, Schule und Peers, wird bei Jugendlichen und jungen Erwachsenen mit Behinderung deutlich, dass die Instanz Peers einen weniger großen Stellenwert einnimmt als bei Jugendlichen ohne Behinderung. Menschen mit Down-Syndrom wohnen und leben oft bis ins hohe Alter in ihrem Elternhaus, sodass die Familie hier als maßgeblich prägendste Sozialisationsinstanz anzusehen ist. Des Weiteren sind sie in der Gestaltung von Treffen mit Freunden selten unabhängig und stimmen Termine häufig mit Eltern ab. Eine weitere Sozialisationsinstanz, die häufig diskutiert wird, sind die Medien.[64] Eine daraus folgende Annahme ist, dass durch den geringeren Stellenwert von Peers bei Jugendlichen und jungen Erwachsenen mit Down-Syndrom, Medien als Sozialisationsfunktion umso wichtiger sind, da dort Lebensentwürfe präsentiert werden, an denen man sich orientieren oder von denen man sich abgrenzen kann.

*Experteninterviews*

Neben den zwölf Leitfadeninterviews mit den Eltern wurden vier Expertengespräche geführt. Das erste Experteninterview wurde noch vor der Elternbefragung am 05. Februar 2012 mit einem Förderschullehrer geführt, der schon erste Hinweise für die Umsetzung der Elterninterviews geben konnte und vor allem Auskünfte über die Verwendung des Internets in der Förderschule geben konnte (vgl. Experteninterview 1). Das zweite Interview wurde am 28. Februar 2012 mit zwei jungen Erwachsenen mit Down-Syndrom als Experten in eigener Sache geführt (vgl. Experteninterview 2). Die Befragung von Menschen mit Down-Syndrom erschien besonders wichtig, da Betroffene selten selbst befragt werden, sondern Dritte Auskunft über sie geben. Im nachfolgenden Kapitel wird im Einzelnen auf Spezifika bei der Befragung von Menschen mit geistiger Behinderung eingegangen. Mit Katja de Bragança, der Chefredakteurin von Ohrenkuss, eine Zeitschrift von Menschen mit Down-Syndrom geschrieben, wurden mehrere Expertengespräche am 25.09.2012, am 28.01.2014 sowie am 23.07.2015 geführt, deren Ergebnisse unter Experteninterview 3 festgehalten wurden. Nicht nur in der Nachbefragung wurden Haupterkenntnisse aus der Interviewanalyse validiert, sondern auch in einem Expertengespräch mit Elzbieta Szczebak, einer Mitarbeiterin des Deutschen Down-Syndrom InfoCenters mit

---

64 Die Frage, inwieweit Medien nun als eigenständige Instanz anzusehen sind, wird an dieser Stelle aus forschungsökonomischen Gründen nicht tiefergehend erläutert, Vertiefendes zu Medien als eigene Sozialisationsinstanz siehe Mikos 2007.

der am 14.07.2014 ein Experteninterview geführt wurde, in dem sie gebeten wurde, Ergebnisse zu kommentieren (vgl. Experteninterview 4).

## 5.2 Befragung und Beobachtung von Menschen mit geistiger Behinderung

Die meisten vorliegenden Befragungsstudien von Menschen mit geistiger Behinderung beziehen sich auf das Thema Lebenszufriedenheit und -qualität. Laga merkt an, dass die Ergebnisse stark generalisieren, obgleich Menschen mit einer geistigen Behinderung keine homogene Gruppe sind und es viele verschiedene Ausprägungen von kognitiver Beeinträchtigung gibt (vgl. Laga 1982: 228). Dennoch lassen sich allgemeingültige Resultate zur Befragung von Menschen mit geistiger Behinderung für die empirische Sozialwissenschaft festhalten, die unabhängig von der Art der geistigen Behinderung hilfreich (vgl. Hagen 2002: 294-296) und somit auch für die vorliegende Arbeit unerlässlich sind.

Grundsätzlich gelten für Menschen mit einer geistigen Behinderung die gleichen forschungsethischen Normen, die bei der Befragung in den Sozialwissenschaften berücksichtigt werden sollten (vgl. Hagen 2002, Scholl 2014: 226 ff.). Zusätzlich gibt es jedoch einige Besonderheiten zu beachten. Gerade Menschen mit einer Behinderung werden im Laufe ihrer Entwicklung auf vielerlei Faktoren, wie Intelligenzquotient und motorische Fähigkeiten getestet, bei denen die Resultate häufig defizitär sind. Daher ist von besonderer Wichtigkeit, dass Probanden mit einer Behinderung nicht in Situationen gebracht werden, in denen sie scheitern können oder in denen ihnen ihre Defizite explizit vor Augen geführt werden. Vielmehr sollen sie als Experten in eigener Sache befragt werden (vgl. Bernasconi 2007: 160-161, Hagen 2002: 296).

Allgemein gesprochen ist die Befragungssituation eine künstliche Situation, in der ein Interviewer Informationen von Befragten einholen will (vgl. Laga 1982: 224). Die befragten Personen sind sich ihrer Position in der Regel bewusst, sodass der Aspekt der sozialen Erwünschtheit hier eine tragende Rolle spielt. Gerade bei heiklen Themen kann es daher sein, dass Befragte in dem Maße antworten, wie sie glauben, dass es in der Gesellschaft anerkannt ist oder der Interviewer es von ihnen erwartet (vgl. Scholl 2014: 207-212). Aus Befragungen mit geistig Behinderten ist bereits bekannt, dass sich Menschen mit einer geistigen Behinderung dieser speziellen Rolle als Datenlieferant in Interviewsituationen kaum bewusst sind (vgl. Bernasconi 2007: 164), sodass der Schluss nahe liegt, dass sie frei von sozialen Effekten antworten und daher gerade prekäre Themen sehr gut abgefragt werden können. Allerdings hat sich auch bei Menschen mit Down-Syndrom gezeigt, dass sie sich sozialer Akzeptanz bewusst sind und hin und wieder sozial erwünscht antworten. Beispielsweise gab ein Proband während der Befragung im Jahre 2010 zur Fernsehnutzung an, dass er jeden Tag die Nachrichtensendung Tagesschau ansieht und fügte beiläufig hinzu, dass die Tagesschau schlau mache. Durch spätere Auskünfte der Mutter des Befragten konnte die Vermutung bestätigt werden, dass es sich hierbei um eine sozial erwünschte Antwort handelte, da der Studienteilnehmer so gut wie nie die Tagesschau ansah. Die Mutter erklärte ihrem Sohn, wie wichtig es sei, in einem Interview die Wahrheit zu sagen, damit Ergebnisse nicht verfälscht werden (vgl. Zaynel 2010: 71). Menschen mit einer geistigen Behinderung können vermutlich die spezielle Situation des Interviews nicht gänzlich reflektieren, sodass ihnen nicht ganz bewusst ist, welche Bedeutung ihre Antworten für den Interviewer haben.

Laga beschreibt Menschen mit geistiger Behinderung als den „Prototyp des Nicht-Befragbaren" (Laga 1982: 228), da der Grad der Sprachfähigkeit durch die kognitiven Defizite häufig nicht ausreicht, um sich in einer Interviewsituation selbstreflektiert auszudrücken.[65] Menschen mit geistiger Behinderung sind selten in der Lage Sachverhalte zu begründen, die ihre eigene Meinung und Empfindungen betreffen und antworten daher tendenziell einsilbig mit Ja oder Nein. Hagen beschreibt eine Ja-Sage-Tendenz[66], die sich bei Menschen mit geistiger Behinderung überaus häufig zeigt. So wird vermutlich versucht Unwissen zu verbergen oder die kognitive Anstrengung einer Antwort zu umgehen (vgl. Hagen 2002: 294, 302).[67] Ebenso differenzieren sie selten zwischen Abstufungen wie „immer", „manchmal" oder „selten", wodurch gerade in Bezug auf die Mediennutzung schwerlich festzustellen ist, ob es sich bei den Befragten um Viel- oder Wenignutzer handelt (vgl. Hagen 2002: 297).

Die genannten Schwierigkeiten bei der Befragung von geistig behinderten Menschen führen häufig dazu, dass diese Personengruppe mittels Aussagen von Familienangehörigen oder Betreuern beforscht wird, ohne dass sie selbst zu Wort kommt. Allerdings sollten Menschen mit einer geistigen Behinderung nicht in solchem Maße bevormundet werden

---

65 Ein weiterer Punkt, den Laga anspricht und den es für die folgende Forschung zu überdenken gilt, ist die Frage, inwieweit ein Interview zwischen einem Behinderten und einem Nichtbehinderten eine cross-culture-Situation ist, bei der sich die beteiligten Personen in unterschiedlichen Lebenswelten bewegen (vgl. Laga 1982: 236). Gleichzeitig existieren Sozialisationsdefizite, die durch die gesellschaftliche Marginalisierung von Menschen mit Behinderung bedingt werden, und die dazu führen, dass sie ihre soziale Rollen in Auseinandersetzung mit ihrer Umwelt nur schwerlich erlernen können (vgl. Laga 1982: 227-228). Aus Sicht der Verfasserin hat es seit dem Erscheinungsjahr der Publikation von Laga jedoch einige gesellschaftliche Entwicklungen bezüglich der Akzeptanz von Menschen mit einer (geistigen) Behinderung gegeben. Das wird besonders durch die bereits angeführten rechtlichen Verankerungen durch das BGG und die UN-Behindertenrechtskonvention deutlich (vgl. Kap. 3.1). Vor diesem Hintergrund ist nicht von einer cross-culture-Situation auszugehen, sodass Lagas Vorschlag, auf Gruppendiskussionen mit geistig behinderten Menschen zurückzugreifen, um die alltagsähnliche Kommunikation zu gewährleisten, nicht berücksichtigt wurde (vgl. Laga 1982: 237).

65 Die Ja-Sage-Tendenz wird häufig als Problematik bei quantitativer Befragung genannt, wenn standardisierte Fragebögen immer gleiche Skalen verwenden und Befragte so dazu neigen auch bei gegensätzlichen Aussagen immer zuzustimmen, um den Fragebogen möglichst schnell auszufüllen (vgl. Scholl 2014: 213).

67 Bezogen auf die Lebensweltforschung von Menschen mit einer geistigen Behinderung wird die vermehrte Zustimmung zu Aussagen auch als Hinweis darauf gesehen, dass Menschen mit geistiger Behinderung, häufig nicht gelernt haben für ihren Willen einzustehen (vgl. Gromann 1998: 220, alsterintec e.V. 2005: 12). Diese Auslegung verdeutlicht, dass mit Interpretationen vorsichtig umgegangen werden sollte. Gleichermaßen kann es sein, dass den Befragten das Gespräch unangenehm war und sie es durch einfaches Zustimmen schnell beenden wollten.

und als reine Objekte der Theoriebildungen gelten, sondern als Experten für ihre eigene Lebenssituation anerkannt werden (vgl. Friske 1995: 18, Strupp 2006: 6, Bernasconi 2007: 165). Hinzu kommt, dass sich Fremdaussagen häufig stark von den Aussagen der Befragten mit geistiger Behinderung selbst unterscheiden (vgl. Hagen 2002: 298). Hagen bezieht sich hier allerdings nicht auf kommunikationswissenschaftliche Fragestellungen, sondern auf die Lebenssituation von Menschen mit Behinderung.

Wenn Menschen mit einer geistigen Behinderung befragt werden, gilt es neben den bereits genannten Punkten Folgendes zu beachten: Fragen sollten kurz und verständlich gestellt werden und sich auf Sachverhalte beziehen, die räumlich und zeitlich nahe liegen und so für Menschen mit geistiger Behinderung greifbar sind. Es wurde bereits beschrieben, dass das kognitive Niveau von Menschen mit geistiger Behinderung häufig höher ist als das Sprachniveau, wodurch komplexe Fragen durchaus verstanden werden können, nur nicht immer sprachlich beantwortet werden können. Daraus ergibt sich, dass häufig mit Mimik und Gestik geantwortet wird. Wird bei teilnehmenden Beobachtungen mit gleichzeitiger Befragung also aus ethischen Gründen keine Kamera verwendet, sollten Tonaufzeichnungen direkt im Anschluss mit Erinnerungen aus der Interviewsituation ergänzt werden (vgl. Hagen 2002: 300).[68] Darüber hinaus sollte vermieden werden, dass Sachverhalte durch Menschen mit geistiger Behinderung erklärt werden müssen. Neben diesen inhaltlichen Aspekten spielt auch die soziale Situation eine große Rolle. Sowohl der Ort als auch der Interviewer sollten im besten Fall bekannt sein, sodass eine angenehme Grundatmosphäre herrscht (vgl. Hagen 2002: 296). Die gewählte Beobachtungssituation während des Internetprojekts ermöglichte es, dass die Teilnehmenden mit Down-Syndrom vom ersten bis zum dritten Termin sowohl mit dem Ort als auch mit der Beobachterin vertraut waren. Dritte Personen sollten nicht anwesend sein, da diese die Interviewsituation maßgeblich beeinflussen können. Diese Einflussnahme hat sich besonders bei der Anwesenheit von Eltern gezeigt, die nach kurzer Zeit die Gesprächsführungen übernahmen, sodass „hier nicht Interviews _mit_, sondern _über_ den Behinderten stattfanden" (Laga 1982: 234-235, Hervor. i. O.). Insgesamt sollte das Interview nicht länger als zehn Minuten dauern (vgl. Laga 1982: 229). Außerdem sollte den Befragten der Gegenstand der Untersuchung verdeutlicht und erläutert werden, dass es sich nicht um einen Performanztest der Befragten handelt (vgl. Hagen 2002: 299-301, Bernasconi 2007: 166-167, 183). Den Probanden mit Down-Syndrom wurde vorab deutlich gemacht, dass nicht sie und ihre Fähigkeiten, sondern das Internet in seiner komplexen Struktur besprochen werden soll. Im Ex-

---

68 Ergänzend kann eine Smiley-Skala verwendet werden, um Menschen mit geistiger Behinderung die Möglichkeit zu geben über einen weiteren Kanal zu antworten (vgl. Laga 1982: 235, Friske 1995, Hagen 2002: 299, Strupp 2006: 7-8). Strupp verwendet in ihrer Befragung zusätzlich eine visuelle Skala nach Cummins (2003), den Personal Wellbeing Index for People with intellectual disability (PWI). Da es in ihrer Untersuchung um die Frage geht, wie sich die Mitarbeit bei der Zeitschrift Ohrenkuss auf Menschen mit Down-Syndrom auswirkt, macht es hier durchaus Sinn mit einer visualisierten Gefühlsskala zu arbeiten. Den jeweiligen Smileys sollten die Befragten zu Beginn jeweils ein Gefühl zuordnen (vgl. Strupp 2006: 9). Ob dieses Verfahren auch bei der Beurteilung des Internets sinnvoll ist, wird sich zeigen.

pertengespräch wurden die zwei Befragten daher gefragt, ob sie Schwierigkeiten im Internet haben und was ihnen helfen könnte diese Schwierigkeiten zu überwinden. Während der teilnehmenden Beobachtung wurde situativ auf die Tätigkeiten der Teilnehmer mit Down-Syndrom eingegangen und besonders nach dem Interesse für spezielle Themen gefragt. Darüber hinaus sollte die Lebenswelt der zu Befragenden bekannt sein (vgl. Hagen 2002: 299), was in dieser Studie durch die vorab geführten Leitfadeninterviews mit den Eltern gewährleistet wird. Als Eisbrecher schlägt Hagen den Einsatz von Fotos vor, die die Lebenswelt der Personen mit geistiger Behinderung thematisieren und anhand derer man ins Thema einsteigen kann (vgl. Hagen 2002: 299). Die Eisbrecher wurden in der Beobachtungssituation anhand von Screenshots von zwölf Internetseiten operationalisiert. Den Jugendlichen wurden diese zur Bestimmung ihrer Lieblingsseite vorgelegt. Die Auswahl der Seiten fand sowohl auf Basis der Elternaussagen aus den vorab geführten Leitfadeninterviews als auch auf Erkenntnissen der KIM-Studie zu den beliebtesten Seiten im Jahr 2012 (vgl. KIM-Studie 2012: 36) statt.

Beachtet man die aufgelisteten Punkte – die Kürze der Befragung, die einfache Fragestellung, die Bekanntheit des Interviews und des Befragungsortes – und vermeidet darüber hinaus standardisierte und geschlossene Forschungsdesigns, sind Befragungen mit geistig behinderten Menschen durchaus durchführbar und erkenntnisgewinnend (vgl. Laga 1982: 230). Dabei werden Leitfadeninterviews als die geeignetste Form von Befragungen bei Menschen mit geistiger Behinderung erachtet, da sie den Befragten, anders als z.B. narrative Interviews, ein optimales Maß an Orientierungsrahmen und Freiraum bieten.[69] Die Forschungsüberlegung, die Befragungen durch teilnehmende Beobachtungen zu ergänzen, „um so Hinweise auf die Validität der Daten zu bekommen" (Laga 1982: 237) wurde, soweit dies möglich war (siehe dazu Kap. 5.3), auch in der empirischen Forschung der vorliegenden Arbeit berücksichtigt. Dazu wurde am 28.02.2012 ein Expertengespräch mit zwei jungen Erwachsenen mit Down-Syndrom in einem Freizeittreff geführt, den beide regelmäßig besuchen. Einer der Interviewpartner war Gilan (25 Jahre), der sowohl beobachtet wurde als auch mit dessen Mutter ein Leitfadeninterview geführt wurde. Die zweite Interviewpartnerin, die in der vorliegenden Arbeit Miriam (24 Jahre) heißt, wollte am weiteren Verlauf des Forschungsprozesses aus persönlichen Gründen nicht teilnehmen. In dem Expertengespräch wurden Fragen zu soziodemografischen Faktoren wie Alter, Freizeitaktivitäten und die berufliche Situation abgefragt. Darüber hinaus wurden Fragen zur Geräteausstattung, zur Internetnutzungszeit und -dauer, zu den Tätigkeiten im Internet, zum Einfluss der Eltern, zu Unterstützenden Technologien und zu erfahrenen Barrieren gestellt, um so Mediennutzer mit Down-Syndrom selbst zu Wort kommen zu lassen (vgl. Expertengespräch 2).

Menschen mit einer geistigen Behinderung sind Testsituationen, in denen sie zeigen sollen, auf welchem Entwicklungsstand sie sich befinden, häufig bereits aus jungen Jahren

---

69  So beschreibt Laga Menschen mit geistiger Behinderung in narrativen Interviews als angespannt und hilflos, in Leitfadeninterviews als gelassen (vgl. Laga 1982: 235).

bekannt, sodass sie sich in solchen Situationen oftmals gestresst und unter Druck gesetzt fühlen (vgl. Bernasconi 2007: 183). Aus diesem Grund wurde davon abgesehen die Jugendlichen und jungen Erwachsenen mit Down-Syndrom in experimentellen Settings im Internet surfen zu lassen. Es wurde bewusst eine Untersuchungssituation geschaffen, in der die Teilnehmer mit Down-Syndrom zur aktiven Auseinandersetzung mit Medien angeleitet wurden, um so eine Testsituation zu vermeiden und die Möglichkeit zu geben mit und über Medien Erfolgserlebnisse zu haben. Gemäß der teilnehmenden Beobachtung nahm die Beobachterin aktiv am Geschehen teil (vgl. Mikos 2005: 317), indem sie den beobachteten Jugendlichen und jungen Erwachsenen Hilfestellungen bei ihrer Internetnutzung leistete. Auch hier profitiert das Forschungsdesign von Erkenntnissen aus der Mediennutzungsbefragung von Kindern: Obwohl der Anspruch an den forschenden Beobachter in der Regel bedeutet, möglichst wenig in das Geschehen einzugreifen, damit sich die beobachteten Rezipienten so verhalten, wie sie es in ihrer gewohnten Umgebung tun würden (vgl. Gehrau 2002a: 32-33), erwarteten die Kinder in der Laborstudie von Feil et al. Hilfestellungen durch den erwachsenen Beobachter. Feil et al. weisen einerseits darauf hin, dass es besonders wichtig war, das Verhalten der Beobachter zu kontrollieren, erläutern jedoch andererseits, dass sich das Kindverhalten als gewöhnlich einstufen lässt, da Kinder auch bei ihrer alltäglichen Internetnutzung „vom anwesenden Erwachsenen Hilfestellungen bei Problemen erwarten." (Feil et al. 2004: 78) Auch die Studienteilnehmer mit Down-Syndrom erhalten bei ihrer Internetnutzung mehrheitlich Unterstützung, sodass auch hier Hilfestellungen von Dritten eher die Regel als der Ausnahmefall sind.

Die exemplarischen teilnehmenden Beobachtungen fanden in unterschiedlichen Settings statt und wurden an fünf Tagen durchgeführt. Die erste Beobachtung fand am 28.2.2012 im Rahmen einer Schulstunde in einer Förderschule mit dem Schwerpunkt geistige Entwicklung statt. Die gesamte Klasse befand sich gemeinsam im Computerraum der Schule. Vorab hatte die Klassenlehrerin den Schülern die Aufgabe erteilt, sich eine Rechercheaufgabe zu überlegen. Die Beobachterin saß während der Beobachtung zwischen Anil und Christoph und unterstützte die beiden bei ihrer Internetrecherche. Christoph wollte Informationen zum Fußballverein Bayern München recherchieren, während Anil den Geburtsort von Harry Potter herausfinden wollte (vgl. Beobachtung 1). Eine weitere Beobachtung erfolgte am 06.03.2012 im Computerraum eines Jugendtreffs bei einer Jugendgruppe der Lebenshilfe, die Steffen regelmäßig besucht (vgl. Beobachtung 2). Die ersten zwei Beobachtungen wurden nach einem Schema protokolliert, das sich an die genutzten Beobachtungskategorien der Beobachtungsstudie von Bernasconi anlehnen, der vor seiner Beobachtung von Internet-Testseiten deduktiv Kategorien aus theoretischen Konzepten abgeleitet hat (vgl. Bernasconi 2007: 220-221). Dabei wurden die Kategorien *Ein- und Ausschalten des PCs*, *Öffnen des Browsers*, *Öffnen einer Internetseite*, *der Umgang mit Suchmaschinen* sowie *weiteres Surfverhalten*, sowohl während der Beobachtung protokolliert, als auch im Anschluss auf Basis der Erinnerung nachprotokolliert.

Darüber hinaus fanden drei Beobachtungstage am 02.02.2013, am 09.02.2013 sowie am 16.02.2013 während eines inklusiven Internetprojekts in einer außerschulischen Bildungsstätte statt. Insgesamt nahmen an diesem Projekt acht Jugendliche und junge Erwachsene mit Down-Syndrom teil. Zu den Projektteilnehmern gehörten folgende Studienteilnehmer: Gilan, Ulla, Anil, Steffen, Eva, Max und Andreas.[70] Alle Beobachtungen waren offen angelegt und hatten gleichzeitig einen Fokus auf mögliche Barrieren. Die Beobachtungen während der Projekttage wurden jeweils nach Abschluss des Projekttages aus der Erinnerung der Beobachterin frei protokolliert (vgl. Gehrau 2002a: 72, Beobachtung 3, Beobachtung 4, Beobachtung 5).

## 5.3 Methodische Herausforderungen bei der Erhebung

Sowohl in Bezug auf die Interviews als auch auf die teilnehmenden Beobachtungen gab es eine Reihe an methodischen Herausforderungen, die zum Teil bereits aus der Methodenforschung bekannt sind. Gerade für die Operationalisierung weiterführender Studien mit Menschen mit Down-Syndrom und anderen geistigen Einschränkungen können die beschriebenen Erfahrungswerte von Vorteil sein.

*Technische Herausforderungen*

Obwohl sich die Interviewerin mit der Aufzeichnungstechnik intensiv auseinandergesetzt hat, gab es technische Probleme, die bei der qualitativen Forschung selten ausbleiben (vgl. Feil et al. 2004: 237). Bei insgesamt drei der zwölf Interviews gab es fehlerhafte Aufnahmen, sodass die Interviews unmittelbar im Anschluss rekonstruiert wurden oder das Interview nachgeholt wurde. Die Nachbefragung hat sich als sehr gewinnbringend herausgestellt, da die Weiterentwicklung und der Veränderungsprozess des Mediennutzungsverhaltens von zwei Studienteilnehmern mit Down-Syndrom so über einen Verlauf von zwei Jahren beurteilt werden konnte. Weiterführend konnten erste Studienergebnisse durch die Eltern kommentiert werden, was zur Auswertungsvalidität beiträgt.

*Soziale Herausforderungen*

Grundsätzlich erfordert die Interviewsituation in qualitativen Leitfadeninterviews ein hohes Maß an Aufmerksamkeit und sozialer Empathie vom Forscher, sodass Schwierigkeiten kaum vermieden werden können (vgl. Scholl 2014: 197 ff.). Bei den Elterninterviews war die größte Herausforderung, die befragten Eltern immer wieder zum Thema zurückzuführen: zum Beispiel wurde in Interview 6 häufiger über die Computer- und Internetnutzung der Schwester ohne Behinderung gesprochen als über die Tochter mit Down-Syndrom. Andere Eltern sprachen darüber hinaus sehr viel über die Fernsehnutzung ihrer Kinder mit Down-Syndrom, da dieses Medium bei ihren Kindern besonders beliebt war (vgl. Interview 1, Interview 2, Interview 8). Eine weitere Problematik zeigte

---

70 Auch Miriam, mit deren Eltern zwar kein Interview geführt wurde, die jedoch am Interview in eigener Sache Auskunft über ihre Internetnutzung gab, nahm an dem Projekt teil.

sich darin, dass viele Eltern nicht zwischen der Offline- und der Online-Computernutzung ihrer Kinder differenzierten. Bei der Frage nach der Internetnutzung kam es somit vor, dass einige Eltern über die Offline-Spielenutzung ihres Kindes sprachen, während andere Eltern von der grundsätzlichen Mediennutzung ihrer Kinder mit Down-Syndrom erzählten. An manchen Stellen führte dies dazu, dass Fragen eigentlich unbeantwortet blieben, was erst im Transkriptionsprozess deutlich wurde. Für zukünftige Studien empfiehlt sich ein stärkeres Nachfragen und Nachhaken.[71]

Neben den genannten Herausforderungen, die sich vor allem auf das Antwortverhalten der Eltern beziehen, gab es auch für die Interviewerin selbst Herausforderungen im Erhebungsprozess. Zum Beispiel zeigte sich die Tendenz alle Fragen stellen zu wollen, obwohl bekannt war, dass in qualitativen Leitfadeninterviews nicht zwangsläufig alle Fragen gestellt werden müssen. Das spontane Reagieren auf Antworten der Eltern und das flexible Einsetzen des Leitfadeninterviews stellte ebenfalls eine große Herausforderung dar, da intensives Zuhören erfordert ist und ein gleichzeitiger Überblick über die relevanten Fragestellungen (vgl. Scholl 2014: 191-192). Zusätzlich zeigte sich gerade am Anfang der Interviewphase das Aushalten von Schweigepausen der Befragten als Herausforderung (vgl. Scholl 2014: 202).

In einigen Fällen wurde die Interviewerin um ihre Meinung bzw. ihren medienpädagogischen Rat gefragt, wodurch sie vor die Herausforderung gestellt wurde, neutral zu bleiben und keine persönliche Stellung zu Themen zu beziehen (vgl. Scholl 2014: 193). Dies wird vor allem im ersten Interview deutlich, als Christophs Vater die Interviewerin als Expertin um Rat fragt. Die Familie verfügt über keinen Internetanschluss und würde sich auf Anraten der Interviewerin einen Internetanschluss anschaffen:

> **Christophs Vater**: Das wäre auch kein Problem, wenn Sie sagen, das wäre ratsam, da einen Internetanschluss legen zu lassen, ne.

Dieses Beispiel illustriert, dass einige Eltern die Interviews als eine Art Beratungsgespräch empfanden. Auch in anderen Interviews gab es Situationen, in denen die Eltern einen konkreten Ratschlag der Interviewerin hören wollten.

> **Max' Mutter**: Glauben Sie denn, dass das sinnvoll wäre, wenn Max Facebook hätte? Ich meine, ich kenn das jetzt gar nicht. Ich bin ja jetzt ein absoluter Laie.

In solchen Momenten versuchte die Interviewerin deutlich zu machen, dass ihr Forschungsinteresse nicht darin bestand, Eltern zu beraten und zur Internetnutzung aufzurufen, sondern sich anzusehen, wie sich die momentane Internetnutzung von Jugendlichen und jungen Erwachsenen mit Down-Syndrom gestaltet. Nichtsdestotrotz zogen die meisten Eltern für sich Anregungen und Impulse aus dem Leitfadeninterview, die sie mit ihren

---

71 Um an unverständlichen Stellen tiefergehende Erkenntnisse zu erlangen, könnten die Eltern gebeten werden ihre Aussagen zu rekommentieren (Stichwort: kommunikative Validierung), was aus forschungsökonomischen Gründen jedoch nicht realisiert wurde (vgl. Flick 2000: 245).

Kindern ausprobieren wollten. Max' Mutter sah das Interview als eine gute Gelegenheit, um ihrem Sohn neue Impulse für seine Internetnutzung zu geben (vgl. Interview 11).

> **Max' Mutter**: Gut, ja das ist ja auch das Gute an solchen Gesprächen, dass man sich nochmal konkret damit auseinandersetzt auch wir als Eltern, wie viel Zeit gewähre ich dem auch wirklich. […] Insofern finde ich das jetzt erstmal wieder ganz spannend und nehme es als große Hilfe an, das nochmal für mich neu zu überdenken, inwieweit kann ich ihn da auch nochmal konkret unterstützen, dass er da nicht auf einer Stelle schwappt und nicht zum 300. Mal Bibi Blocksberg durchspielt, sondern einfach nochmal ein neues Input gebe.

Im Anschluss an die Interviews gab die Forscherin auf Wunsch der Eltern und auf der Basis ihrer bisherigen Forschungserkenntnisse einige Seiten- und Programmempfehlungen.

An anderer Stelle musste sich die Interviewerin selbst disziplinieren, in den Gesprächen mit den Eltern nicht in ein sozial erwünschtes Gesprächsverhalten zu verfallen, indem sie das beschriebene Verhalten der Studienteilnehmer mit Down-Syndrom relativierte und normalisierte, um zu vermeiden, dass sich die Eltern unwohl fühlen könnten.

> **I**: Ich denke das ist ein generelles Problem, bei allen Kindern. Zu verstehen, dass das, was im Fernsehen gezeigt wird, nicht die Realität ist.
> **Gilans Mutter**: Aber ich glaube, da fehlt ihm manchmal auch einfach die Idee, dass er das ja machen könnte.
> **I**: Das ist ja häufig so, dass es immer die gleichen Seiten sind, die man besucht und man im Grunde kein Potenzial mehr hat neue Seiten zu besuchen.

In den Zitaten wird klar deutlich, dass die Interviewerin versucht das Nutzungsverhalten der Jugendlichen und jungen Erwachsenen mit Down-Syndrom in Beziehung zum Nutzungsverhalten von nicht behinderten Mediennutzern zu bringen. Der Fakt, dass es sich bei den Befragten um Eltern von geistig behinderten Kindern handelte, wirkte sich so auf den übermäßig behutsamen Umgang der Interviewerin mit den Eltern aus.

*Herausforderungen bei der Befragung von Menschen mit kognitiver Behinderung*

Während der Nachbefragung von Anils Mutter, ergab sich die Möglichkeit sowohl Max als auch Anil konkret nach ihrer eigenen Meinung und ihrer Erfahrung zu fragen. Dabei wird an vielen Stellen das unreflektierte Antwortverhalten von Menschen mit geistigen Einschränkungen deutlich (vgl. Kap. 5.2). Im Folgenden wird eine Frage-Antwort-Sequenz im Detail beschrieben, die zeigt, dass die Befragung von Menschen mit Down-Syndrom oftmals Schwierigkeiten mit sich bringt, da Fragen nicht verstanden werden und an manchen Stellen Worte fehlen um abstrakte Prozesse wie das selbstständig Werden zu beschreiben. Anil nutzt seit einiger Zeit den Instant Messenger WhatsApp auf seinem Smartphone. Durch die Mutter ist bekannt, dass er dadurch einerseits selbstständiger agieren kann und andererseits besonders in nicht behinderten Sportgruppen und bei Nachbarkindern stärker inkludiert ist. Die Interviewerin möchte dies noch einmal aus Anils Perspektive hören und fragt:

> **I**: Hast du das Gefühl, du bist selbstständiger durch WhatsApp und Internet?
> **Anil**: Naja, nicht so ganz oft immer auf Internet oder WhatsApp. WhatsApp mach ich jeden Tag, aber mit Internet nicht. Ich hab ein bisschen Sorge mein Guthaben weggeht. Dann muss ich zur Bank, Geld abholen oder abrufen lassen.

In diesem ersten Frage-Antwort-Wechsel wird bereits deutlich, dass Anil zwar die Schlagworte WhatsApp und Internet einordnen kann, er jedoch die Frage nach der Selbstständigkeit nicht verstanden hat, da er eine andere Frage beantwortet und beschreibt. Er berichtet darüber, wie oft er WhatsApp und das Internet nutzt. Anils Mutter, die zum Zeitpunkt der Befragung im Raum anwesend ist, versucht die Frage noch einmal auf eine andere Weise zu stellen:

> **Anils Mutter**: Anil, sie hat was anderes gefragt. Jetzt wo du ein eigenes Telefon hast und Internet hast, hast du das Gefühl, dass du jetzt mehr machen kannst, dass du selbstständiger bist, dass es so viel unkomplizierter ist, wenn du alleine irgendwo hinfährst oder dass es auch praktisch ist, wenn du mit den Pfadfindern im Urlaub alleine unterwegs bist, wenn du Internet hast und ein Telefon hast.
> **Anil**: Nee, die machen sowas nicht.

Auch im zweiten Anlauf versteht Anil die Frage scheinbar nicht und beantwortet eine Teilfrage, die für ihn verständlich zu sein scheint. Er bezieht sich hier erneut nicht auf die Frage nach der Selbstständigkeit, sondern antwortet, dass Pfadfinder kein Internet und keine Smartphones nutzen. Somit umgeht er die vorab gestellten Fragen, und beantwortet im Grunde eine Frage, die nicht die Interviewerin, sondern er sich selbst gestellt hat.

Auch beim dritten Nachfragen bleibt unklar, ob Anil die Frage diesmal verstanden hat:

> **I**: Wenn du jetzt z.B. überlegst, du willst jetzt mal was bei Google nachgucken oder so. Hast du das Gefühl du kannst das besser ohne vielleicht deine Mama zu fragen?
> **Anil**: Das kann ich viel besser.
> **I**: Kannst du alleine.
> **Anil**: Ja, kann ich alleine. Manchmal nicht.

Die Antwort, die Anil hier gibt, ist eine Wiederholung der gestellten Frage. Es ist nicht ersichtlich, ob Anil die Frage verstanden hat oder lediglich eine bestätigende Antwort gibt, ohne sich über die Bedeutung bewusst zu sein. Auch im letzten Teil dieser Sequenz wird die Schwierigkeit des Jugendlichen deutlich, abstrakte Prozesse wie das Emanzipationspotenzial des Internets in Worte zu fassen. Zwar beschreibt Anil augenscheinlich verschiedene Rezeptionssituationen, indem er sagt, dass er das Internet zwar alleine, aber eben nicht immer alleine nutzen kann. Dennoch bleibt die Frage nach der Selbstständigkeit durch das Internet an der Oberfläche. Die Frage richtet sich weniger danach aus, herauszufinden, ob Anil technisch und kognitiv das Internet nutzen kann, sondern ob er sich dadurch befähigt fühlt im Alltag selbstständiger handeln zu können und sich als selbstwirksam zu erleben. Im letzten Abschnitt dieser Interviewsequenz wird dies noch einmal darin deutlich, dass Anil eine Gegenfrage stellt und angibt, unsicher zu sein und die Frage nicht beantworten zu können.

> **I**: Und fühlst du dich da sicherer alleine ohne die Mama zu fragen.

> **Anil**: Geht das? Ich weiß es nicht genau.
> **Anils Mutter**: Ja früher musstest du mich immer fragen, kann ich Hilfe haben, ich brauch Hilfe. Heute brauchst du nicht mehr viel Hilfe.
> **Anil**: Nein komm ich alleine klar.

Auch an einer anderen Stelle wird deutlich, dass Sachverhalte durch die Befragung der Probanden mit Down-Syndrom streckenweise nur an der Oberfläche behandelt werden können. Aus dem Gespräch mit Max' Mutter war bereits bekannt, dass Max mit großem Interesse Fernsehsendungen angesehen hat, die sich mit dem Down-Syndrom beschäftigen. Bezieht man darüber hinaus die Erkenntnisse von Dobransky/Hargittai ein, dass besonders das Internet ein Potenzial für Menschen mit körperlicher Einschränkung darstellt, sich über die eigenen Behinderungsform zu informieren (vgl. Dobransky/Hargittai 2006: 318), liegt die Vermutung nahe, dass dies ebenfalls für Menschen mit Down-Syndrom gelten könnte. Um dies herauszufinden, fragte die Interviewerin Max dazu noch einmal persönlich:

> **I**: Deine Mama hat mir erzählt, dass im Fernsehen bei Quarks & Co, da kam eine Sendung über Down-Syndrom, die hast du geguckt, ne und das fandest du spannend.
> **Max**: Ja, Ohrenkuss.
> **I**: Ohrenkuss, genau. Das fandste spannend, ne. Das fandste interessant. Hast du mal überlegt, dir von Ohrenkuss was im Internet anzugucken?
> **Max**: Ja, manchmal guck ich auch gerne und also so oft, oft guck ich auch auf dem Handy. Ab und zu mal auf YouTube. Und manchmal guck ich aufm Computer und mein Laptop. Eigentlich ist immer gesperrt, komm ich nicht dran und so.
> **I**: Hast du schon mal speziell nach Down-Syndrom gesucht?
> **Max**: Ja.
> **I**: Ja? Hast du da was rausgefunden, was neu für dich war?
> **Max**: Hm, ich weiß gar nicht so.
> **I**: Weißt du nicht, ok.

Im ersten Anlauf antwortet Max in Bezug auf seine generelle Internetnutzung und nicht auf die konkrete Frage, ob er Informationen zum Thema Down-Syndrom im Internet recherchiert hat. Nach erneutem Nachfragen bestätigt er zwar, dass er gezielt nach dem Begriff Down-Syndrom gesucht hat, weitere Auskünfte kann er dazu jedoch nicht geben. Nach einer etwas längeren Redepause bestätigt die Interviewerin seine Unsicherheit noch einmal und macht deutlich, dass dies kein Problem ist.

Wird jedoch bedacht, dass die Befragung zur Mediennutzung stark von der Erinnerungsleistung bezüglich habituellen Verhaltens abhängt, wird umso deutlicher, dass Aussagen Dritter über das Mediennutzungsverhalten von Menschen mit geistiger Behinderung nicht zwangsläufig reliabel sind. Sowohl in der Vorstudie als auch in der vorliegenden Untersuchung hat sich gezeigt, dass es Zeitspannen am Tag gibt, über die die Eltern keine Aussagen treffen können, da sich ihre Kinder z.B. alleine in ihrem Zimmer aufhalten oder bei Freunden zu Besuch sind. Um diesen Punkten entgegenzuwirken wurden sowohl Gespräche während der teilnehmenden Beobachtungen mit den Jugendlichen und jungen Erwachsene mit Down-Syndrom geführt als auch ein Expertengespräch in eigener Sache mit zwei jungen Erwachsenen mit Down-Syndrom, von denen bekannt war, dass sie selbstständig im Internet agieren und sich sehr gut artikulieren können (vgl. Experteninterview 2). Doch auch während des Gesprächs mit Miriam und Gilan stieß die Interviewerin an ihre Grenzen, da sich in einigen Antworten der Einfluss der Eltern widerspiegelte, sodass die eigene Meinung und Haltung der zwei Befragten mit Down-Syndrom unzugänglich war.

> **I**: Und seid ihr bei Facebook auch?
> **Gilan**: Facebook ist nicht so gut, da muss man überlegen, was man schreibt, was man reinsetzt. Zum Beispiel eine Mutter mit ihrem Kind in der Badewanne, das geht nicht. Facebook find ich gar nicht gut.
> **Miriam**: Ich hab' auch was gegen Facebook, da schreiben die nur Quatsch rein. Mein Vater hat auch was dagegen. Mein Vater ist Computerfachmann, der sagt mir, was gut ist und was nicht.

In dem Beispiel, das Gilan anführt, lässt sich der O-Ton der Mutter erahnen, da die Erklärung, warum „eine Mutter mit ihrem Kind in der Badewanne" bei Facebook nicht geht, offen bleibt. Bei Miriams Antwort ist umso deutlicher, dass sie Facebook ablehnt, weil ihr Vater das soziale Online-Netzwerk Facebook als „Quatsch" erachtet. Auch in weiteren Sequenzen zeigt sich ein einsilbiges Antwortverhalten und wenig Genauigkeit in den Angaben, sodass auch hier wenig über die tatsächliche Nutzungssituation erahnt werden kann.

> **I**: Und wann geht ihr ins Internet?
> **Gilan**: Immer unterschiedlich
> **I**: Und wie oft seid ihr dann am Computer? Jeden Tag?
> **Gilan**: Nicht jeden Tag.
> **I**: Aber schon so drei- bis viermal die Woche?
> **Gilan**: Ja, manchmal auch jeden Tag.
> **I**: Und wie lange seid ihr dann im Internet? Eine Stunde? Oder mehr?
> **Gilan**: Immer unterschiedlich.

Die Interviewerin versucht in der Befragungssituation bewusst Antwortmöglichkeiten vorzugeben, da Menschen mit Down-Syndrom häufig Schwierigkeiten haben Zeiträume einzuschätzen (vgl. Kap 2.3), wodurch die Antworten jedoch nicht konkreter werden.

Diese Beispiele zeigen, dass eine Befragung von Menschen mit Down-Syndrom dann Sinn macht, wenn bekannt ist, wie selbstreflektiert die Befragten in der Regel sind, um forschungsgerichtete Erkenntnisse aus den Gesprächen zu gewinnen. Grundsätzlich sind Mediennutzungsbefragungen bei Menschen mit Down-Syndrom im höheren Alter gewinnbringender, da Probanden dann eher Erkenntnisse liefern können. Menschen mit Down-Syndrom können zum Beispiel dazu befragt werden, was sie im Internet gerne machen oder über ein dichotomes Werteschema angeben, was ihnen gefällt bzw. nicht gefällt. Wenn es jedoch um die Evaluation von Potentialen und Barrieren geht, müssen zwangsläufig Dritte befragt werden.

Zusammenfassend kann festgehalten werden, dass das Untersuchungsdesign kreativ und offen angelegt war, um so die Besonderheiten von Menschen mit Down-Syndrom zu berücksichtigen und auf diese Art und Weise vertieftes Wissen über Menschen mit Down-Syndrom als Mediennutzer zu sammeln.

Die größte Herausforderung während der teilnehmenden Beobachtung war die Herstellung einer natürlichen Nutzungssituation, in der sich die Studienteilnehmer mit Down-Syndrom nicht beobachtet gefühlt haben, um sich nicht sozial erwünscht zu verhalten (vgl. Gehrau 2002a: 32-33, 35). Dafür war ein großer organisatorischer Aufwand von Nöten, sodass ein Teil der Beobachtungen innerhalb eines aktiven Medienprojekts durchgeführt werden konnte. Zudem war die Protokollierung gerade in der Projektsituation nicht möglich, umso wichtiger sind hier die gestützten Erinnerungsprotokolle. Häufig leistete die Beobachterin während der Beobachtung zeitgleich Hilfestellungen, sodass sie von Studienteilnehmer zu Studienteilnehmer wechselte. Im Anschluss an die drei Projekttage wurden die anderen Projektmitarbeiter nach ihren eigenen Beobachtungen befragt, jedoch stellten sich die Beobachtungen trotz vorherigen Briefings als wenig bis gar nicht gewinnbringend heraus.

## 5.4 Auswertung mit der Grounded Theory

Die vorliegende empirische Studie wurde auf Basis der Grounded Theory ausgewertet, da diese Methode ermöglicht sich offen und kreativ mit Forschungsfeldern auseinanderzusetzen, die bislang wenig erforscht sind. Die Grounded Theory trägt zwar in ihrem Namen das Wort Theorie, ist aber nicht als eigene Theorie zu verstehen, sondern als Methode zur Theoriegenerierung. Dabei beschreibt die Bezeichnung Grounded die wissenschaftliche Umgangsweise mit empirisch generierten Daten: Der Prozess der Datenauswertung ist grounded, also gegenstandsverankert oder gegenstandsbegründet. Das bedeutet, dass sowohl die Erhebung als auch die Auswertung zeitgleich nebeneinander herlaufen und sich wechselseitig bedingen. Erst durch die Auswertung von empirischen Daten werden Erkenntnisse gewonnen, die wiederum die Datenerhebung verändern. Damit kann die Grounded Theory als eine qualitative, induktive, auf Empirie beruhende Methode der Sozialforschung, die prozessorientiert arbeitet, beschrieben werden. Somit werden keine logisch-deduktiv aufgestellten Hypothesen überprüft, sondern induktiv geleitete Theorien generiert (vgl. Glaser/Strauss 1998: 39, Lampert 2005: 516). Strauss und Corbin beschreiben die Vorgehensweise selbst wie folgt:

> „Die Grounded Theory ist eine qualitative **Forschungsmethode bzw. Methodologie**, die eine **systematische** Reihe von **Verfahren** benutzt, um eine induktiv abgeleitete, gegenstandsverankerte **Theorie** über ein **Phänomen** zu **entwickeln**" (Strauss/Corbin 1996: 8, Hervorheb. i. O.).

Besonders durch die Hervorhebungen im Original werden die Schwerpunkte der Grounded Theory noch einmal herausgestellt. Handelt es sich um ein Phänomen, das bislang weitgehend unerforscht ist und über das es bislang kein oder wenig gesichertes empirisches Wissen gibt, eignet sich die Vorgehensweise, um mit Systematiken eine im Prozess entstandene Theorie zu entwickeln.

Herauszustellen ist außerdem, dass die gegenstandsverankerte Forschung nicht zwangsläufig linear verläuft, sondern häufig zeitgleich Daten erhoben, codiert und ausgewertet werden. Diese Vorgehensweise wird als theoretisches sampling beschrieben. Einerseits ermöglicht diese Art der Forschung einen großen Vorteil: Ein unerforschtes Feld kann sehr offen, flexibel und auf unkonventionelle Weise betreten werden. Andererseits erfordert diese Forschungsweise eine hohe Sensibilität des Forschers sowie einen geschulten Interviewer bzw. Beobachter. Die Bedeutsamkeit von Aussagen oder Ereignissen muss erkannt werden, sodass der Forscher sich sehr detailliert und sehr sensibel mit den erhobenen Daten auseinandersetzen muss. Nicht umsonst beschreiben Strauss und Corbin die theoretische Sensibilität als eine unerlässliche Eigenschaft des Forschers, der sowohl kreativ als auch wissenschaftlich korrekt arbeiten muss (vgl. Strauss/Corbin 1996: 25).

Auch das Untersuchungssample wird in der Grounded Theory nicht vorab festgelegt, sondern entsteht im Forschungsprozess selbst. Für die vorliegende Arbeit bedeutet dies, dass die meisten Probanden per Schneeballverfahren akquiriert wurden (vgl. Kap. 5.2). Außerdem wurden im Sinne der theoretischen Sättigung  möglichst unterschiedliche und auch kontrastive Fälle ausgewählt (vgl. Kap. 5.1).

*Offenes, axiales und selektives Codieren der Interviews*

Im folgenden Kapitel wird der Codiervorgang offen gelegt, um den Analyseprozess intersubjektiv nachvollziehbar zu machen.[72] Die Methodik der Grounded Theory beinhaltet unter anderem drei Codierverfahren: das offene, das axiale und das selektive Codieren. Beim offenen Codieren werden die ersten interessanten Stellen segmentiert und häufig mit in-vivo Codes, die sich aus wortwörtlichen Formulierungen der Interviewten ableiten, betitelt. Anschließend werden die Codes zu Kategorien zusammengefasst und wiederum mit Codes belegt. Im zweiten Schritt des axialen Codierens werden die zuvor entwickelten Kategorien ausdifferenziert, um dann beim selektiven Codieren auf ein höheres Abstraktionsniveau gestellt zu werden. Außerdem wird an dieser Stelle die Kernkategorie evaluiert, die den Referenzpunkt für die restlichen Kategorien bildet und bildlich gesprochen die Position der Sonne für die anderen Kategorien einnimmt (vgl. Straus/Corbin 1996: 43-132, Lampert 2005: 520-522). Durch diese Verfahren soll dem Forscher ermöglicht werden, methodisch strukturiert zu arbeiten, auch wenn es sich um ein offen angelegtes Analyseverfahren handelt. Hierbei ist anzumerken, dass die drei Codierverfahren zwar unterschiedlich ausgeprägt sind, jedoch kaum voneinander trennbar sind und häufig gleichzeitig ablaufen.

---

72 Das vorliegende Kapitel wird in ähnlicher Form als Beitrag im Handbuch „Auswertung qualitativer Daten. Strategien, Verfahren und Methoden der Interpretation nicht-standardisierter Daten in der Kommunikationswissenschaft" von Andreas Scheu erscheinen. Beim Druck der vorliegenden Publikation war noch kein Erscheinungsdatum bekannt.

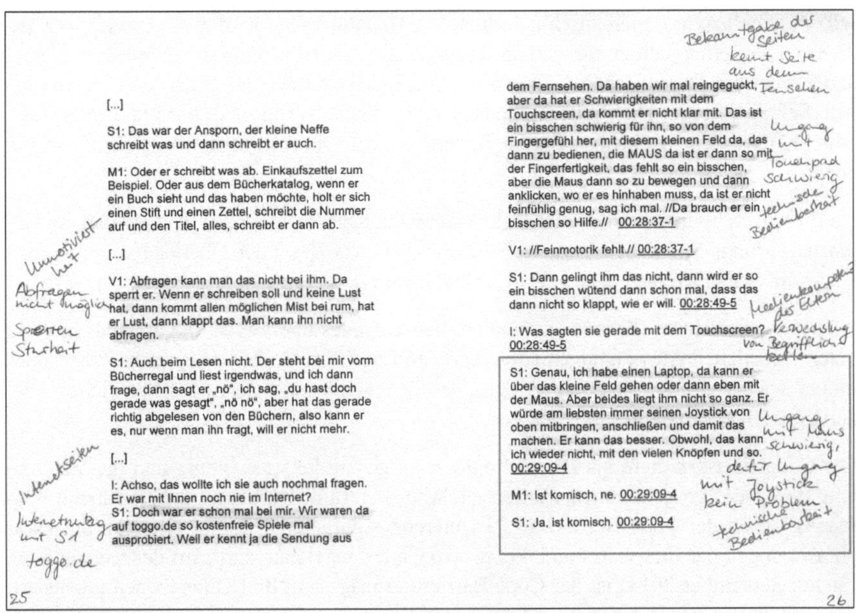



**Abbildung 11:**  Transkript Interview 1, offene Codierung, Quelle: eigene Darstellung

Für die vorliegende Arbeit bestand zu Beginn des Codiervorgangs – anders als bei deduktiven Forschungen – noch kein Codierschema, sodass der Start des Codierprozesses eine gewisse Vorarbeit benötigte, die jedoch gleichzeitig als Codierung verstanden werden kann. Dabei diente bereits der Transkriptionsprozess als erste Anschauung des Datenmaterials. Während der Transkription wurden bereits erste Gedanken, Ideen, Rückschlüsse und Übereinstimmungen zwischen den Interviews notiert.

Im ersten Schritt der induktiven Codebildung, dem offenen Codieren, wurde chronologisch mit dem ersten und dem zweiten Interview gearbeitet. Dabei wurden alle Aspekte, die der Verfasserin als wichtig erschienen mit einem Textmarker manuell eingefärbt sowie inhaltlich paraphrasiert. Die paraphrasierten Textstellen wurden dann mit Schlagworten und in-vivo Codes belegt. Ein Beispiel zeigt, dass Christophs erwachsene Schwester der Meinung ist, dass Christoph besser mit dem PlayStation Joystick umgehen kann als mit dem Touchpad und der Maus ihres Laptops. Paraphrasiert wurde die Textstelle mit „Umgang mit der Maus schwierig, dafür Umgang mit Joystick kein Problem. In einem dritten Schritt wurde die Textstelle mit dem Schlagwort „technische Bedienbarkeit" belegt (vgl. Abb. 11).

Im Anschluss wurden alle als wichtig identifizierten Textstellen mit unterschiedlichen Farben markiert und dabei zum ersten Mal nach Themen gruppiert. Somit wurden ebenfalls die Schlagworte thematisch geordnet. Die Hauptthemen, die die Verfasserin identifizierte, orientierten sich zum einen an den thematischen Blöcken des Leitfadens und zum anderen an der thematischen Gruppierung von in-vivo-Codes der Eltern und zugewiesenen Schlagwörtern. Die links aufgelisteten 35 Schlagworte und in-vivo Codes (vgl. Abb. 12) wurden in einem weiteren Schritt zu acht Oberkategorien verdichtet und benannt.

Ab diesem Zeitpunkt wurde nicht mehr manuell codiert, sondern mit der qualitativen Datenauswertungs-Software Atlas.ti weitergearbeitet. Auf Basis der Oberkategorien wurden Codes im Schema eingegeben, das in Abbildung 13 dargestellt ist.

Alle eben verdichteten Oberkategorien wurden in Codes übertragen und erstmals in ihren unterschiedlichen Ausprägungen aufgeführt. Im Laufe des Codiervorgangs wurden Codes immer wieder entsprechend einer logischen Systematik ausdifferenziert, verdichtet oder zurückgeführt, sofern dies möglich war.

Der Code *Barriere* dient als Beispiel dafür, wie genau die Ausweitung und die Verdichtung der Codes vorgenommen wurde (vgl. Abb. 14). In der linken Codeliste (Stand: Februar 2013) ist der Code Barriere in 17 Untercodes aufgeteilt, die vor allem an die Paraphrasierungen der Interviews und die in-vivo Codes angelehnt sind. Auf der rechten Seite (Stand: September 2014) ist der Code Barriere in insgesamt drei Unterebenen gegliedert. Zum einen gibt es auf der zweiten Ebene spezifische Barrieren wie Eltern, internetspezifische oder auch downsyndromspezifische Barrieren, die jeweils Unterausprägungen haben. Diese Unterausprägungen können gerade für das Auswertungskapitel zusammengefasst und zurückgeführt werden.

Die acht Oberkategorien wurden während des Codierens zum Teil anders betitelt und gewinnen vor allem für die Systematik der Familienprofile und der übergreifenden Auswertungsstruktur in einem späteren Schritt wieder an Bedeutung. Während die Codes also interviewübergreifende Gemeinsamkeiten und Unterschiede der Studienteilnehmer deutlich machen, zeigen die Familienprofile in Kapitel 6.1 die spezielle Situation in der Familie.

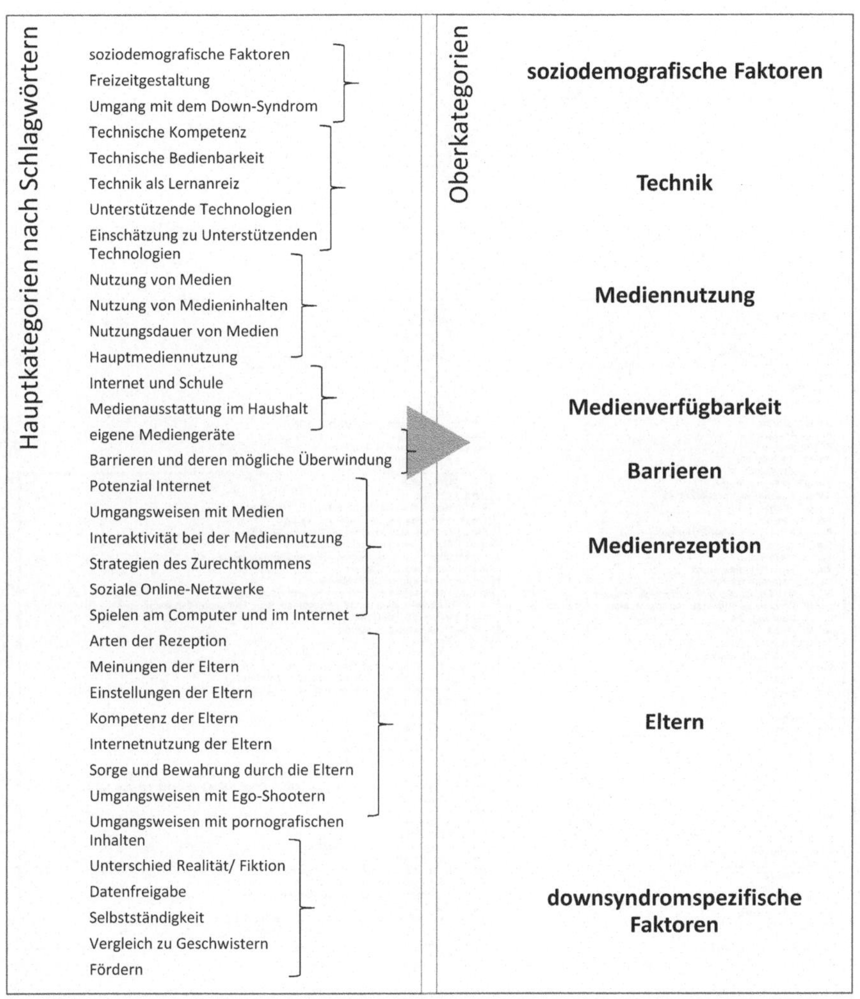


**Abbildung 12:**  Codierprozess: von Schlagwörtern zu Oberkategorien, Quelle: eigene Darstellung

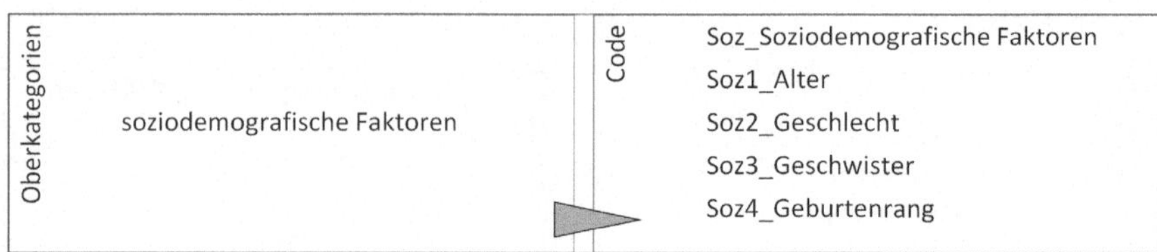



**Abbildung 13:** Codierprozess: von den Oberkategorien zum Codeschema, Quelle: eigene Darstellung

Code-Filter: All

```
HU:       Codierung_Interview1
File:     [X:\Promotion\Codierung Interviews\Codierung_Interview1.hpr5]
Edited by:Super
Date/Time:          27.02.2013 15:39:39
```

Aneig_affektiv
Aneig_Aneignung
Aneig_kognitiv
Aneig_Nachahmen
Aneig_physiologisch
Aneig1_kommunikativ
Ansch_Anschlusskommunikation
Ansch1_Fernsehen
Bar_Barrieren
Bar1_Unterschied Realität/Fiktion
Bar10_schreiben
Bar11_motorisch
Bar12_Frustrationstoleranz
Bar13_Verbot durch Eltern
Bar14_Unübersichtlichkeit durch viele Fenster
Bar15_Person, die Hilfestellung leisten könnte hat zu wenig Zeit
Bar16_Ausdauer DS
Bar17_Motivation DS
Bar2_Unmotiviertheit
Bar3__Unselbstständigkeit
Bar4_technisch
Bar5_inhaltlich
Bar6_kognitiv
Bar7_soziales Umfeld
Bar8_Dynamik
Bar9_lesen
Cha_Charakter
Cha1_selbstbewusst
Cha2_aggresiv
Cross_Crossmedialität
Dau_Nutzungsdauer
Dau1_Internet
Dau10_MP3-Player
Dau11_Musikanlage
Dau12_DVD
Dau2_Computer
Dau3_Spielekonsole
Dau4__Tablet
Dau5__Fernsehen
Dau6_Radio
Dau7_Fotokamera
Dau8_Videokamera
Dau9_Handy
Ein_Einstellung der Eltern

Code-Filter: All

```
HU:       Codierung_Interviews_Alias_24_09_2014
File:     [X:\Codierung_Interviews_Alias_24_09_2014.hpr5]
Edited by:Super
Date/Time:          23.03.2015 15:02:39
```

ANSCH_ANSCHLUSSKOMMUNIKATION
Ansch1_Fernsehen
Ansch2_außermediale Realität
Anschaff_Anschaffungsgrund
Anschaff1_Ausrangierte Geräte werden weitergegeben
BAR_BARRIEREN
Bar1_ELTERN
Bar1a_bewusst keine Hinführung durch die Eltern
Bar1b_Eltern nutzen das Internet wenig
Bar1c_Eltern sehen Internet als Pseudo-Welt
Bar1d_Eltern sehen keinen Bedarf
Bar1e_Eltern sehen zu starken Unterstützungsbedarf
Bar1f_Verbot durch Eltern
Bar1g_Eltern nutzen Kindersicherung
Bar1h_Eltern sehen sich selbst als nicht fit genug
Bar1i_Rollenverhalten der nicht technikaffinen Mutter wird übernommen
Bar2_INTERNETSPEZIFISCH
Bar2a_Dynamik des Mediums
Bar2b_Scrollen
Bar2c_Unübersichtlichkeit durch viele Fenster
Bar2d_Zurechtfinden auf Internetseiten
Bar2e_noch kein geeignetes Onlinespiel gefunden
Bar2f_einfacheres Betriebssystem, bei dem man nichts falsch machen kann, fehlt, geschützeter Raum
Bar2g_Greifbarkeit fehlt
Bar2h_Textlastigkeit
Bar3_DOWNSYNDROMSPEZIFISCH
Bar3a_DS erkennen Grenzen nicht_Gutgläubigkeit
Bar3b_berufliche Perspektive
Bar3b_kognitiv
Bar3c_kompetente Nutzung führt zu übermäßigem Konsum durch Gewohnheitshandlungen
Bar3e_Kontaktpartner fehlen
Bar3f_lesen
Bar3g_motorisch
Bar3h_schreiben
Bar3i_Unterschied Realität/Fiktion
Bar3j__Unselbstständigkeit
Bar3k_Unterstützungsbedarf notwendig
Bar3l_(noch) kein Ansatzpunkt trotz jugendlichen Alters
Bar3m_komplexes und abstraktes Denken
Bar3n_eigenes anlernen schwierig
Bar3o_Faulheit, Person, die es besser kann macht es
Bar3p_Phantasiegeschichten/ Unterschätzung der Ernsthaftigkeit von medienvermittelter Kommunikation
Bar3q_Downis brauchen inhaltlichen Input von außen, sonst nutzen sie immer das gleiche

**Abbildung 14:** Verdichtung von Codes am Beispiel des Codes Barriere, Quelle: eigene Darstellung

# 6 Auswertung und Ergebnisse

Im folgenden sechsten Kapitel werden die Erkenntnisse aus den Interviews sowie aus den Beobachtungen ausgewertet und dargestellt. Im ersten Unterkapitel werden die Familien im Einzelnen dargestellt, was zu einem detaillierterem Verständnis der Erkenntnisse in Kapitel 6.2 und 6.3 führt. Zunächst wird das hohe Maß an Individualität der Studienteilnehmer dargestellt. Neben den Unterschieden wird dann auch auf Gemeinsamkeiten zwischen den Studienteilnehmern mit Down-Syndrom eingegangen. Dabei wird beschrieben, wie sich die aktuelle Nutzung der Jugendlichen und jungen Erwachsenen mit Down-Syndrom gestaltet. So werden neben konkreten Tätigkeiten auch Themen wie Häufigkeit und Dauer der Nutzung, Nutzungsstrategien und Problembereiche angesprochen. Die Ergebnisse werden dabei besonders im Hinblick auf Kapitel 4 zur Internetnutzung von nicht behinderten Kindern und Jugendlichen in Deutschland betrachtet. Um den Vergleich zwischen geistig behinderten und nicht behinderten jungen Internetnutzern deutlich herauszustellen, werden ebenfalls die Nutzungsweisen der Geschwisterkinder ohne Down-Syndrom herangezogen. Außerdem werden Bezüge zur Internetnutzung von fünf- bis 13-jährigen Kindern hergestellt, da das kognitive Alter der Studienteilnehmer mit Down-Syndrom in etwa dieser Altersgruppe entspricht.

Im zweiten Schritt werden Faktoren beschrieben, die je nach Ausprägung einerseits Barrieren für die Internetnutzung von Menschen mit Down-Syndrom darstellen können und andererseits dazu beitragen können vorhandene Barrieren zu überwinden.

## 6.1 Familienprofile

Die Familienprofile dienen dazu den Einzelfall zu beschreiben und sind als ein Teil der Auswertung zu verstehen. Es werden sowohl soziodemografische Faktoren als auch die Medienausstattung in der Familie sowie Medienmenüs der Studienteilnehmer beschrieben. Des Weiteren wird bereits auf Besonderheiten der einzelnen Familien eingegangen.

Die Familienprofile sollen somit einen ersten Eindruck über die Verhältnisse in den Familien vermitteln, sodass der Leser ein Gefühl für die Familie bekommt. Dies ist notwendig, um die vertiefenden Ergebnisse in Kapitel 7 nachvollziehen zu können. Die Namen der Studienteilnehmer wurden anonymisiert und aufgrund der besseren Lesbarkeit wurde den Probanden Alias-Namen zugeordnet.

### 6.1.1   Christophs Familie

Christoph ist mit 15 Jahren das jüngste von insgesamt vier Kindern. Seine drei älteren Schwestern sind mit 41, 39 und 33 Jahren deutlich älter als er, sodass Christoph im Prinzip als Einzelkind aufgewachsen ist. Christoph geht auf eine Förderschule für geistige Entwicklung. In seiner Freizeit spielt er gerne Fußball, PlayStation und verschiedene Gesellschaftsspiele. Gerne sieht er sich außerdem Bücher an und interessiert sich für Tiere. Zusätzlich geht er zur Logopädie, verbringt Zeit mit einem Betreuer und guckt gerne Fernsehen. Christophs Vater beschreibt, dass sein Sohn ein generelles Verständnis für technische Geräte zeigt. Dies wird untermauert durch eine starke Neugier und den Willen „sich durchzuwurschteln" (Interview 1), sodass er die Geräte, die er am häufigsten nutzt, nämlich Fernseher, Videorekorder und PlayStation, nach Angaben der Eltern sehr gut bedienen kann. Auch mit dem Joystick seiner PlayStation kann Christoph laut der Schwester gut umgehen. Die Bedienung des Laptops der Schwester sowie die Bedienung des hauseigenen Computers, der jedoch über keinen Internetanschluss verfügt, gestalten sich schon schwieriger. Sowohl für das Touchpad des Laptops als auch für den Umgang mit der Maus fehlt Christoph bisher die nötige Feinmotorik. Daraus ergibt sich auch, dass Christoph nur mit Unterstützung ins Internet geht. Diese Unterstützung bekommt er von einer seiner Schwestern. Im Hause seiner Eltern ist kein Internetanschluss vorhanden, da die Mutter dafür „keine Verwendung" (Interview 1) hat und der Vater in seinem Beruf den Großteil seiner Tätigkeiten am PC ausführt, sodass er nach der Arbeit „auch die Nase voll [hat] (Interview 1)".

Bei der gemeinsamen Internetnutzung haben Christoph und seine Schwester bisher lediglich die kostenlose Spieleseite von TOGGO besucht.[73] Den Anstoß diese Seite zu besuchen lieferte das Fernsehen. Während das Internet nur eine rudimentäre Rolle in Christophs Alltag einnimmt, sind PlayStation und Fernsehen fest integriert. Die PlayStation ist deutlich das Hauptmedium von Christoph. Im Kleinkindalter war der Fernseher Christophs Primärmedium, was sich jedoch mit dem Heranwachsen verschoben hat. Die PlayStation steht in seinem Kinderzimmer sowie ein Fernseher, der jedoch keinen Fernsehanschluss hat. Seine Lieblingsspiele sind Fußballspiele, Autorennen sowie actionreiche Spiele wie Transformers. Früher spielte er „so kindliche Spiele [...] mit den Affen und Dschungel, Roboter und Dschungelbuch und sowas alles [...]" (Interview 1). Die Spielepräferenz hat sich mit dem Heranwachsen deutlich verändert. Ähnliche Genrevorlieben hat Christoph auch beim Fernsehen: Beliebt sind bei ihm Tierdokumentationen und Fußball; hier vor allem Spiele des FC Bayern Münchens sowie der deutschen Nationalmannschaft. Darüber hinaus mag Christoph actionreiche Kinderserien wie die Power Rangers (Nickelodeon), Kim Possible (Disney-Channel, SUPER RTL, ORF1, SF2) oder Fünf Freunde (ZDF) und Kinderfilme von Walt Disney. Erste Entwicklungen hin zum Erwachsenenprogramm zeigen sich durch eine relativ neue Vorliebe für die Kriminalfilme von

---

73 Die Internetseite TOGGO ist ein crossmediales Produkt des Kinderfernsehprogramms von SUPER RTL.

Agatha Christie. Bei der logopädischen Förderung nutzt Christoph einen Sprachcomputer, der zum Sprechen motivieren soll. Die Familie berichtet häufig, dass Christoph sehr stur und unmotiviert sein kann, wenn Fähigkeiten wie Lesen, Schreiben oder Rechnen geübt werden sollen. Im Setting der Logopädie scheint der Sprachcomputer daher ein guter Ansporn für Christoph zu sein (vgl. Interview 1).

### 6.1.2 Sarahs Familie

Sarah ist 25 Jahre alt und wohnt zu Hause bei ihren Eltern. Ihre ein Jahr ältere Schwester ist vor circa vier Jahren zum Studium von zu Hause ausgezogen. Seit ca. vier Jahren arbeitet Sarah in einer Werkstatt für Menschen mit geistiger Behinderung. In ihrer Freizeit hört Sarah vor allem gerne Musik und Hörspiele, malt Mandalas und schaut sehr gerne Fernsehen. Fernsehen ist für Sarah die Hauptaktivität, wenn sie ihre Freizeit eigenständig gestaltet (vgl. Zaynel 2010: 103). Für andere Tätigkeiten wie das Treffen mit Freunden oder das Sport treiben benötigt sie Hilfestellungen von ihren Eltern in Form von Terminorganisation oder Anfahrten. Sarah nutzt das Internet selten bis nie. Weder bei ihrer Arbeitsstelle noch bei Freunden kommt sie damit in Kontakt. Als Sarah noch zur Schule ging, gab es dort zwar Computerkurse, doch das Internet hatte noch keinen Einzug in die Förderschule erhalten. Der einzige Ort, an dem sie mit dem Internet in Kontakt kommt, ist ihr Elternhaus. Die Eltern nutzen das Internet nur hin und wieder und hatten bis kurz vor dem Interviewtermin ein halbes Jahr keinen Internetanschluss. Laut Aussage der Mutter haben weder sie noch ihr Mann das Internet vermisst. Grundsätzlich haben Sarahs Eltern eine restriktive Haltung gegenüber dem Internet und auch dem Privatfernsehen. Die Mutter lehnt darüber hinaus einen starken Medienkonsum ab, da sie ihr Leben nicht von Zeitplänen des Fernsehens abhängig machen möchte oder neuen Trendentwicklungen im Internet wie z.B. Social Networking Services nacheifern möchte. Sendungen, die ihre Tochter guckt, bewertet die Mutter z.T. abwertend. Sie und ihr Mann sehen lediglich Fernsehsendungen der öffentlich-rechtlichen Fernsehprogramme, während Sarah am liebsten Serien wie K11 und Gute Zeiten, schlechte Zeiten (GZSZ) anschaut, sowie Castingshows wie Deutschland sucht den Superstar und Sport. Dabei handelt es sich grundsätzlich um Sendungen mit wiederkehrenden Strukturen und Handlungsabläufen, die einige weitere Studienteilnehmer ebenfalls präferieren (Steffen, Andreas, Mona, Gilan). Sarahs Mutter sieht für Sarah kein Potenzial in der Internetnutzung. Für sie ist das Internet ein elitäres Medium, das zur Informationsrecherche und zur beruflichen Kommunikation genutzt wird. Auch lebenspraktische Aufgaben wie die Recherche von Zugverbindungen oder Urlaubsinformationen, die die Mutter hin und wieder tätigt, schätzt sie für Sarah als irrelevant ein. Prinzipiell könnte Sarah den gemeinsamen Familienrechner nutzen, um ins Internet zu gehen. Neben einem eigenen Fernseher sowie einem tragbaren und einem festen Musikgerät verfügt sie außerdem über ein einfach strukturiertes Handy, das sie häufig bei sich trägt, wenn sie etwas unternimmt. Ebenfalls besitzt sie eine Digitalkamera, die sie laut eigener Aussage gerne nutzt und vor allem bei Urlauben mitnimmt (vgl. Interview 2).

### 6.1.3  Ullas Familie

Ulla ist die einzige Studienteilnehmerin, die als Einzelkind aufwächst. Sie ist 18 Jahre alt und besucht eine Förderschule für geistige Entwicklung. Eigentlich hätte sie im Jahr 2012 die Schule bereits verlassen müssen, doch die Eltern haben ein zusätzliches Jahr Verlängerung beantragt. In ihrer Freizeit besucht Ulla eine Tanzgruppe. Des Weiteren sieht sie gerne fern.

Ulla besitzt sowohl einen Computer als auch einen Laptop. Mit dem Computer könnte sie prinzipiell ins Internet gehen, mit dem Laptop nicht. Außerdem verfügt sie über ein Smartphone, das sie offline nutzen kann, eine tragbare Spielekonsole (Nintendo DS), ein Musikkompaktgerät und eine Digitalkamera. Ihr Smartphone nutzt sie vor allem um Musik zu hören. Grundsätzlich ist Ulla dazu in der Lage, den Computer technisch zu bedienen. Hin und wieder holt sie sich jedoch Hilfe von ihrem Vater. Laut der Aussage der Mutter, kommt das auch häufig vor, wenn Ulla keine Lust hat, den Computer alleine anzuschalten. Zwar hat Ulla eine eigene E-Mail-Adresse, die sie gemeinsam mit ihrer Tante eingerichtet hat, sie nutzt diese jedoch nicht. Auch in Ullas Freundeskreis läuft die Kommunikation über das Telefon ab, sodass der Mutter unklar ist, welchen Tätigkeiten Ulla z.B. auf Social Media Plattformen nachgehen sollte. Dahingegen gefällt ihr das Video-Telefonie-Programm Skype sehr gut. Allerdings scheiterte es hier an der Umsetzung, da sie entweder keinen entsprechenden Skype-Partner findet, der technisch gut mit dem Programm zurechtkommt, oder es sich schwierig gestaltet sich für eine bestimmte Uhrzeit zu verabreden. Die wenigen Male, die Ulla ins Internet gegangen ist, haben sich vor allem auf crossmediale Inhalte, die sie aus dem Fernsehen kennt, belaufen. Neben der Internetseite vom Fernsehsender KiKA hat sie außerdem hin und wieder mal die TOGGO Seite von SUPER RTL besucht. In der logopädischen Förderung nutzt Ulla manchmal Lernprogramme, die dazu beitragen sollen, dass eine präzise Artikulation gefördert wird. Daher kann sich die Mutter vorstellen, dass die Internetsteuerung über eine Spracheingabe ebenso eine Möglichkeit wäre, wie Ulla einerseits gezielter das Internet für sich nutzen könnte und andererseits weiterhin dazu angehalten wäre sich präzise zu artikulieren (vgl. Interview 3).

### 6.1.4  Gilans Familie

Gilan ist 25 Jahre alt und arbeitet als Gärtner auf dem ersten Arbeitsmarkt. Er hat drei Geschwister, wovon nur noch sein jüngerer 16-jähriger Bruder zu Hause wohnt, der zum Zeitpunkt des Interviews jedoch im Ausland war. Seine zwei Schwestern (24 und 21 Jahre) sind bereits von zu Hause ausgezogen. In seiner Freizeit puzzelt Gilan gerne, schaut fernsehen, geht in eine Freizeitgruppe und zum Tanzen. Hin und wieder spielt er am Computer Spiele wie Harry Potter oder TKKG. Bislang ist es so, dass sich Gilan und sein jüngerer Bruder einen Computer teilen. Früher stand der Computer in Gilans Zimmer und sein Bruder konnte den Computer in Gilans Zimmer nutzen. Als die erste Schwester auszog wurde ihr altes Zimmer zu einer Art Computerzimmer umfunktioniert, da Gilans Bruder den Computer häufig dann nutzen wollte, wenn Gilan fernsehen wollte. Nun ist es so, dass beide in das Computerzimmer gehen, um den Computer zu nutzen und Gilans Bruder dort zusätzlich seine Hausaufgaben macht. Am häufigsten nutzt Gilan die Vereinsseite seiner Lieblingshandballmannschaft sowie die entsprechende Live-Ticker Funktion, die auf der Seite integriert ist. Zwischendurch spielt er außerdem mit seinem Bruder gemeinsam kostenlose Online-Spiele. Gilan besitzt eine Wii-Spielekonsole und verfügt auch darüber hinaus über ein breites Medienensemble wie einen eigenen Fernseher, eine eigene Digitalkamera und ein Handy. Zur Kommunikation mit Freunden nutzt er sein Handy häufig zum Telefonieren, jedoch kaum um SMS zu schreiben.

Gilans Hauptmedium ist das Fernsehen. Er sieht sich einerseits gerne Polit-Talkshows wie Anne Will und Günther Jauch an, andererseits sieht er gerne Fernsehshows wie Let's Dance, Deutschland sucht den Superstar oder Serien wie GZSZ. Gilans Mutter beschreibt, dass die Kontrolle seines Fernsehkonsums nicht notwendig sei, da Gilan seine gewohnten Fernsehzeiten hat und sich als Gewohnheitsmensch auch an diese bekannten Zeiten hält, sodass er den Fernseher in der Regel um Viertel nach zehn eigenständig ausschaltet. Grundsätzlich sieht die Mutter Potenziale im Internet für Gilan. Sie will die Internetnutzung jedoch nicht „antriggern" (Interview 4), da sie davon ausgeht, dass Gilan das Internet dann immer häufiger nutzen möchte, da er ein Gewohnheitsmensch sei. Sie befürchtet, dass die Möglichkeit das Internet rund um die Uhr nutzen zu können dann auch ausgenutzt werde und Gilan möglicherweise nicht ausreichend schlafen würde und durch Schlafmangel und Müdigkeit Schwierigkeiten in seinem Beruf bekommen könnte (vgl. Interview 4).

### 6.1.5 Anils Familie

Anil ist zum Zeitpunkt des Interviews 15 Jahre alt und wächst gemeinsam mit seinen drei Schwestern auf, die 17, zwölf und vier Jahre alt sind. Anil besucht eine Förderschule für geistige Entwicklung. In seiner Freizeit spielt er Fußball in einer inklusiven Fußballgruppe, macht Aikido und singt bei einem Musical mit. Außerdem sieht er gerne fern und spielt gerne Play-Station. Zu seinen Lieblingsformaten zählen meist Jugendfilme oder -serien, mit deren Hauptfiguren er sich identifizieren kann, wie zum Beispiel die Spielfilme zu Harry Potter oder der Comedyserie Hotel Zack & Cody. Um ins Internet zu gehen nutzt er einen Laptop, der der Mutter gehört. Der Laptop steht jedoch in der Küche und ist damit für alle Familienmitglieder zugänglich. Der Mutter ist besonders wichtig, dass Anil das Internet nutzen kann, um nach Informationen zu recherchieren, die er später in der, wie sie sagt, Realität wiedererkennen kann. Als Beispiel führt sie an, dass die Familie eine Reise nach Rom unternommen hat und vorab Sehenswürdigkeiten wie das Kolosseum online nachgesehen hat. Auf dem Laptop ist eine Kindersicherung installiert. Ebenso sieht die Mutter regelmäßig den Browserverlauf durch, um nachvollziehen zu können, welche Inhalte Anil genutzt hat. Einerseits erscheinen diese Verhaltensweisen gerade im Gegensatz zu den anderen Familien, in denen es keine Kindersicherung gibt, eher stark kontrollierend. Dennoch ist die Mutter offen für Themen, die ihren Sohn in der Pubertät interessieren. Wenn Anil sich zum Beispiel pornografische Inhalte im Internet ansehen wollen würde, würde die Mutter dies zwar mit ihm gemeinsam besprechen wollen, es aber prinzipiell erlauben. Gleiches gilt für die Frage, ob Anil mit 18 Jahren auch Spiele ab 18 Jahren spielen dürfe. Auch hier ist die Mutter der Meinung, dass Anil die Möglichkeit bekommen soll, seinem Alter entsprechend selbst darüber entscheiden zu können. Trotz der optimistischen Medieneinstellung sieht die Mutter, dass das Internet gerade für Menschen mit kognitiven Einschränkungen Gefahren birgt. So spricht sie davon, dass ihr Sohn Situationen häufig nicht einschätzen kann und gelernt hat, sich auf sein Bauchgefühl zu verlassen. Da die Internetnutzung zu Hause stattfindet, wo man sich heimisch fühlt und damit ein positives Bauchgefühl hat, werden Gefahren im Internet nicht zwangsläufig erkannt. Grundsätzlich erläutert die Mutter, dass Anil ein starkes Technikinteresse zeigt, welches gerade im Vergleich zu seinen weiblichen Geschwistern deutlich ausgeprägter ist (vgl. Interview 5). Bei der Nachbefragung ist Anil zwei Wochen vor Vollendung seines 17. Lebensjahres. Die Mutter berichtet, dass sich in den zwei Jahren vieles verändert hat und Anil eine „höhere Medienkompetenz bekommen hat". Einerseits nutzt er sein Smartphone für die Kommunikation mit Freunden und Freizeitgruppen. Außerdem hat er einen Facebook-Account und verwendet gerne das Familien-iPad, um im Internet zu surfen. Auffällig ist dabei, dass er das iPad mehr nutzt, seitdem es dafür eine externe Tastatur gibt (vgl. Nachbefragung Interview 5).

### 6.1.6  Janas Familie

Jana ist mit sieben Jahren die jüngste Studienteilnehmerin. Dabei ist sie ein herausragendes Beispiel dafür, wie der frühe Kontakt mit digitalen Medien den weiteren Mediengebrauch im Lebensverlauf beeinflussen kann: Die Mutter beschreibt, dass Jana bereits mit fünf Jahren die Computermaus bedienen konnte, noch bevor sie laufen konnte. Zum Zeitpunkt des Interviews geht sie in einen inklusiven Kindergarten, den sie seit ca. einem Jahr besucht. Auch vorher hat sie eine inklusive Kindertagesstätte besucht, wo es einen Computer mit Lernspielen gab. Am liebsten nutzt Jana ein Mal- und Stempelprogramm, das sie aus der Tagesstätte kennt. Die Mutter hat das kindgerechte Programm auch für den heimischen Computer angeschafft. Jana wächst gemeinsam mit ihrer drei Jahre älteren Schwester auf, mit der sie auch häufig gemeinsam Medien nutzt. Entweder sehen sich die beiden gemeinsam Musikvideos bei YouTube an oder Jana sieht ihrer Schwester beim Computerspielen zu. Hin und wieder spielt Jana gemeinsam mit ihrer Schwester das Spiel Hundepension.[74] Janas Schwester hat bereits mit acht Jahren einen eigenen Laptop bekommen. Dementsprechend überlegen die Eltern auch Jana, wenn sie in die Schule kommt, einen eigenen, einfach aufgebauten Computer anzuschaffen, der dann in erster Linie als Lerncomputer genutzt werden soll. Janas momentane Mediennutzung beschränkt sich auf Musik hören mit ihrem Kinder-CD-Player und auf das Fernsehen, was sie täglich nutzt

---

74  In dem Nintendo DS Spiel geht es darum Hunde zu pflegen, indem das virtuelle Haustier gefüttert und gestreichelt wird.

und auch gezielt von den Eltern einfordert. Ihre Lieblingssendung ist Shaun das Schaf, von der es einige DVDs im Haushalt gibt. Die Mutter nutzt das Fernsehen stellenweise auch als Ablenkungsmanöver für Jana, wenn sie ihr die Haare kämmt, was eine zeitintensive Tätigkeit ist gegen die sich Jana oft wehrt (vgl. Interview 6).

### 6.1.7 Rodas und Steffens Familie

Die 22-jährige Roda und der 18-jährige Steffen sind Geschwister und haben beide das Down-Syndrom. Sie wachsen gemeinsam mit ihrer 16-jährigen Schwester in ihrem Elternhaus auf. Roda arbeitet seit einem Jahr in einer Fördereinrichtung für Menschen mit Behinderung und Steffen besucht eine Förderschule mit dem Schwerpunkt geistige Entwicklung. Roda nutzt das Internet und den Computer selten bis nie, während Steffen hin und wieder ins Internet geht und dann häufig Videos über YouTube von seiner Lieblingsfernsehserie K11 guckt. Diese Videos filmt er mit seiner integrierten Handykamera ab und sieht sich die Videos ebenfalls über sein Handy an. Außerdem spielt Steffen gerne mit seiner Spielekonsole, einer PlayStation. Auch wenn der Eindruck entsteht, dass die Interessen von Roda und Steffen sehr unterschiedlich sind, verbringen und gestalten sie doch einen großen Teil ihrer Freizeit gemeinsam. So besuchen beide gemeinsam eine Tanzgruppe und machen einen Kurs zum Lesen und Schreiben. Steffen spielt zusätzlich Fußball, besucht eine Freizeitgruppe für Jugendliche mit Behinderung und geht gerne in die Disco.

Für den Fall, dass Roda oder Steffen ins Internet gehen möchten, könnten sie den Laptop der Mutter nutzen. Dies geschieht jedoch so gut wie nie, erläutert die Mutter. Die jüngere Schwester hingegen hat einen eigenen Laptop, der anders als bei Roda und Steffen fest in ihren Alltag integriert ist. Dahingegen haben sowohl Roda als auch Steffen jeweils einen eigenen Fernseher, während ihre Schwester kein eigenes Gerät hat. Die Mutter begründet dies damit, dass die 16-Jährige sich statt des Fernsehers für ein Fahrrad entschied. Roda guckt gerne und viel fernsehen, während sich Steffens Medienmenü durch Musik hören und PlayStation spielen ergänzt. Abends ist es häufig so, dass Roda und Steffen entweder gemeinsam oder jeder für sich in seinem Zimmer fernsehen. Währenddessen schauen die Eltern und Rodas und Steffens Schwester gemeinsam im Wohnzimmer Fernsehen. Grundsätzlich ist die Schwester aber eher selten zu Hause abends, da sie sich viel mit ihren Freunden trifft. In der Familie gibt es eine Digitalkamera, die von allen gemeinsam genutzt wird. Außerdem hat jedes Familienmitglied ein Handy, wobei bislang keiner ein Smartphone besitzt. Allerdings kann Steffen z.B. mit seinem Handy Videos aufnehmen. Roda und Steffen nutzen ihr Handy jedoch vor allem um zu telefonieren. Steffen schreibt darüber hinaus hin und wieder SMS, wobei ihm die Nutzung der Tastatur schwer fällt. Zwar könnte er das Worterkennungsprogramm T9 benutzen, doch laut der Mutter, klappt es auch damit nicht einwandfrei. Wenn Steffen SMS von seiner Freundin bekommt, muss die Mutter ihm an manchen Stellen helfen, den Sinn der SMS zu verstehen, da auch bei seiner Freundin eine Reihe von Schreibfehlern auftaucht. Einfacher ist es dann für Steffen, wenn er mit seiner Freundin telefonieren kann (vgl. Interview 7).

### 6.1.8  Monas Familie

Mona ist 27 Jahre alt und arbeitet seit einem Jahr in einer Behindertenwerkstatt. Gemeinsam mit ihrem 19-jährigen Bruder lebt sie bei ihren Eltern zu Hause. Sie hat noch einen weiteren 23-jährigen Bruder, der bereits zum Studium ausgezogen ist. Die Eltern wünschen sich, dass auch Mona bald ausziehen kann und hoffen einen Platz in einem betreuten Wohnheim zu finden. Mona nutzt am liebsten ihr CD-Kompaktgerät um Hörspiele zu hören und hat ebenfalls einen tragbaren CD-Player, den sie häufig auf Ausflügen oder Urlaubsreisen mitnimmt. Mona besitzt einen kleinen ausrangierten Laptop, mit dem sie ins Internet gehen könnte, den sie aber vor allem dazu nutzt, um sich DVDs anzusehen. Der Akku des Laptops ist kaputt ist, sodass stets das Netzwerkkabel benutzt werden muss. Häufig ist Mona der Aufwand das Gerät einzuschalten zu hoch, sodass sie den Laptop dann gar nicht benutzt. Mona hat keinen eigenen Fernseher, wünscht sich jedoch ein eigenes Gerät. In dem Haushalt gibt es außerdem eine Spielekonsole, die sie jedoch nicht nutzt und auch von den anderen Haushaltsmitgliedern nicht mehr genutzt wird. Der Vater besitzt ein Tablet, das Mona hin und wieder nutzen darf. Manchmal sehen sie sich darauf gemeinsam Fotos von Ausflügen oder Tanzaufführungen an. Auch sehen sich Vater und Tochter hin und wieder gemeinsam Fußballübertragungen im Live-Stream an, wenn diese nicht über das duale Rundfunksystem ausgestrahlt werden, sondern über Pay-TV Sender. Manchmal stellt Monas Vater ihr auch einen Stream an und dann sieht sie sich das Spiel alleine an. Wenn Mona eigenständig ins Internet geht, beläuft sich ihre Nutzung vor allem auf crossmediale Angebote von Kindersendungen, die sie über Hörspiele wie Bibi und Tina, Benjamin Blümchen oder die Teufelskicker mitbekommt. Dann sieht sie sich vor allem kurze Trailer an, die auf der Seite stehen oder spielt kleine Online-Spiele. Obwohl der Vater ihr die genannten Seiten als Favoriten angelegt hat und sie die Seite dadurch schnell und einfach aufrufen könnte, schaut sie sich diese zwar gelegentlich an, „aber auch jetzt nicht so, dass sie das jetzt so begeistert hat" (Interview 8). Mona hat eine eigene Digitalkamera, mit der sie gerne Fotos macht. Ihr Vater berichtet, dass die Fotos, die sie damit schießt nicht besonders gut seien, ihr das Fotografieren jedoch Freude bereitet (vgl. Interview 8).

### 6.1.9  Evas Familie

Eva ist zwölf Jahre alt und wächst mit ihrem zwei Jahre älteren Bruder auf. Ähnlich wie ihr Bruder hat sie einige feste Termine am Nachmittag und eine Reihe von Hobbys. Dazu zählen Reiten, Messdienerunterricht und eine Freizeitgruppe für Menschen mit geistiger Behinderung. Ebenfalls nennt ihre Mutter einige mediale Tätigkeiten, denen Eva gerne nachgeht. Sie hört gerne Hörspiele und Musik und sieht gerne Fernsehen und spielt Computer. Eva ist bislang die einzige in der Familie, die kein Handy besitzt. Ihr Vater und ihr Bruder haben bereits Smartphones, während die Mutter noch ein älteres Handymodell in Gebrauch hat. Dennoch sind die Handyverträge von Vater und Sohn so angelegt, dass sie damit beide nicht ins Internet gehen können. Auffällig ist, dass es in der Familie viele internetfähige Endgeräte gibt. Evas Bruder besitzt sowohl einen Computer als auch einen Laptop, während Eva sich noch einen Computer mit ihrer Mutter teilt. Der Computer befindet sich, ähnlich wie bei Gilans Familie, in einer Art Computerraum, der auch noch als Abstellraum oder für weitere Tätigkeiten genutzt wird. Da der Raum eine Art Hybridraum ist, der für mehrere Zwecke genutzt wird, wird er in der Familie „das grüne Zimmer" genannt. Eva besitzt darüber hinaus einen Nintendo DS, eine tragbare kleine Spielekonsole und im Wohnzimmer steht für die ganze Familie eine Wii Spielekonsole. Eva hat außerdem eine kleine Digitalkamera, die sie häufig dabei hat. Neben Urlauben werden auch alltägliche Situationen im Haus fotografiert oder Unternehmungen wenn Eva sich z.B. mit einer Freundin trifft. Evas Mutter beschreibt, dass die Digitalkamera für Eva ein Alltagsgegenstand ist. Die Fotos, die sie damit macht, helfen ihr dabei sich an Aktivitäten zu erinnern und diese Revue passieren zu lassen. Zusätzlich nutzt sie die integrierte Videofunktion und dreht manchmal kleine Filme, zu denen sie sich Geschichten ausdenkt und in denen sie beispielsweise ihren Puppen etwas vorsingt. Evas Vater hat ein Tablet, das er vor allem beruflich nutzt. Jeden Abend muss Eva zehn Minuten inhalieren, manchmal nutzen Eva und ihr Vater diese Zeit um gemeinsam kurze Videosequenzen auf YouTube wie Bibi und Tina oder Kim Possible auf dem Tablet anzusehen. Das Tablet wird hier eingesetzt um die Zeit des Inhalierens zu überbrücken und wird von Vater und Tochter in dieser Situation gerne genutzt, weil es anders als ein Computer oder ein Laptop handlicher ist und die beiden gemütlich nebeneinander sitzen können. Außerdem gibt es hin und wieder Situationen, in denen Eva und ihre Mutter das Internet gemeinsam nutzen. Wenn die Mutter zum Beispiel etwas in einem Online-Katalog bestellen möchte, sitzen Eva und ihre Mutter gemeinsam vor dem Bildschirm und suchen gemeinsam nach Produkten nach ihrem Geschmack. Auf dem Computer, den Eva nutzt, gibt es für sie ein angelegtes Benutzerkonto, das sie eigenständig benutzen kann. Dort spielt sie häufig Lernspiele, die sie zum Teil auch aus der Schule kennt. Eva besucht eine inklusive Schule, zu der sie ca. 30 Minuten fahren muss.

Fernsehsendungen wie Bibi und Tina oder Kim Possible sieht Eva sich gerne an. Mittlerweile ist es in der Familie jedoch so, dass so gut wie gar nicht mehr linear ferngesehen wird, sondern dass Sendungen gezielt aufgenommen werden, um sie dann zu gucken, wenn die Zeit gerade vorhanden ist. Evas Mutter beschreibt, dass sie vorher häufig genervt war, wenn Fernsehsendungen mit ihren Abendbrotzeiten kollidierten (vgl. Interview 9).


*6.1.10 Annis Familie*

Anni war zum Zeitpunkt der Erhebung noch 16, wurde aber zwei Wochen später 17 Jahre alt. Zum Erhebungszeitpunkt besucht sie eine integrative Hauptschule, die sie jedoch zum nächsten Schuljahr wechseln wird. Dann wird sie auf eine Förderschule für geistige Entwicklung gehen. Momentan hat Anni außerhalb ihrer Schulzeit keine festen Termine unter der Woche. Die Eltern haben sich bewusst dafür entschieden, dass alle festen Verpflichtungen, wie Reiten, Gymnastik und therapeutische Maßnahmen, die sie schon seit ihrem ersten Lebensjahr hatte, erst einmal „auf Eis gelegt werden" (Interview 10), damit Anni mehr Freiraum hat. In ihrer Freizeit malt sie am liebsten und hört Hörspiele wie Bibi und Tina und Musik, wie z.B. CDs der Fernsehsendung Deutschland sucht den Superstar, die sie aus dem Fernsehen kennt. Wenn die Familie in den Urlaub fährt, nutzt Anni häufig ihren tragbaren CD-Player. Außerdem guckt sie gerne die Fernsehsendungen Hannah Montana, die ihr auch Anlass bieten das Internet zu nutzen. Sie bittet dann ihren 13-jährigen Bruder ihr die Internetseite von Hannah Montana aufzurufen. Ähnlich verhält es sich auch mit Linkverweisen, die auf CDs von Deutschland sucht den Superstar oder Die Chartshow zu finden sind. Dann bittet Anni ihren Bruder oder auch ihre Mutter ihr den Link aufzurufen. Manchmal kauft Anni die genannten Musik-CDs mit Hilfe ihrer Mutter im Internet. In der Hauptschule bekommt sie häufig Hausaufgaben auf, für die sie im WWW nach Informationen recherchieren muss. Gemeinsam mit ihrer Mutter oder ihrem Bruder werden dann Informationen gesucht und passende Ergebnisse ausgedruckt. Außerdem nutzen Mutter und Tochter das Internet hin und wieder gemeinsam, wenn der alljährliche Zoobesuch ansteht und nach einem noch nicht besuchten Zoo gesucht wird.

Seit ca. einem halben Jahr hat die Familie einen neuen Computer und seit es dieses Gerät gibt, hat Anni den PC nicht mehr benutzt, sodass die Mutter vermutet, dass Anni den Computer auch technisch nicht alleine einschalten könnte. Die Mutter möchte Annis Computernutzung demnächst jedoch wieder anregen. Zusätzlich dazu steht der einzige Computer, den es in der Familie gibt, in dem Zimmer des Bruders, sodass auch die Eltern in das Zimmer des Jungen gehen müssen, wenn sie etwas an dem Computer erledigen möchten. Ihr fast vier Jahre jüngerer Bruder nutzt das Internet täglich und hat es fest in seinen Alltag integriert. Außerdem hat Annis Bruder einen eigenen Fernseher und eine Spielekonsole, während Anni trotz ihres Alters bislang kein eigenes Gerät hat. Die Mutter begründet die Anschaffung des Fernsehers für Annis Bruder mit der gleichzeitigen Anschaffung der Spielekonsole. Anni nutzt die tragbare Spielekonsole Nintendo DS, die sie sich zu Anfang mit ihrem Bruder teilen musste. Da Annis Bruder daran jedoch kein Interesse mehr hat, nutzt Anni die Spielekonsole alleine und spielt häufig Spiele wie Meine Tierpension. Anders als Anni hat ihr Bruder ein Facebook-Profil und spielt mit seinen Freunden häufig Multiplayer-Spiele online. Die Mutter hat die Sorge, dass Anni auf Facebook ausgegrenzt werden könnte, wenn sie beispielsweise Freundschaftsanfragen an ihre Mitschüler versendet und diese nicht angenommen werden. Im weiteren Gespräch klingt durch, dass Anni auf ihrer Schule nicht viele Freunde hat und u.a. deswegen die Schule wechseln wird. Zwar würde sie Anni erlauben ein Facebook-Profil anzulegen, wenn sie unbedingt wollte, und auch ihr Bruder hat bereits gefragt, ob er ihr einen Account anlegen soll, doch so lange das Interesse nicht vorhanden ist, ist die Mutter froh, wenn Anni nicht bei Facebook angemeldet ist. Anni hat noch ein altes Handy, während ihr Bruder ein Smartphone besitzt. Allerdings ist die Mutter sich nicht sicher, ob Annis Bruder sein Handy nutzen kann, um ins Internet zu gehen (vgl. Interview 10).

### 6.1.11 Max' Familie

Max ist 15 Jahre alt und geht auf eine Förderschule für geistige Entwicklung. Er ist das mittlere Kind von drei Geschwistern: sein Bruder ist vier Jahre älter, seine Schwester ist drei Jahre jünger. Neben Ulla, Mona und Andreas hat Max als vierter Studienteilnehmer einen eigenen Computer in seinem Zimmer stehen. Ebenfalls besitzt er einen Sessel, der über integrierte Lautsprecher verfügt und auf dem er es sich häufig gemütlich macht, um sich ein Hörspiel anzuhören. In der Regel darf Max das Internet täglich 30 Minuten nutzen. Die Eltern haben die Einstellungen an dem Computer so vorgenommen, dass der Computer nach den 30 Minuten ausgeht. Grundsätzlich ist in der Familie jedoch das Telefon das wichtigste Medium, z.B. regelt die Mutter auch ihre Bankgeschäfte nicht über Online-Banking, sondern über das Telefon. Dementsprechend nutzt auch Max das Telefon als Hauptmedium. Häufig schreibt er seiner Mutter SMS, auch wenn sie sich zur gleichen Zeit zu Hause befinden. Die Mutter findet dies gut, da sie es als eine Möglichkeit sieht, dass Max seine Schreibkompetenzen verbessert. Außerdem spielt Max gerne Computerspiele, die er sich häufig in der Stadtbücherei ausleiht. Zum einen spielt er Lernspiele, zum anderen Spiele mit Entwicklungsthemen, die die Pubertät betreffen, wie z.B. das Thema Küssen (vgl. Interview 11). Zum Zeitpunkt der Nachbefragung ist Max 17 Jahre alt und geht weiterhin auf die Förderschule für geistige Entwicklung. Neu ist, dass Max ein Smartphone mit Internetverbindung hat, welches er vor allem dafür nutzt um sich mit anderen Personen über WhatsApp zu schreiben und Spiele zu spielen. Außerdem gibt es die Regel, dass er seinen Laptop 30 Minuten pro Tag nutzen darf, nicht mehr. Nach wie vor gibt es sowohl für Max als auch für seinen 21-jährigen Bruder und seine 14-jährige Schwester eine zeitliche Begrenzung, sodass das Internet an Wochentagen lediglich von 8 bis 21 Uhr verfügbar ist. Bis auf Max' Bruder hat keins der Familienmitglieder einen Facebook-Account, sodass dies auch für Max keinen Anreiz bietet (vgl. Nachbefragung Interview 11).

### 6.1.12 Andreas' Familie

Andreas ist 18 Jahre alt und besucht seit einem Jahr eine Förderschule für motorische Entwicklung. Davor hat er sowohl die Regelgrundschule als auch die Regelhauptschule durchlaufen. Da die Hauptschule bereits nach dem 10. Schuljahr endet, war er beim Abschluss seiner Hauptschulbildung noch zu jung, um direkt in eine weiterführende Fördereinrichtung, wie z.B. eine Behindertenwerkstatt zu wechseln. Daher haben sich seine Eltern dazu entschlossen ihn auf eine Förderschule für motorische Entwicklung zu schicken, was als eher untypisch für Jugendliche mit Down-Syndrom einzustufen ist, die häufiger Förderschulen mit dem Schwerpunkt geistige Entwicklung besuchen. Andreas hat zwei ältere Schwestern: seine 22-jährige Schwester wohnt seit dem Beginn ihres Studiums nicht mehr zu Hause und seine 23-jährige Schwester wohnt zum Zeitpunkt des Interviews wieder übergangsweise zu Hause, da sie ihr Studium beendet hat und nun auf Stellen- und Wohnungssuche ist. Allerdings berichtet die Mutter, dass sich die Schwester sehr häufig bei ihrem Freund aufhält und somit selten zu Hause ist. Andreas hat unter der Woche feste Sporttermine, an denen er Fußball und Tennis spielt. An zwei Abenden in der Woche trifft er sich mit einem anderen Jugendlichen, mit dem er gemeinsam etwas unternimmt. In den Ausführungen der Mutter wird nicht ganz deutlich, ob es sich bei dem anderen Jugendlichen um einen Freund oder einen familienunterstützenden Begleiter handelt. Andreas besitzt sowohl einen eigenen PC als auch einen eigenen Laptop, die beide mit dem WLAN verbunden sind. Zusätzlich ist er der einzige der 13 befragten Jugendlichen und jungen Erwachsenen mit Down-Syndrom, der ein eigenes Profil im sozialen Online-Netzwerk Facebook hat. Das Profil hat er seit ca. fünf Monaten und es dient ihm vor allem dazu Kontakt mit seinen Freunden von der Hauptschule zu halten. Bevor er sich bei Facebook angemeldet hat, hat er das Chat-Programm ICQ benutzt, um mit seinen Freunden zu kommunizieren.

Neben Facebook nutzt Andreas das Internet für zahlreiche weitere Tätigkeiten: Häufig sieht er Fußballergebnisse nach oder recherchiert Informationen über Fußballspieler oder andere Prominente wie z.B. Musiksänger. Des Weiteren kommt es vor, dass er in Online-Shops wie z.B. von Esprit nach Kleidungsstücken recherchiert, die dann in Absprache mit der Mutter gemeinsam bestellt werden. Andreas ist außerdem der einzige der 13 Jugendlichen und jungen Erwachsenen mit Down-Syndrom, der ein Smartphone besitzt und es auch nutzt. Zwar besitzt Ulla ein Smartphone, laut Aussage der Mutter nutzt sie dieses jedoch nicht.[75] Über sein Handy hört er vor allem Musik und ist selbstständig dazu in der Lage Musikdateien von seinem Computer auf sein Handy zu kopieren. Allerdings hat er keine Möglichkeit mit dem Handy ins Internet zu gehen, die Mutter gibt an, dass dies finanzielle Gründe habe. Außerdem besitzt er eine PlayStation, die er jedoch seltener nutzt als seinen Laptop. Wenn er Spiele spielt sind das „so Kickerspiele und so Sims-Spiele" (Interview 12). Weiterhin sieht er im Fernsehen gerne Fußball und Serien wie z.B. K11 oder GZSZ und Berlin – Tag & Nacht. Interessant erscheint in Andreas' Familie, dass er zwar einen eigenen Computer und einen Laptop besitzt, die Mutter aber strikt dagegen ist, dass er einen eigenen Fernseher bekommt, obwohl er auch hin und wieder im Internet über Mediatheken fernsieht. Sie nennt zwei Gründe dafür, warum Andreas keinen eigenen Fernseher haben soll: Sie stuft das Fernsehen über Mediatheken dahingehend besser ein, dass Andreas sich nicht nach festen Fernsehzeiten richten muss, sondern dann fernsehen kann, wenn er Zeit hat und Lücken füllen will. Außerdem ist sie der Meinung, dass der kleinere Bildschirm des Laptops nicht so viel Anreiz für Andreas bietet länger als nötig übers Internet fernzusehen, wohingegen der Fernseher eine deutlich bessere Qualität hat und somit ein stärkerer Anziehungspunkt wäre (vgl. Interview 12). Wenn Andreas Fotos mit seiner Digitalkamera gemacht hat, zieht er sich die Fotos mit der Unterstützung seiner Mutter auf seinen PC. Hin und wieder gehen Mutter und Sohn in ein Fotogeschäft und lassen die aufgenommenen Fotos ausdrucken.

---

75  Erst zwei Jahre später besitzen auch Anil und Max ein Smartphone.

## 6.2 Internetnutzung der Jugendlichen und jungen Erwachsenen mit Down-Syndrom

Grundsätzlich zeigt sich nach den Leitfadeninterviews und den teilnehmenden Beobachtungen, dass die Nutzung der einzelnen Teilnehmer sehr unterschiedlich ist, sowohl inhaltlich als auch bezogen auf das Kompetenzniveau. Elf der zwölf Familien besitzen einen Internetanschluss. Lediglich Christophs Eltern haben keinen Zugang zum Internet. Allerdings kann Christoph bei seiner erwachsenen Schwester ins Internet gehen, die mit ihrem Mann direkt nebenan wohnt. Zwar besitzen vier der 13 Jugendlichen und jungen Erwachsenen einen eigenen Computer oder einen eigenen Laptop, mit dem sie online surfen können. De facto tun dies jedoch nur zwei der vier: Sowohl Max als auch Andreas gehen regelmäßig ins Internet, während Mona und Ulla trotz eigener Endgeräte das Internet selten bis nie nutzen. Die anderen neun Jugendlichen und jungen Erwachsenen mit Down-Syndrom verfügen über keine eigenen Geräte. In den Familien sind jedoch internetfähige Endgeräte vorhanden, die entweder als Familiencomputer genutzt oder mit Geschwistern geteilt werden. Tendenziell können sieben der Jugendlichen und jungen Erwachsenen als Onliner (Andreas, Max, Anni, Eva, Steffen, Anil, Gilan) bezeichnet werden, während die anderen sechs eher als Offliner anzusehen sind (Christoph, Sarah, Ulla, Jana, Roda, Mona). Sowohl die Nutzung als auch die Nicht-Nutzung hat dabei unterschiedliche Gründe und gestaltet sich bei den 13 Studienteilnehmern grundlegend individuell.

### 6.2.1 Häufigkeit und Dauer der Internetnutzung

Eine regelmäßige Nutzung bei den Jugendlichen und jungen Erwachsene mit Down-Syndrom ist nur bei dem kleineren Teil zu beobachten. Die Mehrheit der Studienteilnehmer nutzt das Internet bei konkreten Anlässen und geht sehr gezielt auf eine bestimmte Seite bzw. erledigt gezielt eine Tätigkeit, was mit der Internetnutzung von fünf- bis zwölfjährigen Kindern korrespondiert (vgl. Kap. 3.2)[76]. Das Internet ist somit bei der Mehrheit der Befragten mit Down-Syndrom kein Alltagsmedium, sondern nimmt – anders als bei Nichtbehinderten im jugendlichen und jungen Erwachsenalter (vgl. Kap. 3.2) – eine Marginalstellung ein (vgl. Abb. 15).

Den meisten Eltern fällt es schwer, konkrete Angaben zur Nutzungshäufigkeit und -dauer zu machen. Lediglich Andreas' Mutter kann sagen, dass Andreas das Internet täglich nutzt, nennt dabei jedoch keine konkreten Zeitangaben (vgl. Interview 12). Evas Mutter ist der Meinung, dass Eva das Internet in etwa zwei- bis dreimal pro Woche für jeweils ungefähr 20 Minuten nutzt (vgl. Interview 9). Ähnlich sieht es auch bei Max aus, der ca. zwei- bis dreimal pro Woche das Internet nutzt. Bei ihm gibt es eine Voreinstellung, die

---

76 Dabei ist zu beachten, dass Kinder in den letzten Jahren immer früher beginnen, das Internet zu nutzen und Feils et al. Studie rund zehn Jahre alt ist. Trotz der früher beginnenden Nutzung sind Kinder jedoch kognitiv nicht früher in der Lage das Internet zu begreifen.

| | | |
|---|---|---|
| •Andreas: | täglich |
| •Eva: | zwei- bis dreimal pro Woche |
| •Max: | zwei- bis dreimal pro Woche |
| •Jana: | zwei- bis dreimal pro Woche (danebensitzen bei ihrer Schwester) |
| •Anil: | einmal pro Woche |
| •Gilan: | sporadisch (täglich bis alle zwei bis drei Wochen) |
| •Anni: | sechsmal pro Jahr |
| •Steffen: | selten |
| •Ulla: | selten |
| •Christoph: | selten (mit seiner Schwester) bis nie |
| •Mona: | selten (danebensitzen bei den Eltern) bis nie |
| •Sarah: | nie |
| •Roda: | nie |

**Abbildung 15:** Häufigkeit der Internetnutzung der Studienteilnehmer mit Down-Syndrom, Quelle: eigene Darstellung

an das Kindersicherungsprogramm gekoppelt ist, sodass er das Internet maximal 30 Minuten pro Tag nutzen kann (vgl. Interview 11). Auch Jana nutzt das Internet trotz ihres jungen Alters bereits zwei- bis dreimal pro Woche, wenn es am Wochenende regnet sogar häufiger. Dabei übernimmt allerdings ihre zehnjährige Schwester die Steuerung, sodass Jana bei der Internetnutzung ihrer Schwester dabeisitzt, manchmal auch bei der Internetnutzung ihrer Mutter (vgl. Interview 6). Bei Gilan hängt die Nutzungshäufigkeit und -dauer stark davon ab, welchen Tätigkeiten er im Internet nachgeht. Wenn es ein Handballspiel gibt, das er im Liveticker verfolgen möchte oder er ein kostenloses Online-Spiel gefunden hat, das er gerne spielt, kann es sein, „dass es eine Woche lang mal jeden Tag eine Stunde ist und dann aber vielleicht zwei Wochen lang gar nicht" (Interview 4). Annis Mutter schätzt, dass sich die Internetnutzung bei Anni auf sechsmal im Jahr beläuft (vgl. Interview 10). Anil nutzt hin und wieder den Familienlaptop in der Küche (vgl. Interview 5).

Die übrigen sechs Befragten nutzen das Internet so unregelmäßig, dass keine konkreten Angaben gemacht werden können. Ullas Mutter kann sich beispielsweise nicht mehr daran erinnern, wann Ulla das letzte Mal im Internet war. Auch Christophs Eltern sind der Meinung, dass Christoph so gut wie nie im Internet surfe. Bei Christoph gibt es eine Besonderheit zu beachten: In Christophs Elternhaus gibt es keinen Internetanschluss, dafür ging er hin und wieder gemeinsam mit seiner Schwester, die nebenan wohnt, ins Internet. Der Laptop der Schwester ist jedoch seit einiger Zeit kaputt, sodass Christoph zum Zeitpunkt der Erhebung keine Möglichkeit hat, zu Hause ins Internet zu gehen (vgl. Interview 1). Mona nutzt das Internet lediglich selten mit ihren Eltern gemeinsam, wenn ihr Vater ihr beispielsweise einen Fußballstream einstellt oder sie daneben sitzt, wenn ihre Eltern etwas recherchieren (vgl. Interview 8). Laut Aussage der Mutter nutzt Steffen das Internet sehr selten und lediglich für eine konkrete Tätigkeit, nämlich um sich K11 Videos auf YouTube anzusehen (vgl. Interview 7). Sarah und Roda nutzen das Internet nie. Sie fragen ihre Eltern weder danach, ob sie ins Internet gehen können, noch bekommen sie die Internetnutzung bei ihren Eltern mit, also sitzen sie auch nicht, wie die anderen Studienteilnehmer es häufiger tun, daneben, wenn Elternteile oder Geschwister das Internet nutzen. Bei Sarah fehlt ein Geschwisterkind, das sie bei ihrer Internetnutzung unterstützen könnte. Ihre Schwester ist bereits ausgezogen und ihre Eltern nutzen das Internet sehr selten (vgl. Interview 2). Bei Roda fehlt womöglich eher das Interesse, denn ihre jüngere Schwester nutzt das Internet täglich und auch ihre Mutter nutzt das Internet häufig, sodass sie damit auch zu Hause in Kontakt kommt und Hilfestellungen bekommen könnte (vgl. Interview 7).

Häufig kommentieren die Eltern die geringe Internetnutzung ihrer Kinder damit, dass es für ihre Kinder Wichtigeres im Alltag gibt als das Internet zu nutzen. Ebenso gibt es Beschreibungen darüber, dass die Studienteilnehmer mit Down-Syndrom auch ohne das Internet glücklich seien oder dass das Fernsehen das Hauptmedium sei. Sicherlich zeigt sich schon an dem Stellenwert, den die Eltern dem Internet für ihre Kinder beimessen, inwieweit die Eltern Einfluss auf die Mediennutzung ihrer Kinder haben (siehe Kap. 6.3.2). Anders als bei Kindern und Jugendlichen ohne Behinderung ist das steigende Alter somit kein Garant für die stärkere Nutzung des Internets (vgl. Kap. 3.2), sondern soziale Faktoren spielen eine viel größere Rolle, auf die besonders in Kap. 6.3.1.1 - 6.3.1.4 eingegangen wird.

### 6.2.2 Internetseiten, Themen und Tätigkeiten im Internet

Die Tätigkeiten, denen die Studienteilnehmer mit Down-Syndrom nachgehen, und die Internetseiten, die sie dafür besuchen, sind unterschiedlich und durch individuelle Interessen geprägt. Tätigkeiten, die von den Eltern auffällig oft genannt werden, sind die Recherche nach aktuellen Sportergebnissen, die Suche nach Informationen über angestrebte Reiseziele, aktuelle Wetterdaten oder crossmediale Inhalte, vor allem von Hörspielen oder Fernsehsendungen. Im Folgenden wird auf die Tätigkeiten und Seiten und auch Nicht-Tätigkeiten eingegangen, die in den Interviews am häufigsten genannt wurden.

### Sport

Für Mona ist Fußball ein wichtiger Anlass, um sich mit dem Internet zu beschäftigen; vor allem dann, wenn Fußballspiele nur auf dem Pay-TV Sender Sky gezeigt werden, bittet sie ihren Vater ihr einen kostenlosen Stream im Internet zu suchen, über den sie sich das Fußballspiel ansehen kann.

> **Monas Vater**: Aber da hat sie dann auch Interesse, wie das dann funktioniert. Also Dinge, die sie interessieren, da versucht sie dann natürlich dran zu kommen, wenn es [Anm. d. Verf.: das Fußballspiel] im Fernsehen nicht übertragen wird. Dann „Papa, guck mal, wie, wo können wir denn da gucken".

Obwohl Mona sonst wenig Interesse am Internet zeigt, ist sie beim Thema Fußball motiviert sich mit dem Internet auseinanderzusetzen. Gilans Mutter beschreibt, dass Gilan sich vor allem aktuelle Sportergebnisse im Internet ansieht und hin und wieder Handballspiele, die er nicht live sehen kann, im Liveticker verfolgt.

> **Gilans Mutter**: Also bei der momentanen Nutzung ist das eigentlich nur ja diese aktuellen Sportergebnisse, die er sich da ansehen kann, ab und zu, ja so ein YouTube-Video oder sowas in der Richtung. Aber das dann auch wiederum gelenkt von den Geschwistern, die dann gesagt haben, ich hab da was Tolles gesehen. Das sucht er sich ja auch nicht selber raus.

Ähnlich wie bei Mona ist Sport ein Anlass für Gilan, um sich eigenständig im Internet zu bewegen, ohne dass dies von den Geschwistern gelenkt wird, wie es die Mutter bezüglich der Nutzung von YouTube beschreibt. Auch für Sarah, die laut ihrer Mutter nie das Internet nutzt, war ihr Lieblingsfußballverein bislang thematisch der einzige Anlass, um im Internet nach Informationen zu suchen.

> **Sarahs Mutter**: Wir haben schon mal geguckt, ne. Bayern Seite. Die Sarah mag FC Bayern, da haben wir schon mal reingeguckt, aber eigentlich nicht, eigentlich ist es [Anm. d. Verf.: das Internet] kein Thema. […] Ich wüsste jetzt auch ehrlich nicht, was sie schauen sollte. Wir hatten jetzt gesagt, z. B. weil sie Bayern München so liebt, sie kann immer mal gucken, weil die Sarah ja lesen kann. Die liest ja auch Videotext, ne, das macht sie im Fernsehen, sie guckt sich dann Fußballergebnisse an, das macht sie ganz gerne oder Spielberichte dann, ne.

Aus Sicht der Mutter ist die Vorliebe für den Fußballverein Sarahs einziges Interesse, das Anlass bietet, um das Internet zu nutzen. Dabei sind die Ideen der Mutter wenig kreativ, gerade wenn die Bandbreite an Sarahs Interessen betrachtet wird (vgl. Kap. 6.1.2). Im Grunde lässt sich an den Ausführungen der Mutter ablesen, dass sie das Nachlesen von Fußballergebnissen im Videotext auf das WWW überträgt. Denkbar wären allerdings auch andere Online-Tätigkeiten, die gleichzeitig einen Mehrwert für Sarah darstellen würden und nicht eine reine Geräteverlagerung des Nachlesens von Fußballergebnissen bedeuten würden. Möglich wäre es für Sarah zum Beispiel ergänzendes Videomaterial zum FC Bayern anzusehen, das so nicht im Fernsehen gezeigt wird und was im Videotext so nicht möglich ist.

Deutlich wird hier, dass das Thema Sport für drei der 13 Studienteilnehmer ein wichtiger Anlass ist, um sich überhaupt mit dem Internet zu beschäftigen. Unabhängig vom medialen Kanal ist Sport als Medienthema für Menschen mit Down-Syndrom häufig sehr wichtig. Im Sinne des Fan-Konzepts signalisiert die Nutzung bestimmter Medieninhalte die Zugehörigkeit zu einer bestimmten Gruppe, so zum Beispiel zur Fangruppe einer bestimmten Sportmannschaft (Süss/Bonfadelli 2001: 315). Diese Zugehörigkeit zeigte sich auch bereits bei der Studie zur Fernsehnutzung, in der deutlich wurde, dass vier von fünf Jugendlichen Fan einer bestimmten Fußballmannschaft waren und sehr gerne Fußball im

Fernsehen verfolgten (vgl. Zaynel 2010: 70). Außerdem wurde deutlich, dass die Handlungselemente einer Fußballübertragung neben dem Zugehörigkeitsgefühl zur eigenen Mannschaft auch Potenzial für die emotionale Anteilnahme an spannenden oder brenzligen Spielsituationen bietet und sich diese häufig in körperlichen Reaktionen zeigen (vgl. Zaynel 2010: 96). Gerade bei Menschen mit einer Behinderung kann vermutet werden, dass die Zugehörigkeit zu einer Gruppe von besonderer Bedeutung ist, da sie in ihrem Lebensverlauf häufig Ausgrenzung erfahren.

Im Vergleich dazu taucht das Thema Sport weder unter den häufigsten Tätigkeiten im Internet noch unter den häufigsten Recherchethemen in der KIM-Studie auf (vgl. KIM-Studie 2012: 37-39). Bei den Jugendlichen steht die Nutzung von Sport-Live-Tickern zumindest auf Platz acht der Informationsrecherche. Es handelt sich dabei jedoch deutlich um ein männlich geprägtes Interesse. 18 Prozent der männlichen Jugendlichen geben an, Sport-Live-Ticker zu nutzen, aber nur drei Prozent der weiblichen Jugendlichen nutzen Live-Ticker (vgl. JIM-Studie 2012: 36), während zwei der drei Studienteilnehmer mit Down-Syndrom weiblich sind.

*Reiseinformationen und Wetter*

Neben dem Thema Sport sind anstehende Reisen ein sehr häufiger Anlass für die Internetnutzung der Jugendlichen und jungen Erwachsenen mit Down-Syndrom. Vier der zwölf Eltern geben an, dass sie gemeinsam mit ihren Kindern zu Sehenswürdigkeiten oder dem Wetter im Internet recherchieren (vgl. Interview 5, Interview 9, Interview 10, Interview 12).

> **Evas Mutter**: [...] Vor allem wenn wir irgendetwas vorhaben, gerade wenn wir einen Kurzurlaub geplant haben. Wir waren letztes Jahr in Köln zum Beispiel. Da haben wir auch vorher zusammen geguckt, wie wird das Wetter. Dass man sich so beim Tasche packen etc. so ein bisschen orientieren kann. Was erwartet uns so.
> I: Das heißt sie gucken sich dann auch über Köln die Stadt nochmal was im Internet an?
> **Evas Mutter**: Das kommt auch schon vor, es ist halt selten. Aber eben wetter.com ist hier durchaus Thema.

Sowohl Informationen zur Stadt als auch das Wetter vor Ort recherchieren Eva und Evas Mutter gemeinsam, sodass ein Ausflug oder eine kurze Reise den Anlass vorgibt, um ins Internet zu gehen. Anils Mutter beschreibt, dass sie gerade bei der Informationsrecherche für Reisen einen großen Vorteil darin sieht, dass Anil sich vorab schon über das informieren kann, was auf ihn zukommt und ihn erwartet. Sie ist der Meinung, dass er neue Erfahrungen so besser verarbeiten kann, weil er darauf eingestellt ist (vgl. Interview 5). In den Ausführungen von Andreas' Mutter wird darüber hinaus deutlich, dass bei der Recherche nach Touristeninformationen, ein Faktor zum Tragen kommt, der möglicherweise nicht direkt ersichtlich ist: Dadurch, dass Andreas plant, was er auf der Klassenfahrt nach Berlin besuchen möchte und was er sehen möchte, erhält er ein hohes Maß an Selbstbestimmung.

> **Andreas' Mutter**: Doch aber als die nach Berlin gefahren sind, da hat er auch nachgeguckt, Berlin und Bilder Berlin und hat dann auch Orte eingegeben, die die in Berlin besuchen wollen und darüber, also zum Beispiel den Alexanderplatz oder, damit beschäftigt er sich gerne.

Auch in dem Gesprächsausschnitt mit Evas Mutter wird deutlich, dass Eva durch die Wetterrecherche in die Reiseplanung miteinbezogen wird, da zum Beispiel gemeinsam überlegt wird, welche Kleidungsstücke eingepackt werden. Gleichzeit bieten Reisen somit einen Anknüpfungspunkt, um online Erfahrungen zu machen und selbstbestimmt zu handeln.

Erneut zeigen sich große Unterschiede zu Kindern und Jugendlichen ohne Behinderung, bei denen Wetter- und Reiseinformationen eine untergeordnete Rolle während der Internetnutzung spielen und sie andere Anlässe nutzen, um ins Internet zu gehen (vgl. KIM-Studie 2012, JIM-Studie 2013: 55, Kap. 3.2). Das Wetter ist somit ein großer Impulsgeber für Jugendliche und junge Erwachsene mit Down-Syndrom das Internet zu nutzen.

*Online-Shopping*

Tätigkeiten wie Online-Shopping spielen für die meisten Studienteilnehmer eher eine geringe Rolle bei ihrer Internetnutzung. Das liegt vor allem daran, dass bis auf Anil keiner der 13 Jugendlichen und jungen Erwachsenen mit Down-Syndrom über ein eigenes Bankkonto verfügt, das nötig wäre, um etwas im Internet zu bestellen. Eltern befürchten zum Teil auch, dass ihre Kinder aus Versehen Fehleinkäufe tätigen und führen abschreckende Beispiele an, um ihre Kinder für Gefahren im Internet zu sensibilisieren:

> **Monas Vater**: Das hat sie mal irgendwann mitbekommen, weil die Freundin von meinem Kleinen hat mal irgendwas aus Versehen bestellt und dann gab's ein riesen Palaver und dann hat sie auch Angst. Außerdem wüsste sie auch gar nicht, wie es geht. Und jetzt auf dem Rechner, den sie jetzt hat, kann sie nur gucken, sie kann da also nix machen, weil da müsste man ja irgendwelche Bankverbindungen oder irgendwelche [Daten] eingegeben werden und das geht mit dem ja nicht.

Außerdem sehen sich die Eltern in der Verantwortung das zum Teil sehr geringe Gehalt ihrer berufstätigen Kinder mitzuverwalten.

> **I**: Oder Online-Shopping? //Über Amazon?//
> **Gilans Mutter**: //Nee, wenig.// Ja Amazon natürlich, klar. Ein bisschen. Aber eigentlich mehr Recherche.
> **I**: Also Gilan verwaltet das, was er in seinem Beruf verdient, nicht selbst?
> **Gilans Mutter**: Nein, ganz selbstständig verwaltet er das natürlich nicht. Es ist sein Geld, ne. Es ist sein Geld und es wird in Abstimmung mit ihm, wird natürlich geplant, was/ Er hat halt nur ein bestimmtes Einkommen und davon kann man sich auch nur bestimmte Sachen kaufen und wenn alle ist, ist alle (lacht). Ne und das ist eben in unserer Verantwortung zu gucken, dass es nicht am fünften alle ist.

Einige Teilnehmer sehen sich dennoch Kleidung im Internet an und besprechen dann gemeinsam mit ihren Eltern, ob die ausgesuchten Kleidungsstücke bestellt werden können. Eva und ihre Mutter suchen gemeinsam nach Kleidung:

> **Evas Mutter**: Einkaufen, Schuhe.
> **I**: Zalando?
> **Evas Mutter**: Genau das meine ich (lacht). Das könnte ich mir/ Wir haben da mal Sandalen für
> Eva gekauft. Das war schon sehr spannend. Die haben wir halt gemeinsam ausgesucht. Also das
> ist sicherlich was, das sie auf Dauer gerne mehr nutzen wird.

Mutter und Tochter haben die Situation des Online-Shoppings genutzt, um gemeinsam am Computer zu sitzen. Andreas begibt sich sogar alleine auf die Suche nach Kleidung im Internet:

> **I**: Und wenn er etwas bestellen möchte, wie würde das funktionieren?
> **Andreas' Mutter**: Er kommt ja nicht weit.
> **I**: Ok, er hat kein eigenes Konto, also er könnte nicht selbstständig bestellen.
> **Andreas' Mutter**: Genau, aber ich hab nichts dagegen, er kennt seine Hosengröße, er kann das
> bei Esprit eingeben und dann gucken, welche Hose gibt es denn. Wenn er dann eine im Angebot
> sieht, können wir drüber sprechen, das kennt er so von seinen Schwestern (lacht) von klein auf
> und dann macht er das auch. Aber das finde ich auch nicht weiter schlimm.

Auch über alltägliche Tätigkeiten wie das Einkaufen von Kleidung können Interneterfahrungen gesammelt werden und darüber die Internetkompetenz grundsätzlich verbessert werden. Ähnlich wie bei der Reiseplanung erhalten die Probanden mit Down-Syndrom darüber hinaus die Möglichkeit eigenständig und selbstbestimmt zu entscheiden, welche Kleidung sie tragen möchten. Grundsätzlich bleibt das Online-Shopping jedoch eine Tätigkeit, die eher mit den Eltern gemeinsam durchgeführt wird, bzw. Online-Einkäufe zumindest vorab besprochen werden müssen. Auch bei Kindern und Jugendlichen ohne Behinderung spielt das Online-Shopping mit großer Wahrscheinlichkeit eine untergeordnete Rolle, weil auch sie in jungen Jahren über kein eigenes Bankkonto verfügen. Vor allem die Gruppe der 30- bis 49-Jährigen nutzt das Online-Shopping (vgl. ARD/ZDF Online-studie 2014).


*Nachrichten*


Die wenigsten der Studienteilnehmer mit Down-Syndrom nutzen das Internet, um sich Nachrichten anzusehen. Mona allerdings hat zu Beginn ihrer Internetnutzung im Alter von ca. 23 Jahren häufig Nachrichten über die Startseite von T-Online, die ihr Vater eingerichtet hatte, gelesen. Allerdings hat in ihrem speziellen Fall die für sie schwierige Handhabung des Touchpad und das Fehlen einer Maus dazu geführt, dass sie „die Lust an dem Ding verloren [hat]" (Interview 8).

> **I**: Und dann hat sie den, aber zu Beginn hat sie den häufiger genutzt?
> **Monas Vater**: Öfter angemacht und hat geguckt, was dann passiert, ist dann auf den Explorer
> mal gegangen, hat sich mal angeguckt, was für eine Startseite drin hat. Das war dann T-Online
> hab ich da drauf. Sie guckt ja gerne Nachrichten. Das Problem ist einfach nur, die hat zwar die-
> ses Touchpad, aber ich hatte zu der Zeit keine externe Maus und mit dem Touchpad kam sie
> nicht wirklich klar.

Hier zeigt sich die größte Diskrepanz zwischen jungen Internetnutzern mit und ohne Behinderung. Nur eine von 13 Studienteilnehmern mit Down-Syndrom liest Nachrichten online. Bei nicht-behinderten Kindern und Jugendlichen nimmt die Nachrichtenrezeption einen größeren Stellenwert ein (vgl. KIM-Studie 2012: 39, ARD/ZDF-Onlinestudie 2014).

Zusammengefasst ist die Internetnutzung inhaltlich stark anlassgebunden: Sportinformationen sowie Reise- und Wetterinformationen bieten hier einen großen Anreiz, um diese Informationen online zu recherchieren. Online-Shopping und Nachrichten, Tätigkeiten, denen die Eltern selbst vor allem nachgehen, spielen dabei eine untergeordnete bis gar keine Rolle.

*Nutzungsanreize via Crossmedia*

Die meisten Nutzungsanreize erfahren die Jugendlichen und jungen Erwachsenen mit Down-Syndrom, wie auch nicht behinderte Kinder und Jugendliche (vgl. Kap. 3.2), über crossmediale Verbreitungswege (vgl. Schweiger 2002). Dies erscheint aus wirtschaftlicher Perspektive sinnvoll, da es sich sowohl bei jungen Mediennutzern als auch bei Menschen mit geistiger Behinderung um Zielgruppen handelt, die vermehrt traditionelle Medien nutzen und sich nicht per se im Internet bewegen. Somit ist die Werbeansprache für Wenignutzer über crossmediale Wege besonders gewinnbringend, um auf Internetportale aufmerksam zu machen. Dabei erfahren die Studienteilnehmer mit Down-Syndrom die meisten Seitenanreize über das Fernsehen oder auch auf Hüllen von Hörspielkassetten oder Musik-CDs. Besonders beliebt bei den Probanden sind Internetauftritte von Kindersendern wie KiKA. und TOGGO. Bei Ulla ist die Einblendung von Internetadressen bei Fernsehsendungen sogar der ausschlaggebende Impuls um das Internet überhaupt zu nutzen.

> **I**: Die paar Mal, die Ulla ins Internet gegangen ist, was hat sie sich da für Seiten angeguckt?
> **Ullas Mutter**: Also angefangen hat das damit, dass die im Fernsehen immer so Internetseiten angeben, bei KiKA. Und dann wollte sie sich das auch mal angucken.

Die Einblendung von Internetlinks bei Fernsehsendungen weckt Ullas Interesse, sich sendungsspezifische Inhalte auch im Internet anzusehen. Dabei geht es ihr primär nicht um die Art des Mediums und den Verbreitungsweg, sondern um die Medieninhalte selbst (vgl. Interview 3).

Häufig gibt es auf kinderspezifischen Seiten kostenlose Browsergames, die die Aufmerksamkeit der Kinder auf sich ziehen. Christoph und seine Schwester haben gemeinsam kleine Online-Spiele mit der Hauptfigur aus der Zeichentrickserie Kim Possible (Pro7) gespielt. Ebenso kann sich die Schwester an Jump'n'Run Spiele erinnern, in denen Spongebob Schwammkopf, ein Zeichentrickseriencharakter aus der gleichnamigen Kindersendung (Nickelodeon), die Hauptfigur ist (vgl. Interview 1).

> **Christophs Schwester**: [...] ich hab ihm das gezeigt, wo man da reingehen kann, wo er das immer auch im Fernsehen gesehen hat, dass man da auch reingehen kann und wollte dann auch mal gucken, was man da alles sehen kann [...]. Wir waren da auf toggo.de, so kostenfreie Spiele mal ausprobiert. Weil er kennt ja die Sendung aus dem Fernsehen.

Ersichtlich ist hier, dass bereits bekannte Medienfiguren, die Identifikationspotenzial bieten, auch Anlass geben, um Inhalte im Internet zu rezipieren. Auch bei Anni ist die Fernsehsendung Hannah Montana ein Anlass um sich die eingeblendete Seite auch einmal im Internet anzusehen. Das macht sie in der Regel gemeinsam mit ihrem Bruder, der ihr die Seite aufruft. Alleine, sagt ihre Mutter, würde sie dies nicht machen (siehe dazu Kap. 6.3.1.3).

> **Annis Mutter**: Vor einer Zeit liebte sie Hannah Montana. Das kam immer in Fernsehen, das hat sie sich gerne angeguckt. Und dann steht da immer www.hannahmontana, wo man etwas nachgucken konnte. Und dann sagte sie immer schon zu ihrem Bruder, „machst du mir das mal eben".

Neben crossmedialen Vermarktungsstrategien über das Fernsehen zeigt sich dies auch auf Hörspielkassetten von Bibi und Tina, die auf eine zugehörige Internetseite verweisen und auf Musik-CDs, die Anni gerne hört, die zum Teil ebenfalls Nebenprodukte der Fernsehsendung Die Chartshow sind (vgl. Interview 10):

> **Annis Mutter**: Damals hat sie so gerne Bibi und Tina und da gab es da 100 CDs und dann hat sie sich das am Computer da rausgesucht, was es da gab und sich das alles aufgeschrieben, „und die hab ich schon und die." Und dann macht sie da einen Haken dran. Und dann kann sie sich da wirklich auch stundenlang mit beschäftigen [...]. Und die Chartshow. Das kann dann schon mal sein, dass wenn sie eine CD hat und da steht etwas von im Internet, daas sie sagt, „kann ich da mal eben gucken, machste, rufst du mir das mal eben auf?" Und dann kann sie dann auch so ein bisschen rumchatten[77]. Wenn sie da was sieht, das macht sie dann auch wohl.

Ebenfalls spielt sich Monas Internetnutzung vor allem über Hinweise, die sie auf Hörspielmedien findet, ab. Generell geht sie sehr selten online, doch wenn sie online ist, nutzt sie vor allem Seiten wie Bibi und Tina, Benjamin Blümchen und Teufelskicker, die sie aus Hörspielmedien kennt (vgl. Interview 8). Bei Gilan sind außerdem Hinweise auf Internetlinks bei der Serie GZSZ ein Anlass um das Internetportal der Seite zu besuchen. Die Mutter beschreibt, dass sie mit Gilan gemeinsam besprochen hat, dass auf dem Internetportal kurze Videosequenzen der Serie angesehen werden können. Allerdings nutzt Gilan dieses Angebot nur sehr selten, auch weil die Mutter der Meinung ist, dass ihm manchmal die Idee fehlt, was man auf solchen Seiten nun machen kann (vgl. Interview 4).

Weiterhin gibt es einige Studienteilnehmer, die über Videoportale wie YouTube einzelne Sendungen ihrer Lieblingsserien schauen. So nutzt Steffen das Internet vor allem dafür, um auf YouTube Videos der Sat.1 Serie K11 anzusehen (vgl. Interview 7). Eva und ihr Vater sehen sich außerdem in der Zeit in der Eva täglich inhalieren muss, auf YouTube kurze Videos von Bibi und Tina oder Kim Possible an, die sie aus dem Fernsehen kennt und als Hörspiele hat (vgl. Interview 9).

---

77 Zum wiederholten Male nutzt Annis Mutter das Wort „rumchatten", vermutlich um zu beschreiben, dass Anni sich auf Internetseiten bewegt. Es ist anzunehmen, dass Anni nicht tatsächlich mit anderen Nutzern chattet, da die Mutter an anderer Stelle bereits beschrieben hat, dass das Chatten im Internet für Anni keine Rolle spielt.

Interessant erscheint an dieser Stelle, dass Fernsehsendungen neben Hörspielen zwar für sechs (Gilan, Steffen, Mona, Ulla, Anni, Christoph) der 13 Studienteilnehmer ausschlaggebend sind, um das Internet zu nutzen. Dahingegen nutzt keiner der besagten sechs Personen das Angebot der Mediatheken der Fernsehsender, bei denen Fernsehsendungen im Nachhinein online angesehen werden können (vgl. Interview 1, Interview 3, Interview 4, Interview 7, Interview 8, Interview 10). Lediglich Andreas nutzt das Angebot der RTL-Mediathek. Gilans Mutter möchte nicht, dass ihr Sohn Mediatheken nutzt, da sie befürchtet, dass Gilan seine Lieblingsserien, die nur einmal pro Tag im Fernsehen läuft, im Internet sonst vermehrt ansehen würde. Dabei sorgt sie sich darum, dass Gilan auf die Idee kommen könnte die Mediathek zu einer sehr frühen oder späten Uhrzeit nutzen zu wollen und nicht reflektieren würde, dass er dadurch möglicherweise nicht genügend Schlaf erhält. Hier ist die Konsequenz für Gilan, dass er nicht um die Existenz von Mediatheken weiß, mit der Rechtfertigung, „dass er es auch nicht vermisst" (Interview 4). Andreas' Mutter hingegen findet Mediatheken dahingehend ein gutes Angebot, da Andreas seinen Tagesablauf so unabhängig von der Fernsehprogrammstruktur organisieren kann. Zusätzlich ist sie der Meinung, dass das Anschauen von Fernsehsendungen auf einem kleineren Laptopbildschirm weniger attraktiv ist als auf einem großen Fernsehbildschirm, sodass sie sich erhofft, dass Andreas durch Mediatheken weniger fasziniert ist vom Fernsehen und auch weniger Fernsehen schaut (vgl. Interview 4, Interview 12).

Zusammenfassend wird deutlich, dass Hinweise auf Crossmedialität in Audiomedien und dem Fernsehen im besonderen Maß dazu beitragen, dass die Studienteilnehmer mit Down-Syndrom Interesse am Internet haben. Ähnlich wie bei Kindern ist die Aufklärung über die Intentionen der Werbung unerlässlich (vgl. Kap. 4.1.6, Zaynel 2010: 92-93). Sinnvoll ist darüber hinaus, den Studienteilnehmern mit Down-Syndrom Impulse für ihre Internetnutzung zu geben, indem nicht kommerzielle Internetseiten vorgeschlagen werden.

### 6.2.3 Kommunikation und soziale Online-Netzwerke

Die Tätigkeiten, denen deutsche Kinder und Jugendliche im Internet am häufigsten nachgehen, können unter den Oberpunkt Kommunikation gefasst werden (vgl. Kap. 3.2). Im Vergleich zu den Jugendlichen und jungen Erwachsenen mit Down-Syndrom zeigen sich dabei deutliche Unterschiede. Im Folgenden wird gesondert auf verschiedene Kommunikationskanäle wie E-Mail, soziale Online-Netzwerke sowie Skype eingegangen. Kommunikationsdienste wie WhatsApp werden in Kapitel 6.2.8 zur Smartphonenutzung behandelt.

### E-Mail

Zwei der 13 Studienteilnehmer mit Down-Syndrom haben eine eigene E-Mail-Adresse. Sowohl Ulla als auch Gilan verwenden ihren E-Mail-Account jedoch kaum. Eine Zeit lang hat Gilan sich mit seiner Schwester gemailt, doch dieser Schreibverkehr ist eingeschlafen. Nun findet Gilan keinen Kommunikationspartner, der ähnlich fit im Schreiben ist, sagt die Mutter (vgl. Interview 4). Das Finden eines geeigneten Kontaktpartners ist auch eins der Hauptprobleme von fünf- bis zwölfjährigen Kindern (vgl. Kap. 3.2).

Die anderen elf Studienteilnehmer mit Down-Syndrom haben keine eigene E-Mail-Adresse. Eva und Mona nutzen die E-Mail-Adressen ihrer Eltern mit. Wenn Evas Eltern Bedarf für Eva sehen, eine eigene E-Mail-Adresse zu haben, würden sie Eva eine Adresse einrichten. Die Familie hat eine eigene Domain, über die sie ihre E-Mails für das jeweilige Familienmitglied erhält, sodass das Einrichten für Evas E-Mail-Adresse keinen großen Aufwand bedeuten würde. Da der Bedarf bislang jedoch nicht besteht, werden E-Mails, die an Eva direkt adressiert sind, über die Mailadresse ihrer Mutter abgerufen (vgl. Interview 9).

> **Evas Mutter**: Und dann ist es auch schon vorgekommen, dass Eva eine E-Mail auf meinen Account bekommen hat, die dann aber absolut an sie andressiert war. Wo Freunde zum Beispiel Fotos geschickt haben, von ihrer kleinen Tochter, die sie total gerne hatte und dann haben wir da auch ganz gezielt zusammen geguckt.

Mona schaut ebenfalls hin und wieder gemeinsam mit ihrem Vater in sein E-Mail-Postfach, wenn E-Mails von Verwandten oder Freunden gekommen sind, die hin und wieder Bilder versenden. Sobald sie weiß, dass ihr bekannte Personen E-Mails geschickt haben, zeigt sie Interesse, andernfalls interessiert sie sich nicht für E-Mails. Nichtdestotrotz führt sie neben ihrem Telefonbuch auch eine Liste mit E-Mail-Adressen. Der Vater könnte sich vorstellen, dass E-Mails möglicherweise für Mona wichtiger werden könnten, sobald sie auszieht, um mit ihrer Familie auf diesem Wege in Kontakt zu bleiben. Allerdings gibt es in dem Wohnheim, in das Mona einziehen soll, in jedem Zimmer ein Telefon, sodass Monas Vater davon ausgeht, dass sie eher zum Telefon greifen würde (vgl. Interview 8).

In Annis Familie gibt es eine E-Mail-Adresse für die ganze Familie. Dementsprechend hat auch ihr Bruder, der schon einen eigenen Facebook-Account hat, keine eigene E-Mail-Adresse. Annis Mutter berichtet, dass Anni von niemandem E-Mails erhält und auch für den Bruder sieht sie bislang noch keinen Bedarf eine eigene E-Mail-Adresse zu verwenden (vgl. Interview 10).

Selbst Andreas, der das Internet von allen 13 Probanden mit Down-Syndrom am meisten und intensivsten nutzt, hat keine E-Mail-Adresse. Die Kommunikation mit seinen Freunden findet vielmehr über Facebook statt (vgl. Interview 12).

E-Mails sind eine Form der digitalen Kommunikation, die zwar sehr wenige Studienteilnehmer mit Down-Syndrom nutzen, dabei sind E-Mails aber eine Möglichkeit mit Verwandten und Freunden zu kommunizieren, die räumlich entfernt leben. Auch Kinder im Alter von fünf bis zwölf nutzen E-Mails vor allem zur Kommunikation mit Verwandten und so gut wie nie mit Gleichaltrigen (vgl. Kap. 4.1.3). Bragança sieht dabei besonders bei der E-Mail großes Potenzial für Menschen mit Down-Syndrom, da die asynchrone

Kommunikation ermöglicht, E-Mails in Ruhe zu lesen und zu schreiben und nicht direkt und spontan reagieren zu müssen.

*Skype*

Im Gegensatz zu ihrer sonst geringen Internetnutzung, spielt für zwei Studienteilnehmer das Videotelefonie-Programm Skype eine Rolle. Ulla ist von dem Programm fasziniert, bislang hat sie jedoch keinen geeigneten Partner gefunden, mit dem sie skypen könnte. Ebenfalls gestaltet sich das Verabreden für eine bestimmte Uhrzeit schwierig. Für Mona bedeuten Videotelefonie-Programme, dass sie Kontakt mit ihren Brüder halten kann, die häufig im Ausland unterwegs sind. Einerseits beschreibt Monas Vater, dass Mona sehr aktiv bei der Skype-Unterhaltung dabei ist und großes Interesse zeigt, andererseits geht der Impuls zum Skype-Gespräch jedoch von den Eltern aus.

> **Monas Vater**: Ja Brüder und Skypen, dann sofort. Da ist sie sofort dabei. Da bringt sie sich auch ein, da macht sie auch mit und spricht und macht und tut, aber selber auch wieder, „ach Papa, kann ich mal mit jemandem skypen", mhm (verneinend).
> **I**: Würde nicht passieren.
> **Monas Vater**: Nee, gar nicht.

Auch beim Thema Skype ist de Bragança der Meinung, dass Menschen mit Down-Syndrom technisch gesehen in der Lage wären mit dem Programm umzugehen, die Kommunikation jedoch sehr stockend verläuft und immer wieder Impulse von Dritten gesetzt werden müssen (vgl. Experteninterview 3). Hier zeigt sich, dass eine Beschäftigung, die potentiell zu mehr Selbstbestimmtheit im Alltag führen könnte, zwangsläufig durch eine dritte Person unterstützt werden müsste und so weder Familienmitglieder entlasten noch Menschen mit Down-Syndrom in einer eigenständigen Freizeitgestaltung unterstützen kann.

*Soziale Online-Netzwerke*

Zum Befragungszeitraum ist nur einer der 13 Studienteilnehmer bei der meist genutzten sozialen Online-Netzwerk-Seite Facebook angemeldet (vgl. JIM-Studie 2013: 38).[78] Soziale Online-Netzwerke sind ein Thema, das von den befragten Eltern kontrovers betrachtet wird. Das Vertrauen, das Eltern ihren Kindern mit Down-Syndrom entgegenbringen, spielt bei der Anmeldung in sozialen Online-Netzwerken[79] eine große Rolle. Der einzige Studienteilnehmer mit Down-Syndrom, der zum Zeitpunkt der Leitfadeninterviews ein

---

78 Bei der Nachbefragung ist auch Anil bei Facebook angemeldet, allerdings nutzt er bereits verstärkt WhatsApp, wodurch Facebook bereits nach kurzer Zeit für ihn an Bedeutung verloren hat. Die Abwanderung von Facebook zu WhatsApp ist im Jahr 2014 ein allgemeiner Trend (vgl. Nachbefragung Interview 5, Kap. 4.1.9).

79 Facebook wird hier neben studiVZ immer als Beispiel eines Social Networking Services abgefragt, da Facebook zur Zeit der Interviews die höchsten Nutzerzahlen aufwies (vgl. KIM-Studie 2012: 41).

Facebook-Profil hatte, ist dort lediglich unter der Bedingung angemeldet, dass sein Profil und seine generellen Facebook-Aktivitäten regelmäßig von der Mutter bzw. den Schwestern überprüft werden (vgl. Interview 12). Hier kann einerseits argumentiert werden, dass der Junge volljährig ist und seine eigenen Entscheidungen treffen sollte, andererseits ist die kognitive Entwicklung verzögert, sodass auch bis ins hohe Alter hinein Eltern bei Entscheidungsprozessen eingreifen.

Dass keiner der restlichen zwölf Studienteilnehmer in sozialen Online-Netzwerken angemeldet ist, hat verschiedene Gründe: einige der Kinder sind noch so jung, dass sie die Struktur von sozialen Online-Netzwerken kognitiv nicht verstehen können. Das trifft vor allem auf Jana und Eva zu (vgl. Interview 6, Interview 9). Bei allen anderen neun Probanden spielen soziale Online-Netzwerke laut der Eltern keine Rolle im Freundeskreis, sodass es keinen Anlass gibt diese Dienste zu nutzen. Hinzu kommt, dass drei der zwölf befragten Eltern grundsätzlich dagegen sind, dass sich ihr Kind bei sozialen Online-Netzwerken anmeldet. Gilans Mutter begründet dies zum einen damit, dass Gilans Freunde durch ihre Behinderungen in ihren Fähigkeiten so eingeschränkt sind, dass sie Facebook nicht nutzen können (vgl. Interview 4).[80]

> **Gilans Mutter**: Und sicherlich ist es so, dass er ja jetzt nicht so wie andere Jugendliche zum Beispiel unbedingt auf Facebook sein muss, weil alle Kontakte über Facebook laufen. Das ist ja nicht. Ne, er hat ja ein ganz anderes Spektrum an Bekanntschaften, die häufig gar nicht in der Lage sind.

Damit geht einher, dass sich der Freundeskreis anders organisiert als bei Jugendlichen ohne Behinderung, deren Freundeskreis tendenziell bei Facebook angemeldet ist und sich über die Plattform für Treffen verabredet (vgl. Kap. 3.2). In Peergroups mit Behinderung ist häufig das Telefon das zentrale Kommunikationsmedium, das bestätigen acht von neun Eltern. Gleiches zeigt sich auch bei Ullas Mutter (vgl. Interview 3):

> I: Ist Ulla bei irgendwelchen Communities angemeldet? Facebook, studiVZ, schülerVZ?
> **Ullas Mutter**: Nein.
> I: Hat sie schon mal geäußert, dass sie da gerne angemeldet wäre?
> **Ullas Mutter**: Nein, das ist auch in ihrem Freundeskreis nicht so verbreitet und ich wüsste nicht, was sie da machen sollte.

Ullas Mutter sieht kein Potenzial in der Nutzung von sozialen Online-Netzwerken für ihre Tochter und begründet dies ebenfalls damit, dass die Plattform in Ullas Freundeskreis keine Rolle spielt. Gilans Mutter spricht ihrem Sohn außerdem ab, dass er soziale Online-Netzwerke für seine persönliche Entwicklung braucht:

> **Gilans Mutter**: Und er braucht weder für seine Arbeit noch für seine persönliche Entwicklung, möchte er jetzt bestimmte Sachen nachsehen, ne.

---

80  Später berichtet sie hingegen, dass Gilan sich mit Miriam schreiben könnte und noch eine weitere Freundin hat, die ein ähnliches Schreibniveau hat, sodass die beiden miteinander chatten könnten (vgl. Interview 4).

Dabei handelt es sich hier um eine sehr subjektive Annahme, die aus ihrer Perspektive als Mutter argumentiert wird (vgl. Interview 4). Aus medienpädagogischen Forschungen ist bereits bekannt, dass Kinder und Jugendliche Entwicklungsaufgaben auch mit Hilfe von Medien bewältigen können (vgl. Kap. 3.2). Dabei könnte Gilan eine digitale Plattform Raum geben sich selbst in der Form darzustellen, wie er sich sieht, um so Identitätsarbeit zu leisten. Sicherlich ist zu hinterfragen, ob Gilan dies Freude bereiten würde, andernfalls ist die Nichtteilnahme an sozialen Online-Netzwerken seine persönliche Entscheidung. Auch Sarahs Mutter hinterfragt die Notwendigkeit und die Relevanz von sozialen Online-Netzwerken für ihre Tochter. Sie begründet dies ähnlich wie Gilans und Ullas Mutter damit, dass soziale Online-Netzwerke keine Bedeutung in Sarahs Freundeskreis haben (vgl. Interview 2).

> **Sarahs Mutter**: [...] ich muss nicht in Facebook sein und studiVZ, das ist ja auch Quatsch, das sind ja keine Studenten, der Kreis ist ja von den Kindern auch relativ überschaubar. Und die Terminvereinbarung geht ja auch nie ohne die Eltern, ne. Die rufen ja nicht/ Also die rufen schon mal an, „ja wir treffen uns", aber das war, das müssen wir ja dann auch alles machen, insofern macht das eigentlich keinen Sinn. Es wird sicherlich Kinder geben, wenn die Eltern dann da auch viel machen, aber wir spielen Karten oder musizieren zusammen oder sowas.

Aus der Perspektive der Mutter ist die Frage nach der Notwendigkeit von sozialen Online-Netzwerken zwar nachvollziehbar, doch sind Motive der Mediennutzung nicht immer mit einem Sinn verbunden, sondern an manchen Stellen werden Medien zum reinen Selbstzweck genutzt. Sicherlich fände sich auch für Sarah ein Ansatzpunkt auf Facebook, wenn von ihren individuellen Interessen ausgegangen werden würde. Beispielsweise ist vorstellbar, dass Sarah interessieren könnte, was die Autoren von Ohrenkuss auf Facebook schreiben (vgl. Kap. 4.5).

Annis Mutter würde ihrer Tochter ein Facebook-Profil grundsätzlich erlauben, dann würde sie jedoch kontrollieren, was Anni dort schreibt. Auch mit ihrem vier Jahre jüngerem Bruder, der ein Facebook-Profil hat, bespricht die Mutter Regeln zur Nutzung des sozialen Online-Netzwerkes, beispielsweise soll er möglichst keine Fotos bei Facebook hochladen und jedes hochgeladene Bild wird vorher besprochen. Sie beschäftigt jedoch noch eine andere Sorge: Zum Zeitpunkt der Befragung geht Anni auf eine integrative Schule und ist in ihrer Klasse die einzige Schülerin mit Förderbedarf. Zwar spielt Facebook im Klassenverbund als Kommunikationsmittel durchaus eine Rolle, doch Annis Mutter sorgt sich, dass ihre Klassenkameraden eine Freundschaftseinladung von Anni über Facebook ablehnen würden und befürchtet, dass sie dadurch verletzt werden könnte (vgl. Interview 10):

> **Annis Mutter**: Und wenn Anni dann da drin steht. Weiß ich nicht. Nein will ich nicht. Also wenn sie jetzt sagen würde, „oh Mama darf ich das auch und ich mach das aber gerne", und würde ich dann wahrscheinlich auch nicht nein sagen. Aber dann denke ich aber auch wieder dann sind da so Anfragen, „willst du mein Freund" [...]. „Nein. Bäh. Die will ich nicht [...] nee dich will ich aber nicht als Freund haben." Dass so was dann vielleicht mal kommt. Dass sie so das mitkriegt, dass sie nicht so...dass sie keiner als Freund haben will oder so Sachen.

Die Sorge der Mutter ist nachzuvollziehen und beschäftigt vermutlich viele Eltern, die ihre Kinder schützen möchten. Nicht zuletzt gibt es immer wieder Fälle von Cybermobbing, die Mobbingopfer stark beeinträchtigen können (vgl. Fawzi 2009, Festl 2015). Bei nicht behinderten 16-jährigen Jugendlichen ist der Einfluss der Eltern in der Regel jedoch nicht mehr so groß, dass die Kinder in der Art und Weise unter dem Schutz der Eltern stehen wie Anni es in diesem Fall tut.

Die Mehrheit der Eltern würde versuchen, ihre Kinder bei der Teilhabe an sozialen Online-Netzwerken zu unterstützen, so wie Evas Mutter beispielsweise.

> **I**:  Wie sieht es aus, wenn das [Anm. d. Verf.: soziale Online-Netzwerke] bei Eva irgendwann ein Thema werden sollte?
> **Evas Mutter**: Da wird man, denke ich, genau gucken müssen wie bei Evas Bruder. Wenn nicht noch mehr. Und dass ich sagen würde auf keinen Fall, das nicht.
> **I**: Sondern dann versuchen drüber zu sprechen?
> **Evas Mutter**: Unter Aufsicht mit Hilfe. Genau. Sie wird da sicherlich mehr Unterstützung brauchen, das ist klar. Aber auf der anderen Seite denke ich, dass was sie machen will, das soll sie auch tun.

Eva ist deutlich jünger als Anni und dennoch würde Evas Mutter ihr eher die Anmeldung bei Facebook erlauben als Annis Mutter. Dass Evas Mutter den Interessen ihrer Tochter gegenüber offener eingestellt ist als Annis Mutter, zeigt sich auch daran, dass Annis vier Jahre jüngerer Bruder bereits ein Facebook-Profil hat und Anni selbst nicht. Somit verschiebt sich hier die Geschwisterhierarchie: obwohl Anni älter ist, ist sie ihrem Bruder gegenüber benachteiligt was die Anmeldung bei Facebook betrifft. Die Geschwisterkonstellation bei Evas Familie ist anders: Evas Bruder ist zwei Jahre älter als sie. Er hat bislang ebenso wenig einen Facebook-Account. Die Mutter rechnet jedoch damit, dass sich dies bald ändern könnte und sich ihr Sohn dann ein Profil bei Facebook anlegen möchte. Dementsprechend würde sie auch ihrer Tochter ein Profil ermöglichen wollen (vgl. Interview 9, Interview 10). Grundsätzlich sagen acht von zwölf befragten Eltern, dass sie ihre Kinder bei der Nutzung von sozialen Online-Netzwerken unterstützen würden, wenn sich ein Ansatzpunkt oder ein Anlass ergibt. Allerdings sieht bisweilen keiner der genannten acht Elternteile einen Ansatzpunkt.

Für Andreas, der Facebook zum Zeitpunkt der Befragung seit ca. fünf Monaten nutzt, zeigt sich das größte Nutzungspotenzial darin, dass er Kontakt zu seinen ehemaligen Schulkameraden hält und dabei ist, wenn seine Freunde online kommunizieren (vgl. Kap. 6.1.12). Mittlerweile ist Andreas so weit, dass er das soziale Netzwerk eigenständig nutzen kann. Zu Beginn seiner Mitgliedschaft sah dies jedoch deutlich anders aus:

> **I**: Unterstützen Sie Andreas dann jetzt auch, wenn er bei Facebook drin ist? Oder wird er von den Geschwistern unterstützt?
> **Andreas' Mutter**: Er braucht gar keine. Am Anfang ist er sehr angeleitet worden. Dann gab es einfach die Situation, dass er alle möglichen Freunde von seinen Schwestern, heißt das geaddet?
> **I**: Ja.
> **Andreas' Mutter**: Geaddet hat und dass die ziemlich sauer waren. Vor allem die Geschwister. Und seitdem das klappt, kann ich mich eigentlich auf ihn verlassen. Weil er genau weiß, dass ich ziemlich enttäuscht bin und traurig bin, wenn ich mich nicht auf ihn verlassen kann. Und er will uns nicht enttäuschen.

Andreas' Mutter macht deutlich, dass das Einhalten von Regeln für Andreas vor allem dann funktioniert, wenn über emotionale Komponenten gearbeitet wird und ihm auch Konsequenzen beim Nichteinhalten von Regeln auf der emotionalen Ebene vermittelt werden, zum Beispiel dadurch, dass die Mutter sagt, dass sie traurig und enttäuscht sei, wenn Andreas sich nicht an Regeln hält. Eine fest gesetzte Regel für Andreas ist, dass sein Profil unter einem anonymen Namen läuft und er seinen Namen nicht preisgeben soll, auch sein Profilfoto stellt nicht ihn selbst dar. Außerdem wurde vereinbart, „dass er andere auf gut deutsch nicht nervt. Also nicht alle fünf Minuten irgendwas schreiben soll." Eine weitere Regel, die die Mutter angibt, ist nicht ganz verständlich und zwar sagt sie, dass Andreas „nur auf der Pinnwand schreiben darf und nicht öffentlich". Hierbei ist nicht ganz klar, was sie als öffentlich bezeichnet, vermutlich handelt es sich hierbei aber um ein Vertauschen von Begrifflichkeiten und sie meint, dass er nur private Nachrichten an seine Freunde versenden soll, die kein anderer lesen soll, was vermutlich mit „nicht öffentlich" gemeint ist. Die Pinnwand hingegen ist je nach Sicherheitseinstellungen zumindest für andere Freunde einsehbar oder auch für alle Facebook-Nutzer.

Einmal gab es eine Situation, in der Andreas eine Veranstaltung für seine Geburtstagsparty auf Facebook eröffnet hat und ohne Absprache mit seinen Eltern zahlreiche Personen eingeladen hat. Eine Freundin von Andreas hat sich jedoch an die Mutter gewendet, bevor die Situation eskalieren konnte:

> **Andreas' Mutter**: Da ist aber auch eine sehr gute Freundin von ihm, die hat mich einmal angerufen. „Weißt du eigentlich, dass Andreas eine Party reingestellt hat und alle möglichen Leute einlädt?" Das heißt, da hab ich dann eine ziemlich nette Rückmeldung von einem Mädel, die sehr sehr wohlwollend ist. Und die würde mich auch wieder anrufen, wenn er wieder sowas erzählt oder schreibt.

Grundsätzlich versucht die Familie Andreas zu ermöglichen, teilzuhaben und dabei zu sein. Auch wenn Andreas sich mittlerweile an die vereinbarten Regeln hält und Facebook eigenständig nutzen kann, gibt es aus der Sicht der Mutter dennoch Risiken bei Facebook, die die Unterstützung durch Eltern oder Geschwister unabdingbar macht.

> **Andreas' Mutter**: Also ich guck regelmäßig, ich geh ja regelmäßig in sein Profil, ich guck auch regelmäßig nach bei den Freunden, ob mir da irgendwas ist, was mir suspekt erscheint. Also alle Freundschaftseinladungen.
> **I**: Machen Sie das dann über die Profile ihrer Töchter?
> **Andreas' Mutter**: Nee über seins. Genau, also von daher, die Kontrolle will ich einfach haben. Und wenn ich da lesen würde, dass irgendjemand ihm was Blödes geschrieben hat, da lass ich ihn nicht alleine mit.

Bei der hier angesprochenen Kontrolle geht es auch weniger darum, dass das konkrete Verhalten von Andreas kontrolliert werden soll, sondern auch das Verhalten seiner potenziellen Freunde. Dabei will die Mutter Ansprechpartner für Andreas sein und ihn in Situationen, in denen er mit verletzenden Aussagen von anderen konfrontiert werden könnte, unterstützen (vgl. Interview 12).

Zusammenfassend zum Oberbegriff Facebook kann festgehalten werden, dass der Besuch einer Regelschule ein Einflussfaktor für die Nutzung ist, da in dortigen Klassenverbünden die Kommunikation häufiger über Facebook läuft als in Förderschulen. Hinzu kommt, dass die Einstellung der Eltern zu sozialen Online-Netzwerken sehr unterschiedlich ist, da einige den Sinn und Zweck der Nutzung für ihre Kinder nicht erkennen und andere ihre Kinder grundsätzlich teilhaben lassen wollen.

Bei der ersten Befragung hatte Anil noch keinen Facebook-Account, während er zwei Jahre später über einen Account verfügt. Die Mutter nennt zum einen Anils jüngere Schwester als Anlass für Anils Anmeldung bei Facebook. Einerseits ist die jüngere Schwester in vielen Lebensbereichen die treibende Kraft für Anil gewesen, sich mit neuen Situationen auseinanderzusetzen. Andererseits nahmen die Eltern dies zum Anlass die Aufklärung über Gefahren im Internet „in einem Abwasch [zu] machen" (vgl. Nachbefragung Interview 5). Zum anderen nennt Anils Mutter ihre eigene als Förderschullehrerin berufsbedingte Auseinandersetzung mit Facebook als Anlasspunkt um ihre eigenen Kinder ans Internet heranzuführen.

> **Anils Mutter**: Gut, ich hab es dann auch noch mit Schülern gemacht und dann geht man sowieso nochmal ganz anders an das Thema dran, dann hat er noch eine jüngere Schwester/

Obwohl Anil erst seit circa einem Jahr ein Facebook-Profil hat, nutzt er dieses nur noch sporadisch. WhatsApp ist für ihn mittlerweile die bedeutendere Kommunikationsplattform, um mit Gleichaltrigen in Kontakt zu treten (siehe dazu Kap. 6.2.8), was sich bereits bei nich behinderten Jugendlichen gezeigt hat (vgl. Kap. 3.2). Max hat zwar WhatsApp auf seinem Smartphone installiert, allerdings verfügt er über kein Facebook-Profil. Bis auf seinen 21-jährigen Bruder, der das letzte Jahr im Ausland gelebt hat und zum Zeitpunkt des Interviews dabei war aus seinem Elternhaus auszuziehen, hat keiner der anderen drei Familienmitglieder einen Facebook-Account. Hier ist anzunehmen, dass Facebook für Max genau aus diesem Grund von geringer Relevanz ist, da er weder über seine Familie noch über die Schule mit Facebook in Kontakt kommt. Auch sein bester Freund Anil nutzt Facebook, wie bereits angesprochen, nur so selten, dass Max keinen Ansatzpunkt für die Nutzung von Facebook hat (vgl. Nachbefragung Interview 11).

Festgehalten werden kann, dass die Nutzung von kommunikativen Online-Diensten der Studienteilnehmer mit Down-Syndrom stark an die Nutzung von Fünf- bis Zwölfjährigen erinnert. Interessant sind besonders die Ergebnisse aus der Nachbefragung, da durch das eigene Smartphone und die mobile Internetverbindung Online-Dienste wie WhatsApp an Wichtigkeit gewinnen (siehe dazu Kap. 6.2.8).

### 6.2.4 Spielen

Im vorangegangenen Kapitel ist deutlich geworden, dass E-Mails, Chats und soziale Online-Netzwerke keine bis eine geringe Rolle im Leben der meisten Studienteilnehmer mit Down-Syndrom spielen. Dahingegen zählt das Spielen zu den häufigsten Computertätigkeiten, denen die Studienteilnehmer mit Down-Syndrom nachgehen (vgl. Kap. 2.4). So spielen zehn der 13 Studienteilnehmer mit Down-Syndrom sowohl klassische Computerspiele als auch Konsolenspiele. Jedoch spielen nur drei der zehn aktiven Spieler Online-Spiele. Christoph, Gilan und Andreas spielen kostenlose Browsergames, wenn sie durch crossmediale Verweise in Fernsehsendungen und auf Hörspielkassetten auf Internetlinks stoßen (vgl. 6.2.2). Spielen bietet gerade für Christoph und Gilan einen großen Anlasspunkt um überhaupt ins Internet zu gehen (vgl. Interview 1, Interview 4). Auch für Kinder im Alter von fünf bis zwölf Jahren ist das Spielen von Browsergames, die sie ebenfalls über crossmediale Vermarktungsstrategien kennen, eine häufige Tätigkeit (vgl. Kap 3.2).

Evas Mutter sieht zwar das Online-Spielen als mögliche Tätigkeit für Eva, bislang hat die Familie jedoch noch kein pädagogisch wertvolles Spiel gefunden, das sie als spielenswert erachtet (vgl. Interview 9). In der Regel sind Eltern recht schlecht informiert darüber, was es an pädagogischen Empfehlungen hinsichtlich Spielen oder auch Internetseiten gibt. So gibt es eine Bandbreite an Auszeichnungen, bei denen auch Online-Spiele pädagogisch beurteilt werden.

Sarahs Mutter berichtet, dass ihre Tochter, als sie klein war, gerne Computerspiele mit Medienfiguren für Kinder wie z.B. Janosch gespielt hat. Seit der Pubertät habe das jedoch aufgehört, sodass sie momentan weder online noch offline am Computer spielt. Dahingegen spielt die Familie häufig Gesellschaftsspiele miteinander, die zum Teil als komplex beschrieben werden können. Stolz berichtet die Mutter, dass Sarah sogar Kartenspiele wie Canasta spielen kann, welches Teamfähigkeit und einen guten Überblick über den Wert der Karten erfordert (vgl. Interview 2). Auch Anni spielt weder im Internet noch am Computer oder mit der vorhandenen Playstation, die bei ihrem Bruder im Zimmer steht. Ähnlich wie bei Sarah hat auch Anni früher, als sie klein war, Computerspiele gespielt, die vor allem bei der logopädischen Therapie eingesetzt wurden. Die Mutter ist momentan auf der Suche nach Lernspielen, die Anni auch heute gerne spielen würde (vgl. Interview 10):

> **Annis Mutter**: Es gibt ja für Vorschule für drittes bis viertes Schuljahr. Da kann sie sich stundenlang mit beschäftigen. Wird das Wort jetzt „ss" mit „ß" geschrieben. Einsetzen, sowas liebt sie heiß und innig. […] Und da habe ich nämlich auch gedacht sowas am Computer solche Spiele, die suche ich eigentlich noch.

Gerade für Jana sind kleine Lernspiele die Haupttätigkeit und eigentlich auch die einzige Tätigkeit, die sie am Computer ausführt. Sie hat ein Malspiel, bei dem verschiedene Stempelgrößen ausgewählt werden können, mit denen sie Bilder stempeln kann (vgl. Interview 6). Hin und wieder sieht sie außerdem ihrer Mutter oder ihrer Schwester beim Spielen zu (siehe dazu Kap. 6.2.6).

*Spielekonsolen*

Sechs der 13 Probanden mit Down-Syndrom nutzen Spielekonsolen. Dabei besitzen die Mädchen eine tragbare Spielekonsole (Nintendo DS) und die Jungen festinstallierte Spielekonsolen wie Wii oder Playstation. Außerdem zeigen sich geschlechterspezifische Vorlieben dahingehend, dass besonders die Mädchen gerne Spiele wie Tier- oder Hunde-pension spielen, in denen Haustiere gepflegt werden. Dennoch spielen auch die Mädchen Spiele, die die Jungen spielen. Steffens Mutter sieht das Spielen von actionreichen Com-puter- oder Konsolenspielen als männliches Interesse. Auch Ergebnisse der KIM- und JIM-Studie belegen, dass sich Jungen eher für digitales Spielen interessieren und es ge-schlechterspezifische Spielpräferenzen gibt (vgl. 3.2). Doch auch Mädchen spielen, wenn auch etwas weniger, was sich auch bei den Studienteilnehmern mit Down-Syndrom zeigt. So spielen sowohl Ulla als auch Eva und Jana gerne mit tragbaren Spielekonsolen, vor allem dem Nintendo DS (vgl. Interview 3, Interview 6, Interview 9). An dieser Stelle kön-nen nur Vermutungen über die weibliche Präferenz für tragbare Spielekonsolen aufgestellt werden. Mädchen spielen möglicherweise tendenziell mit tragbaren Spielekonsolen, da es hier häufiger mädchenspezifische Spiele wie z.B. Meine Hundepension oder Meine Tier-pension gibt, sowie eine Reihe von Spielen, die auf Disneyfilmen basieren oder mädchen-spezifischen Figuren wie Bibi Blocksberg oder der Hexe Lilli.

Während die meist genannten Online-Tätigkeiten aus der KIM- und JIM-Studie bei den Jugendlichen und jungen Erwachsenen mit Down-Syndrom meist keine Rolle spielen, zeigen sich bei den beliebtesten Spielen von deutschen Kindern und Jugendlichen deutli-che Überschneidungen zu den Vorlieben der Studienteilnehmer mit Down-Syndrom. Bei-spielsweise spielen die Studienteilnehmer mit Down-Syndrom häufig beliebte Spiele wie die Fußballsimulation FIFA, das Karaokespiel Singstar, das Simulationsspiel Die Sims und einfache Racing Spiele wie Mario Kart. Konsolenspiele sind somit anders als Tätig-keiten im Internet wie die Informationssuche unabhängig von Beeinträchtigungen gut zu-gänglich. Ebenfalls haben Eltern weniger Bedenken bezüglich Gefahren als beim Surfen im Internet, da es sich bei Konsolenspielen um abgeschlossene Systeme handelt, die ledig-lich über eine vorgegebene Auswahl von Möglichkeiten verfügen.[81] Spielekonsolen sind in sich geschlossene Systeme, während das Internet offen und dynamisch angelegt ist. Ein Konsolenspiel bietet zwar auch Herausforderungen, wie Spielregeln und die Spielsteue-rung zu verstehen, jedoch verändert sich ein Spiel nicht in dem Maße wie das Internet. Einmal gekauft kann davon ausgegangen werden, dass das Spiel unveränderlich ist und Aufgaben so lange ausprobiert werden können bis sie verstanden und bewältigt wurden. Im Internet hingegen ändern sich Seiten stetig, werden aktualisiert oder vom Design her angepasst. Die Trial-and-Error-Methode zahlt sich daher bei Computer- und Konsolen-spielen aus, ist beim Internet jedoch wenig gewinnbringend.

---

81  Eine Ausnahme sind Gewaltspiele, auf die noch gesondert eingegangen wird, denn hier äußern die Eltern große Sorgen.

Außerdem ist das Endgerät Spielekonsole in den Augen der Eltern eher ein kindliches Medium. Das resultiert mitunter daraus, dass Eltern Spielekonsolen in der Regel nicht eigenständig nutzen, sondern hin und wieder mit ihren Kindern gemeinsam spielen. Die Kinder und Jugendlichen haben meist die Herrschaft über das technische Gerät und Spielekonsolen stehen häufiger im Kinderzimmer als ein Computer oder ein Laptop. Der Standort der Spielekonsolen zeigt, dass Eltern ihren Kindern einen freieren Umgang mit digitalen Spielen zu gewähren scheinen als mit dem Internet. Ebenso wissen die meisten Eltern nicht, welche Spiele ihre Kinder spielen, sodass davon auszugehen ist, dass die Studienteilnehmer mit Down-Syndrom oftmals unbeobachtet spielen. Dahingegen werden sie bei ihrer Internetnutzung regelmäßig kontrolliert und beobachtet (siehe dazu Kap. 6.3.1.2).

Jugendliche und junge Erwachsene mit Down-Syndrom verfügen zwar häufig über Spielekonsolen, jedoch verfügt keine der Konsolen über einen Internetzugang. Damit wird das Potenzial mit anderen online zu spielen nicht ausgeschöpft. Dies ist zum einem vor dem Hintergrund bedauerlich, dass in Multiplayer-Spielen die Teamfähigkeit erprobt werden kann. Auch bei fünf- bis zwölfjährigen Kindern sind Online-Multiplayer-Spiele wenig verbreitet (vgl. Kap. 3.2). Prinzipiell würde das Spielen einen Anlass geben, die viel genutzte Spielekonsole mit dem Internet zu verbinden und auch mit anderen Nutzern Online-Multiplayer-Spiele zu spielen (MMOG – Massively Multiplayer Online Game). De facto wird diese Möglichkeit von keinem der 13 Studienteilnehmer mit Down-Syndrom genutzt. Dahingegen spielen sowohl Evas Bruder als auch Annis und Gilans Bruder Online-Spiele mit ihren Freunden (vgl. Interview 4, Interview 9, Interview 10). Dabei sprechen sie sich gemeinsam mit Hilfe von Teamspeak-Programmen oder Skype ab und planen strategische Spielzüge.

Zum anderen ermöglicht die Anonymität des Internets, dass Jugendliche und junge Erwachsene mit Down-Syndrom mit anderen Nutzern auf Augenhöhe in Kontakt treten können, da eine Behinderung zunächst unerkannt bleiben kann. Häufig berichten Menschen mit Behinderung, dass das Internet oder virtuelle Spielewelten für sie die Möglichkeit bieten, ohne Vorurteile mit anderen in Kontakt zu kommen, da ihnen ihre Behinderung nicht angesehen werden kann (vgl. Kap. 3.1). Auch Menschen mit Down-Syndrom, denen ihre Genanomalie aufgrund von phänotypischen Merkmalen angesehen werden kann, haben in der physischen Welt oft mit Vorurteilen zu kämpfen, beim Online-Spielen bleibt ihre Identität unerkannt. Die Möglichkeit anderen Spielern in virtuellen Welten auf Augenhöhe zu begegnen, nimmt jedoch keiner der Probanden mit Down-Syndrom wahr.

Darüber hinaus ist das gemeinsame Face-to-Face-Spielen von Konsolen- oder Computerspielen eine Möglichkeit um Differenzen zwischen Kindern zu überwinden (vgl. Kap. 3.2). In der Regel nehmen Kinder ohne Behinderung in inklusiven Gruppen die Einschränkungen von Kindern mit Behinderung schnell und bewusst wahr. Darauf reagieren die einen mit Neugierde und Faszination, andere eher mit Ablehnung und Beleidigung. Gerade das Spielen ist eine Möglichkeit, dass sich Kinder auf Augenhöhe begegnen.

Meist sind nicht behinderte Kinder überrascht davon, wenn Kinder mit Behinderung beim Spielen gewinnen und die defizitäre Sichtweise auf Kinder mit Behinderung kann so spielerisch in eine positive umgewandelt werden.

*Gewaltspiele und Ego-Shooter*

Auch wenn die Kinder und Jugendlichen die Herrschaft über Spielekonsolen haben und häufig unbeobachtet spielen können, haben die Eltern dennoch einen großen Einfluss auf die Spielentscheidung der Kinder. Alle Eltern achten darauf, dass altersgerechte Computer- und Konsolenspiele gespielt werden. Unterschiedliche Handhabungen gibt es bei dem Thema Ego-Shooter: hier gibt es einerseits Eltern, die ihren Kindern mit Down-Syndrom Ego-Shooter und generell Spiele, die Gewaltdarstellungen enthalten, verbieten und dies auch tun würden, wenn ihre Kinder volljährig sind und eigentlich frei entscheiden könnten.

> **Christophs Mutter**: Überhaupt will ich nicht, dass der Kriegsspiele oder sowas hat oder richtige Kampfspiele hat, das kommt gar nicht in Frage.
> **I**: Sagen wir jetzt mal, wenn er 18 wird und er möchte so ein Spiel.
> **Christophs Vater**: Auch nicht, nein.
> **I**: Würden Sie aber trotzdem sagen, das möchten Sie nicht.
> **Christophs Mutter**: Nein, wir wissen nicht, wie das wirkt und wie er das umsetzt und was dabei rauskommt, das lassen wir lieber sein.
> **Christophs Schwester**: Weil ihn das zu sehr aufputscht.
> **Christophs Mutter**: Ja, das putscht ihn auf und er hat auch eine leicht aggressive Ader, wenn er mal richtig wütend wird, wenn es nicht so nach seiner Nase geht und das lassen wir lieber.

An diesem Beispiel wird deutlich, dass sowohl die Eltern als auch die Schwester die Sorge haben, dass Christoph aggressive Verhaltensweisen aus dem Spiel übernehmen könnte. Dabei argumentieren sie, dass aufgrund der kognitiven Entwicklungsverzögerung nicht klar ist, inwieweit ihr Sohn nachvollziehen kann, dass es sich um ein Computerspiel handelt und nicht um reale Begebenheiten. Es ist nicht einschätzbar, wie Christoph ein Computerspiel mit gewalthaltigen Sequenzen verarbeiten würde und da er bereits eine „aggressive Ader" hat, befürchten die Eltern dies durch Gewaltspiele zu verstärken. Das Nachstellen von Filmszenen sei bereits mehrfach vorgekommen, sodass die Eltern die Sorge haben, Christoph könnte auch Gewaltszenen aus Computerspielen nachahmen. Allerdings ist das Nachspielen von Filmszenen auch bei nicht behinderten Kindern und Jugendlichen zu beobachten ist (vgl. Charlton 1986, Charlton/Neumann-Braun 1992). Andererseits schildern die Eltern grundlegende Sorgen, die auch Eltern von Kindern ohne Down-Syndrom haben. Dabei verstärkt eine einseitige Berichterstattung über den Zusammenhang zwischen Amokläufen bei Jugendlichen und dem Spielen von Ego-Shootern die Sorge von Eltern. Die wissenschaftliche Diskussion zur Wirkung von Gewaltspielen ist kontrovers. Es ist jedoch anzunehmen, dass Personen, die aufgrund von Persönlichkeitsmerkmalen und weiteren Faktoren wie Gewalterfahrung in der Familie und psychischer Krankheit anfälliger für Gewalttaten sind, häufiger Gewaltspiele spielen und nicht Gewaltspiele automatisch aggressiv machen (vgl. Elson/Breuer/Quandt 2014).

Fakt bleibt, dass auch Eltern von nicht behinderten Jugendlichen Sorge vor Gewaltspielen und deren Einfluss auf ihre Kinder haben (vgl. Lampert et al. 2012: 22, miniKIM-Studie 2012: 28, KIM-Studie 2012: 50 ff.). Dieses Verbot ist jedoch spätestens ab dem 18. Lebensjahr leicht zu umgehen, indem Spiele selbst gekauft werden. Auch vorher können Jugendliche bei älteren Freunden oder bei Eltern von Freunden, die einen lockeren Umgang mit Altersfreigaben haben, mit Spielen ohne Jugendfreigabe in Kontakt kommen. Bei Jugendlichen und jungen Erwachsenen mit Down-Syndrom hingegen ist zum einen die elterliche Kontrolle auch über die Volljährigkeit hinaus wirkungsvoller, da sie häufig stärker auf ihre Eltern hören und sich an Regeln halten. Zum anderen spielen derartige Spiele in ihrem Freundeskreis selten eine Rolle, sodass sie auch in ihrer Peergroup nicht mit Ego-Shootern in Kontakt kommen. Das beschreibt auch Gilans Mutter:

> **Gilans Mutter**: [...] bei Gilan ist das natürlich auch relativ leicht umzusetzen oder leichter umzusetzen. Ich denke, zum Beispiel bei unserem 16-jährigen Sohn versuchen wir das, ihm das nahe zu bringen, dass das einfach nicht sinnvoll ist und auch keinen Sinn macht solche Spiele zu spielen. Auch so World of Warcraft zum Beispiel, da seh' ich überhaupt keinen Sinn. Aber er könnte das natürlich leicht umgehen, wenn er denn wollte. Er kann es zwar nicht zuhause spielen, weil da haben wir ja ein Auge drauf, aber könnte es ja theoretisch überall anders spielen. Wobei jetzt bei seinem Smartphone könnte er es vermutlich auch spielen, ohne dass wir es merken würden. Bei Gilan ist das immer etwas einfacher, weil man einfach leichter ein Auge drauf haben kann.

Gilans Medienkonsum ist für die Mutter leicht zu kontrollieren, während sein fast zehn Jahre jüngerer Bruder sich bereits nichts mehr vorschreiben lässt. Gleichzeitig wird deutlich, dass die Mutter grundsätzlich eine sehr restriktive Einstellung zum Thema Spiele hat. An anderer Stelle nennt sie ihren Erziehungsstil selbst restriktiv. Aus ihrer Perspektive geht es nicht um individuelle Interessen und Spaß und Freude am Spiel, sondern um Sinnhaftigkeit (vgl. Interview 4).

Auch Sarahs Mutter sieht den Sinn in Computerspielen nicht, besonders bei Spielen, die in irgendeiner Weise Waffen enthalten. Darüber hinaus ist sie der Meinung, dass Spielewelten „Pseudo-Welten" sind und stellt den sozialen Kontakt, den es dort mit anderen Spielern gibt, in Frage:

> **Sarahs Mutter**: [...] Der Sohn von meinem Kollegen der hat dieses Master of the Universe oder wie heißt das? (seufzt) Das ist ja nur Geballere und ich denk, warum soll ich meinem Kind so was überhaupt andienen. Ich käm nicht auf die Idee. Ich find so was vollkommen sinnlos. Da wird nur rumgeballert und der erzählt dann, "ja, ich hab ja da einen Freund" und ich sag, "ja, wer ist das denn", hab ich mich ein bisschen doof gestellt, "ja, nein, ich kenn den natürlich dann nicht". Also, mir wäre es lieber die gehen zusammen auf einen Ausflug oder fahren Fahrrad oder gehen zusammen ins Schwimmbad, aber was soll das? So eine Pseudo-Welt dann zu schaffen. Ich meine die Jungs machen das natürlich alle und wenn das einigermaßen im Rahmen bleibt, ist das ja auch vollkommen in Ordnung. Aber gerade für unsere Kinder, ich fände es schöner, wenn sie, wie gesagt, sich was zusammen angucken, ins Museum gehen oder gemeinsam ins Theater gehen.

Sarahs Mutter findet es gerade für Menschen mit Down-Syndrom besser, wenn diese ihre Freizeit mit non-medialen Tätigkeiten verbringen. Eine richtige Begründung liefert sie dafür nicht, hier können nur Vermutungen angestellt werden: aus ihrer Sicht zählen Computer- und Konsolenspiele nicht zum Kulturgut, auch wenn sie es seit 2008 in Deutschland offiziell sind (vgl. KIM-Studie 2012: 46, BIU 2015). Das ist daran erkennbar, dass sie dem Spielen kulturell hoch angesehene Aktivitäten wie ins Museum oder ins Theater gehen entgegenstellt. Möglicherweise wünscht sie sich für ihre Tochter mit Down-Syndrom, die aus ihrer Perspektive wenig intellektuell ist[82], zumindest für ihre Freizeitaktivitäten kulturell anerkannte Tätigkeiten. Die Problematik um Gewaltspiele scheint aber auf Sarah gar nicht zuzutreffen. Denn obwohl Sarahs Mutter eine konkrete Einstellung zu diesem Thema hat, bezieht sie ihre Ausführungen auf den Sohn eines Kollegen und stellt in keiner Weise einen Bezug zu Sarah her (vgl. Interview 2). Auch Ullas Mutter macht deutlich, dass das Thema Kampfspiele bislang keine Rolle gespielt hat bzw. Ulla grundsätzlich keine Computerspiele ab 18 spielt, obwohl sie häufig und gerne spielt (vgl. Interview 3):

> **I**: Wie gehen sie mit Altershinweisen für Computerspiele um? Also wollte Ulla seit sie 18 ist schon mal ein Ballerspiel ab 18 haben?
> **Ullas Mutter**: Nein, gar nicht.
> **I**: Also Altersfreigaben bei Spielen ist kein Problem?
> **Ullas Mutter**: Nein.

Auch für die anderen Studienteilnehmer mit Down-Syndrom scheinen Gewaltspiele und Ego-Shooter nicht von Interesse zu sein. Bei Christoph, Andreas und Mona kommt hinzu, dass sie alle sehr ängstlich auf action- und gewaltreiche Medieninhalte reagieren, sodass nicht jugendfreie Spiele ebenfalls keinen Problembereich darstellen (vgl. Interview 1, Interview 8, Interview 12).

> **I**: Wie gehen Sie da mit Altershinweisen auf Spielen um? Also Andreas ist 18, das heißt, wenn der gerne ein Spiel spielen würde, das so in Richtung Ego-Shooter geht/
> **Andreas' Mutter**: Da hat er zu viel Angst vor.
> **I**: Hat er zu viel Angst vor. Ok. Hat er denn schon mal geäußert, dass das im Freundeskreis jemand spielt oder ist es schon mal Thema gewesen?
> **Andreas' Mutter**: Ist schon mal Thema gewesen. Dass er das auch bei anderen gesehen hat. Aber der Anreiz war gar nicht groß genug, weil er z.B., der kann auch keine Gruselfilme sehen, der kann keinen Tatort sehen, nichts. Der Reiz war gar nicht da. Deswegen, er hat von uns nie eins bekommen, die Neugierde war nicht groß genug.
> **I**: Das heißt die Problematik oder das Thema Altershinweise auf Computerspielen ist für Sie eigentlich noch nicht so/
> **Andreas' Mutter**: Richtig, kann kommen, aber war noch nicht aktuell.

Gleichzeit ist Andreas' Mutter eher offen eingestellt und würde mit Andreas das Thema nicht jugendfreie Spiele besprechen und versuchen ihm andere Alternativen aufzuzeigen. Dabei ist sie auch der Meinung, dass diese Spiele selbst wenn Andreas sie spielen würde nicht langfristig von Interesse sein würden, weil seine Reaktionsfähigkeit nicht schnell genug wäre (vgl. Interview 12).

---

82 Bereits während der Erhebung zur Fernsehnutzung hat sich gezeigt, dass die Mutter Sendungen, die sich die Tochter ansieht als kulturell wenig anspruchsvoll bewertet (vgl. Zaynel 2010: 75).

> **I**: Können Sie rein hypothetisch sagen, wie Sie damit umgehen würden?
> **Andreas' Mutter**: Wenn er auf seine 18 Jahre pocht?
> **I**: Ja.
> **Andreas' Mutter**: Ja das erste ist, er hat ja gar nicht die Schnelligkeit, das umzusetzen. Da würde ich mir gar keine Sorgen machen. Das nächste wäre, würde versuchen gemeinsam das mit ihm zu spielen, auf der Bewusstseinsebene. Ich würde ihn ausprobieren lassen, auf jeden Fall. Und dann das Gespräch suchen, was daran wirklich interessant ist und versuchen Alternativen zu finden. Und wenn es ein neues, eine neue Singstar-CD oder/ Also Alternativen ihm als besser, interessanter ihm vorstellen, dass er das andere vergisst.

Janas Mutter spricht neben Evas Mutter als einzige den Punkt an, dass das biologische Alter von 18 Jahren gerade bei Kindern mit Down-Syndrom keine Aussage über den kognitiven Entwicklungsstand liefert. Zwar will sie ihr Kind zu einer selbstständigen und selbstbestimmten Person heranziehen, dennoch würde sie versuchen Jana ihren potenziellen Wunsch nach einem Ego-Shooter auszureden und ihr ähnlich wie Andreas' Mutter Alternativen anbieten. Darüber hinaus lehnt sie aus ihrer erzieherischen Perspektive „Ballerspiele kategorisch ab" (Interview 6), da sie der Meinung ist, dass derartige Spiele zu erhöhter Aggressivität führen. Ähnlich wie Gilans Mutter geht sie bei Janas Schwester jedoch davon aus, dass sie ihrem Kind ohne Behinderung mit ihrer Volljährigkeit Ego-Shooter nicht mehr verbieten könnte.

> **Janas Mutter**: Es ist sehr schwierig, weil mit 18 soll sie ja auch selbstbestimmt sein und das wollen wir ja auch als Eltern, dass sie sich selbst bestimmen kann. [...] Also da würde ich schon anders mit ihr reden als mit ihrer Schwester. Mit Janas Schwester kann man da nicht mehr reden, wenn sie 18 ist und das haben will und dann pocht sie ja auch drauf, dass sie 18 ist und dann ist das einfach so. Ich denke, dass ich da bei Jana noch mehr Einfluss haben werde. Und dass ich das damit dann auch verhindern könnte. Ich hoffe auch, dass man sie durch gewisse, so wie man es auch im Moment noch machen kann, Ablenkungsmanöver in andere Bahnen lenken könnte.

Auch in diesem Zitat wird der elterliche Einfluss bis ins hohe Alter von Personen mit Down-Syndrom deutlich. Während die Mutter weiß, dass sie Janas Schwester ab der Volljährigkeit keine Vorschriften mehr machen kann, weiß sie ebenfalls, dass sie bei Jana „noch mehr Einfluss haben [wird]" (Interview 6).

Andererseits gibt es auch Eltern, die sehr offen mit dem Thema Altersfreigabe umgehen. Grundsätzlich macht Evas Mutter keinen Unterschied zwischen ihrer Tochter mit Down-Syndrom und ihrem Sohn. Für sie gilt die Prämisse, dass sich ihre Kinder individuell entwickeln und dass sie versuchen möchte, ihren Kindern möglichst das zu ermöglichen, was sie gerne machen möchten. Das zeigt sich deutlich darin, dass für sie die Altersgrenze 18 ebenfalls in Bezug auf Eva bedeutet, dass Eva eigenständig Entscheidungen treffen kann und soll. Ferner gibt sie zu bedenken, dass dann situationsbedingt gesehen werden muss, inwieweit Eva ein bestimmtes Spiel kognitiv verarbeiten kann (vgl. Interview 9).

> **I**: Aber sie sind da prinzipiell schon bereit, also wenn Eva dann mal 18 ist und sie möchte gerne ein Spiel spielen, das ab 18 ist.

> **Evas Mutter**: Ja. Dann wird sie das dürfen, dann ist sie 18. Ganz klar. Wenn man dann den Eindruck, hat sie kann es irgendwie vom Kopf her leisten. Das ist dann ja immer noch die andere Sache. Da muss man einfach sehen.

Besonders Anils und Steffens Mutter nehmen die Altersgrenze von 18 Jahren und die damit einhergehende Volljährigkeit und Selbstständigkeit auch für ihre Kinder mit Down-Syndrom so ernst, dass sie ihren Kindern erlauben würden, Computerspiele ab 18 Jahren zu spielen (vgl. Interview 5, Interview 7). Steffens Mutter würde ihrem Sohn im jetzigen Alter nichts mehr verbieten wollen, dennoch würde sie versuchen ihrem Sohn das Spielen von Ego-Shootern auszureden und ist sich ihrem prägendem Einfluss, genauso wie Gilans, Andreas' und Janas Mutter, bewusst (vgl. Interview 4, Interview 6, Interview 7, Interview 12).

> **Steffens Mutter**: Ich würde versuchen, es ihm auszureden. Ich finde dieses verbieten immer, naja, er wird halt erwachsen, ne. Und schon kann ich ihm das jetzt nicht mehr so verbieten. Aber ich würd's ihm auf jeden Fall versuchen auszureden (lacht). Und eigentlich hört er da wohl drauf [...].

Trotz ihrer Aufgeschlossenheit gegenüber Spielen ab 18 Jahren und ihres Respekts für die Volljährigkeit ihres Sohnes zeigt sich dennoch auch bei Steffens Mutter, dass sie zumindest vorsichtig davon ausgeht, dass sie weiterhin Einfluss auf seine Spiele-Entscheidung haben wird.

Zusammengefasst ist Spielen eine Tätigkeit, der die Mehrheit der Studienteilnehmer mit Down-Syndrom nachgeht. Dabei stehen jedoch vor allem das Offline-Spielen sowie das Spielen mit Konsolen im Vordergrund. Online-Spiele sowie MMOG-Spiele werden, anders als bei Geschwisterkindern und anderen Kindern und Jugendlichen in Deutschland (vgl. Kap. 3.2), selten bis gar nicht gespielt.

### 6.2.5  Informationsrecherche und Suchmaschinen

Die Suche nach Informationen ist die Tätigkeit, die im Internet am häufigsten ausgeführt wird (vgl. 3.2). Allerdings stellt die Informationsrecherche und die damit häufig verbundene Nutzung von Suchmaschinen eine große kognitive Herausforderung dar, mit der Menschen mit geistiger Beeinträchtigung häufig Schwierigkeiten haben (vgl. Kap. 3.1). Wenn die Studienteilnehmer nach Informationen im Internet suchen, wenden sie sich in der Regel an Eltern oder Geschwister und lassen diese suchen.

> **I**: Nutzt Gilan Suchmaschinen?
> **Gilans Mutter**: Google.
> **I**: Geht er dann tatsächlich auch alleine ins Internet oder ist das dann so, dass Sie zusammen/
> **Gilans Mutter**: Ja, also eigentlich ist das so, dass er dann, ja dass zum Beispiel irgendwie ein Problem ansteht oder man eine Problemlösung haben will, in irgendeiner Form oder man irgendetwas sucht und dann sagt, „komm Gilan, dann lass uns mal gucken" und dann mach ich das entweder oder sein Bruder macht das oder einer der Schwestern macht das.

Deutlich wird hier, dass Gilan die gleichen Schwierigkeiten hat wie fünf- bis zwölfjährige Kinder, die ebenso wenig eigenständig nach Informationen im Internet suchen können (vgl. Kap. 3.2). Verwunderlich erscheint, dass die Jugendlichen und jungen Erwachsenen mit Down-Syndrom keine Kindersuchmaschinen, wie Blinde Kuh verwenden, die zumindest z.T. in ihrer Menü-Übersicht mit Symbolen arbeiten und somit visuell anschaulicher sind, sondern vor allem die Suchmaschine Google verwenden. Dies liegt vor allem daran, dass den meisten Eltern spezielle Kindersuchmaschinen nicht bekannt sind. Ein Vorteil von Google ist dahingegen die hohe Rechtschreibetoleranz, durch die oft auch selbst grob falsch geschriebene Suchbegriffe zu Ergebnissen führen. Christoph will während der Internetstunde Informationen über Bayern München recherchieren. Die Beobachterin schreibt dafür Bayern München auf einen Zettel vor und ruft die Suchmaschine Google auf, damit Christoph den Suchbegriff eigenständig in die Suchzeile eintippen kann. Dabei fällt auf, dass es sinnvoll ist Vorgeschriebenes in Großbuchstaben (BAYERN MÜN-CHEN) aufzuschreiben, da Standardtastaturen ebenfalls nur mit Großbuchstaben versehen sind. Das Schriftbild, das Christoph abtippt, sieht folgendermaßen aus: bavfernmuünchen. Obwohl es scheinbar gravierende Abweichungen von der eigentlichen Schreibweise gibt, gibt es entsprechende Treffer zum Fußballverein. Durch die hohe Toleranz gegenüber Rechtschreibeabweichungen bei Google, ist das Eingeben von Suchbegriffen relativ einfach (vgl. Beobachtung 1).

Die hohe Rechtschreibtoleranz gilt aber auch für die Kindersuchmaschine FragFinn, die von keinem der 13 Studienteilnehmer genutzt wird. Zum einen tauchen bei der Kindersuchmaschine nur jugendfreie Inhalte auf, was jedoch viel wichtiger erscheint, ist die Tatsache, dass Inhalte kindgerecht aufgearbeitet sind und somit kognitiv gesehen für Menschen mit Down-Syndrom potenziell leichter zu begreifen sind. Einerseits könnte die Kindersuchmaschine FragFinn aus den genannten Gründen als vorteilhafter für Menschen mit kognitiven Einschränkungen bewertet werden. Andererseits filtert die Suchmaschine viele potenziell jugendgefährdende Inhalte heraus, sodass nur ein Ausschnitt an möglichen Suchergebnissen angezeigt wird, was gerade für die älteren Studienteilnehmer mit Down-Syndrom eine Benachteiligung bedeuten könnte.

Besonders bei den Beobachtungen kam heraus, dass Jugendliche und junge Erwachsene mit Down-Syndrom bei der Suche nach Informationen ohne Hilfestellung häufig scheitern. Im Folgenden werden zwei Beispiele angeführt, die die Schwierigkeit illustrieren, adäquate Suchbegriffe zu bilden, um das zu finden, was man sucht. Während der zweiten Beobachtung wurde folgendes Suchverhalten von Steffen beobachtet. Auf dem Videoportal YouTube gab er folgende drei Suchbegriffe ein:

−  k11 sat1
−  musikl flatimunz hano
−  mesmosikl

Über den ersten Suchbegriff lassen sich auf YouTube eine Reihe von Szenen aus der Sat.1 Krimiserie K11 finden. Der 17-Jährige schaute sich eine Reihe der Videos an und nahm diese gleichzeitig mit der Videofunktion seines Handys auf. Dabei verwunderte eine Sache: Obwohl der Computer keine Boxen hatte und somit kein Ton zu hören war, wies Steffen eine Freundin zurecht, die mit ihm am Rechner saß, zu schweigen, mit dem Hinweis darauf, dass er gerade aufnehmen würde. Hier wird die Überschätzung der Technik deutlich, da Steffen vermutlich davon ausging, dass er den Ton des Videos mitaufzeichnen konnte, obwohl kein Ton hörbar ist (vgl. Beobachtung 2, siehe dazu Kap. 6.3.2.1).

Beim zweiten Begriff gestaltet sich die Suche etwas schwieriger. Zwar werden bei YouTube Treffer zu dem Suchbegriff „musikl flatimunz hano" angezeigt, beim Durchsehen der Suchergebnisse, stellte sich jedoch bald heraus, dass Steffen den gewünschten Videoclip nicht finden konnte. Erst durch die Unterstützung des Gruppenleiters wurde klar, wonach Steffen suchte. Da der Gruppenleiter den Jungen bereits lange kannte, wusste er, dass Steffen Mitglied in einer Tanzgruppe ist, die Funky Movements heißt und von einem Tanzlehrer namens Hanno geleitet wird. Der Junge war also auf der Suche nach der aktuellen Musik, auf die die Tanzgruppe eine Choreographie einstudiert. Einerseits zeigt sich an diesem Beispiel, dass Steffen sich zwar Gedanken zu geeigneten Suchbegriffen gemacht hat, diese jedoch sehr egozentrisch gewählt sind und damit nicht zum gewünschten Ergebnis führen. Für Steffen war die Transferleistung, dass das Musikstück einen Titel und einen Interpreten hat, scheinbar wenig naheliegend, sodass er vermutete das gewünschte Lied unter den Suchbegriffen zu finden, die er mit dem Musiktitel assoziierte. Hätte der Junge den Interpreten und den Songtitel gewusst und eingegeben, hätte er das gesuchte Lied mit großer Wahrscheinlichkeit gefunden. An dieser Stelle konnte der Gruppenleiter eingreifen und den Titel des Songs eingeben. Hier wird deutlich, dass es bei der Überlegung, Menschen mit geistiger Behinderung bei der Internetnutzung eine personelle Assistenz an die Seite zu stellen, im besonderen Maße zu bedenken gilt, ob die Assistenz den Internetnutzer kennt oder nicht. Einerseits argumentiert Bernasconi, dass die Assistenz nicht durch Eltern oder Betreuer übernommen werden sollte, da hierdurch die Freiheit des Begleiteten stärker eingeschränkt werden könnte (vgl. Kap. 3.1). Andererseits hätte eine völlig unbekannte Person vermutlich nicht gewusst, zu welchem Song Steffen gerade eine Tanzchoreographie einstudiert. Wichtig ist dementsprechend, dass beim Einsatz von Externen zumindest immer ein und dieselbe Person bei der Internetnutzung assistiert, um ein Vertrauensverhältnis aufzubauen, und dadurch auch besser unterstützen zu können.

Der letzte Suchbegriff „mesmosikl" zeigt die Schwierigkeit der Rechtschreibung gerade von englischen Begriffen. Der Begriff ist nach dem Hörverständnis geschrieben, jedoch so falsch, dass es keine adäquaten Suchergebnisse zum gesuchten „High School Musical" gibt. Dieses Problem zeigt sich nicht nur bei dem 18-Jährigen, sondern auch bei fünf- bis zwölfjährigen Kindern (vgl. Kap. 3.2). Hätte Steffen den Begriff hier richtig geschrieben, hätte er jedoch geeignete Treffer erzielt (vgl. Beobachtung 2).

Ein weiteres Beispiel, an dem deutlich wird, dass das Suchen von Informationen im Internet für Menschen mit kognitiven Defiziten von großer Schwierigkeit ist, zeigte sich während der ersten Beobachtung. In Absprache mit der Klassenlehrerin wurde der Internetbesuch der Klasse vorab geplant, wohingegen das Internet im Schulalltag sonst eine geringe Rolle spielt. Nach Auskunft der Lehrerin ist die Klassenzusammensetzung derart heterogen, dass keine klassenübergreifende Aufgabenstellung möglich sei, die im Internet bearbeitet werden könne. Die Forscherin saß während der Unterrichtsstunde unterstützend zwischen Anil und Christoph. Vorab hatten sich die Jugendlichen überlegen sollen, was sie im Internet recherchieren wollen. Beim Öffnen des Browsers (Mozilla Firefox) erschien als Startseite ein leerer Tab, was bei Anil dazu führte, dass er annahm, „das Internet [sei] kaputt" (vgl. Beobachtung 1). Der selbstüberlegte Suchauftrag von Anil war herauszufinden, wo Harry Potter geboren wurde. Zunächst wurde die Suchmaschine Google geöffnet, indem die anwesende Forscherin die Adresse auf ein Blatt Papier vorschrieb (www.google.de) und Anil die Buchstabenfolge über die Tastatur eingab. In das Suchfeld auf der Google-Seite gab Anil folgende Kombination ein: www.de. Anhand dessen ist erkennbar, dass Anil zwar immer wiederkehrende Strukturelemente von Internetseiten erkannt hatte, sich jedoch der Bedeutung dessen nicht zwangsläufig bewusst war. Zum einen fehlt hier die Differenzierung zwischen Suchfenster einer Suchmaschine und der Adresszeile eines Browsers. Darüber hinaus fehlt eine inhaltlich sinnhafte Hauptseite nach der gesucht werden kann, hier werden jeweils die einrahmenden Elemente *www* und *de* eingegeben, was ein Verständnis von wiederkehrenden Formulierungen zeigt, jedoch nicht mit dem Verstehen gleichzusetzen ist. Die genannten Schwierigkeiten zeigen sich so eins zu eins bei Kindern im Alter von fünf bis zwölf (vgl. Kap. 3.2) und sind gleichzeitig auch bei den Studienteilnehmern mit Down-Syndrom über 20 Jahren zu beobachten (vgl. Beobachtung 3-5).

Im zweiten Schritt wurde der Begriff Harry Potter erneut durch die Forscherin auf Papier vorgeschrieben und von dem Studienteilnehmer abgetippt. Zunächst erschienen vor allem kommerzielle Seiten wie Online-Versandhäuser oder Fanclubseiten. Anil klickte die obersten Seiten an und scrollte die Seiten auf und ab ohne dabei fokussiert Inhalte zu lesen. Auf Fanclubseiten kam er durch Hyperlinks vor allem auf Online-Versandhäuser, die Merchandising-Artikel zu Harry Potter anboten. Erneut zeigten sich kindliche Probleme, die die Auswahl von Suchergebnissen betreffen (vgl. Kap. 3.2). Auf Vorschlag der Forscherin wurde der Wikipedia Artikel zum Thema Harry Potter aufgerufen. Unbedacht blieb dabei, dass dieser Artikel mehrere Seiten lang sein würde und die gesuchte Information nur durch gute Lesekenntnisse zu finden sein würde. Auf Vorschlag der Forscherin hin, wurde die Suchfunktion Strg + F verwendet, die es erlaubt, gezielt nach einzelnen Wörtern im Textdokument zu suchen. Auch hier zeigte sich eine erneute Hürde, indem das Wortfeld zum Thema Geburtsort abstrahiert werden musste und in unterschiedlichen Formen, Zeichen und Formulierungen eingegeben werden musste, was nur möglich ist, wenn bereits ein mentales Lexikon beim Internetnutzer vorhanden ist (vgl. Kap. 3.2). Folgende Suchbegriffe wurden dabei ausprobiert: von Geburt an, geboren, *, Heimat etc.[83]

Zusammenfassend zeigt sich an diesem Beispiel, dass selbst die vorangegangene Selektion von verschiedenen Suchergebnissen noch nicht zum gesuchten Ergebnis führen muss, sondern auch innerhalb eines Internetangebots erneut Selektionsstrategien vorhanden sein müssen, die oftmals mit der Abstrahierung von Wortfeldern einhergehen.

> **Max' Mutter**: Ich glaube dieses breite Spektrum ist, glaube ich, die größte Barriere, weil sie nicht wissen, in welche Richtung sie gehen sollen. Es ist ja für uns schon so, wir können natürlich indem wir konkrete Suchanfragen kognitiv so stellen, dass wir zu dem Punkt kommen, den wir haben wollen. Aber da ist es z.B. so, wenn Sie googeln, die konkrete Suchanfrage so zu stellen, dass die zu dem Punkt kommen, den sie vielleicht auch haben möchten, da glaube ich hapert es dran, das ist eine Barriere, ja ich glaube sie schwimmen einfach da drin zu sehr um konkrete Ziele verfolgen zu können.

Dass sich die kompetente Informationssuche als Problem darstellt, belegen auch Zahlen einer Befragung aus dem Jahre 2006, bei der 611 Schüler mit Lernbeeinträchtigung der 9. Klasse zu ihrer Internetnutzung befragt wurden (vgl. Werning et al. 2006: 134). Das meist genannte Problem ist die Informationsüberflutung durch Suchergebnislisten (55,2 %), danach folgt die Unkenntnis über geeignete Seiten, mithilfe derer man suchen kann (33,2 %) sowie die Tatsache, dass häufig nicht gewusst wird, wie man den gewünschten Suchbegriff schreibt (20,5 %) oder dass kein Suchbegriff imaginiert werden kann (21,3 %). Interessant erscheint hierbei vor allem, dass generell Informationen zu finden ein vergleichsweise sehr geringes Problem darstellt (11,5 %) (vgl. Werning et al. 2006: 147). Menschenmoser beschreibt das Suchen und sinnhafte Verwenden von Informationen jedoch als „handlungsrelevante Basiskompetenz" (Menschenmoser 2006b: 74), die nicht nur in der Schule, sondern auch im Alltag zum lebenslangen Lernen beitragen kann. Eng damit verbunden sind die Chancen auf dem Arbeitsmarkt, da die Informationsbeschaffung und -auswertung als grundlegende Fertigkeit betrachtet werden kann. Gerade für Förderschüler, die häufig wenig Alternativen in der Berufswelt haben, ist die Vermittlung von Suchkompetenzen und die Ausbildung von Suchstrategien von besonderer Wichtigkeit, um so gleichberechtigt an Informationen zu gelangen (vgl. Dobransky/ Hargittai 2006: 315). Dabei ist zu bedenken, dass ein Suchvorgang ein abstrakter Denkprozess ist, der vor allem durch Hintergrundwissen und Erfahrung bedingt wird. Das Formulieren von geeigneten Suchwörtern erfordert die Fähigkeit assoziativ zu denken und Suchbegriffe in thematische Wortfelder einordnen zu können, da Informationsquellen im Internet nicht systematisch strukturiert oder verschlagwortet sind (vgl. Menschenmoser 2006b: 75-77, Kap. 3.2).

---

83  Im Endeffekt gibt es im Hauptartikel zu Harry Potter keinen Verweis auf seinen Geburtsort. Die Forscherin übernahm kurzerhand die Suche, indem sie Geburtsort Harry Potter bei Google eingab und den entsprechenden Ort (Godricks Hollow) auf einer Fanpage fand (vgl. Beobachtung 1).

Zu überlegen wäre, inwieweit eine symbolgestützte Suchmaschine zu einer vereinfachten Suche nach Informationen beitragen könnte. Einerseits liegt hier theoretisch betrachtet viel Potenzial, andererseits stellt sich die Frage, inwieweit Symbole so gewählt werden können, dass sie für viele Personen verständlich sind. Sieht man sich beispielsweise Talker-Karten an, die ein Hilfsmittel sind, um die Kommunikation von Menschen mit Spracheinschränkungen zu unterstützen, wird deutlich, dass Symbole oder Bilder auf diesen Karten stets stark individualisiert sind, damit der auf die Talker-Karte Angewiesene diese versteht. Außerdem interessant ist die Tatsache, dass vermehrt Suchmaschinen über eine Sprachsteuerung verwendet werden können. Dies lässt sich vor allem bei mobilen Endgeräten wie Smartphones beobachten (siehe dazu Kap. 9.2).

Bezüglich der Suchstrategien zeigt sich ein großer Unterschied zwischen jungen Menschen mit Down-Syndrom, die Förderschulen besuchen, und denen, die Regelschulen besuchen. Anders als in Regelschulen sind in Förderschulen in der Regel keine Hausaufgaben zu erledigen. Anni besuchte zum Zeitpunkt des Interviews eine Hauptschule mit integrativem Zweig. Die Mutter bestätigte, dass die Suche nach Informationen im Internet vor allem durch Hausaufgaben angestoßen wird. Hierbei ging die Mutter gemeinsam mit der Tochter wie folgt vor:

> **Annis Mutter**: Oder wenn sie für die Schule was braucht. Da sagt sie aber uns Bescheid. Mama wir brauchen das und das. Oder sie mussten neulich ein Referat über die Atomuhr halten. Aber dann werden schon Sachen aus dem Internet raus, aber sie sitzt da nicht alleine und sucht danach oder so. Das machen wir schon zusammen oder eben mit ihrem Bruder zusammen. Dann wird das wohl zusammen genutzt aber eigentlich, dass sie direkt alleine dran geht nicht.

Auch wenn die Informationsrecherche den Studienteilnehmern mit Down-Syndrom schwerfällt, ist dies die Kernkompetenz, um im Internet zurechtzukommen. Fast jede Internetnutzung beinhaltet das Suchen und Selektieren von Informationen. Damit ist offensichtlich, dass Suchstrategien nicht ausschließlich mit der kognitiven Entwicklung zusammenhängen, sondern auch von Erfahrungswerten geprägt sind.

### 6.2.6  Nutzungsstrategien

Nutzungsstrategien wie die Nebenbei-Nutzung des Internets oder Phänomene wie Second Screen, die aus der aktuellen Nutzungs- und Rezeptionsforschung bekannt sind (vgl. Kap. 4.1.5), sind bei Jugendlichen und jungen Erwachsenen mit Down-Syndrom nicht zu beobachten. Die Nebenbei-Nutzung würde jedoch vermutlich stärker bei Menschen mit Down-Syndrom auftreten, sofern die Eltern hier nicht die Kontrolle über die Kinder hätten. Sowohl Anil als auch Andreas würden liebend gern vorm Fernseher bzw. vorm Computer essen, was auch 17 Prozent der Gesamtbevölkerung tun (vgl. Jäckel/Wollscheid 2007: 31, Kuhlmann/Wolling 2004), die Mütter erlauben dies jedoch nicht (vgl. Interview 5, Interview 12).

> **I**: Sonst irgendwelche Tätigkeiten nebenbei? Essen?
> **Andreas' Mutter**: Das will ich nicht, es kann mal passieren, aber ich will es nicht.

> **I**: Ok. Das heißt das ist eigentlich eine Regel auch?
> **Andreas' Mutter**: Dass das da nicht hingehört. Wir leben es ihm auch nicht vor.
> **I**: Das heißt, wenn es mal vorkommt, passiert es dann, wenn Sie nicht da sind oder sie gerade kein Auge drauf haben, quasi?
> **Andreas' Mutter**: Genau.

Ebenso wenig sind Nutzungsweisen wie das spontane Drauflossurfen zu beobachten, was ab dem Jugendalter bei Nutzern ohne geistige Behinderung durchaus eine Rolle spielt (vgl. Kap. 4.1.5). Lediglich Andreas, der sowohl von der Verfügbarkeit der Endgeräte als auch von seiner Lese- und Schreibfähigkeit und der Bedienung seines Laptops so weit ist, dass er eigenständig ins Internet gehen kann, nutzt das Internet auch spontan und ohne gegebenen Anlass.

> **I**: Wissen Sie ob es vorkommt, dass er einfach mal so drauflossurft? Also quasi keinen besonderen Anlass hat, aber einfach so.
> **Andreas' Mutter**: Dass er dann irgendwelche Gruppen einfach mal eingibt.
> **I**: Beispielsweise genau.
> **Andreas' Mutter**: Oder den Namen von irgendeinem Fußballer.

Deutlich wird jedoch, dass sich die Nutzungsstrategien der Jugendlichen und jungen Erwachsenen mit Down-Syndrom zum Teil grundlegend von den Nutzungsstrategien nicht behinderter Internetnutzer unterscheiden.

*Trial-and-Error-Methode*

Durch die eingeschränkte Lese- und Schreibfähigkeit verwenden Jugendliche und junge Erwachsene mit Down-Syndrom häufig Trial-and-Error-Strategien, um sich in digitalen Welten zu bewegen. Christophs Vater benutzt für die Rezeptionsweise die Beschreibung „Tüfteln" und „Durchwurschteln". Das verdeutlicht er an einem Beispiel:

> **Christophs Vater**: Er hat auch, unsere Nichte hatte mitgebracht, ein Spiel, wo sie den ersten Level noch nicht mal geschafft hat. Hat ihm das dann gezeigt, kam ganz aufgeregt runter und sagte, wie kommt, „kennt Christoph das Spiel", ich sag „nein, warum", „ja der ist schon im nächsten Level drin". Der hat das also vom Lesen. Wenn Lesen drin ist, was er wirklich lesen muss, um weiter zu bedienen, dann ist ein Haken, aber ansonsten wurschtelt er sich da so durch.

Obwohl Christoph das besagte PlayStation-Spiel also nicht kannte, konnte er sich durch die Strategie des Ausprobierens ohne zu lesen besser in dem Spiel zurechtfinden als seine nicht behinderte Nichte, die über eine gute Lesefähigkeit verfügt (vgl. Interview 1).

Die Trial-and-Error-Methode, die von einigen Eltern in Bezug auf Computer- und Konsolenspiele beschrieben wird, kommt bei der Internetnutzung selten zum Tragen. Längst führt die Strategie des Ausprobierens hier nicht so schnell zum gewünschten Ergebnis wie bei den tendenziell geschlosseneren Systemen wie Computer- oder Konsolenspielen. Im Internet gibt es unendlich viele Möglichkeiten, die nicht in einem Rahmen abgesteckt sind, sodass es hier schwieriger ist Erfahrungswerte zu sammeln und von diesen zu profitieren (vgl. Kap. 6.2.4).

Auch die Problemlösestrategien der Jugendlichen und jungen Erwachsenen mit Down-Syndrom sind im Internet so wenig ausgeprägt, dass es häufig zu Frustration kommt. Wenn sie nicht weiterkommen muss entweder Hilfe geholt werden oder der Computer wird ausgeschaltet bzw. es wird hingenommen, dass etwas nicht funktioniert.

> **I**: Gibt es sonst irgendwie, dass sich mal ein Fenster unerwarteterweise öffnet oder dass der Computer nicht so macht, wie er das gerne hätte, sind das auch so Situationen?
> **Andreas' Mutter**: Wir haben im Moment das Virenprogramm, was ihn immer wieder aufhält. Da kommt er dann manchmal. Aber ich schaffe es auch manchmal nicht, da muss ich auch meinen Mann holen (lacht).

Bei Andreas ist es zum Beispiel das Virenprogramm, das sich häufig öffnet und das er nicht eigenständig schließen kann. Selbst seine Mutter ist jedoch nicht in der Lage das Programm zu schließen, sodass sich beide an Andreas Vater wenden, wenn sich das Programm öffnet (vgl. Interview 12). Das unerwartete Öffnen von Fenstern scheint hier eine Schwierigkeit zu sein, die mit den vorhanden Problemlösekompetenzen der Jugendlichen und jungen Erwachsenen mit Down-Syndrom nicht bewältigt werden kann. So berichtet auch ein Ohrenkuss-Redakteur mit Down-Syndrom, dass ihn das Programm Avira bei seiner Internetnutzung stört, da es sich ständig öffnet und das Surfen erschwert (vgl. Redaktion Ohrenkuss 2012: 20).

Je nachdem wie wichtig Gilan eine Tätigkeit ist, die er am Computer ausführt, holt er sich entweder Hilfe, wenn er nicht weiterkommt, oder schaltet den Computer aus (vgl. Interview 4).

> **I**: Wenn man mal so Fehlermeldungen bekommt, würde er Sie fragen oder den jüngeren Bruder? Kommt sowas vor?
> **Gilans Mutter**: Ja, bei Computern kommt sowas ab und zu mal vor (lacht). Das kann ich gar nicht sagen. Ich glaube, wenn genug Zeit da ist und er gut drauf ist und es ihm wirklich wichtig ist, dann fragt er und wenn es ihm dann doch nicht so wichtig ist, dann würde er den Computer wahrscheinlich ausschalten.

Mona ist der Aufwand zu groß, sich damit auseinander zu setzen, wenn etwas am Computer nicht funktioniert. Sie schaltet das Gerät dann aus, ohne sich Hilfe zu holen (vgl. Interview 8).

> **I**: Und diese Situation, die sie sagten, da war das mit dem Stecker das Problem, ist sie denn letztendlich gar nicht ...
> **Monas Vater**: Nee dann macht sie zu und dann sagt sie abends, hat nicht funktioniert. Da kämpft sie dann nicht mehr.

Einige wenige Studienteilnehmer mit Down-Syndrom wie Andreas versuchen zwar durch Trial-and-Error im Internet zurechtzukommen, auch Steffen und Christoph eignen sich PlayStation-Spiele oder die Bedienung ihres Handys durchs Ausprobieren an. Im Internet führt diese Strategie jedoch selten zum gewünschten Ergebnis, da sich das Internet stetig ändert und wandelt und anders als technische Endgeräte, die statisch sind, dynamisch ist. Bei den meisten Probanden mit Down-Syndrom ist dann die Motivation das Internet zu nutzen nicht so groß, dass sie sich damit intensiv auseinandersetzen würden.

*Geringe Motivation*

Ulla möchte sich während der teilnehmenden Beobachtung gerne Fotos von der Teilnahme ihres Sportvereins an einem Marathon im Internet ansehen. Die Bedienung des Computers möchte Ulla nicht übernehmen. Sie schlägt der Beobachterin vor, als Suchbegriff den Namen des Vereins und das Wort Marathon bei Google einzugeben. Es findet sich auch ein entsprechender Link des Vereins zur Fotodokumentation des Marathons, allerdings aus dem falschen Jahr. Mit der Unterstützung der Beobachterin wird ein neuer Versuch gestartet, doch auch die zusätzliche Eingabe des richtigen Jahres führt nicht zum gewünschten Ergebnis. Ulla erzählt, das sei schon mehrmals passiert, als sie zu Hause danach gesucht hat. Sie scheint frustriert und verliert schnell die Geduld, sodass die gemeinsame Suche von Ulla und der Beobachterin schnell beendet wird (vgl. Beobachtung 3).

Die geringe Motivation, die sich bei einigen Jugendlichen und jungen Erwachsenen mit Down-Syndrom zeigt, kann mehrfache Gründe haben. Einerseits kann angenommen werden, dass ihnen die Ausführung der Computertätigkeit nicht so wichtig ist, dass sie bereit wären dafür Aufwand und Mühe zu investieren. Ein Hinweis darauf liefert die Aussage von Monas Vater: Mona ist stets bemüht ihr CD-Kompaktgerät zu reparieren bzw. vom Vater reparieren zu lassen, wenn es kaputt ist. Dahingegen zeigt das o.g. Beispiel, dass ihr das Funktionieren des Computers nicht so wichtig ist. Im Zweifelsfall würde sie einfach einer anderen Tätigkeit nachgehen, wenn die Nutzung des Internets Schwierigkeiten bereitet (vgl. Interview 8). Auch Annis Mutter erzählt von einer ähnlichen Situation, in der sich Anni mit hoher Motivation die Bedienung des neuen TV-Geräts angeeignet hat. Als die Familie einen neuen Fernseher bekam und sich die Senderbelegung änderte, kümmerte Anni sich eigenständig darum, die neuen Programmnummern zu lernen, damit sie das Fernsehen wieder uneingeschränkt nutzen konnte. Beim Computer sieht das anders aus (vgl. Interview 10):

> **Annis Mutter**: Weil sie eben/ das ist ihr Interesse, ne. Sie hat da [Anm. d. Verf.: am Fernsehen] Interesse dran und sie muss das wissen und dann ist auch gut. Wenn das am Computer ähnlich wäre und sie würde am Computer ihre Sendung gucken, bin fest davon überzeugt, die säß da jeden Tag und würd das Ding beherrschen [...].

Andererseits kann die geschmälerte Motivation auch eine Konsequenz aus bislang gesammelten Erfahrungen sein. Mit großer Wahrscheinlichkeit sind Mona und Anni bereits häufig beim Ausführen von Tätigkeiten im Internet gescheitert und haben negative Erfahrungen gesammelt, die sich wie in einem Teufelskreis selbst verstärken und die erneute Abbruchwahrscheinlichkeit erhöhen. So verhindern Situationen, in denen die Studienteilnehmer mit Down-Syndrom bei der Internetnutzung gescheitert sind, dass die Internetnutzung zur Gewohnheit wird. Und da gerade für Menschen mit Down-Syndrom Rituale und Gewohnheiten (Grooves) besonders wichtig sind, damit sie ihren Alltag bewältigen können und sich wohl fühlen, werden Tätigkeiten, die keine Gewohnheit sind, tendenziell selten oder auch nie ausgeführt (vgl. Kap. 2.3). Auch Kinder sehen sich gerne immer wieder die gleichen Inhalte im Internet an, da ihnen dies eine Form der Sicherheit vermittelt (vgl. Kap. 3.2). Hier gibt es eine erneute Wechselwirkung mit dem hohen Einfluss von Eltern: So möchte Gilans Mutter nicht, dass das Internet für Gilan zur Gewohnheit wird, da sie befürchtet er würde zu häufig online sein und nicht genügend Schlaf- und Ruhepausen bekommen.

Zwangsläufig ist eine hohe Motivation und ein hohes Interesse gerade für Menschen mit Down-Syndrom, denen es häufig schwerer fällt sich Dinge anzueignen, ausschlaggebend dafür, ob sie erlernen das Internet für sich zu nutzen. Wenn die Motivation gering ist, wird bei den ersten negativen Erfahrungen das Ausprobieren eingestellt, wodurch der Aneignungsprozess unterbrochen wird. Christoph ist häufig unmotiviert, wenn er das Gefühl hat, dass er etwas lernen soll. In solchen Situationen muss er spielerisch an die Dinge herangeführt werden, ohne dass er die Lernabsicht wahrnimmt, da seine Bereitschaft zur Aufnahme sonst nicht vorhanden ist. Auch der Vater macht deutlich, dass seinem Sohn häufig die Ausdauer fehlt, um sich für längere Zeit auf komplexe Sachverhalte zu fokussieren (vgl. Interview 1).

Sowohl Steffens Mutter als auch Andreas' Mutter beschreiben jedoch Situationen, in denen sie feststellen konnten, dass ihre Kinder sich technische Handhabungen eigenständig angeeignet hatten (vgl. Interview 7, Interview 12):

> **Steffens Mutter**: Wenn man ihnen das zeigen würde und wenn sie Interesse daran hätten wäre es glaube ich kein Problem. Weil ich auch insbesondere an Steffen sehe, wenn ich sehe was der alles mit seinem Handy macht. Das sind Sachen, die habe ich ihm alle gar nicht gezeigt und da kommt er trotzdem mit klar. Und der beschäftigt sich dann halt damit und dann klappt das.
> **Andreas' Mutter**: [...] aber was er sich selber wirklich angeeignet hat, sind CDs, von seinen Schwestern zum Beispiel oder neue die er hat auf seinem Computer, also die Sachen auf den Laptop zu ziehen und ich hab es ihm nicht beigebracht. Also keine Ahnung woher er das hat.

Steffen hat sich Handgriffe für sein Handy angeeignet und Andreas kann Musik-CDs auf seinen Laptop kopieren, ohne dass es ihm gezeigt wurde. Diese zwei Beispiele bestätigen, dass die technische Handhabung von Geräten wie Computer und Handy erlernbar ist und vor allem durch Interessen und Lernmotivation bedingt wird. Auffällig ist hier, dass vor allem die männlichen Studienteilnehmer mit Down-Syndrom technikinteressiert sind.

*Lesezeichen und Favoriten*

Unter die Nutzungsstrategien fällt auch die Frage, ob sich die Studienteilnehmer mit Down-Syndrom Lesezeichen anlegen oder diese von Eltern oder Geschwistern angelegt werden. Das Anlegen von Lesezeichen im Standardbrowser ermöglicht es, häufig genutzte oder beliebte Seiten mit einem Mausklick schnell wiederzufinden, was die Internetnutzung für Menschen mit Down-Syndrom erleichtern könnte. Allerdings hat lediglich Monas Vater Lesezeichen für seine Tochter angelegt. Dies zeigt sich auch bei den Kindern ohne Behinderung: obwohl auch sie erhebliche Probleme haben sich Internetseiten zu merken, wurde ebenfalls nur für eins der 18 Kinder Lesezeichen angelegt (vgl. Kap. 3.2). Monas Vater sieht Lesezeichen als große Hilfestellung, weil Mona nicht eigenständig

Links in die Adresszeile eingeben kann. Da sie das Internet jedoch so gut wie gar nicht nutzt, verwendet sie auch die Favoritenliste nicht (vgl. Interview 8).

> **Monas Vater**: Aber im Internet sagen wir mal da oben in die Leiste was eingeben und suchen und so, ein- zweimal, dann muss man ihr was einstellen, dass das unter Favoriten abgelegt ist, dann guckt sie mal, aber da hat die nicht so eine Affinität zu.

Neben Monas Vater sieht auch Janas Mutter das Anlegen von Lesezeichen als eine Hilfestellung für Janas spätere Internetnutzung. Zwar übernimmt sie hier die Anregung der Interviewerin und es könnte argumentiert werden, dass sie dadurch beeinflusst wurde; nichtsdestotrotz bewertet sie den Vorschlag der Interviewerin als „brauchbar" (vgl. Interview 6):

> **I**: […] Wenn sie Jana und ihre Schwester miteinander vergleichen, wo sie Hürden bei der Internetnutzung sehen für Jana […]. Speziell aufgrund des Down-Syndroms.
> **Janas Mutter**: Ja, ich denke sie wird nicht so gut lesen können und sich damit nicht so gut durch die Seiten durchfinden können. Da wäre, wie Sie gerade sagten, wenn sie spezielle Seiten hat, so Lesezeichen ganz brauchbar.

Einige Eltern wissen nicht oder können sich nicht erinnern, ob gemeinsam oder mit Geschwistern Lesezeichen angelegt wurden. Annis Mutter weiß beispielsweise nicht, ob Annis Bruder für Anni Lesezeichen angelegt hat (vgl. Interview 10). Auch Gilans Mutter ist sich nicht sicher (vgl. Interview 4):

> **I**: Da fällt mir jetzt aber doch noch eine letzte Frage ein, nämlich, ob Gilan so Lesezeichen anlegt hat.
> **Gilans Mutter**: Also bei uns heißt das noch Favoriten, nee ich denke, nee. Nee, selbstständig glaube ich nicht. Also ich weiß, dass sein Bruder ihm das einmal gezeigt hat, dass die darüber gesprochen haben und er ihm das einmal gezeigt hat, aber glaube ich nicht […].
> **I**: Das heißt sie haben mit Gilan noch nicht ein Lesezeichen angelegt?
> **Gilans Mutter**: Doch, ich glaube für TV haben wir das mal gemacht (lacht).
> **I**: Also dafür gibt es schon ein Lesezeichen.
> **Gilans Mutter**: Ja, ich glaube schon.
> **I**: Und das heißt, Gilan kann da selbstständig auf diese Seite gehen.
> **Gilans Mutter**: Nee, ich glaube der geht trotzdem über Google suchen. Aber ich meine, dass wir dafür mal was angelegt haben. Müsste ich jetzt nachgucken, kann ich gar nicht sagen. Weil ich den Computer ja oben auch gar nicht nutze.

Einerseits erläutert Gilans Mutter, dass Gilan selbstständig nicht in der Lage wäre eine Seite als Favorit anzulegen. Des Weiteren vermutet sie aber, dass er gemeinsam mit seinem Bruder Lesezeichen angelegt haben könnte. Im weiteren Gesprächsverlauf fällt ihr ein, dass sie gemeinsam mit Gilan ein Lesezeichen für eine konkrete Seite angelegt hat. Nichtsdestotrotz verwendet Gilan das angelegte Lesezeichen nicht, sondern gibt die gesuchte Seite direkt über die Google-Suchmaschine ein. Gilans Schreibkompetenz ist damit so hoch, dass er nicht auf Lesezeichen angewiesen ist, anders als Jana zum Beispiel, die nicht selbstständig Suchanfragen oder Links eingeben kann (vgl. Interview 4, Interview 6). Dennoch können Favoritenlisten auch für lese- und schreibkompetente Internetnutzer hilfreich sein, um sich nicht jede Internetseite merken zu müssen.

Andreas hingegen geht auf seine Lieblingsseiten nicht über Favoriten, sondern über den Browserverlauf, der anzeigt, auf welchen Seiten er zuletzt gesurft hat oder er gibt die Adressen aus dem Kopf ein (vgl. Interview 12).

> **I**: Wissen Sie ob er so angelegte Lesezeichen hat?
> **Andreas' Mutter**: Die haben wir ihm nicht angelegt, kann er so selber auch nicht.
> **I**: Das heißt er guckt im Verlauf nach, was er schon mal gesucht hat oder kann Seite/
> **Andreas' Mutter**: Meistens kann er die auswendig, ja. Aber ich weiß es auch nicht so genau.

Steffen schreibt Internetseiten und Suchbegriffe nach seinem Hörverständnis, wie es auch Kinder tun (vgl. Kap. 3.2), was selten zum Erfolg führt (vgl. Beobachtung 2). Grundsätzlich können Lesezeichen eine Unterstützungsfunktion gerade für lese- und schreibeingeschränkte Nutzer sein. Es verwundert daher eher, dass sie in den Familien so selten genutzt werden. Dabei gibt diese Begebenheit ebenso Aufschluss darüber, dass die Computer und Laptops als Endgeräte wenig personalisiert sind für die Studienteilnehmer mit Down-Syndrom. Lediglich Evas Mutter berichtet, dass Eva ein eigenes Benutzerkonto angelegt hat (vgl. Interview 9).

*Danebensitzen und Zugucken*

Das Danebensitzen und Zugucken bei der Internetnutzung anderer Familienmitglieder ist eine Nutzungsstrategie, die bei fast allen Probanden mit Down-Syndrom zu beobachten ist. Die Strategie wird vermutlich durch die Neugierde bedingt, was Geschwister oder Eltern im Internet machen. Die Jugendlichen und jungen Erwachsenen wollen teilhaben an dem, was die anderen Familienmitglieder tun, gleichzeitig können sie häufig nicht eigenständig und ohne Hilfe im Internet surfen. Daraus resultiert, dass sie daneben sitzen und zusehen. Häufig können die Tätigkeiten, die Eltern oder Geschwister im Internet verrichten, jedoch kognitiv nicht umgesetzt werden, sodass das anfängliche Interesse nicht lange währt.

> **I**: Kommt es denn vor, dass sie sich dazu setzt, wenn Sie oder ihr jüngerer Bruder am PC sind?
> **Monas Vater**: Ja, ab und zu. So ein bisschen. Aber, wir machen ja wieder ... Monas Bruder der ist bei Facebook, hier und da, alle möglichen, da wird gechattet und gemacht und getan oder macht irgendwelche Hausaufgaben da drauf oder macht eine PowerPoint-Präsentation, dann guckt sie sich die einmal an und dann haut sie wieder ab, ne. Da kann sie nichts mit anfangen.

Die Inhalte, die Monas Vater und Monas Bruder im Internet rezipieren und am Computer ausführen, sind für Mona nur schwer zu verstehen, sodass sie schnell das Interesse verliert. Doch auch wenn es inhaltlich um Themen geht, die für sie greifbar sind, währt das Interesse oftmals nicht lange (vgl. Interview 8).

> **Monas Vater**: Steht auch schon mal mit dabei, wenn ich dann auf der Seite bin oder will auch mal Hundebilder gucken, weil unser Hund ist ja auch schon alt und dann ist die Frage, was nimmt man dann für eine Rasse und dann sitzen wir schon mal mit dem iPad hier und gucken wir so Hunderassen durch, dann guckt sie schon mal mit. Also wenn überhaupt, dann hat sie eher Interesse an so einem einfachen System wie so 'nem iPad, weil das kann eigentlich jeder.

> Und wenn die Seite auf ist und wir so Bildchen durchgucken oder wenn wir jetzt vom Urlaub
> Bilder gemacht haben, dann guckt sie kurz mit, aber dann war's das auch.

Steffens Mutter beschreibt, dass er vor allem dann Interesse am Internet entwickelt, wenn
er bemerkt, dass seine Mutter das Internet nutzt. Hier zeigt sich, dass Familienmitglieder
eine starke Vorbildfunktion einnehmen und somit Anreiz dafür bieten das Internet zu nutzen. Steffens Mutter kann sich konkret nur an eine Situation erinnern, in der Steffen aufgrund der Internetnutzung seiner Mutter auch ins Internet gehen wollte. Dabei gibt sie
außerdem an, dass die konkrete Tätigkeit, das Suchen von K11 Videos im Internet, jedoch
von der Schwester umgesetzt wurde, die sich im Internet besser auskennt als die Mutter
(vgl. Interview 7).

Bei Jana und ihrer Schwester zeigt sich, dass das Internet Anlass bietet gemeinsam ihre
Zeit zu gestalten. So beschreibt die Mutter, dass Janas ältere Schwester häufig gezielt Musik bei YouTube für ihre Schwester heraus sucht, von der sie weiß, dass Jana sie gerne
hört.

> **Janas Mutter**: Die große Schwester guckt sich ein bisschen was in YouTube an, also die aktu-
> elle Musik, die sie hört, die guckt sie sich schon mal an. Und sie sucht dann auch immer speziell
> für Jana Musik raus. Also da geht es um Dschungelbuch zum Beispiel, Versuch es mit Gemüt-
> lichkeit, also speziell solche Sachen oder auch Sesamstraße, da gibt es so nette Sachen, mit
> Kermit, dem Frosch und solchen. Die sucht sie der kleinen Schwester raus und dann gucken die
> halt YouTube.

Ebenfalls gibt es Zeiträume, in denen die beiden zwar gemeinsam vor dem Rechner sitzen, Janas Schwester jedoch primär eigenständig Tätigkeiten ausführt, wie zum Beispiel
kostenlose Online-Games spielen. Jana schaut ihrer Schwester dabei hin und wieder zu,
während die Zeit jedoch eigentlich nicht gemeinsam gestaltet wird, sondern Janas
Schwester im Internet spielt und Jana zuguckt. Gleichfalls gibt es Episoden, in denen die
Mutter Spiele am Computer spielt und auch da sieht Jana zu. Häufiger kommt es jedoch
vor, dass Jana in der Zeit, die sie mit ihrer Mutter verbringt, den Computer eher ausblen-
det und sogar gezielt ausschließt. Sie signalisiert ihrer Mutter dies, indem sie den Computer zuklappt und die Maus oben drauf stellt, so wie die Mutter dies anordnen würde, wenn
sie den Computer ausschaltet (vgl. Interview 6).

> **Janas Mutter**: Sie klappt sehr gerne meinen Computer zu, weil mein Arbeitsplatz ist da (zeigt
> auf die Couch) und wenn sie merkt, ich sitze da und kümmere mich nicht um sie, weil sie will
> jetzt lieber spielen und puzzeln, dann kommt sie hin, klappt das Gerät zu, setzt die Maus drauf
> und dann sagt sie damit, "so, jetzt bin ich dran. Jetzt darfst du nicht mehr an den Computer".

Dieses Danebensitzen und Zugucken zeigt sich auch bei der eigenen Internetnutzung. Hin
und wieder haben die Studienteilnehmer mit Down-Syndrom Interesse ins Internet zu gehen. Allerdings bedienen sie dabei häufig das Endgerät weder selbst noch wird es gemeinsam bedient, sondern Geschwister oder Eltern übernehmen die Steuerung. Das Verhalten
wird von den Eltern als „Bedienen lassen" beschrieben.

> **Monas Vater**: [...] kommt, fragt, „können wir mal gucken", also schiebt es selber an, setzt sich
> dann daneben und lässt bedienen und guckt mit.

**I**: Das heißt, Sie sitzen dann schon manchmal mit am Computer und bedienen den Computer im Grunde gemeinsam?
**Gilans Mutter**: Ja, also eigentlich guckt er dann zu. Man sucht ihm dann die Seite raus und er guckt dann zu und dann kann er das ja alleine lesen.

Den Eltern fehlt hier entweder die Motivation ihre Kinder anzuleiten, die Steuerung des PCs selbst zu übernehmen oder sie herauszufordern, selbst zu überlegen, wie bestimmte Inhalte im Internet gefunden werden können. Denkbar ist auch, dass sie unter Zeitdruck stehen und es zeitökonomischer ist, die gewünschten Inhalte selbst herauszusuchen. Ebenso sind die Eltern häufig schon so sehr in die Alltagsorganisation ihrer Kinder mit Down-Syndrom involviert, dass sie möglicherweise keine Kapazitäten und Ressourcen haben, um ihre Kinder auch hierbei zu unterstützen (siehe dazu Kap. 6.3.1.2).

*Wahlloses Scrollen und Anklicken*

Allerdings ist die Unterstützung durch Dritte absolut unerlässlich, da die meisten Studienteilnehmer mit Down-Syndrom nicht über genügend Online-Erfahrungswerte verfügen, sodass sie häufig wahllos auf Internetseiten herumscrollen und auf weiterführende Links klicken ohne einen bestimmten Fokus in ihrer Rezeption zu haben.

Während der teilnehmenden Beobachtungen war Carina Kühne, eine damals 28-jährige Frau mit Down-Syndrom zu Besuch (vgl. Kap. 4.5) und stellte ihren Aktion-Mensch-Blog vor. Bei der Rezeption des Blogs fiel auf, dass besonders die Jüngeren (Anil, Max, Eva) nichts mit den geschriebenen Texten anfangen konnten und wahllos hoch und herunter scrollten und sich an jedem Video festhielten. Die bewegten Bilder zogen die Aufmerksamkeit der Jugendlichen auf sich, selbst wenn die Tonspur der Videos zum Teil nicht abspielbar war. Auch bei der Beobachtung von Eva fällt auf, dass sie textbasierte Seiten sehr wahllos durchforstet und willkürlich auf Bilder oder Links klickt. Während der Beobachtung surft Eva auf der Internetpräsenz einer Lokalzeitung. Die Nutzung auf der Seite selbst ist wenig fokussiert: Eva scrollt willkürlich hoch und herunter und klickt wahllos Artikel und Bilder an, ohne diese zu lesen bzw. sich die Bilder länger anzusehen (vgl. Beobachtung 4). Die Rezeption erinnert hier an ein Durchzappen durch das Fernsehprogramm, was eigentlich als untypisch für Menschen mit Down-Syndrom einzuordnen ist (vgl. Kap. 2.4).

*Verschriftlichen und Abschreiben von Medieninhalten*

Eine weitere Nutzungsstrategie, die downsyndromspezifisch erscheint, ist das Abschreiben von Texten oder das Anlegen von Listen und Zetteln zu Medienthemen. Das Abschreiben von Texten wurde bereits im Forschungsprozess zum Thema Fernsehen deutlich und zeigt sich auch in Bezug auf digitale Medien. Einige der damaligen Studienteilnehmer legten eigene Listen für Fernsehsendungen an, die sie sehen wollten (vgl. Zaynel 2010: 97). Auch in Bezug auf das Internet und auf Spielekonsolen zeigen sich ähnliche Verhaltensweisen. Andreas schreibt am Computer gerne Texte mit dem Textverarbeitungsprogramm Word ab. Hin und wieder schreibt er auch seiner Mutter einen Brief. Diese werden dann häufig ausgedruckt (vgl. Interview 12).

> **Andreas' Mutter**: Er schreibt wohl manchmal irgendwelche Texte ab. Weil ihm das Spaß macht und weil er das bei mir natürlich sieht. Dann schreibt er manchmal einfach so Texte ab […]. Da stellt er sich auch ziemlich geschickt an.
> **I**: Also er schreibt dann Texte im Internet mit der Tastatur ab oder sind das dann/
> **Andreas' Mutter**: Nicht im Internet, die schreibt er dann bei Word dann.
> **I**: Bei Word. Und finden die noch irgendwie weitere Verwendung die Texte? Also druckt er die aus oder hängt die irgendwo hin?
> **Andreas' Mutter**: Teilweise ja. Oder wenn er mir dann einen Brief schreibt. Also wir sind vernetzt alle und er kann die Sachen dann im Arbeitszimmer ausdrucken.

Auch Steffen legt sich Listen in Bezug auf seinen Spielstand beim PlayStation Spielen an (vgl. Interview 7).

> **Steffens Mutter**: Und schreibt sich dann auch zwischendurch wirklich was auf, die Gruppen und ähnliches, teilt es dann in seinem ganzen Zimmer/ (lacht). Also da beschäftigt er sich schon ausgiebig mit.

Über die weiteren Gratifikationen, die Steffen und Andreas aus dieser Rezeptionsstrategie ziehen, geben die Mütter keine weiteren Auskünfte.

Zusammenfassend kann festgehalten werden, dass die Rezeptionsstrategien stark an die Strategien von Kindern erinnern (vgl. Kap. 4.1.5). Deutlich wird vor allem, dass die Studienteilnehmer mit Down-Syndrom mit vielen Schwierigkeiten während der Internetnutzung zu kämpfen haben.


### 6.2.7 Risikofaktoren im Internet

Themen wie Daten- und Jugendschutz sowie die Gefahr unangenehme Erfahrungen im Internet zu machen betreffen die Jugendlichen und jungen Erwachsenen mit Down-Syndrom weitaus weniger als Gleichaltrige nicht behinderte Nutzer. Sowohl durch die stärkere elterliche Kontrolle als auch durch ihre eingeschränkte Nutzung sind sie somit geschützter als andere Kinder und Jugendliche. Die jüngeren Internetnutzer im Alter von fünf bis zwölf Jahren sind von diesen Themen ebenso marginal betroffen, während es bei den Jugendlichen in Deutschland erhebliche Probleme gibt (vgl. Kap. 3.2).

Die Eltern der Studienteilnehmer mit Down-Syndrom bestätigen, dass sie derartige Themen mit ihren nicht behinderten Kindern besprechen und das Thematisieren von Gefahren im Internet als notwendig erachten, während diese Themen für ihre Kinder mit Down-Syndrom keine Rolle spielen. Monas Vater beschreibt beispielsweise, dass er das Thema Datensicherheit zwar mit seinen zwei Söhnen ohne Down-Syndrom besprochen hat, dahingegen bei Mona keinen Anlass sieht dieses Thema mit ihr zu besprechen (vgl. Interview 8).

> **Monas Vater**: Nee, da hab ich auch ehrlich gesagt noch nicht so drüber nachgedacht, weil dadurch dass das Interesse nicht so groß ist. Mit den Jungs hab ich darüber gesprochen, ja. So mit Filmen runterladen und da gibt's ja noch einige Probleme, aber mit Mona nicht, nein.

Es zeigt sich hier ebenfalls wie bei Eva, Christoph und Ulla eine Art Selbstschutz, der dadurch entsteht, dass die Studienteilnehmer mit Down-Syndrom in der Regel ihre Daten nicht vollständig angeben könnten bzw. nicht über Bankdaten verfügen, die sie auf ungeeigneten Seiten angeben könnten. Auch das Thema der unangenehmen Erfahrung in Chaträumen oder sozialen Online-Netzwerken spielt quasi keine Rolle, da diese Tätigkeiten in der Regel nicht ausgeführt werden (vgl. Interview 1, Interview 3, Interview 9).

> **I**: Haben Sie mit ihrem Kind über Internetgefahren gesprochen?
> **Ullas Mutter**: Nein, das ist irgendwie gar nicht richtig nötig. Sie gibt ihre Daten nicht frei und chattet nicht.

Dementsprechend hat bislang keiner der 13 Studienteilnehmer unangenehme Erfahrungen in Chaträumen gemacht oder ist Teil von Cybermobbing gewesen. Zusätzlich schützen einige Eltern ihre Kinder zudem vor möglicherweise auftretenden unangenehmen Erfahrungen, in dem sie die Anmeldung bei sozialen Online-Netzwerken nicht unterstützen oder auch verbieten. Eltern von Jugendlichen und jungen Erwachsenen mit Down-Syndrom sehen somit weder das Eingeben von persönlichen Daten noch jugendgefährdende Inhalte als Problembereiche.

Darüber hinaus ist bislang keiner der 13 Studienteilnehmer mit Down-Syndrom mit gewaltverherrlichenden oder verstörenden Inhalten im Internet konfrontiert worden. Gerade in Bezug auf gewaltverherrlichende Internetinhalte zeigt sich die Ängstlichkeit von einigen Studienteilnehmern wie Christoph, Mona oder Andreas erneut als eine Art Selbstschutz (vgl. Interview 1, Interview 8, Interview 12). Auch Phänomene wie das Verschicken von Gewaltvideos über Smartphones (vgl. 3.2) spielt bei den Probanden keine Rolle. Unter anderem deswegen verwenden nur drei von zwölf Familien eine Kindersicherung für das Endgerät, mit dem ihre Kinder mit Down-Syndrom ins Internet gehen.[84]

Das Thema Pornografie stellt für die Jugendlichen und jungen Erwachsenen mit Down-Syndrom auf einer anderen Ebene ein Problembereich dar. Hier geht es weniger darum, dass die Jugendlichen und jungen Erwachsenen mit Down-Syndrom zu früh oder übermäßig pornografische Inhalte rezipieren, sondern vielmehr, dass Eltern tendenziell nicht wollen, dass ihre Kinder pornografische Inhalte konsumieren.

> **Andreas' Mutter:** Er hatte mal einen Freund, einen sehr unangenehmen Freund, der wollte immer nur auf Sexseiten, das ist so zwei Jahre her. Das haben wir also stark kontrolliert, da durften die nicht alleine ins Internet, nur wenn ich dabei war und dann war also extreme Kontrolle.

---

84 Auffällig ist dabei, dass die Mütter häufig angaben, dass sich ihre Männer mit dem Thema Kindersicherung auseinander setzen und sie daher keine Angaben zu dem Thema machen können. Besonders interessant erscheint hier, dass zwar elf von zwölf Interviews mit den Müttern durchgeführt wurden, sich aber, nach Angaben der Befragten, die Väter häufig besser auskannten.

> **I**: Pornografische Seiten, ist das mal danach nochmal irgendwann ein Problem oder ein Thema gewesen?
> **Andreas' Mutter**: Ich kann es nicht ausschließen, weil einfach die Neugierde da ist, aber ich kann nur sagen, ich hab noch nichts gesehen und wir haben bei uns keinen Filter.

Sicherlich befindet man sich hier in einer Grauzone, wenn es darum geht darüber zu urteilen, ob Menschen mit Down-Syndrom im Sinne der Eigenverantwortlichkeit und der Selbstbestimmung das Recht darauf haben sollten pornografische Inhalte zu konsumieren, sofern sie wollen. Grundsätzlich ist das Thema Sexualität bei Menschen mit geistigen Einschränkungen an manchen Stellen noch ein Tabuthema (vgl. Plangger/Scharbert 1996, Diehl 2001, Ortland 2008: 30 ff.). Häufig sind sich Menschen mit geistigen Einschränkungen jedoch auch nicht über die Möglichkeiten des Internets bewusst und haben keine Vorstellung davon, dass sie sich im Internet über Sexualität informieren können. Auch aus dem ersten Expertengespräch mit einem Förderschullehrer geht hervor, dass er eine spezielle Aufklärungsseite in dem Maße als sinnvoll erachtet als dass sich Menschen mit geistiger Behinderung so über Themen informieren können, die in Familien möglicherweise tabu sind (vgl. Experteninterview 1, siehe dazu Kap. 6.3.2.2).

Doch es gibt auch progressive Einstellungen unter den befragten Eltern: Anils Mutter würde ihrem Sohn die Rezeption von pornografischen Inhalten erlauben und offen thematisieren. Für sie gehört Sexualität zum Leben dazu und sie beschreibt Pornografie als „völlig normal" (Interview 5). Den Umgang in der Familie zum Thema Sexualität beschreibt sie als locker. Dennoch kommen Menschen mit geistiger Beeinträchtigung häufig gar nicht auf die Idee nach derartigen Inhalten zu suchen oder wissen nicht, wie sie diese Inhalte finden könnten. Bei Anil wird deutlich, dass er durchaus am Thema Sexualität interessiert ist. In der freien Surfzeit während des Internetprojekts gibt er bei Google den Suchbegriff „cex" ein. Aus dem Gespräch mit ihm wird klar, dass es sich hierbei um einen Rechtschreibfehler handelt und er „sex" eingeben wollte. Unter dem Suchbegriff „cex" finden sich jedoch keine pornografischen Inhalte. Hier zeigt sich eine Kluft zwischen jungen Nutzern mit und ohne Behinderung. Während die Mehrheit der jugendlichen Internetnutzer ohne geistige Behinderung Seiten wie YouPorn kennt und nutzt (vgl. Schindler 2009, Hoffmann 2009, JIM-Studie 2013: 56), haben die Studienteilnehmer mit Down-Syndrom keine Ahnung, wie sie pornografische Inhalte finden können.

Auch hier zeigt sich erneut, dass sich die Internetnutzung der Probanden mit Down-Syndrom ähnlich wie die Nutzung von fünf- bis zwölfjährigen Kindern gestaltet, die ebenso selten mit nicht jugendfreien Inhalten in Kontakt kommen, da sie sich für diese Themen bislang nicht interessieren und so eine Art Selbstschutz entsteht (vgl. Kap. 3.2).

### 6.2.8 Smartphone-Nutzung

Drei der 13 Studienteilnehmer besitzen ein Smartphone. Auffällig ist, dass alle Smartphone-Nutzer männlich sind: Andreas besitzt bereits im Jahr 2012 ein Smartphone, während Anil und Max erst bei der Nachbefragung über Smartphones verfügen (vgl. Interview

12, Nachbefragung Interview 5, Nachbefragung Interview 11). Christoph hätte gerne ein Smartphone, die Eltern haben jedoch Sorgen, dass Christoph den Einsatz des Smartphones missbrauchen könnte. Er hat bereits mehrmals ohne Anlass die Notrufnummer der Feuerwehr angerufen (vgl. Interview 1).[85]

Widersprüchlich erscheint, dass Andreas über seinen Computer viel und häufig das Internet nutzt, für sein Smartphone jedoch über keine Internetoption verfügt. Die Mutter begründet dies damit, dass eine Internetverbindung für das Handy zu teuer sei. Andreas nutzt sein Smartphone vor allem dazu um Musik zu hören und SMS zu schreiben. Zwar sind dies Tätigkeiten, die auch mit herkömmlichen Handys ausführbar sind, allerdings beschreibt Andreas' Mutter den Touchscreen als eine gewinnbringende Innovation für Andreas. Dadurch dass Anwendungen und die generelle Navigation des Handys durch einen Fingerdruck anwählbar sind, fällt es Andreas leichter sein Handy zu steuern. Des Weiteren beschreibt die Mutter, dass Andreas' Smartphone symbolhafter ausgerichtet ist als sein vorheriges Handy, das vor allem über Text zu nutzen war (vgl. Interview 12).

> **Andreas' Mutter**: Das merk ich jetzt ja bei dem neuen Handy. Da muss er ja nicht so auf diese ganzen Wörter achten, sondern er hat dann ja da seine Bilder und Bilder sind irgendwie klarer. Meinetwegen irgendwelche Einstellungen und dann scrollt er, nach rechts nach links und/

Im Gegensatz zu Andreas, haben Max und Anil seit kurzem jeweils eine Internetflatrate für ihre Smartphones. Beide haben gezeigt, dass sie sich an Vereinbarung halten können, sodass sich die Eltern dazu bereit erklärt haben von der begrenzten Internetoption auf eine Flat zu wechseln. Anils Mutter vertraut Anil nicht nur in Bezug auf den zeitlichen Rahmen der Handynutzung, sondern auch inhaltlich gesehen geht sie davon aus, dass Anil mit seinen fast 18 Jahren reif genug ist, um selbstständig zu entscheiden, welche Fotos er bei WhatsApp oder bei Facebook teilt (vgl. Nachbefragung Interview 5).

Beide benutzen am häufigsten die Kommunikationsapplikation WhatsApp, was auch 84 Prozent der Jugendlichen in Deutschland tun (vgl. Kap. 3.2). Dabei treten die beiden auch untereinander häufig über WhatsApp in Kontakt, indem sie vor allem die Funktion der Sprachnachricht verwenden. Anstatt ihre Texte über die Tastatur einzugeben, wählen sie ein Mikrofonsymbol an, was ihnen ermöglicht kurze Sprachmemos aufzunehmen und über WhatsApp zu verschicken. Gerade Anil hat Lese- und Schreibschwierigkeiten, die durch das Versenden von Sprachnachrichten umgangen werden können. Max könnte, ausgegangen von seinem Schreibniveau, auch ohne die Verwendung von Sprachnachrichten mit anderen kommunizieren. Max' Mutter findet es zudem schade, dass Max durch die Funktion der Sprachnachricht weniger schreibt. Zu Beginn seiner Handynutzung hat das selbstständige Schreiben maßgeblich dazu beigetragen, dass sich seine Schreibfähigkeit verbessert hat.

---

85  Hier wird jedoch auch beschrieben, dass Christoph für das Thema Brandschutz besonders sensibilisiert ist, da er bei der Feuerwehr ein vierwöchiges Praktikum gemacht hat (vgl. Interview 1).

> **Max' Mutter**: Mittlerweile nutzt er oft diese Sprachmemo, das finde ich eigentlich schade. Am Anfang fanden wir es auch toll, weil er eben viel schreiben musste und überlegen musste, wie schreibt man die Worte.

Auch wenn Max und Anil häufig miteinander über WhatsApp kommunizieren, so unterscheidet sich die WhatsApp-Nutzung der beiden in ihrer Qualität dennoch erheblich. Bei Max ist es so, dass er vor allem selbstständig Personen aus seiner Kontaktliste anschreibt und der Kommunikationsimpuls weniger von anderen Leuten ausgeht.

> **Max' Mutter**: [Er schreibt] gleichaltrigen Freunde[n], er schreibt aber auch guten alten Freunden von uns, also Erwachsenen in unserem Alter. Er pflegt aber auch die Kontakte sehr gut, z.B. waren wir vor zwei Jahren im Urlaub, da haben wir eine Familie kennengelernt, da waren auch zwei Jungs in seinem Alter und da pflegt er immer noch den Kontakt zu, ne. Er ist derjenige, der immer wieder anruft und fragt, ja wie geht's denn und was macht ihr so. Dann auch übers Telefon. Diese Kontakte hält er.

Das Pflegen der Kontakte bewertet die Mutter als sehr positiv sowohl zu Gleichaltrigen als auch zu Freunden der Eltern. Gleichzeitig empfindet Max' Mutter die dauerhafte Präsenz des Handys jedoch als störend.

> **Max' Mutter**: Ich finde das sehr bestimmend dieses Handy, weil es auch so viel von anderen Dingen abhält, die man sonst machen könnte. Dass er sich z.B. mal ein Buch nimmt oder malt oder dass er sich aus Kapla Steinen sich was baut, wo er auch früher dran Spaß hatte. Das Handy rückt sehr sehr in den Mittelpunkt des Lebens. Was er immer noch total gerne macht ist mit dem Kettcar losfahren, dass er auch gerne und viel draußen ist, aber hat das Handy natürlich immer dabei, ne.

Max' Mutter beschreibt hier eine Prioritätenverschiebung, die aus ihrer Sicht durch die starke Nutzung des Handys verursacht wurde. Die Handynutzung verdrängt scheinbar Freizeitaktivitäten, denen Max früher gerne nachgegangen ist. Max' Mutter rät ihrem Sohn darüber hinaus seinen Bekannten nicht zu oft zu schreiben, um die Leute nicht zu nerven. Zum Beispiel berichtet die Mutter von Situationen, in denen Max Fan-Lieder seines Lieblingsfußballvereins an sein Adressbuch verschickt hat.

> **Max' Mutter**: Dann schickt er irgendwelche Dortmund Lieder dahin, wo es auch manchmal wirklich schon etwas nervt, weil er das für sich manchmal schwer reglementieren kann, sodass man dann auch sagen muss, „Max, wenn du zu viel die Leute anschreibst, dann fühlen die sich belästigt, dann ist es nicht mehr schön." Dass man ihm das nochmal erklären muss und immer wieder erklären muss. Dann sagt er immer „Ja, ja, mach ich nicht mehr" und dann in der nächsten Situation hat er das Ding dann wieder in der Hand und schreibt dann auch wieder […]. Ich weiß, unser Großer, der hat das Ding auch oft in der Hand und ist ständig in Kontakt, da sagt man jetzt nix mehr, aber ja/

In den Ausführungen der Mutter wird noch einmal eine unterschiedliche Behandlung der beiden Geschwister deutlich, die tendenziell auf die geistige Behinderung zurückzuführen ist. Zum einen ist die Mutter der Meinung, dass Max sich durch seine kognitiven Einschränkungen nur schwer selbst reglementieren kann, wodurch sie sich gezwungen fühlt ihn darauf hinzuweisen, dass er seinen Kontakten nicht zu häufig schreiben soll. Anders macht sie es bei seinem Bruder: Dort geht sie davon aus, dass Max' Bruder erwachsen und selbstständig ist und somit auch stärker für sein eigenes Handeln verantwortlich ist.

Zum anderen zeigt sich, dass die Erläuterungen der Mutter bei Max wenig präsent sind, und sie Erklärungen stetig wiederholen muss (vgl. Nachbefragung Interview 11). Auch Andreas' Mutter berichtet von der Notwendigkeit Erklärungen häufig wiederholen zu müssen, damit ihr Sohn mit Down-Syndrom versteht, warum er beispielsweise nur bestimmte Informationen auf seinem Facebook-Profil angeben soll (vgl. Kap. 6.2.3). Die permanente Wiederholung bezieht sich dabei nicht ausschließlich auf Medienerziehung, sondern scheint bei Menschen mit Down-Syndrom lebensübergreifend notwendig und sinnvoll zu sein (vgl. Kap. 2.2).

Ebenfalls wird deutlich, dass sich Max' Mutter nicht immer auf Max' Handeln verlässt. Häufig hält sie mit Max' Kontakten Rücksprache, die ihr eine Rückmeldung über Max' Kommunikationsaktivitäten geben. Einige der Kontakte erzählen, dass sie an manchen Stellen mit der Strategie des Nicht-Reagierens handeln und Max' Nachrichten nicht beantworten.

> **Max' Mutter**: Die Leute sagen, wenn er Blödsinn schreibt, dann reagieren die auch einfach nicht. Manchmal schreibt er auch irgendwelche Phantasiegeschichten, die er sich ausdenkt. „Ich bin gerade operiert worden und ich liege im Krankenhaus und mein Bein ist eingegipst". Und dann nachher kommt so, „Scherz" (lacht). Ich sag, irgendwann glaubt dir keiner mehr, wenn du das so machst.

Wie die Mutter beschreibt fehlen Max häufig die Ideen, was er schreiben könnte, sodass sich Max' Nachrichten inhaltlich häufig wiederholen. Unter anderem deswegen kann vermutet werden, dass Max an manchen Stellen Unsinn und Scherznachrichten verschickt. Er selbst gibt als Begründung an, dass er gerne sein Handy nutzt und daher manchmal „Blödsinnsachen" schreibt.

> **Max**: Manchmal schreib ich immer Blödsinnsachen.
> **I**: Und warum?
> **Max**: Weil mir macht immer Spaß so mit Handy.

Max' Mutter versucht dann ihm zu erklären, dass seine Glaubwürdigkeit bei seinen WhatsApp-Kontakten unter den nicht ernst gemeinten Nachrichten leiden könnte. Dabei betont sie erneut, dass der Prozess des Erklärens unbedingt mehrmals wiederholt werden muss. Nicht zuletzt aus den genannten Schwierigkeiten ist die Verfügbarkeit der Internetflatrate fürs Handy durch die Eltern zeitlich reglementiert. So hat Max von acht bis 21 Uhr eine Internetverbindung für sein Handy, was bei seiner 14-jährigen Schwester genauso gehandhabt wird. Vor der zeitlichen Einschränkung hat Max häufig bereits beim Aufstehen um sechs Uhr Nachrichten geschrieben, was die Eltern unbedingt unterbinden wollten. Zudem gibt es in der Schule Handyverbot: Die Schüler geben das Handy morgens ab und erhalten es am Nachmittag zurück. Max' Mutter hält diese Regelung für sinnvoll, da sich die Schüler dadurch in den Pausen stärker miteinander beschäftigen und zum Beispiel Fußball spielen anstatt im Internet zu surfen (vgl. Nachbefragung Interview 11).

Deutlich anders gestaltet sich die Handynutzung bei Anil. Zum einen nutzt er das Handy laut Aussage der Mutter nicht übermäßig, sondern dann, wenn er es zu Organisationszwecken braucht. Das resultiert besonders daraus, da er Mitglied in WhatsApp-Gruppen seiner Messdiener- und seiner Breakdance-Gruppe ist, über die Treffzeiten, Trainingszeiten und Auftrittszeiten kommuniziert werden. Zum anderen ist Anil durch die an Organisation orientierte Kommunikation daran gewöhnt, dass über WhatsApp-Gruppen ernsthafte Kommunikation stattfindet, anders als Max, der weniger konkrete Anlässe hat um WhatsApp zu nutzen. Beispielsweise ist Max auch kein Mitglied in einer WhatsApp-Gruppe, sondern schreibt sich mit Einzelkontakten (vgl. Nachbefragung Interview 5, Nachbefragung Interview 11).

> **Anils Mutter**: Und ich glaube wirklich daran, weil Anil in vielen nicht-behinderten Gruppen ist, wo er dann nochmal anders vernetzt ist als Max. Andere Infos bekommt und da kann er, ob das jetzt die Messdienerleitergruppe ist oder Breakdance oder Aikido oder so, da kann er nicht so eine Scheiße drüber schicken, dann nehmen die ihn auch nicht für voll oder vom Fußball her. Also da muss er schon vernünftig antworten und wenn es über die Sprachmemo ist, das ist ja total egal. Das ist für die anderen auch total in Ordnung. Ja, dass er auch einfach verpflichtet ist zu antworten, wenn die sagen, „wir haben heute Abend noch ein Training, weil wir am Wochenende einen Auftritt haben", da muss er ein Feedback zurückgeben, ob er abends kann oder nicht kann oder auch der Pfadfindergruppe, da nehmen die keine Rücksicht, ob er ein Handicap hat oder nicht.

Anils Mutter spricht hier die Wichtigkeit an, dass Heranwachsende erlernen, dass Apps wie WhatsApp zur Alltagsorganisation genutzt werden können und ernsthafte Kommunikationskanäle sind, bei denen es ebenso gilt Verantwortung zu übernehmen und Pflichten einzuhalten. Anil bekommt durch seine Teilnahme an mehreren nicht behinderten Jugendgruppen deutlich von anderen gespiegelt, wenn er sich unangemessen verhält und hat daher eine andere, ernsthaftere Umgangsweise mit WhatsApp als Max.

Noch dazu kann argumentiert werden, dass Anil durch die Nutzung von WhatsApp selbstständiger handeln kann und sich in seiner Selbstwirksamkeit erlebt, da er Informationen, die er über seine WhatsApp-Gruppen erhält eigenständig verwaltet und Termine ohne die Unterstützung seiner Eltern regelt. Besonders hilfreich ist für ihn dabei die Funktion der Sprachnotiz:

> **Anils Mutter**: Was schwieriger ist, macht er dann eben über Sprachnotiz. Wenn es um irgendwelche Vorbereitungen für irgendwelche Gottesdienste geht, dann antworten sie ihm auch über Sprachnotiz, weil sie dann eben wissen, das versteht er dann besser als wenn sie das dann aufschreiben.

Die Jugendlichen ohne Behinderung aus seinen Gruppen wissen, dass Anil Schwierigkeiten mit dem Lesen und Schreiben hat und er daher komplexe Sachverhalte besser über die gesprochene als über die geschriebene Sprache aufnehmen kann. Häufig wählen sie bei komplizierteren Nachrichten somit die Funktion der Sprachnotiz.

Der Faktor der Vernetzung mit anderen nicht behinderten Heranwachsenden steht für Anils Mutter dabei als Potenzial von WhatsApp ganz vorne.

> **I**: Also du würdest auch sagen, das trägt sozusagen zur Inklusion bei.

> **Anils Mutter**: Auch absolut. Ob bei Behinderten, alten Leuten oder sonstigen Sachen, das ist
> hochgradige Inklusion, dieses WhatsApp.
> **I**: Weil die dadurch so ihr soziales Umfeld dadurch erweitern können.
> **Anils Mutter**: Absolut, ja. Und auch mehr mitbekommen. Auch so bei den Breakdancern, da ist
> er ja auch der Einzige mit Handicap. Das sind dann natürlich auch Gruppen, die sich unterei-
> nander in Schulen und sowas nochmal sehen. Und jetzt wird aber auch nochmal ganz viel aus-
> getauscht, was so abgeht hier im Ort über diese Gruppe, worüber er dann ja auch immer infor-
> miert ist. Oder dass man sich irgendwo trifft. Das wäre ja vorher nicht gewesen, in der
> Förderschule kriegen die nicht mit, was hier so im Ort los ist. Oder dann sind so Aktionen wie
> die 72 Stunden Aktion oder wenn die Messdienerleiterrunde oder komm wir treffen uns, oder
> irgendwelche Hilfsaktionen jetzt für die Flutopfer, die Betreuung brauchen hier im Pfarrzen-
> trum. Diese ganzen Infos kriegt er jetzt über WhatsApp, weil er in diesen sozialen Online-
> Netzwerken ist und dann kann er da hin fahren oder eben halt nicht, ne. Das war vorher nicht so,
> da käme ja keiner auf die Idee ihn dann anzurufen.

WhatsApp bietet für Anil die Möglichkeit auf andere Wege mit den Jugendlichen aus seinem sozialen Umfeld in Kontakt zu kommen. Das Einzugsgebiet der Förderschule, die er
besucht, ist so groß, dass die eigentlichen Wohnorte seiner Mitschüler so weit auseinander
liegen, dass es selten vorkommt, dass sich Mitschüler im Nachmittagsbereich verabreden.
Dahingegen erhält Anil durch seine WhatsApp-Nutzung nun frequentierter als früher Informationen darüber, welche sozialen Aktivitäten es in seinem direktem Nachbarschafts-
umfeld gibt. Auch für Max stellt WhatsApp eine Form des Dabeiseins dar (vgl. Kap. 2.2).
Diese Möglichkeit der Vernetzung mit nicht behinderten Jugendlichen ergibt sich bei Andreas durch seine Facebook-Nutzung (vgl. Kap. 6.2.3). Auch Anil nutzt Facebook, doch
die Kommunikation über WhatsApp verdrängt die Nutzung des Facebook Messenger
Dienstes erheblich. Dies zeigt sich auch deutschlandweit bei Jugendlichen (vgl. Kap. 3.2).

> **Max' Mutter**: WhatsApp ist ja auch ein Kommunikationspunkt so und nutzt ja auch Gott und
> die Welt. Und er soll ja auch ein Stück weit dabei sein und ja nicht, ne/ Das pflegt ja auch so ein
> bisschen die Kontakte, ne.

Grundsätzlich zeigt sich sowohl bei Max als auch bei Anil, dass sich die Internetaktivitä-
ten über die Smartphones vor allem auf WhatsApp belaufen. Zusätzlich nutzt Max eine
YouTube-App über sein Smartphone, über die er sich Lieder anhört und diese Lieder wiederum über WhatsApp verschickt. In den Gesprächen mit den Müttern gab es an einigen
Stellen Ideen, welche anderen Apps für die Jungen mit Down-Syndrom interessant sein
könnten. Zum einen stand dabei eine App des öffentlichen Verkehrsverbundes in der Diskussion. Max' Mutter konnte sich gut vorstellen, dass eine solche App für Max von Vorteil sein könnte, um die bestmögliche Busverbindung herauszufinden. Momentan kennt
Max lediglich den Hauptbahnhof als Umsteigemöglichkeit, sodass er aus Gewohnheit an
keiner anderen Haltestelle umsteigt. Allerdings könnte es je nach Strecke sinnvoller sein
an einer anderen Haltestelle umzusteigen. Würde Max eine Fahrplan-App dafür verwenden, kann vermutet werden, dass er davon profitieren würde, indem er ohne große Umstände die kürzeste Busverbindung heraussuchen könnte.

Zusammengefasst scheinen die beiden im Vergleich mit anderen gleichaltrigen Jugendlichen in Deutschland innerhalb der zwei Jahre, die zwischen der ersten Befragung und der

Nachbefragung liegen, aufgeholt zu haben. Dabei ist davon auszugehen dass, sowohl das Geschlecht und das ausgeprägte Technikinteresse einen Einfluss darauf haben, als auch die progressive Einstellung der Eltern zum Thema Medien und der generellen Einstellung zur Erziehung ihrer Kinder mit Down-Syndrom (siehe dazu 6.3.1.2). Ebenfalls ist der Geburtenrang der Mittelkinder eine positive Einflussgröße bzw. umso wichtiger ist, dass die jüngeren Geschwister ihre Geschwister mit Down-Syndrom nicht überholen, sondern zu immer neuen Entwicklungen antreiben (siehe dazu Kap. 6.3.1.3).

## 6.3 Nutzungsbarrieren und Barriereüberwindung

Im vorangegangenen Kapitel wurde beschrieben, wie die Probanden mit Down-Syndrom das Internet nutzen. Dabei gab es schon erste Hinweise auf Barrieren, die die Internetnutzung der Jugendlichen und jungen Erwachsenen mit Down-Syndrom erschweren. In diesem Kapitel werden die Barrieren systematischer analysiert und gleichzeitig Möglichkeiten der Überwindung angesprochen.

Grundsätzlich zeigen sich viele Barrieren, die auch bei unter zehnjährigen Kindern auftreten, sich aber bei nicht behinderten Kindern mit zunehmendem Alter verflüchtigen (vgl. Kap. 3.2), während sie bei Jugendlichen und jungen Erwachsene mit Down-Syndrom bis ins hohe Alter die Internetnutzung beeinflussen. Dabei gibt es Barrieren auf verschiedenen Ebenen, zum einen soziale Barrieren, die durch das soziale Umfeld, in dem die Studienteilnehmer mit Down-Syndrom leben und aufwachsen, bedingt werden. Zum anderen technische und inhaltsbezogen Barrieren, die durch Endgeräte sowie durch die Aufbereitung von Medieninhalten entstehen. Außerdem gibt es im weitesten Sinne downsyndromspezifische Faktoren, die sowohl kognitive Barrieren beschreiben als auch individuelle und persönlichkeitsabhängige Faktoren mit einbeziehen. Zu guter Letzt birgt auch das Internet als solches Barrieren im Vergleich zu anderen Medien.

### 6.3.1  Soziales Umfeld

In allen Familien zeigen sich gravierende Unterschiede zwischen der Internetnutzung der Jugendlichen und jungen Erwachsenen mit Down-Syndrom im Vergleich zur Nutzung ihrer Geschwister und Eltern. Bei Eltern und Geschwistern ist das Internet in der Regel fest im Alltag integriert, [86] während es von den Studienteilnehmern mit Down-Syndrom nur selten genutzt wird und stets mit Unterstützungsbedarf verbunden ist. Sowie das Internet und vor allem soziale Online-Netzwerke zu der Lebenswelt von heranwachsenden Geschwisterkindern gehören und sowohl zur Persönlichkeitsentwicklung als auch zur Sozialisation und zur Abgrenzung von Eltern genutzt wird, spielt das Internet in der Lebenswelt von Menschen mit Down-Syndrom mehrheitlich eine untergeordnete Rolle. Da-

---

86 Die einzige Ausnahme sind hier Christophs Eltern, die keinen Internetanschluss zu Hause haben (vgl. Interview 10).

mit ist die kompetente Internetnutzung von Eltern kein Garant dafür, dass Jugendliche und junge Erwachsene mit Down-Syndrom das Internet ebenfalls kompetent nutzen, anders als es sich bei Kindern und Jugendlichen ohne Down-Syndrom gestaltet (vgl. Kap. 3.2).

### 6.3.1.1    Wohnort

Grundsätzlich ist die soziale Umwelt prägend für die Sozialisation. Auch geografisch und infrastrukturell hat das direkte Umfeld großen Einfluss auf den Alltag. Andreas' Familie lebt in einer ländlichen Region, während der Rest stadtnah wohnt. Andreas' Mutter betont den Vorteil des Internets für die Freizeitgestaltung ihres Sohns. Dabei geht sie darauf ein, dass die Freizeitmöglichkeiten auf dem Land stark eingeschränkt sind und die Teilnahme an Vereinstätigkeiten oder anderen Aktivitäten mit weiten Anfahrten verbunden sind, die ihr Sohn nicht eigenständig bewältigen kann.

> **I:** Können Sie sagen, was Sie glauben, was so der Nutzen für Andreas ist, im Internet?
> **Andreas' Mutter:** Ja so Neugierde eben, wenn es zum Beispiel um die Bundesliga geht. Einfach sich Informationen holen, er ist interessiert an sehr vielen Dingen. Er will sich Informationen holen, sich informieren. Er hat ja keine Möglichkeit alleine hinzugehen, wir wohnen auf einem Dorf. Da gibt es auch nicht so viele Möglichkeiten, dadurch kann er mitreden und dabei sein.

Für Andreas bietet das Internet so eine Art der Freizeitgestaltung, die die fehlende Infrastruktur in ländlichen Gebieten kompensieren kann. Das soziale Umfeld, in dem die anderen elf Familien leben, bietet für die Jugendlichen und jungen Erwachsenen mit Down-Syndrom viele Möglichkeiten der Freizeitgestaltung. Es gibt eine Reihe an spezifischen Angeboten sowie einige inklusive Angebote, sodass das Internet nicht die Wichtigkeit hat, die es für Andreas hat, der rund 60 km von der Stadt entfernt lebt (vgl. Interview 12).

Ein Stadt-Land-Gefälle ist bereits aus der Digital Divide Forschung, unter dem Begriff der regionalen digitalen Spaltung bekannt (vgl. Jäckel et al. 2005: 17). Die Bereitstellung von internetspezifischer Infrastruktur in ländlichen Gebieten kann von Vorteil sein, indem beispielsweise Funktionen wie Online-Banking genutzt werden können, da anders als in Städten oft keine Filiale der Bank in der Nähe verfügbar ist.[87] Ähnlich verhält es sich bei Andreas, der das Internet als Freizeittätigkeit nutzt, während die Stadtbewohner zusätzlich Sport- und Freizeitgruppen besuchen. Insgesamt kommen Jäckel et al. zu dem Schluss, dass sich ortsgebundene Faktoren im Verhältnis zu Einkommen, Beruf und Haushaltsattributen etwa zu einem Drittel auf die Internetnutzung der Landbewohner auswirkt (vgl. Jäckel et al. 2005: 18-22). Daraus ergibt sich, dass auf dem Land das Internet tendenziell später angenommen wird (vgl. Jäckel et al. 2005: 25). Als Gründe dafür nennen die Auto-

---

87  Andererseits finden sich in Städten mehr Internetnutzer als in ländlichen Regionen, in Deutschland beläuft sich die Differenz zwischen Stadt- und Landbewohnern auf unter zehn Prozentpunkte. Dabei können mehrere Faktoren eine Rolle spielen: in Landregionen leben tendenziell niedriger Gebildete, die gleichzeitig sozioökonomisch schlechter gestellt sind und auch der Altersdurchschnitt ist deutlich höher als in Stadtregionen. Hinzu kommt ein höherer Anteil an Frauen und an Rentnern, die das Internet meist weniger nutzen (vgl. Jäckel et al. 18-22).

ren vor allem die bessere Vereinbarkeit von digitalen Medien und einer urbanen Lebensführung, auch dank der besseren Möglichkeit in Städten Computerkurse zu besuchen und generell mehr Testmöglichkeiten von Technologien in Städten (vgl. Jäckel et al. 2005: 27). Allerdings trifft dies nicht auf Andreas zu, der das Internet deutlich mehr nutzt als die anderen Probanden mit Down-Syndrom, die in der Stadt leben. Grundsätzlich ist davon auszugehen, dass gerade Jugendliche in ruralen Gegenden das Internet deutlich stärker nutzen als ihre Elterngeneration. Auch Dobransky/Hargittai zeigen, dass Vorstädter mit Behinderung das Internet trotz schlechteren Empfangs am häufigsten nutzen (vgl. Dobransky/Hargittai 2006: 327), was wiederum für das große Potenzial des Internets spricht, den Alltag gewinnbringend zu organisieren, wo Infrastrukturen bislang weniger gut ausgebaut sind.

Auch international zeigt sich, dass das Internet großes Potenzial für Menschen mit Behinderung bietet. Einmal im Jahr schult das Bennohaus in Münster, ein Bürgerhaus, das sich unter anderem auf aktive Medienarbeit für Kinder und Jugendliche spezialisiert hat, russische Pädagogen in der inklusiven Medienarbeit. In Russland sind die Angebote für Menschen mit geistiger Einschränkung längst nicht so vielfältig wie in Deutschland. Auch dort zeigt sich, dass das Internet aus der Perspektive der russischen Pädagogen ein Segen für die Freizeitgestaltung ist, da es hier an Angeboten und Infrastruktur mangelt.[88]

### 6.3.1.2 Eltern

Eltern nehmen bei Menschen mit Down-Syndrom bis ins hohe Alter einen zentralen Stellenwert in ihrer Lebensgestaltung ein. Oftmals sind sie stark verantwortlich für die Planung und Organisation des Alltags ihrer Kinder mit Down-Syndrom, wodurch sie ihre Kinder zwar unterstützen, dabei aber gleichzeitig viele Entscheidungen treffen und ihren Kindern an mancher Stelle ein Stück Selbstständigkeit und Selbstbestimmung nehmen. Der Einfluss der Eltern zeigt sich auch bei der Mediennutzung bzw. besonders stark bei der Internet- und Computernutzung. Je nach Elternhaus unterscheiden sich auch die Einstellungen zum Thema Fernsehen, dabei ist das Fernsehen jedoch ein Medium, was eigenständig und bis zu einem gewissen Grad eigenverantwortlich durch Menschen mit Down-Syndrom genutzt wird (vgl. Zaynel 2010). Bei digitalen Medien sieht dies etwas anders aus: Durch die Komplexität und die Dynamik des Internets sind Menschen mit Down-Syndrom fast immer auf Unterstützung und Hilfestellung angewiesen, wobei die Eltern oftmals die erste Anlaufstelle sind. Der Einfluss der Eltern auf die Internetnutzung ist daher besonders bei Menschen mit geistiger Beeinträchtigung groß, da sie sich in der Regel später von ihren Eltern emanzipieren als andere Jugendliche. Ein weiterer Einflussfaktor, der damit einhergeht, ist die Tatsache, dass es für Menschen mit Einschränkungen häufig ebenso wenig eine andere Anlaufstelle wie die Schule oder die Peergroup gibt, durch die die Heranführung an das Medium stattfindet (siehe dazu Kap. 6.3.1.4). Die Einstellung

---

88 Diese Information beruht auf Vorgesprächen zu den teilnehmenden Beobachtungen, die zum Teil in den Räumlichkeiten des Bennohauses durchgeführt wurden.

der Eltern zu Medien und ihre eigene Mediennutzung beeinflussen damit sowohl die Quantität als auch die Qualität der Mediennutzung ihrer Kinder mit Down-Syndrom im besonderen Maße.

Janas Eltern sind nach der Aussage der Mutter beide durch ihren Beruf sehr gut mit neuen Medien vertraut. Auch privat nutzt die Mutter das Internet häufig und spielt hin und wieder Computerspiele. Die offene Einstellung gegenüber Medien wird in ihren Antworten sehr deutlich, wenn sie beispielsweise anspricht, dass Jana bereits seit ihrem fünften Lebensjahr mit der Maus umgehen kann und sie sich vorstellen kann Lernprogramme anzuschaffen, wenn Jana etwas älter ist, mit denen sie schreiben und lesen lernen kann. Damit ist Jana ein herausragendes Beispiel für den Beginn einer frühkindlichen Nutzung digitaler Medien von Kindern mit Down-Syndrom (vgl. Interview 6).

Einige Eltern sehen die Notwendigkeit des Internets für ihre Kinder nicht und können sich nicht vorstellen, was ihre Kinder im Internet machen sollen. Auch Gilans Mutter stellt heraus, dass sie für Gilan keinen Bedarf sieht am Internet teilzuhaben, da er ohne Internet sehr gut zurechtkommt (vgl. Interview 4).

> **Gilans Mutter**: Ja. Also das ... also wir wollen das auch nicht unnötig fokussieren mit dem Computer, weil Gilan eigentlich so gut zurechtkommt […]. Also es fehlt ihm nicht. […] Ich glaub da ist einfach (lacht) ja, einfach durch seine Behinderung fehlt ihm da einfach so das Interesse auch, ne. Da würde ich aber ... also das sind jetzt seine persönlichen Barrieren in dem Moment. Also es ist jetzt nicht so, dass er das Internet jetzt für sich als Wahnsinnsbereicherung ansieht und manche Sachen weiß er auch gar nicht oder denkt auch einfach nicht dran.

Damit einher geht auch der Faktor, ob die Elterngeneration von Menschen mit Behinderung mit dem Internet aufgewachsen ist. Alle Eltern gehören zu der Generation, die man als Digital Immigrants bezeichnet. Damit ist keiner der Eltern im Kindes- oder Jugendalter mit dem Internet in Kontakt gekommen, sondern erst im Erwachsenenalter. Dementsprechend haben die Aneignungsprozesse häufig über berufliche Wege stattgefunden. Viele Eltern können daher den Reiz, der für Kinder und Jugendliche vom Internet ausgeht, nicht nachvollziehen, sodass einige der Meinung sind, ihre Kinder brauchen das Internet nicht. Sarahs Mutter kontrolliert die Internetnutzung ihrer Tochter sehr stark, da sie die Notwendigkeit der Internetnutzung für Sarah nicht sieht und anerkennt und daher auch nicht weiter antreibt.

> **Sarahs Mutter**: Man muss auch immer sagen, dass der Bedarf eigentlich gar nicht so da ist. Natürlich gucken sie gerne und/ Vielleicht liegt es auch an unserer Familienstruktur oder an unserer Einstellung, weil wir auch nicht so verrückt sind, sag ich mal. Also ich könnte jetzt auch nicht ohne einen Internetanschluss leben, weil ich immer das Gefühl haben musste, wenn ich jetzt mal, was weiß ich, eine Zugverbindung oder weiß der Kuckuck was nachrecherchieren will oder ich will mir ein Haus irgendwo buchen […] aber trotzdem, wir haben jetzt, wie mein Mann erzählte jetzt ein halbes Jahr keinen Anschluss gehabt, ehrlich gesagt, haben wir nicht groß vermisst, ich hab zwei oder drei Leute, die mir wirklich mal Informationen schicken mussten und dann hab ich denen gesagt, "seid so gut, bitte, schickt mir die Informationen auf meinen Rechner im Büro" und das war es. Ich weiß nicht, für junge Leute ist das dann wahrscheinlich schwer zu begreifen, aber es geht auch anders noch, man kann sich auch anders verhelfen.

Bei der Aussage von Sarahs Mutter wird deutlich, dass sie einerseits gegen den Trend der Internetverbreitung angehen will, indem sie verdeutlicht, dass sie ein halbes Jahr ohne Internet zurechtgekommen ist. Mit dem folgenden Beispiel stellt sie heraus, dass das Internet aus ihrer Perspektive ein Mainstream-Trend ist, den der Einzelne nicht mitgehen muss:

> **Sarahs Mutter**: Und ehrlich gesagt, wenn ich was suche, dann brauch ich keine App machen, dann guck ich mal eben auf den Stadtplan und dann finde ich das auch.

Andererseits sagt sie, dass sie sich nicht vorstellen kann, gänzlich ohne Internet auszukommen, da sie während der sechs Monate zumindest Internetzugriff im Büro hatte, um wichtige Informationen zu erhalten oder den Zugfahrplan nachzusehen sowie sich ein Ferienhaus online buchen zu können. Sie sieht also klar die Vorteile des Internets für sich persönlich, spricht diese ihrer Tochter jedoch ab:

> **Sarahs Mutter**: [...] Frage ist nur [...] wenn da dann Berichte oder Hintergrundinformationen wiederum vom 1. FC Bayern stehen, dann frag ich mich wieder, was macht sie damit. Braucht sie das?

Sie spricht ihrer Tochter hier in Bezug auf Sport- und Unterhaltungsangebote den Nutzen des Internets ab und sieht die Notwendigkeit der Internetnutzung für Sarah nicht (vgl. Interview 2).

Gleichzeitig gibt es auch die Bedenken der Eltern, dass die Jugendlichen und jungen Erwachsenen mit Down-Syndrom durch zu viele Möglichkeiten im Internet stärker dazu verleitet würden, das Internet zu nutzen.

> **Gilans Mutter**: [...] ich will ihn dann auch nicht unbedingt einschränken mit dieser Mediathek zum Beispiel, also ich nutze die sehr gerne. Und auch, wenn Gilan jetzt fragt, würde ich ihm sagen, du kein Problem, ich stell dir das mal eben ein, dann kannst du dir das angucken. Aber ich möchte eigentlich nicht, dass er sich angewöhnt, dass er zu jeder Tages- und Nachtzeit, er alles verfügbar gucken kann, weil er dann dass auch unter Umständen nicht mehr vernünftig einsetzen kann, weil er wie gesagt einfach so ein Gewohnheitsmensch ist und dann würde er vielleicht auf die Idee kommen, ach ich kann ja morgens um sechs Uhr aufstehen und kann schon mal zwei Fol
> gen gucken und geht dann müde zur Arbeit. Also, er würde das jetzt nicht so realitätsbezogen sehen, wie wir das vielleicht sehen. Also mit dem Gedanken, dann bin ich ja hinterher müde und dann krieg ich vielleicht auf der Arbeit Stress, ne. Und das möchte ich einfach nicht. Und ich glaube wirklich, dass er es auch nicht vermisst.

Auch wenn der jeweilige Einfluss der Eltern und auch die Art der Kontrolle divers sind, ist klar erkennbar, dass alle Eltern ihre Kinder mit Down-Syndrom bis ins hohe Alter maßgeblich prägen.


*Zeitliche Kontrolle der Internetnutzung*

Nur in einer der zwölf Familien gibt es eine zeitliche Regelung für die Internetnutzung. Über Max' Kindersicherung gibt es eine Einstellung, durch die er seinen Computer und damit das Internet maximal 30 Minuten pro Tag nutzen kann. Nach der vorgegebenen Zeit geht der PC aus (vgl. Interview 11). Bei der Nachbefragung wurde der zeitliche Rahmen Max' Alter entsprechend angepasst. Er darf das Internet quantitativ so viel nutzen wie er möchte, dafür jedoch nur von acht bis 21 Uhr (vgl. Nachbefragung Interview 11, Kap. 6.2.8). Für Andreas, der das Internet am meisten von allen 13 Probanden nutzt, gibt es keine zeitlichen Vorgaben. Die Mutter nennt diesbezüglich auch keine Probleme, sie hält Kontrolle eher bei Medieninhalten für notwendig (vgl. Interview 12). Die Eltern der restlichen Studienteilnehmer mit Down-Syndrom halten es nicht für nötig zeitliche Regelungen festzusetzen.

Janas Mutter ist der Meinung, dass Jana im Gegensatz zu ihrer Schwester weitaus mehr kontrolliert werden müsste, sobald sie anfängt das Internet zu nutzen und klare zeitliche Angaben vorgegeben werden müssten, die Janas Schwester nicht benötigt, weil sie sich ihre Computerzeit momentan verantwortungsbewusst selbst einteilt. Bei Jana hat die Mutter jedoch schon Erfahrungen in Bezug auf den Fernsehkonsum gemacht und festgestellt, dass Jana einfach immer weiter fernsehen würde, wenn der Fernsehkonsum nicht genau festgesetzt wird.

> **Janas Mutter**: [.] ich glaube Jana muss man da mehr Vorgaben machen. Jana kann sich in irgendwas vertiefen und das dann stundenlang machen [...]. Wir haben ja die Shaun-DVDs. Wenn man die alle hintereinander ablaufen lässt, dann guckt sie die auch alle nacheinander.

Eine ähnliche Verhaltensweise vermutet die Mutter auch bei der potenziellen Internetnutzung. Allerdings ist sie der Meinung, dass sich die Internetrezeption noch einmal von der Fernsehrezeption unterscheidet: kann man sich von Fernsehinhalten passiv berieseln lassen, muss der Nutzer sowohl bei der Computer- als auch bei der Internetnutzung aktiv handeln, sodass er kognitiv stärker beansprucht wird und eine exzessive Nutzung weniger wahrscheinlich erscheint als beim Fernsehen.

> **Janas Mutter**: Aber ich glaube Fernsehberieselung, man muss am Computer ja auch immer selbst noch etwas machen man muss klicken, sie muss den Mauszeiger ziehen. Beim Fernsehen kann sie sich einfach berieseln lassen da ist die Gefahr noch größer.

Außerdem beschreibt Janas Mutter, dass Janas Zeitgefühl nicht in dem Maße ausgeprägt sei, dass sie eigenverantwortlich nach einer Viertelstunde aufhören würde Computer zu spielen oder das Internet zu nutzen, sondern, dass ihr erneut gesagt werden müsste, dass die vereinbarte Nutzungszeit nun vorbei sei (vgl. Interview 6).

Zusammengefasst sieht die Mehrheit der Eltern keine Probleme in Bezug auf die Nutzungszeit. Größere Bedenken zeigen sich hingegen bei der inhaltlichen Nutzung.

*Inhaltliche Kontrolle der genutzten Internetseiten*

Die meisten befragten Eltern in der Studie von Feil et al. vertrauen ihren Kindern und wollen diese bei der Internetaneignung partnerschaftlich unterstützen (vgl. Feil et al. 2004: 130), während alle befragten Eltern der Kinder und Jugendlichen mit Down-

Syndrom eine eher kontrollierende und zum Teil bewahrpädagogische Einstellung gegenüber digitalen Medien zeigen. Ebenfalls zeigen sich deutliche Unterschiede zu Geschwisterkindern, die ab dem Jugendalter nicht mehr kontrolliert werden. Eltern führen hier häufig an, dass sich Geschwisterkinder nicht mehr kontrollieren lassen, wohingegen die Kontrolle von den Kindern mit Down-Syndrom akzeptiert wird. Es zeigt sich dadurch, dass die Kinder mit Down-Syndrom in einem viel stärkerem Abhängigkeitsverhältnis zu ihren Eltern stehen als ihre Geschwisterkinder und sich viel später von ihren Eltern emanzipieren. Eltern können ihre eigene Einstellung zu Medien bei ihren Kindern mit Down-Syndrom besser durchsetzen, da die Kinder mit Down-Syndrom manchmal kein Bewusstsein für die Möglichkeiten von Medien haben und nicht auf die Idee kommen würden, Medieninhalte zu rezipieren, die Eltern möglicherweise für schädlich oder ungeeignet halten. Andersherum wissen Eltern, dass sich ihre Kinder ohne Behinderung im Jugendalter emanzipieren und Eltern dann weniger Durchsetzungsmöglichkeiten haben, sodass sie sie stärker auf ihre Eigenständigkeit vorbereiten müssen (vgl. Kap. 6.2.7).

Grundsätzlich zeigt sich auch bei Christophs Familie, dass Christoph lediglich Medieninhalte konsumieren darf, die die Familie für sinnvoll hält, was im folgenden Beispiel zum Thema Fernsehen nachvollziehbar wird:

> **Christophs Mutter**: Also Nachrichten kann er sehen, die Realität kann er sehen, aber ich würde jetzt zum Beispiel keinen Sexfilm zeigen oder so was, das würd ich nicht machen.
> **Christophs Schwester**: Ja, ich hab zum Beispiel so blöde Comics wie die Simpsons oder so //die ich einfach für Blödsinn halte, die durfte er bei mir auch nicht//
> **Christophs Mutter**: //Die auch nicht, Simpsons grundsätzlich nicht// Also was wir dann generell ablehnen, kommt gar nicht erst in Frage dann […]. Was nun wirklich Schwachsinn ist, das fangen wir gar nicht erst an.

Christophs Mediennutzung bedingt sich also durch die Meinung und die Einstellung der Familie zu bestimmten Medienformaten. Sicherlich ist das bei den meisten Kindern und Jugendlichen zunächst einmal der Fall, es sei denn Eltern kontrollieren den Medienkonsum überhaupt nicht. Allerdings zeigt sich diese Einflussnahme der Eltern bis ins hohe Alter der Teilnehmer mit Down-Syndrom, während sich nicht behinderte Jugendliche schneller emanzipieren. Beide Elternteile von Christoph sind der Meinung, dass Medieninhalte ihrem Sohn prinzipiell schaden könnten. Besonders durch brutale und gewalthaltige Medienangebote befürchten sie, dass diese aufwühlenden Inhalte aggressive Verhaltensweisen kultivieren könnten. Hinzu kommt, dass die Eltern der Meinung sind, dass Christoph Realität und Fiktion nicht auseinander halten kann und dass dies Gefahren birgt. Beispielsweise könnten gewalthaltige Inhalte zu einem gewalttätigen Verhalten bei Christoph führen. Die Inhalte, die er zu Hause sieht, werden als unproblematisch angesehen, da diese ausgewählt und kontrolliert sind. In voller Konsequenz bedeutet dies, dass Christoph auch nach seiner Volljährigkeit keine eigenständigen Entscheidungen bezüglich Inhalten, die ab 18 Jahren freigegeben sind, treffen darf. So sagt die Mutter:

> **Christophs Mutter**: Nein, wir wissen nicht, wie das wirkt und wie er das umsetzt und was dabei rauskommt, das lassen wir lieber sein.

Hier zeigt sich ein downsyndromspezifischer Faktor, der die Mediennutzung von Christoph maßgeblich beeinflusst, bzw. der die Eltern dazu veranlasst die Mediennutzung ihres Sohnes zu reglementieren und kontrollieren. Die Eltern stellen sich die Frage, wie Christoph aufgrund seiner kognitiven Einschränkung belastende Inhalte kognitiv verarbeitet und auf welche Art und Weise er diese umsetzt (vgl. Interview 1).

Auch bei allen anderen Familien, selbst bei denen, die sehr offen gegenüber Medien eingestellt sind, zeigt sich eine stärkere Kontrolle der Internetnutzung. Anils Mutter sieht den Verlauf nach, nachdem ihr Sohn im Internet gesurft hat (vgl. Interview 5). Auch Andreas' Mutter geht regelmäßig in sein Zimmer hinein, wenn Andreas das Internet nutzt, um ihm zu zeigen, dass er unter Beobachtung steht. Zusätzlich kontrolliert sie in einer indirekten Form die Seiten, die er besucht hat (vgl. Interview 12).

> **I:** Sehen Sie manchmal im Verlauf nach, was er für Seiten gesucht hat?
> **Andreas' Mutter:** Ich muss nicht, aber wenn ich mit seinem Computer ins Internet gehe, dann sehe ich das ja, was die letzten Seiten waren, aber es gab bislang noch keinen Anlass das zu kontrollieren. Wenn es einen Anlass geben würde, würde ich das auch kontrollieren.

Trotzdem benutzen die meisten Familien keine Kindersicherung, mit der Begründung, dass die meisten Studienteilnehmer mit Down-Syndrom gar nicht auf die Idee kommen würden oder nicht wüssten, wie man nach Inhalten sucht, die die Eltern möglicherweise für ungeeignet halten könnten. Anders gestaltet sich dies bei Max: Die Eltern nutzen sowohl eine zeitliche als auch eine inhaltliche Kindersicherung. Zusätzlich dazu sieht die Mutter regelmäßig die Chronik durch. Auf die Frage, ob sie in der Auflistung der Chronik Seiten gefunden habe, die sie bedenklich findet, antwortet sie, dass sich die Inhalte bislang nicht als problematisch gezeigt haben.

> **Max' Mutter:** Joa, also das Thema Liebe ist natürlich immer spannend so und dann hat er natürlich auch mal so Seiten aufgerufen, ja also er sucht Antworten. Da geht es jetzt nicht darum irgendwelche Trailer oder so, sondern, wie küsse ich ein Mädchen. Wie mache ich einen Zungenkuss, so in diese Richtung ging das dann halt. Also so Antworten zu finden und da merk ich dann schon, wenn ich dieses Thema anschneide, das wird schwierig, weil ich bin Mama und das ist uncool. Ja das geht auch zu sehr in die Privatsphäre. Er darf es ja auch nutzen für solche Sachen.

Vielmehr ist sie der Meinung, dass Max das Internet durchaus für Themen verwenden soll, die ihn in der Pubertät beschäftigen, und die mit seinen Eltern zu besprechen ihm unangenehm sein könnten. Dabei gibt ihr das Jugendschutzprogramm die Sicherheit, dass Max keine Inhalte konsumieren kann, die erst ab 18 Jahren freigegeben sind. Sie betont die Wichtigkeit dieses Programms, da Max „einfach ohne zu überlegen oder ohne groß darüber nachzudenken, was passieren könnte" (Nachbefragung Interview 11) im Internet surft. Trotz der Verwendung eines inhaltlichen Filterprogramms, sind die Eltern der Internetnutzung ihres Sohnes also eher liberal gegenüber eingestellt.

An dieser Stelle sollen die Bedenken, die die Eltern haben, ernst genommen werden, dabei jedoch auch herausgestellt werden, dass die Kinder mit Down-Syndrom hier gerade im Vergleich zu ihren Geschwisterkindern sozial benachteiligt werden (vgl. Kap. 4.4). Im

Gegensatz zu den Studienteilnehmern mit Down-Syndrom kommen die Geschwisterkinder automatisch in der Schule oder durch ihre Peergroup mit dem Internet in Kontakt, obwohl auch Kinder ohne Behinderung in jungen Jahren Schwierigkeiten haben, sich im Internet zurechtzufinden und einen mündigen und maßvollen Umgang erst erlernen müssen. Bei den Kindern mit Down-Syndrom können sich die Eltern leichter durchsetzen, da das Internet in ihrem Schul- und Berufsfeld eine sehr geringe bis gar keine Rolle spielt. Dabei bleibt unbeachtet, ob die Personen mit Down-Syndrom prinzipiell Spaß an der Internetnutzung haben und dies ihre Freizeitgestaltung möglicherweise bereichern würde und es ihnen ein Stück Selbstständigkeit gewährleisten würde. Gilans Mutter ist der Meinung, dass ihr Sohn bereits durch seine Fernsehnutzung, wie das Schauen von Vorabendserien und Sportereignisse, viel Zeit mit Medien verbringe und erachtet es daher als wichtiger, dass er in seiner restlichen Freizeit nicht-medialen Tätigkeiten nachgeht, sodass die Computernutzung in der Familie nicht stärker fokussiert wird.

> **Gilans Mutter**: [...] weiß nicht, ob Sie das verstehen, aber es ist mir eigentlich auch wichtiger, wenn er zum Beispiel zum Sport geht oder solche Sachen macht, als wenn er dann auch noch vorm Computer hängt [...].

Diesen Wunsch, dass die Kinder mit Down-Syndrom eher non-medialen Tätigkeiten nachgehen, hegt wie bereits beschrieben auch Sarahs Mutter (vgl. Kap. 6.2.4). Gleichzeitig ist der Wunsch die medialen Freizeitaktivitäten ihrer Kinder ohne Behinderung einzuschränken ebenfalls vorhanden. Kinder und Jugendliche ohne Behinderung sind jedoch spätestens ab ihrer Volljährigkeit eigenverantwortlich im Umgang mit Medien und werden nicht mehr so stark kontrolliert wie Gleichaltrige mit geistiger Behinderung.

*Sorgen und Selbstzweifel der Eltern*

Die Eltern, die ihre Kinder bewusst an das Internet heranführen und ihre Kinder in ihrer Internetnutzung unterstützen möchten, haben oftmals Sorge, dass sie sich zu wenig im Internet auskennen, um ihren Kindern entsprechend zu helfen. In diesen Familien gibt es zwar meistens eine Person in der Familie, die sich gut auskennt, die jedoch meist wenig Zeit hat. Bei Christoph ist das seine ältere Schwester, bei Eva ihr Vater.

> **Christophs Schwester**: Vor allem lange Texte oder wenn sehr viele Sachen, die er nicht versteht, die zu schwierig ausgedrückt sind, da sehe ich eine Barriere drin. Er versucht halt, so weit wie man es, sag ich mal, durch Anklicken und Tüfteln halt rauskriegen kann, aber wirklich in jeder Komplexität glaub ich nicht, dass das auf Dauer wirklich/
> **Christophs Vater**: Oder er müsste intensiv daran arbeiten.
> **Christophs Schwester**: Aber dafür hab ich zu selten Zeit um mit ihm das machen zu können.

Sowohl Christophs Schwester als auch der Vater sehen Problembereiche im Internet, die Christoph nicht alleine bewältigen kann. Der Vater ist der Meinung, dass dies durch eine intensive Auseinandersetzung jedoch verbessert werden könnte. Allerdings hat die Schwester, die sich am besten mit dem Internet auskennt und bei der Christoph ins Internet gehen kann, dafür keine Zeit (vgl. Interview 1). Auch Evas Vater, der sich besser im

Internet auskennt als Evas Mutter, arbeitet viel, sodass Eva deutlich mehr Zeit mit ihrer Mutter verbringt.

> **Evas Mutter**: Das ist wahrscheinlich eher mein Manko. Wenn mein Mann sich da mehr drum kümmern würde und mehr Zeit mit ihr in der Richtung verbringen würde, könnte ich mir das auf Dauer mehr vorstellen. Der ist halt in dem Thema mehr drin. Dadurch dass wir die Nachmittagsgestaltung viel miteinander machen, ist das eher weniger. Weil ich es auch so wenig nutze. […] Das ist ja meistens so.

Evas Mutter spielt hier darauf an, dass häufig die Väter das Thema Medien übernehmen, da es tendenziell eher männliche technikbegeisterte Elternteile gibt als weibliche (vgl. Interview 9). Oftmals ist es jedoch so, dass die Mütter diejenigen sind, die die meiste Zeit mit den Kindern verbringen und für die Freizeitgestaltung verantwortlich sind und entsprechend seltener auf Medien zurückgreifen. Bei nicht behinderten Kindern wird der geschlechterspezifische Einfluss möglicherweise nicht so deutlich oder ist nicht so ausschlaggebend für die Beschäftigung mit neuen Medien, da ab einem bestimmten Alter die Medienkompetenzvermittlung eher über die Peergroup stattfindet und weniger über die Eltern (vgl. Barthelmes/ Sander 2001: 244, Friemel 2008: 40, Süss/Hipeli 2010: 145-146, Süss/Wieder 2009: 26).

Annis Mutter wünscht sich für ihre Tochter, dass sie sich im Internet „ein paar Sachen raussuchen kann", sobald sie auf sich alleine gestellt sein sollte. Damit spielt sie klar auf die Emanzipation von Anni an, die zwar verspätet, aber irgendwann stattfinden wird. Sie sorgt sich um die Eigenständigkeit ihrer Tochter, wenn die Eltern nicht mehr für sie da sein können:

> **I**: Würden sie sich denn wünschen, dass sie mehr im Internet macht?
> **Annis Mutter**: Nein wünschen, dass sie mehr macht, das eigentlich nicht. Ich wünsche mir, dass sie das beherrscht, dass sie damit auch klar kommt, wenn sie alleine ist. Also dass sie, wenn sie es möchte, dass sie es kann. Sie muss da nicht tagtäglich vorsitzen. Mir ist nur wichtig, dass sie das kann. Auch für später, wenn sie alleine ist, dass sie sich da ein paar Sachen raussuchen kann. Diesen Umgang finde ich wichtig.

Dabei wird auch hier ein Dilemma deutlich: einerseits möchte Annis Mutter nicht, dass Anni das Internet mehr nutzt als bisher, dennoch möchte sie, dass Anni es eigenständig nutzen kann (vgl. Interview 10). Allerdings kann eine eigenständige Nutzung nur durch gesammelte Erfahrungen stattfinden, die aus einer regelmäßigen Nutzung hervorgehen.

Einige Eltern hegen Selbstzweifel daran, ob sie ihre Kinder möglicherweise nicht ausreichend gefördert haben und diese nun dadurch weder das Internet noch den Computer oder auch Smartphones nutzen. In Bezug auf das Internet resümiert Monas Vater, dass es ihn verwundert, dass Mona das Internet so selten nutzt, da sowohl er als auch ihr Bruder häufig Tätigkeiten im Internet ausführen und sie somit das Internet als alltägliches Medium in ihrer Familie durchaus erfährt. Gleichzeitig gibt es den ausrangierten Laptop, den sie nutzen könnte. Die Rahmenbedingungen sind dementsprechend so, dass Mona das Internet eigentlich deutlich häufiger nutzen könnte (vgl. Interview 8).

Auch Rodas und Steffens Mutter ist der Meinung, dass ihre Kinder mit Down-Syndrom durch ihre Schwester und auch durch die Eltern eigentlich regelmäßig mit dem Internet konfrontiert werden und trotzdem nutzt Roda das Internet gar nicht und Steffen sehr selten (vgl. Interview 7). Hier zeigt sich, dass die reine Vorbildfunktion kein Garant dafür ist, dass Kinder mit Down-Syndrom sich für das Internet interessieren und dieses nutzen wollen. Monas Vater vermutet, dass die seltene Nutzung möglicherweise daran liegen kann, dass Mona nicht ausreichend gefördert wurde.

Ein ähnlicher Selbstzweifel zeigt sich auch in Bezug auf die Handynutzung:

> **I:** Und dann wenn sie das Handy nutzt, dann wahrscheinlich Anrufe und weniger SMS oder,?
> **Monas Vater:** Nur Anrufe. SMS kann sie nicht. Also sagen wir mal so, wir haben es noch nie probiert, ihr das beizubringen, weil auch da wieder kein Interesse da ist, ne. Ja vielleicht hätten wir da mehr machen müssen, weiß ich nicht.

Die Selbstzweifel, die der Vater hier hegt, können auch dadurch bedingt sein, dass Menschen mit Down-Syndrom an manchen Stellen als gemütlich und genügsam beschrieben werden und gerne mit wenig Anstrengung ihren Alltag meistern (vgl. Kap. 2, Interview 4, Experteninterview 1, Experteninterview 3, Experteninterview 4).

### 6.3.1.3  Geschwister

Das Aufwachsen mit Geschwistern kommt Kindern mit Down-Syndrom in der Regel zugute, da sie durch die Fähigkeiten ihrer Geschwister dazu angeregt werden dazuzulernen und ihre Kompetenzen auszubauen (vgl. Kap. 2.2). Wie bereits aus der Studie zur Fernsehnutzung von Kindern, Jugendlichen und jungen Erwachsenen mit Down-Syndrom bekannt ist, beeinflusst die Mediennutzung der Geschwisterkinder die Kinder mit Down-Syndrom maßgeblich (vgl. Kap. 2.4). So beschreibt auch Gilans Mutter, dass Gilans Interesse für das Internet vor ca. zwei bis drei Jahren entstand, als sein damals 13- oder 14-jähriger Bruder mit der Internetnutzung begann.

> **Gilans Mutter:** Er hat vorher schon mal so einen Internetführerschein an der Schule gemacht und so sporadisch so Projekte an der Schule gemacht, wo er das Internet auch genutzt hat oder in der Freizeitgruppe. Aber dass er jetzt hier selbstständig ins Internet geht, müssen Sie ihn selber fragen, aber ich würde mal sagen, dass das angefangen hat, als unser Sohn auch anfing.

Obwohl Gilan auch vorab in der Schule und in seiner Freizeitgruppe mit dem Internet in Kontakt gekommen war, führte erst die Internetnutzung seines jüngeren Bruders dazu, dass er das Internet auch selbstständig nutzt (vgl. Interview 4). Geschwister nehmen dabei häufig eine Doppelfunktion ein: Die Jugendlichen und jungen Erwachsenen mit Down-Syndrom interessieren sich dafür, was Geschwisterkinder tun und gleichzeitig können diese ihre Geschwister mit Down-Syndrom in ihrer Internetnutzung unterstützen, denn häufig kennen sie sich im Internet besser aus als ihre Eltern. Dementsprechend gibt es in einigen Familien Interaktionen zwischen den Geschwisterkindern, von denen die Eltern zwar wissen, die sie jedoch nicht genauer beschreiben können.[89] Auch bei Anni gibt ihr Bruder den ausschlaggebenden Impuls, sodass Anni im Internet surft (vgl. Interview 10):

> **Annis Mutter**: Und dann sagte sie immer schon „machst du mir das mal eben." Und er machte ihr das schüssig und so, dass sie dann da wohl so'n bisschen rumchatten konnte. Aber er macht denn eher so den Anfang also alleine geht sie da nicht dran.

Auch Jana kommt durch ihre Schwester bereits in jungen Jahren mit dem Internet in Kontakt. Auch hier gibt es eine Interaktion zwischen den Geschwisterkindern, indem Janas Schwester Lieder bei YouTube eingibt, die Jana besonders gerne mag (vgl. Interview 6, siehe dazu Kap. 6.3.1.3):

> **Janas Mutter**: Die große Schwester guckt sich ein bisschen was in YouTube an, also die aktuelle Musik, die sie hört, die guckt sie sich schon mal an. Und sie sucht dann auch immer speziell für Jana Musik raus.

Auch bei Andreas zeigt sich, dass seine älteren Schwestern einen großen Einfluss auf ihn und seine Mediennutzung haben, sowohl was Fernsehsendungen, Musik als auch das Internet betrifft. Auf fast jede Frage, woher Andreas bestimmte Internetseiten kennt, antwortet die Mutter: „Hat er sich von seinen Schwestern abgeguckt" (Interview 12). Einerseits hat Andreas sich Rezeptionsweisen von seinen Schwestern abgeschaut, indem er die Suchmaschine Google benutzt, die auch seine Schwestern nutzen. Andererseits ermöglichen ihm die Schwestern bei Facebook angemeldet zu sein. Die Mutter hat sich bezüglich des sozialen Online-Netzwerkes bei ihren Töchter informiert und diese um Rat gefragt, als es darum ging Andreas ein Profil bei Facebook anzulegen und mit ihm gemeinsam Regeln zu vereinbaren (vgl. Interview 12, Kap. 6.2.3).

Gleiches zeigt sich auch bei Steffen und seiner jüngeren Schwester. Die Handgriffe, die er im Internet sicher ausführen kann, nämlich auf YouTube zu gehen und nach Videos von K11 zu suchen, hat er von seiner Schwester gelernt (vgl. Interview 7):

> **I**: Wissen Sie noch, wo er dann geguckt hat? War das so eine Mediathek oder/
> **Rodas und Steffens Mutter**: Pff, gute Frage. Das hat seine Schwester ihm eingestellt, die hat dann K11 eingegeben und dann kann man das glaube über YouTube (klingt zögerlich) gucken. Dann hat man da so eine Fernsehsendung. Also da kenn ich mich jetzt auch relativ wenig mit aus.

Ebenso zeigt sich bei Christoph, dass seine ältere Schwester ihn maßgeblich bei seiner Internetnutzung unterstützt. Zum einen weil es im Elternhaus selbst keinen Internetanschluss gibt und Christoph zu ihr ins Nachbarhaus gehen kann, um ins Internet zu gehen. Zum anderen weil sich die Eltern nicht auskennen und Christoph keine Impulse für seine Internetnutzung geben können (vgl. Interview 1). Im Gegensatz zur seltenen Internetnut-

---

89 An dieser Stelle kann die Frage gestellt werden, ob daher die methodische Konsequenz gezogen werden müsste, auch die Geschwister in die Befragung mit einzubeziehen. Im Fokus der Arbeit steht jedoch weniger die Qualität der Interaktion zwischen den Geschwistern, sondern vor allem die Tatsache, dass die Interaktion stattfindet und sich in der Regel positiv auf die Internetnutzung der Studienteilnehmer mit Down-Syndrom auswirkt.

zung der Jugendlichen und jungen Erwachsenen mit Down-Syndrom zeigt sich auch bei jüngeren Geschwistern häufig schon ein sicherer Umgang mit dem Internet. Daraus resultiert, dass die älteren Geschwister mit Down-Syndrom oftmals von ihren jüngeren Geschwistern unterstützt werden. Bei sieben von acht Studienteilnehmern mit Down-Syndrom, die noch mit ihren Geschwistern im Elternhaus leben, kommt es häufig vor, dass sie gemeinsam am Computer sitzen oder die Geschwister den Probanden mit Down-Syndrom gewünschte Inhalte im Internet aufrufen (vgl. Interview 4, Interview 5, Interview 6, Interview 7, Interview 9, Interview 10, Interview 11).

Dabei sind die Geschwisterkonstellationen deutlich unterschiedlich. Die Geschwisterkonstellation innerhalb einer Familie, konkreter der Geburtenrang der Studienteilnehmer mit Down-Syndrom, kann sich auf die Einstellung der Eltern zum Internet und somit auf die Internetnutzung ihrer Kinder mit Down-Syndrom auswirken. Sind die Kinder mit Down-Syndrom die jüngsten Kinder, wirkt sich das tendenziell positiv auf die Heranführung an das Internet durch die Eltern aus. Die Eltern haben sich dann in der Regel bereits damit auseinandergesetzt, wie ältere Geschwisterkinder ins Internet einsteigen und haben bereits Erfahrungswerte, von denen die Kinder mit Down-Syndrom profitieren. Sind die Kinder mit Down-Syndrom die ältesten in der Familie, wird die Heranführung an das Internet meist so lange vernachlässigt, bis das nachfolgende Kind durch Schule und Peers mit dem Medium in Kontakt kommt. Für die älteren Geschwister mit Down-Syndrom ist es dann in manchen Fällen bereits zu spät und das Zurechtfinden im Internet kann nicht mehr spielerisch erlernt werden, sondern erfordert Anstrengung. Das Internet wird somit nicht in den Alltag übernommen und spielt für die Mehrheit der Studienteilnehmer mit Down-Syndrom eine untergeordnete Rolle, da es sich nicht zu einem Groove ausbilden kann (vgl. Kap. 2). Besonders die mittleren Jugendlichen mit Down-Syndrom, die sowohl ältere als auch ähnlich alte Geschwisterkinder haben, profitieren in der Regel vom Aufwachsen mit Geschwisterkindern, in dem Maße, dass gleiche Aufgaben wie das Handhaben der Maus oder das Zurechtfinden in Browsern erlernt werden müssen.

> **I**: Wenn ich jetzt so die anderen Familien vergleiche, ist Anil mit einer der das Internet am meisten nutzt. Hast du dafür eine Erklärung?
> **Anils Mutter**: Ja gut er hat jetzt natürlich auch jede Menge Geschwister, jetzt auch nochmal eine Jüngere und eine Ältere, die natürlich auch verappt sind [Anm. d. Verf.: mit „verappt" ist hier „viele Apps verwenden" gemeint].

Anils Mutter betont hierbei die Wichtigkeit, dass jüngere Kinder ihre Geschwister mit Down-Syndrom nicht überholen, da so die Familiendynamik aus dem Gleichgewicht gerät.

> **Anils Mutter**: [...] wir haben eigentlich von Anfang an immer drauf geachtet, dass auf jeden Fall Anil alles eher durfte als seine jüngere Schwester. Sie ist dreieinhalb Jahre, vier Jahre ist sie jünger, ob das jetzt damals, wie die ganz klein waren, ins Dorf gehen oder sowas, dass er das eher durfte als sie. Als sie dann so sechs sieben war und wollte natürlich mit ihren Freundinnen ins Dorf, dass man Anil darauf vorbereitet. Die jüngeren Kinder dürfen nicht drüber hinweg wachsen, das bringt dann immer gleich die Familienkonstellation durcheinander.

Jüngere Geschwister drängen und ermöglichen es ihren älteren Geschwistern so auf positive Weise sich mit neuen Sachverhalten auseinanderzusetzen. Gleichzeitig wirken sich die Forderung der jüngeren nicht behinderten Geschwisterkinder auf das Medienerziehungskonzept der Eltern aus.

> **Anils Mutter**: Aber das ist wichtig und wenn sie dann nicht direkt danach gewesen wäre, hätte man sich dann vielleicht doch mehr Zeit gelassen, weil die stellen ja nicht so die Ansprüche nach einer eigenen Karte und so, wenn sie es nicht sehen bei den anderen. Wenn sie es sehen, wollen sie es auch haben.

Außerdem ist davon auszugehen, dass das Selbstwertgefühl von Betroffenen angegriffen würde, wenn jüngere Geschwisterkinder stets mehr dürften als sie selbst (vgl. Nachbefragung Interview 5). Dabei ist die Handhabung in Anils Familie ein herausragendes Beispiel dafür, wie wichtig es für die Entwicklung von Menschen mit Down-Syndrom ist, nicht anders als ihre Geschwister behandelt und erzogen zu werden. In der Mehrheit der Familien überholen die jüngeren Geschwister ihre Geschwister mit Down-Syndrom und verschieben so die Familienhierarchie und -dynamik (vgl. Interview 4, Interview 7, Interview 8, Interview 9, Interview 10).

Grundsätzlich ist die Internetnutzung von Kindern mit Down-Syndrom im Vergleich zu Geschwistern sehr unterschiedlich. Das Internet ist bei den Geschwistern in der Regel fest integriert, bei Eva zeigt sich dieser Unterschied in den folgenden Ausführungen der Mutter sehr deutlich.

*Unterschiede zwischen Geschwistern mit und ohne Down-Syndrom*

Bei Anni zeigen sich gravierende Unterschiede zwischen ihrer Internetnutzung und die ihres vier Jahre jüngeren Bruders. Dies beginnt bereits bei der technischen Geräteausstattung. Ihr Bruder besitzt mit 13 Jahren bereits ein Smartphone und einen eigenen Fernseher. Zusätzlich steht der einzige Computer der Familie in seinem Zimmer. Häufig chattet Annis Bruder mit seinen Freunden über Facebook und spielt Multiplayer-Spiele online mit anderen und unterhält sich mit seinen Mitspielern im Teamspeak. Anni hingegen ist weder bei Facebook angemeldet, noch hat sie ein Smartphone oder ein eigenes Fernsehgerät. Damit ist sie im Vergleich zu ihrem Bruder sozial benachteiligt, da sie weder über die gleichen materiellen noch über die gleichen immateriellen Ressourcen verfügt (vgl. Interview 10). Ähnlich gestaltet sich dies bei Steffen und Roda: Keiner der beiden hat ein eigenes internetfähiges Endgerät, während die deutlich jüngere Schwester über einen eigenen Laptop verfügt und das Internet in ihrem Alltag eine feste Rolle spielt (vgl. Interview 7). Zwar ist das Verhältnis zu denjenigen, die Zugang zu einem eigenen Gerät mit Internetanschluss haben und denjenigen, die sich ein Gerät mit Eltern oder Geschwisterkindern teilen bzw. keins besitzen ausgeglichen. Dennoch zeigt sich in jeder Familie eine immaterielle Benachteiligung, dadurch dass das Internet von Eltern und Geschwistern mehr und intensiver genutzt wird und die Probanden mit Down-Syndrom häufig weder in der Schule noch in ihrer Peergroup mit dem Internet in Kontakt kommen (vgl. Kap. 4.3).

Evas Mutter beschreibt, dass sie im Vergleich zwischen ihrer Tochter mit Down-Syndrom und ihrem älteren Sohn feststellt, dass Eva mehr Hilfestellung bei der Internetnutzung benötigt und die Aneignung erst mit fortschreitendem Alter stattfindet:

> **Evas Mutter**: Dass Eva sicherlich später ist. Dass mein Sohn das in diesem Alter durchaus schon mehr genutzt hat. Und sich da sicherlich auch selbstständiger dran begeben hat. Also da wird Eva einfach mehr Unterstützung brauchen, das auch noch weiter für sich zu erschließen. Sie ist da sicherlich nicht so straight bei wie unser Großer, der sich da auch viel selber anlernt.

Interessant ist dabei ebenfalls, dass der Bruder mit einer Kindersicherung im Internet surft, während es bei Eva keine Kindersicherung gibt.

> **Evas Mutter**: Bei meinen Sohn ist noch eine Kindersicherung drauf. Die sich jetzt auf bestimmte Seiten einfach nur richtet. Bei Eva ist nichts drauf, da sie da so selbstständig einfach nichts benutzt.

Dadurch, dass sie weniger selbstständig im Internet agiert, baut sie so gesehen einen eigenen Schutz vor jugendgefährdenden Inhalten auf, da sie sich möglicherweise nicht bewusst ist, welche Art von Inhalten es geben könnte und wie man diese im Internet findet. Auch ihre Freunde bewegen sich sehr wenig im Internet, sodass davon auszugehen ist, dass das Kennen von bestimmten digitalen Inhalten in der Peergroup eine geringe Bedeutung hat und daher diesbezüglich kein Gruppendruck besteht. Anders als bei Evas Bruder wird Evas Medienkonsum zeitlich nicht von den Eltern kontrolliert.

> **Evas Mutter**: Machen wir bei Eva nicht. Bei unserem Sohn haben wir das sehr sehr lange gemacht. Das war auch gut so, der brauchte das allerdings auch. Bei Eva ist es wirklich so, die ist so viel unterwegs, dass sie hier zu Hause kaum Zeit nutzen kann, da gibt es also Tage in der Woche da nutzt sie gar nichts diesbezüglich und so am Wochenende merkt man es oft, dass sie da auch ein ganz gutes Gefühl für hat.

Dadurch dass Evas Schulweg deutlich länger ist als der von ihrem Bruder, der im Dorf und nicht in der nächstgelegenen Stadt zur Schule geht, hat sie zum Teil weniger frei verfügbare Zeiten, in denen Mediennutzung prinzipiell stattfinden könnte. Evas Bruder geht darüber hinaus in der Mittagspause nach Hause und trifft sich mit seinen Freunden im Netz, während Eva über die Mittagszeit in der Schule bleibt. Somit hat sie durch die Hin- und Rückfahrt und die einstündige Mittagspause rund zwei Stunden weniger Zeit pro Tag, in denen ihr Bruder häufig Computer spielt oder im Internet surft.

Ebenso ist Eva aus Sicht der Mutter eigenständig und wechselt selbstständig verschiedene Freizeittätigkeiten zwischen Medien und non-medialen Tätigkeiten (vgl. Interview 9). Aus der Studie zur Fernsehnutzung von Kindern, Jugendlichen und jungen Erwachsenen mit Down-Syndrom ist bereits bekannt, dass Geschwisterkinder oftmals häufiger und willkürlicher fernsehen als ihre Geschwister mit Down-Syndrom (vgl. Zaynel 2010). Ähnlich beschreibt Anils Mutter dies in Bezug auf die Nutzung digitaler Medien (vgl. Interview 5):

> **I**: Gibt es sonst irgendwelche Unterschiede, die du noch so feststellst zwischen Anil und den Schwestern?

**Anils Mutter**: Also er benutzt das Handy, wenn er es braucht. Und die, allzeitbereit. Was gibt es denn noch und man wird ja informiert, die haben ja viel mehr Quatsch da in ihren Infogruppen als Anil, der ist da viel sachlicher. Die sind gefährdeter (lacht).

Ein großer Unterschied zwischen Gilan und seinem jüngeren Bruder zeigt sich darin, dass Gilans Bruder häufig mit seinen Freunden Multiplayer-Spiele spielt, was bei Gilan keine Rolle spielt. Zwar trifft er sich auch hin und wieder mit einer Freundin zum Wii Spielen, aber komplexe Multiplayer-Spiele, für die man sich im Team absprechen muss, spielt er nicht (vgl. Interview 4, Kap. 6.2.4).

Christophs drei ältere Schwestern sind mehr als 20 Jahre älter, sodass Christophs Schwester gebeten wurde, die Internetnutzung ihres 15-jährigen Bruders mit der ihres sechsjährigen Neffen zu vergleichen. Ohne Umschweife nennt sie als größten Unterschied, dass ihr deutlich jüngerer Neffe bereits besser lesen und schreiben kann, was die eigenständige Internetnutzung im Grunde erst ermöglicht. Darüber hinaus gibt sie die Schule als Antriebsmotor für die Internetkompetenz ihres Neffen an. Dieser lernt bereits mit sechs Jahren den Umgang mit dem Computer und benutzt Lernprogramme, um Englisch zu lernen (vgl. Interview 1).

Zusammengefasst sind die Jugendlichen und jungen Erwachsenen mit Down-Syndrom im Vergleich zu ihren Geschwisterkindern mehrheitlich sozial benachteiligt: zum einen materiell durch fehlende eigene Geräte (vgl. Interview 1, Interview 2, Interview 4, Interview 7, Interview 9, Interview 10). Zum anderen immateriell durch eine stärkere Kontrolle (vgl. Kap. 6.3.1.2) und weniger Kontaktpunkte mit dem Internet in Bildungsinstitutionen oder durch Peers (siehe dazu Kap. 6.3.1.4). Gerade Geschwisterkinder können dieser sozialen Benachteiligung durch Impulse und Unterstützungsangebote entgegenwirken.

Vor dem Hintergrund, dass das Internet für Eltern und Geschwisterkinder bereits ein alltägliches Medium ist und für die Probanden mit Down-Syndrom nicht, bedarf es einer näheren Betrachtung. Ein Unterschied zwischen den Geschwistern mit und ohne Down-Syndrom, der besonders durch das Down-Syndrom bedingt wird, ist der starke elterliche Einfluss, der sich wiederum auf die Nutzung des Internets auswirkt. Eine ähnliche Wechselwirkung hat sich auch bereits bei der Fernsehnutzung von Kindern, Jugendlichen und jungen Erwachsenen mit Down-Syndrom gezeigt. Auch hier trägt längst nicht nur das Down-Syndrom zur unterschiedlichen Nutzung bei, sondern vor allem die Einstellung der Eltern zum Fernsehen sowie ihr grundsätzliches medienerzieherisches Handeln (vgl. Zaynel 2010). Am folgenden Beispiel zeigt sich, dass die Faktoren Down-Syndrom und Einfluss der Eltern die Internetnutzung negativ bedingen können. Obwohl Gilans Mutter bei ihrer eigenen Informationsrecherche als erstes im Internet nachsehen würde, bevor sie ein Buch aufschlägt, gibt sie ihrem Sohn, wenn er sie um Hilfe bittet, als erstes ein Buch an die Hand. Zwar erklärt sie dies nicht explizit dadurch, dass sie der Meinung sei, Bücher seien die wichtigeren und verlässlicheren Medien, dennoch kann dies vermutet werden, da ihre generelle Medienerziehung eher restriktiv ist und sie durch ihren Beruf als Buchhändlerin besonders sensibilisiert für dieses Medium ist. In ihrer Antwort lässt sich herauslesen, dass Gilan anders handeln würde, wenn er selbstständiger nach Informationen suchen könnte. Vermutlich würde er dann ähnlich wie seine Mutter selbst als erstes im Internet nachsehen. Durch die kognitiven Einschränkungen ist er hier dem Einfluss der Mutter ausgesetzt (vgl. Interview 4).

> **I**: Würde er, wenn er Informationen sucht, sich die bei Wikipedia raussuchen? Also nutzt er gezielt diese Seite zur Informationssuche?
> **Gilans Mutter**: Also das Problem ist immer, dass er das dann ja nicht immer selber macht, sondern er würde dann kommen und fragen. Und dann würde ich erst mal ein Buch rausholen, ich bin Buchhändlerin (lacht). Und dann würde ich als zweites oder dann als zweites gehen wir dann ins Internet und gucken nach.
> **I**: Was nutzen Sie denn für/ Also wenn jetzt irgendwie mal eine Frage kommt, wie gehen Sie denn vor in Ihrer Suche?
> **Gilans Mutter**: Also ich geh an den PC.
> **I**: Sie gehen an den PC.
> **Gilans Mutter**: Ganz klar, ja.

An vielen Stellen sind Eltern der Meinung, dass die geringe Internetnutzung ihrer Kinder mit Down-Syndrom nicht alleine auf das Down-Syndrom zurückzuführen ist (vgl. Interview 5, Interview 8). Gilans Mutter hingegen führt Gilans eingeschränkte Internetnutzung zentral auf das Down-Syndrom zurück.

> **Gilans Mutter**: Ja klar, ich denke, dass diese wenige Internetnutzung, die Gilan hat, natürlich auf das Down-Syndrom oder auf die Art der Behinderung oder nicht auf die Art, sondern überhaupt auf die geistige Behinderung und Einschränkung zurückzuführen ist, das ist ganz klar. Weil wenn ich unsere anderen Kinder sehe oder auch mich oder meinen Mann sehe, ist es so, dass das Internet einfach ein ganz normales Medium ist, sowohl zur Kommunikation als auch um eben sich Wissen anzueignen in irgendeiner Art und Weise. Und das ist bei Gilan definitiv nicht so.

Im weiteren Verlauf des Zitats kommt außerdem heraus, dass Gilan bewusst nicht ans Internet herangeführt wird, um einerseits Gefahren zu vermeiden und andererseits, weil die Eltern der Meinung sind, dass er das Internet nicht benötigt (vgl. Interview 4).

> **Gilans Mutter**: Und ich würde sagen, dass diese Einschränkung eben bei ihm auch einfach durch die Behinderung kommt. Zum einen weil ja wir ihn da auch nicht so ran geführt haben, nicht so eingeführt haben, um eben bestimmten Gefahren eben einfach aus dem Weg zu gehen. Zum anderen aber auch, weil er es überhaupt nicht benötigt. Nee, also für sich persönlich nicht benötigt. Eben zum Beispiel Facebook, was unsere anderen Kinder machen, ja da hat er einfach keine Partner.

Auch Annis Mutter führt die geringe Internetnutzung ihrer Tochter deutlich auf das Down-Syndrom zurück. Dabei vergleicht sie ihre Tochter vor allem mit einer gleichaltrigen Nichte, die das Internet in ihrem Alltag fest integriert hat.

> **Annis Mutter**: Also wenn ich meine Nichte sehe, die wird 18, die sitzen ja ständig nur am Computer. Ja ich glaube, dass ist das Down-Syndrom. Das ist die Behinderung, die sie hat.

Auch in den anderen Familien zeigen sich deutliche Unterschiede in der Internetnutzung sowohl zwischen Geschwistern als auch zwischen Eltern und ihren Kindern mit Down-

Syndrom. Andreas' Mutter beschreibt die Schwierigkeit, dass Andreas aufgrund seiner geistigen Behinderung Sachverhalte nicht einschätzen kann und ebenso wenig seine eigenen Fähigkeiten selbstreflektiert einschätzen kann.

> **Andreas' Mutter**: Dass er zu gutgläubig ist. Dass er nicht vorausschauend planen kann. Dass er nicht weiß, was er eigentlich kann […].

Andreas wäre eigenständig nicht in der Lage Gefahren im Internet selbst zu erkennen, da er zu gutgläubig sei und sich darüber nicht im Klaren sei, da die geistige Einschränkung die Selbstreflexion stark beeinträchtigt (vgl. Interview 12). Zum anderen bedarf es gerade im Internet vorausschauenden Handelns und Planens, da es sich um ein Medium mit einer abstrakten und komplexen Struktur handelt, die selten intuitiv genutzt werden kann.

Zwar hat die kognitive Entwicklungsverzögerung indirekt Einfluss auf die intrafamiliären Unterschiede in der Nutzung der Eltern, Geschwister und der Studienteilnehmer mit Down-Syndrom. Einen ebenso großen Einfluss hat jedoch die Sonderstellung der Probanden mit Down-Syndrom in der jeweiligen Familie sowie im Bildungssystem.

### 6.3.1.4   Schulsozialisation und Zukunftsperspektive

Das Internet spielt in der schulischen Ausbildung von Jugendlichen und jungen Erwachsene mit Down-Syndrom eine untergeordnete Rolle. Lediglich diejenigen, die eine Regelschule mit integrativen oder inklusiven Zweig besuchen oder besucht haben, kommen durch die Schule mit dem Internet in Kontakt (vgl. Interview 9, Interview 10, Interview 12). Umso deutlicher wird hier die Wichtigkeit der Förderung durch Eltern und der Unterstützung durch Geschwister (vgl. Kap. 6.3.1.2, 6.3.3).

Die Unterrichtsstunde, die in einer Förderschule für geistige Entwicklung beobachtet wurde, fand allein aus dem Grund der teilnehmenden Beobachtung statt, andernfalls wäre die Klasse nicht in den Computerraum gegangen. Die Klassenlehrerin berichtete, dass ihr oftmals die Idee und der Anlass fehlen, um mit ihrer gesamten Klasse in den vorhandenen Computerraum zu gehen und das Internet zu nutzen, da die Klassenzusammensetzung sehr heterogen ist. In der Klasse befanden sich sowohl Schüler mit Down-Syndrom und einer damit einhergehenden genetisch bedingten kognitiven Einschränkung, als auch Analphabeten, die eher durch soziale Schichteinflüsse in ihrer Entwicklung behindert wurden (vgl. Beobachtung 1).

Darüber hinaus gibt es einen strukturellen Unterschied zwischen Förder- und Regelschulen, die sich ebenso auf die Internetnutzung in und nach der Schule auswirkt: in Förderschulen gibt es in der Regel keine Hausaufgaben (vgl. Experteninterview 1, Experteninterview 3, Experteninterview 4, Interview 10). Dahingegen ist das Recherchieren für Hausaufgaben ein großer Anlass für Kinder und Jugendliche ins Internet zu gehen (vgl. Kap. 4.1.2). Dadurch dass Förderschüler aber nicht für Hausaufgaben Informationen im Internet suchen müssen, fällt ein großer Anlass weg, um ins Internet zu gehen und Suchstrategien zu entwickeln und Selektionskompetenzen zu erwerben. An dieser Stelle zeigt sich ein weiterer Faktor der sozialen Benachteiligung für viele Jugendliche und junge Erwachsene mit Down-Syndrom und auch andere Förderschüler, der zu einem Second-Level Digital Divide führen kann (vgl. Kap. 4.3).

Auch die Eltern sind zum Teil der Meinung, dass ihre Kinder das Internet eher nutzen würden, wenn sie es in der Schule gelernt hätten.

> **Sarahs Mutter**: Ja natürlich. Gut wäre sicherlich, wenn die Schulen das dann schon so ein bisschen anregen, dann ne, aber das war dann vielleicht auch schon einen Tuppen zu früh.

Sarahs Mutter sieht deutlich, dass das Internet noch nicht von so großer alltäglicher Bedeutung war, als Sarah noch zur Schule gegangen ist und vermutet, dass eine Heranführung an das Internet in der Schule für Sarah von Vorteil gewesen wäre. Mittlerweile arbeitet Sarah seit dem Jahr 2009 in einer Behindertenwerkstatt (vgl. Interview 2).

Das Beherrschen von Computer und Internet sind auf dem heutigen Arbeitsmarkt Grundqualifikationen, die erwartet werden, sodass die digital literacy längst zu Grundfähigkeiten zählt, um im späteren Berufsleben wettbewerbsfähig oder auch „employable" zu sein (vgl. Niesyto 2009: 12, Bonfadelli 2005: 9, Büsch 2012: 280). Auch Eltern bewerten das Internet als „unverzichtbare Zukunftstechnologie" (Feil et al. 2004: 119) und beschreiben Internetkompetenzen als wichtig für die berufliche Zukunft ihrer Kinder (vgl. Feil et al. 2004: 120). Die bislang fehlende Verankerung von Medienbildung in den Lehrplänen der Förderschulen geht ebenfalls mit der beruflichen Perspektive von Menschen mit geistigen Einschränkungen einher. Für Menschen mit Down-Syndrom, die in den seltensten Fällen Berufe haben, in denen sie Computerskills benötigen, erscheinen digitale Kompetenzen weniger wichtig:

> **I**: Wenn sie mal an ihre berufliche Zukunft denken. Wie würde sie da das Internet bewerten in Bezug auf ihre berufliche Zukunft? An Wichtigkeit.
> **Annis Mutter**: Eher unwichtig. Ich denke sie könnte theoretisch auch wohl ohne.
> **I**: Also das Internet spielt für sie eher als Freizeitinteresse eine Rolle?
> **Annis Mutter**: Für den Beruf glaub ich nicht, wenn nur Freizeit, Hobby oder mal was nachgucken. So einen Job wird sie ja auch nicht kriegen, wo man dann am Computer arbeiten muss oder sowas. Also lebenswichtig ist das für sie nicht.

Sieht man sich an, dass die Mehrheit der Betroffenen nach der Schullaufbahn in Behindertenwerkstätten arbeitet und nicht in der freien Wirtschaft um einen Arbeitsplatz kämpft, kann man erahnen, warum die Bestrebungen Menschen mit Down-Syndrom Internetkompetenzen zu vermitteln, längst nicht so hoch sind wie bei jungen Menschen ohne Behinderung (vgl. Kap. 1.1). Neun von zwölf der für diese Studie befragten Eltern sind der Meinung, dass Internetkompetenzen bzw. auch Computerkompetenzen für die berufliche Zukunft ihrer Kinder keine Rolle spielen. Die Eltern betrachten den Erhalt von Internetkompetenzen aus ihrer eigenen Berufsperspektive heraus unter dem Aspekt der Employability und erachten das Erlernen dieser Kompetenzen daher für ihre Kinder mit Down-Syndrom als zweitrangig (vgl. Interview 1, Interview 2, Interview 3, Interview 4, Interview 6, Interview 7, Interview 8, Interview 9, Interview 10).

Andreas' Mutter ist ebenfalls der Meinung, dass Internetkompetenzen für Andreas' berufliche Zukunft keine Rolle spielen. Allerdings relativiert sie ihre Aussage noch einmal und verdeutlicht damit, dass sie sich grundsätzlich vorstellen könnte, dass Andreas' technische Fähigkeiten ausreichend für einen Beruf sein könnten, der am Computer stattfindet (vgl. Interview 12).

> **I:** Glauben Sie, dass das Internet auch für Andreas' berufliche Zukunft wichtig sein könnte?
> **Andreas' Mutter:** Ich glaube nicht, weil er dafür einfach im handwerklichen oder pflegerischen Bereich besser ist.
> **I:** Also das sehen Sie wirklich für seine Freizeit, für Informationssuche, für mit seinen Freunden sich weiterhin/
> **Andreas' Mutter:** Ja. Es sei denn es gibt irgendwie eine Berufssparte, die mir jetzt noch nicht eingefallen ist, sodass ich mich irre.

Möglicherweise fehlen bislang Berufsprofile, die auf einfachen, sich wiederholenden Tätigkeiten am Computer basieren und so auf Menschen mit geistiger Behinderung zugeschnitten werden könnten. Auch Anils Mutter ist der Meinung, dass durch neue Medien auch neue Berufsprofile für Menschen mit Down-Syndrom entstehen könnten (vgl. Nachbefragung Interview 5).

Sowohl Max' als auch Anils Mutter können sich vorstellen, dass ihre Kinder im späteren Berufsleben direkt oder zumindest indirekt mit Medien arbeiten. Dabei ist denkbar, dass leichte Arbeitsprozesse am Computer ausgeführt werden, wie z.B. Listen oder Tabellen pflegen und vervollständigen. Grundsätzlich sehen beide Mütter ihre Söhne in sozialen Berufen, z.B. in der Altenpflege, im Krankenhaus oder auch im Servicebereich der Gastronomie, in denen sie eine große Bereicherung darstellen könnten.

> **Max' Mutter:** [...] die wären ideal für Betreuung im Krankenhaus, im Altenheim. Die freuen sich immer wieder, Mensch ärgere dich nicht können sie zum 300. Mal spielen, Begleitung für ältere Menschen. Die hätten ihren Spaß da dran, die Jungs hätten ihren Spaß da dran. Ich glaube die wären eine Riesen-Bereicherung für solche Tätigkeiten, wo sie Menschen begleiten können, wo sie in Kontakt mit anderen Menschen treten können, wo sie vielleicht in einem Café bedienen können. In solchen Prozessen könnte ich mir Max gut vorstellen, dass er sich da wohl fühlt.

Max' Mutter erläutert, dass selbst Begleitpersonen von Krankenhauspatienten – ein Berufsweg, den sie sich für Max vorstellen könnte – mittlerweile über ein Smartphone verfügen, mit dem sie ihre Arbeitsabläufe strukturieren. Da sich immer mehr Unternehmen und Betriebe digital organisieren, wäre dies eine indirekte Art im späteren Berufsleben mit Medien in Kontakt zu kommen (vgl. Interview 11).

> **Max' Mutter:** Und natürlich wird auch alles was mit Computern zu tun hat, wird auch in diesem Prozess immer weiter miteinfließen. Ich meine, welches Altenheim funktioniert mittlerweile noch ohne/ Überall in der Klinik sind die Computer ja gar nicht mehr wegzudenken.
> **I:** Also sich wiederholende Tätigkeiten am Computer könnte/
> **Max' Mutter:** Genau. Und selbst so Begleitpersonen, wenn ich das jetzt sehe an der Uniklinik, die haben ja alle ihr Blackberry dabei um Patienten von A nach B zu begleiten. Das wäre ja auch etwas, wobei Max auch solche Medien nutzen müsste. In dem Fall ist es sinnvoll, dass er sich damit auskennt und dass es kein Buch mit sieben Siegeln ist, sondern dass es für ihn einfach ist, sowas benutzen zu können.

Auch Roda, die eigentlich weder den Computer noch das Internet privat nutzt, hat im Rahmen ihrer beruflichen Weiterbildung einen Computerkurs absolviert, den sie gerne besucht hat. Zwar ist dort das Internet kein Thema, dennoch scheint sie sich für das Thema zu interessieren, da sie sich nach Abschluss des Kurses auch für den zweiten Computerkurs angemeldet hat (vgl. Interview 7). Auch für die Wenignutzerin stellt die Computernutzung einen Anreiz dar und wäre als berufliche Perspektive denkbar.

Für Andreas bietet das Internet die Möglichkeit, Kontakt mit seinen Freunden aus Hauptschulzeiten zu halten. Dabei spielt sicherlich seine besondere Schulsozialisation eine große Rolle. Bei keinem anderen Jugendlichen mit Down-Syndrom, der oder die eine Förderschule besucht, sind soziale Online-Netzwerke in der Schülerschaft oder im Freundeskreis relevant. Dort läuft die Kommunikation über das Telefon (vgl. Kap. 6.2.3). Die Freundschaften, die Andreas in der Förderschule für motorische Entwicklung schließt, bezeichnet die Mutter lediglich als „Schulfreundschaften". Damit spricht sie einen Punkt an, der sehr relevant für Kinder und Jugendliche ist, die Förderschulen besuchen. Da Förderschulen meist ein sehr großes Einzugsgebiet haben, gibt es für die Schüler oftmals keine Möglichkeit Mitschüler auch nachmittags privat zu treffen, da die Wohnorte häufig weit auseinander liegen (vgl. Kap. 2.2). Umso wichtiger findet es Andreas' Mutter, dass ihr Sohn weiterhin in Kontakt zu seinen Freunden von der Hauptschule bleibt, da diese Freunde auch räumlich präsent sind. Einerseits erscheint dies wenig plausibel, denn man könnte annehmen, dass gerade durch die räumliche Nähe der Austausch unter den Freunden gerade nicht über Facebook stattfinden muss, sondern dass besonders die Freundschaften zu den weiter weg wohnenden Mitschülern aus der Förderschule über soziale Online-Netzwerke gut gepflegt werden können. Obwohl auch die Mitschüler aus der Förderschule bei Facebook sind, sagt Andreas' Mutter, dass Andreas nur mit den Freunden aus der Hauptschule bei Facebook befreundet ist, nicht aber mit den anderen, weil sie ihm nicht so wichtig sind. Es geht Andreas beim Austausch über Facebook also nicht um die Überwindung räumlicher Distanz, sondern um das Dabeisein. Das beschreibt Andreas' Mutter auch als die Hauptgratifikation, die Andreas aus seiner Mitgliedschaft bei Facebook zieht:

> **Andreas' Mutter**: Mitreden zu können. Einfach mitreden zu können. Kein Außenseiter zu sein, das ist für ihn das allerwichtigste. Mittendrin zu stecken.

Die Mitgliedschaft bei Facebook bedeutet für Andreas dabei zu sein und teilhaben zu können an den Prozessen und Dynamiken innerhalb seines Freundeskreises.

### 6.3.2 Technische Faktoren

Der größte Teilbereich der technischen Faktoren bezieht sich auf die Nutzbarkeit der technischen Endgeräte, also vor allem auf die Hardware, weniger auf die Software. Die meisten Eltern sind der Meinung, dass die Handhabung der Technik durch vermehrte Übung erlernt werden kann. Unter den Bereich der technischen Faktoren fallen jedoch weitere Barrieren, die zwar zum Teil durch Anpassung von Technik leicht überwunden werden können, zum Teil aber auch mit kognitiven Faktoren einhergehen und damit kaum zu überwinden sind.

### 6.3.2.1  Kognitive und strukturelle Faktoren

Besonders während der teilnehmenden Beobachtungen wurde an vielen Stellen deutlich, dass die Jugendlichen und jungen Erwachsenen mit Down-Syndrom strukturelle Gegebenheiten im Internet häufig nicht verstehen und einordnen können. Als Beispiel dafür dient folgende Situation: Zu Beginn des Projekts hat die Projektleiterin ihre E-Mail-Adresse in den Collageblock der Teilnehmer geschrieben, daraufhin gaben Anil und Max die E-Mail-Adresse bei Google ein. Scheinbar erweckte die Schreibweise der E-Mail-adresse bei ihnen den Eindruck, es handele sich um eine Internetseite, die man sich angucken könne. Die Suchanfrage mit der E-Mail-Adresse ergab erwartungsgemäß keine Treffererfolge. Dass Menschen mit Down-Syndrom durchaus kognitiv in der Lage sind, digitale Medien zu bedienen zeigt sich beispielsweise bei der geübten Handhabung von Spielekonsolen (vgl. Kap. 6.2.4).

*Lese- und Schreibeinschränkungen*

Die größte kognitive Barriere ist unumstritten die eingeschränkte Lese- und Schreibfähigkeit von Menschen mit Down-Syndrom, insgesamt nennen neun der zwölf Eltern das Schreiben und Lesen als größte Zugangsbarriere bei der Internetnutzung (vgl. Interview 1, Interview 2, Interview 3, Interview 5, Interview 6, Interview 7, Interview 8, Interview 9, Interview 10). Diese Schwäche schränkt die Kinder mit Down-Syndrom gerade im Vergleich zu ihren Geschwisterkindern in ihrer Nutzung stark ein:

> **Janas Mutter**: Ja ich denke sie wird nicht so gut lesen können und sich damit nicht so gut durch die Seiten durchfinden können. Ich denke sie wird nicht einfach so sich durchs Internet bewegen können wie ihre Schwester das macht. Weil ihre Schwester sieht, „Ach da steht was Interessantes, dazu will ich mehr wissen, das klicke ich jetzt an." Das würde Jana nicht machen können, weil sie nicht dementsprechend lesen können wird.

Auch diejenigen, die über eine hinreichende Lese- und Schreibfähigkeit verfügen (Anni, Gilan, Andreas, Max, Mona), treffen im Internet auf Barrieren, da Texte häufig komplex sind (vgl. Interview 4, Interview 8, Interview 10, Nachbefragung Interview 11, Interview 12).

> **I**: Das heißt, von der Lesefähigkeit fällt ihm das leicht einen Text zu lesen?
> **Gilans Mutter**: Das kommt auf die Komplexität des Textes an. Aber er kann gut lesen und er kann auch Texte erfassen.

Das Konzept der Leichten Sprache würde für Gilan als geübten Leser eine große Erleichterung bedeuten. Denn, wie die Mutter bestätigt, kann er sich einfache Texte sinnerfassend erlesen, die Komplexität ist dabei aber ausschlaggebend. Gleichzeitig könnten auch ungeübte Leser vom Konzept der Leichten Sprache profitieren, um lesegeübter zu werden.

Für vier der 13 Studienteilnehmer bedeutet auch das Lesen von einfachen Texten eine große Barriere (vgl. Interview 1, Interview 3, Interview 6, Interview 9).

> **Christophs Schwester**: [...] aber da ist er vom Lesen und Schreiben noch nicht so weit, dass er da alleine durchkommt. Da muss ich schon daneben sitzen [...]

Auch Sarahs Mutter benennt explizit, dass Sarah sich das Internet aufgrund der Textbasiertheit nicht ohne Hilfestellung erschließen kann (vgl. Interview 2).

> **Sarahs Mutter**: [...] wenn wir das ein bisschen trainieren würden, wäre das sicherlich kein Problem, dann würde sie das sicherlich können, also sie würde sicherlich ins Internet reinkommen, aber es ist ja auch so, dann müsste sie ja auch wieder irgendwas schreiben, wenn sie irgendwas sucht, sie müsste ja schon wieder irgendeine E-Mail-Adresse oder eine Internetadresse eingeben.

Dabei wird gerade durch die Aussage von Sarahs Mutter klar, dass ein Unterschied zwischen den Fähigkeiten Lesen und Schreiben besteht, denn nach Angaben der Mutter kann Sarah lesen, dennoch scheint sie beim Schreiben stärkere Schwierigkeiten zu haben (vgl. Interview 4). Auch bei Eva ist die Lesefähigkeit eine große Barriere (vgl. Interview 9):

> **Evas Mutter**: Die Lesekompetenz sicherlich, das ist sicherlich eine Barriere, dass sie da Unterstützung braucht. Und ansonsten, das Verständnis da insgesamt, da den Zusammenhang zu sehen. Wie komm ich da jetzt dran dieses komplexe Denken was man da nun einfach braucht.

*Hypertextstruktur des Internets*

Neben der Lese- und Schreibfähigkeit ist das abstrakte Denken notwendig, um die komplexe Hypertextstruktur des Internets verstehen zu können. Ein wichtiger Punkt, den Feil et al. ansprechen ist die gering ausgeprägte Abstraktionsfähigkeit von Kindern, die auch bei den Jugendlichen und jungen Erwachsenen mit Down-Syndrom zu beobachten ist (vgl. Zimpel 2010, Kap. 3.2). Ähnlich wie junge Kinder verstehen bzw. wissen die meisten Jugendlichen mit Down-Syndrom nicht, dass eine Internetseite heruntergescrollt werden kann. Häufig setzen sie den überblickbaren Ausschnitt einer Internetseite mit der Internetseite selbst gleich. Ebenso ist das Verständnis der Hypertextstruktur schwierig, da selten verstanden wird, dass über die Menüansicht verschiedene Seiten angewählt werden können (vgl. Kap. 3.2). Auf struktureller Ebene ist das Internet ein komplexes Geflecht von Hypertexten, das es durch systematisches Denken sowie Denken in Zusammenhängen zu begreifen gilt (vgl. Feil et al. 2004: 72-73). Obwohl also Menschen mit Down-Syndrom, laut Angaben der Eltern, über eine gute technische Kompetenz verfügen und man vermuten könnte, dass sie deshalb sicher im Umgang mit dem Computer als technisches Gerät agieren, bleibt die Internetaneignung mit Schwierigkeiten verbunden, da hierfür auch analytisches Verständnis notwendig ist, das es ihnen erschwert sich das Internet zu eigen zu machen. Ein Faktor, der damit einhergeht, ist das Überblickswissen, das den meisten Studienteilnehmern mit Down-Syndrom fehlt. Die meisten haben keine Vorstellung davon, was sie potenziell im Internet machen könnten, sodass sie eine geringe Anzahl von gleichbleibenden Seiten besuchen, was auf die Dauer wenig Gratifikation erwarten lässt (vgl. 4.2, 6.2.7).

> **I**: Können Sie sagen, ob Gilan so eine Lieblingsseite, so eine Standardseite im Internet hat, auf die er häufig zugreift?
> **Gilans Mutter**: Handball. Und dann ist es, kann es wohl sein, dass er zum Beispiel GZSZ, ne, auf solche Seiten mal geht. Aber ich glaube, da fehlt ihm manchmal auch einfach die Idee, dass er das ja machen könnte.

Auch Dobransky/Hargittai kommen zu dem Ergebnis, dass Menschen mit körperlicher Behinderung häufig nicht erahnen können, welche Informationen im Internet verfügbar sind (vgl. Dobransky/Hargittai 2006: 318). Gerade bei Jana, der jüngsten Studienteilnehmerin ist offensichtlich, dass sie kognitiv noch nicht in der Lage ist, das Internet und die Funktion des Computers zu begreifen (vgl. Interview 6). Auch Kinder ohne Behinderung sind im Alter von sieben Jahren kognitiv noch nicht so weit entwickelt, dass sie die komplexen Strukturen von digitalen Medien verstehen können. Kinder mit Down-Syndrom brauchen in etwa doppelt so lange, bis sie ihre Fähigkeiten entwickeln, sodass sie circa ab dem 15. Lebensjahr langsam in der Lage sind Technikstrukturen zu verstehen und zu durchschauen. Nichtsdestotrotz können sie auch vorher schon, sofern sie angeleitet werden, komplexe Tätigkeiten am Computer auszuführen. Gerade bei Eva wird deutlich, dass ihr Interesse am Endgerät Computer und generell am WWW sehr hoch ist. Nachdem sie einmal gesehen hat, wie bei Wordpress Bilder hochgeladen werden, kann sie dies eigenständig. Steffen hingegen benötigt jedes Mal wieder Hilfestellungen (vgl. Beobachtung 5). Vermuten lässt sich hier, dass Eva bereits auf größeres Erfahrungswissen als Steffen zurückgreifen kann, da sie das Internet regelmäßiger nutzt als Steffen und sich so Handlungsabläufe besser merken kann.

Die kognitiven Fähigkeiten der Studienteilnehmer entwickeln sich zwar verzögert, sie sind aber im fortschreitenden Alter in der Lage abstrakte Sachverhalte zu begreifen. Damit einher geht die Möglichkeit bereits in jungen Jahren Erfahrungen zu sammeln, die sich positiv auf das Begreifen des Internets auswirken. Erfahrungswissen und kognitive Reife ergänzen sich also im Prozess der Internetaneignung. Anils Mutter beschreibt dies in der Nachbefragung wie folgt (vgl. Nachbefragung Interview 5):

> **Anils Mutter**: Ich glaube ziemlich sicher, dass man es merkt, dass er zwei Jahre älter geworden ist, dass er jetzt schon recht gut lesen und schreiben kann und er geht bewusst ans Internet ran. Das war damals nicht so, da musste man immer gucken, was er anschlägt und da hat er es auch nicht begriffen, was Geld kosten kann. Und auch über Facebook und all diese Sachen. Also ich würde behaupten, er hat eine bedeutend höhere Medienkompetenz in den letzten zwei Jahren doch bekommen.

*Techniküberschätzung*

Während des Experteninterviews mit einem Förderschullehrer (Schwerpunkt: geistige Entwicklung) sprach dieser zudem die Techniküberschätzung durch einen Schüler mit Down-Syndrom als eine kognitive Barriere an (vgl. Kap. 6.2.5). Dafür nannte er folgendes

Beispiel: Der Jugendliche mit Down-Syndrom wollte ein selbstkomponiertes Musikstück aufnehmen und auf eine CD brennen. Dafür schob er einen CD-Rohling in ein Laufwerk ein und begann das Musikstück auf der Gitarre zu spielen und glaubte, so das Lied auf eine CD brennen zu können. Hieran lässt sich erkennen, dass zwar ein Teil der Technik verstanden wurde, jedoch grundlegendes Technikverständnis fehlt (vgl. Experteninterview 1). Sowohl die Verbindung per Mikrofon als auch die Notwendigkeit einer Brenn-Software wurden hier nicht erkannt und berücksichtigt. Der Schüler verließ sich in dem Maße auf die Technik, dass er glaubte, dass der Aufnahme- und Brennvorgang praktisch von selbst funktionieren würde. Damit war der Vorgang des Brennens für ihn abgeschlossen. Er wusste offenbar nicht, dass man für den Übertrag einer Datei vom Computer auf einen externen Datenträger ein Brennprogramm benötigt. Dahingegen ist davon auszugehen, dass durch Erklären und wiederholtes Einüben der Brennvorgang eigenständig ausgeführt werden könnte. Über das Verständnis des Vorgangs kann jedoch keine Aussage getroffen werden. Durch dieses Beispiel wird deutlich, dass sowohl für Kinder als auch für Jugendliche mit Down-Syndrom digitale Medien eine Art Magie darstellen, deren Struktur und Aufbau sie nur ansatzweise begreifen können, wodurch sie die Möglichkeiten der Technik häufig überschätzen (vgl. Feil et al. 2004: 188, Sodian 2008: 439 ff., Schulze 2013: 212). Ein ähnliches Beispiel, wo technische Zusammenhänge nicht verstanden werden, zeigt sich auch bei Anil:

> **Anils Mutter**: Wie Anil zu Anfang ein Handy hatte und das dann immer in die Steckdose gesteckt hat, „ich hab's aufgeladen". Ich sag, „Anil, du kannst da kein Geld drauf laden". Das muss er ja erstmal kapieren. Wie soll denn da Geld drauf kommen. Aufladen war für ihn dann Stromdose und wenn er telefoniert, dann war er wieder blank und dann hat er es an die Steckdose gesteckt und hat gedacht, so könnte er es aufladen.

Zu Beginn der Aneignung des Handys verstand Anil das Prinzip der Prepaid-Karte nur ansatzweise. Zwar wusste er, dass er nur ein begrenztes Guthaben zur Verfügung hatte, das aufgeladen werden musste, sobald es aufgebraucht war. Allerdings bedeutete für ihn die Bezeichnung Aufladen, ein Gerät mit Strom aufzuladen, sodass er sein Handy, mit der Absicht neues Guthaben auf das Handy zu laden, mit dem Ladekabel in die Steckdose steckte. Er dachte, dass er damit neues Guthaben erhalte. Durch wiederholtes Erklären verstand er mit der Zeit, wie das Aufladen des Prepaid-Guthabens funktioniert (vgl. Nachbefragung Interview 5).

Auch Max' Mutter beschreibt, dass Max mit der kognitiven Leistung – Grenzen und Gefahren zu erkennen – Schwierigkeiten hat. Dabei bezieht sie sich auf alltägliche Situationen, in denen deutlich wird, dass Max kaum Hemmschwellen hat und soziale Grenzen an manchen Stellen nicht nachvollziehen kann, und überträgt diese auf seine Internetnutzung (vgl. Nachbefragung Interview 11):

> **Max' Mutter**: Die [Anm. d. Verf.: Menschen mit Down-Syndrom] haben ja oft nicht diese Hemmschwellen, die andere haben so im normalen Alltag. […] Oder dass er sich im Schwimmbad nicht neben ein Pärchen setzt und dabei zuschaut wie die sich küssen, da kann der so davor stehen und sagen, wie funktioniert das gerade, ne (lacht). Oder auch ein Mädchen, was er nett findet, dass er das nicht berührt, dass das einfach tabu ist. […] Und das mussten wir ihm schon

> mehrmals klar sagen, da muss man ganz klar sprechen. Stopp. Geht nicht. Weiter nicht. Das
> darfst du nicht machen. [...] Ja diese normalen Hemmschwellen hat er nicht und ich glaube dass
> das auch im Internet, dass er da die Grenzen auch nicht erkennen würde, ab wann es gefährlich
> werden würde oder ab wann es irgendwie vielleicht unheimlich wird.

Sicherlich stellt das Internet eine noch größere Herausforderung dar, Grenzen zu erkennen, da die Handlungen hier seltener oder zumindest auf andere Art und Weise von einem Gegenüber gespiegelt werden. Bleibt man bei dem Beispiel der Mutter und geht davon aus, dass Max ein Mädchen berührt, wehrt sich das Mädchen möglicherweise, wenn es die Berührung als Bedrängung empfindet und spiegelt Max so wieder, dass er eine Grenze überschritten hat. Auf das Internet bezogen ist denkbar, dass einerseits das Gegenüber sich nicht entsprechend wehrt oder ablehnend reagiert und Grenzen so nicht abgesteckt werden, aber andererseits auch, dass die Gutgläubigkeit und Naivität von Max ausgenutzt werden könnte, indem Max möglicherweise aufgefordert werden würde sensible Daten preiszugeben und er nicht reflektieren könnte, was seine Handlung in der Konsequenz bedeuten könnte. Umso wichtiger ist es daher, dass gerade Menschen mit kognitiven Einschränkungen bezüglich Gefahren im Internet aufgeklärt werden, was auch Max' Mutter als überaus wichtig erachtet:

> **Max' Mutter**: Also wir haben eher so allgemein drüber gesprochen, also Internet ist gefährlich,
> hat auch Seiten, man darf nicht überall drauf klicken und nicht alles nutzen, das hat mein Mann
> schon auch intensiver mit ihm besprochen. Das hat aber mein Mann auch gemacht, weil er sich
> da besser auskennt. [...] Aber damit darf man das eigentlich nicht begrenzen und sagen, ich bau
> hier die Kindersicherung, sondern natürlich muss man das auch besprechen.

Zusammenfassend sind die kognitiven Barrieren nicht gänzlich zu überwinden, durch Erfahrungswerte und Erfahrungswissen kann diesen jedoch entgegengewirkt werden.

### 6.3.2.2  Inhaltsbezogene Faktoren und Suchstrategien

Die Aufarbeitung von Inhalten im Internet birgt zusätzliche Schwierigkeiten für Menschen mit Down-Syndrom, da die Inhalte vor allem textbasiert sind. Obwohl einige der Studienteilnehmer lesen und schreiben können, sind Texte häufig zu komplex und nur die wenigsten Seiten arbeiten mit dem Konzept der Leichten Sprache oder verfügen über eine Darstellung in Leichter Sprache (vgl. Kap. 6.3.2.1). Dennoch gibt es Videoportale, die es ermöglichen, sich ebenfalls audiovisuelle Informationen anzueignen. Auf YouTube finden sich Video-Tutorials zu jedem erdenklichen Thema. Auch Verbraucherseiten wie helpster.de[90] oder Datenschutzseiten wie klicksafe.de bereiten Informationen audiovisuell auf. Potenziell gibt es also Inhalte im Internet, die Menschen mit Down-Syndrom nutzen können, um sich Wissen anzueignen. Doch auch an dieser Stelle gibt es Bedenken bei den Eltern:

---

90 Helpster ist ein Online-Ratgeber, der auf dem Prinzip der Seite GuteFrage.net basiert. Bei Gute-
Frage steht der Community-Aspekt stärker im Vordergrund, da hier Fragen von Nutzern gestellt
werden können und untereinander beantwortet werden können. Helpster bietet dahingegen vor
allem Informationen, ohne eine Fragefunktion anzubieten.

> **I**: Und dann dass sie mal zur Informationsrecherche ein Video guckt. Also es gibt ja beispiels-
> weise bei YouTube. Dass sie da vielleicht mal ein Video sich angucken?
> **Annis Mutter**: Nein.
> **I**: Das kommt nicht vor?
> **Annis Mutter**: Nein. Weil bei uns genug geguckt wird, finde ich.

Die Nutzung von audiovisuellen Informationen im Internet wird hier mit dem Fernsehen gleichgesetzt (vgl. Interview 10). Allerdings ist diskussionswürdig, inwiefern das eher passiv angelegte Fernsehgucken vergleichbar ist mit der aktiven Informationssuche über Video-Tutorials. Dahingegen gibt es Eltern, die Online-Inhalte als interessant und hilfreich für ihre Kinder einschätzen, unabhängig davon ob es sich um audiovisuelle oder textbasierte Informationen handelt: Anils Mutter ist der Meinung, dass die Informationen im Internet für Anil Potenzial bieten, Dinge in der Realität wiederzuerkennen. Beispielsweise wurde vor einer Familienreise nach Rom über Sehenswürdigkeiten im Internet recherchiert. Für Anil war es dann eine tolle Erfahrung Bauwerke, die er sich vorab im Internet angesehen hatte, in der physischen Realität wiederzuerkennen. Auch für Steffen kann die Mutter sich vorstellen, dass er sich häufiger Inhalte im Internet anguckt, die mit seiner Tanzgruppe und seiner Teilnahme an einem Musical zu tun hätten. Dafür müsste Steffen jedoch wissen, wie er solche Inhalte findet, wohingegen die Mutter deutlich macht, dass er dies bis dato nicht kann. Für Roda sieht die Mutter potenziell ihren Auszug in ein betreutes Wohnheim als Anlasspunkt das Internet möglicherweise stärker zu nutzen, da es in dem Wohnheim in jedem Zimmer einen Internetanschluss gibt, den man zwar extra bezahlen muss, den sie jedoch bezahlen würde, wenn Roda es nutzen möchte. Evas Mutter sieht sowohl bildungsrelevante Vorteile als auch eine mögliche freizeitorientierte Nutzung von Informationen, die Eva interessieren, wie Informationen zum Thema Kochen oder zum Thema Tierwelt (vgl. Interview 9). Weiter gedacht könnte hier ein Anknüpfungspunkt bestehen auch eigenständig Inhalte im Internet zu generieren. Die Zahl der Foodblogs steigt täglich und Blogsysteme sind mittlerweile meist einfach gestaltet und kostenlos zu verwenden.

> **Evas Mutter**: Also das ist sicherlich was, das sie auf Dauer gerne mehr nutzen wird. Da bin ich
> mir ziemlich sicher, und ich denke auch im Rahmen von Schule, also sie kann lesen, braucht da
> allerdings nur etwas mehr Sicherheit und es muss groß genug dargestellt sein, solche Sachen.
> Dass sie da schon sich auch was holen wird, was im Rahmen von Bildung. Wenn es Beschrei-
> bung von Tieren sind. Oder sowas in der Richtung Kochen auf Dauer, dass man da Rezepte
> Ideen noch mal rausholt, so was kann ich mir gut vorstellen.

Dabei ist die Art der Textdarstellung entscheidend, denn selbst für Andreas, der gut lesen kann, ist eine Adresse wie Wikipedia zu anspruchsvoll, da es hier zu viel Text gibt und wenig visuelles Informationsmaterial, das den Text unterstützt. Sowohl das Verwenden von prägnanten Überschriften als auch das Einbetten von Symbolen oder Bildern helfen Inhalte im Internet zu rezipieren.

> **Andreas' Mutter**: Wenn zu viel Text da ist und dann klickt er die Seite wieder weg, sagt, ver-
> steh ich nicht. Es müssen irgendwelche Begrifflichkeiten oder Überschriften sofort ins Auge fal-
> len, vom Aufbau der Seite her. […] Es muss auf der Seite irgendwo ein Anreiz da sein, wenn

der Anreiz nicht gegeben ist/ Zum Beispiel, beim Fußball, wenn er dann Bayern Farben sieht, zeigt er drauf, egal was es ist.

Andreas' Mutter ist darüber hinaus der Meinung, dass Andreas keine Unterstützenden Technologien benötigt, sondern vielmehr von strukturierteren Internetseiten profitieren würde. Damit meint sie Internetseiten, die klar und deutlich strukturiert sind und deren Aufbau sich nicht ändert.

> **I**: Was sind das für Situationen, in denen er nicht weiterkommt? Haben Sie ein Beispiel?
> **Andreas' Mutter**: Hier zum Beispiel beim Fußball, wenn er dann eingegeben hat 18. Spieltag, die Begegnung Bremen gegen Hamburg, sowas.
> **I**: Da sagen Sie ihm dann, wie er das findet?
> **Andreas' Mutter**: Dann gehen wir zusammen auf die Seite, ich sag, wo könnte es denn jetzt sein, wo könnten wir denn jetzt gucken. Dann versuche ich ihn anzuleiten, damit er es das nächste Mal selber kann.

Das Zitat zeigt, dass Andreas' Mutter ihren Sohn auf eine eigenständige Nutzung vorbereiten will, die jedoch nur möglich ist, wenn Abläufe erlernt und wiederholt werden. Damit spricht sie Faktoren an, die auch in der BITV 2.0 festgehalten sind, jedoch bislang nicht verbindlich sind (vgl. Kap. 4.2). Dabei ist es besonders wichtig herauszustellen, dass nicht nur Menschen mit geistiger Behinderung von der BITV 2.0 profitieren würden, sondern auch Interneteinsteiger, Kinder, ältere Menschen und Menschen mit Migrationshintergrund, die in ihrer Lesefähigkeit und ihrer Interneterfahrung häufig eingeschränkt sind.

Janas Mutter ist grundsätzlich der Meinung, dass sich das Angebot an Inhalten in den nächsten Jahren weiter verändern wird und es bereits spezielle Angebote in Form von Sprachausgaben und stärkere Symbolverwendung gibt (vgl. Interview 6).

> **Janas Mutter:** Wobei es glaube ich im Internet vermehrt auch Sprachausgaben und Icons gibt. Also spezielle Seiten für sie wird sie vielleicht irgendwann auch für sich entdecken können und sich dort auch bewegen können, aber so frei wie ihre Schwester es macht, wird sie wahrscheinlich nicht sein. Einfach weil es ein Medium ist wobei man viel lesen muss. Aber ich glaube das ändert sich auch.

Deutlich wird hier, dass das Internet vor allem als textbasiertes Medium wahrgenommen wird und Nutzer sich gut auskennen müssen, um darüber hinaus brauchbar aufbereitete Informationen zu finden.

Über die Suchstrategien der Studienteilnehmer mit Down-Syndrom lassen sich besonders gut Erkenntnisse aus den teilnehmenden Beobachtungen ableiten. Steffen ist die einzige Person, die zweimal beobachtet wurde. Interessanterweise wiederholt sich während der Projektbeobachtung eine ähnliche Situation, die auch schon in der Freizeitgruppe beobachtet wurde: Steffen und eine weitere Teilnehmerin wollen sich Videos vom Film High School Musical ansehen und wissen nicht, wie der Filmtitel geschrieben wird. Die gleiche Sucheingabe hatte Steffen bereits bei der ersten Beobachtung eingeben wollen. Damals hatte er nach seinem Hörverständnis geschrieben und „mesmosikl" eingegeben, was nicht zum gewünschten Ergebnis führte. Eine Projektmitarbeiterin schrieb der Zweiergruppe

 

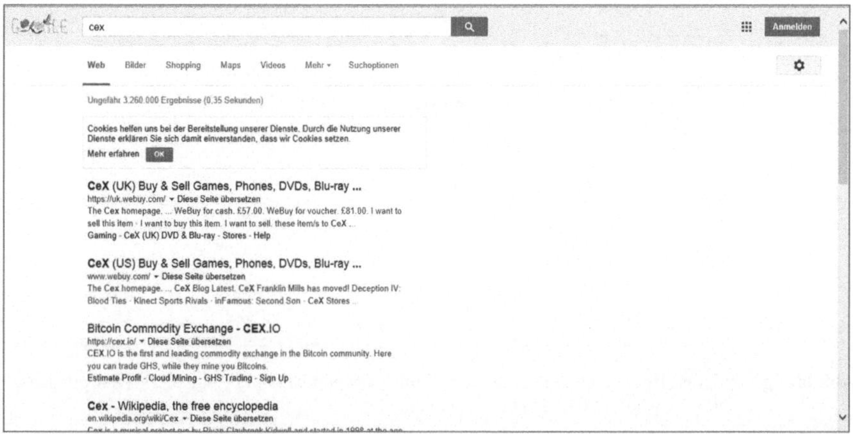


**Abbildung 16:** Anils Google-Suchanfrage mit dem Suchwort "cex", Quelle: https://www.google.de/ ?gws_rd=ssl#q=cex (Screenshot 22.04.2014)

den Titel auf einen Zettel, sodass die beiden den Titel selbstständig über die Tastatur eingeben konnten (vgl. Beobachtung 2, Beobachtung 3).

Anil gibt während des Projekts den Begriff „cex" bei Google ein (vgl. Kap. 6.2.5). Es ist offensichtlich, dass er nicht jugendfreie Seiten besuchen möchte. Hierbei ist bekannt, dass die Familie von Anil zu Hause ein Kindersicherungsprogramm benutzt (vgl. Interview 5). Andererseits hat Anils Mutter im Interview bereits Stellung dazu bezogen, dass Anil im fortschreitenden Alter durchaus eine eigenständige Entscheidung darüber treffen soll, ob er pornografische Inhalte konsumieren möchte. In diesem speziellen Fall ist es allerdings so, dass das gewählte Suchwort nicht geeignet ist, um nicht jugendfreie Seiten zu finden (vgl. Abb. 16).

Eva sieht sich gemeinsam mit einer weiteren Teilnehmerin die Internetseite des Privatsenders Pro7 an. Keines der zwei Mädchen weiß wie sie auf die Pro7-Seite gelangen können, obwohl der Screenshot ausgedruckt vor ihnen liegt. Die Beobachterin diktiert Eva daraufhin die Schreibweise der Internetseite. Auf der Seite von Pro7 klickt Eva wahllos ein Video nach dem nächsten an und gelangt so nach einiger Zeit per Zufall zu einem Video von Michaela Schäfer, die sich entblößt. Die Beobachterin greift hier aus moralischen Bedenken ein und entscheidet das Video zu beenden. Eva hat nun Zeit in der Zweiergruppe frei und selbstständig zu surfen. Als die Beobachterin nach kurzer Zeit wieder zu der Gruppe zurückkommt, fällt auf, dass Eva erneut versucht hat, auf die Seite von Pro7 zu gelangen. Allerdings führt die Schreibweise www.prosien.de nicht zur gewünschten Seite (vgl. Beobachtung 3, Abb. 17).

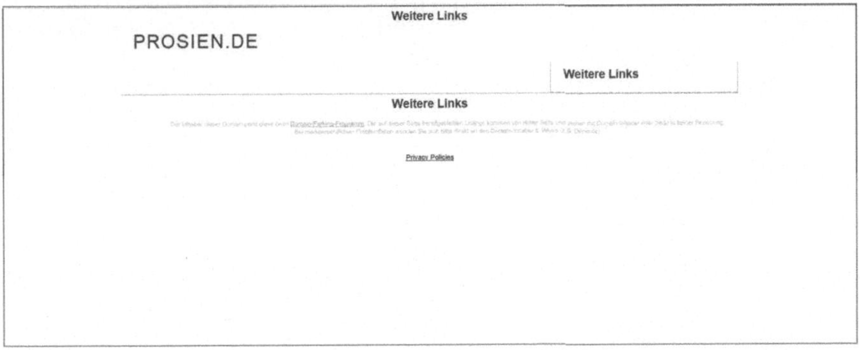

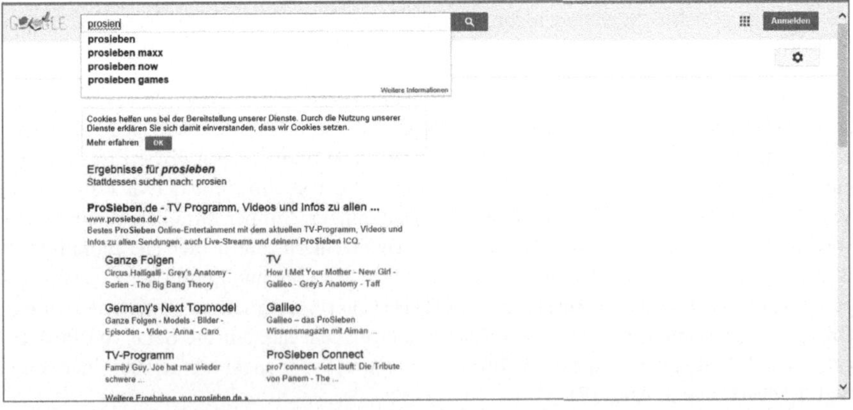

**Abbildung 17:** Evas Browsereingabe mit dem Link „www.prosien.de", Quelle: www.prosien.de (Screenshot 22.04.2014)

Hier sind zwei Möglichkeiten denkbar, um Eva das erneute Besuchen der Seite zu ermöglichen: Einerseits könnten gemeinsam mit Eva Lesezeichen angelegt werden, sodass sie lediglich in ihrer Favoritenliste die gewünschte Seite auswählen müsste. Andererseits könnte Google als Standardsuchmaschine genutzt werden, da hier die Toleranz von Schreibfehlern sehr hoch ist und meist trotzdem zum gewünschten Ergebnis führt.

Bei Abbildung 18 wird sichtbar, dass die Google-Suche unter den tatsächlichen Suchergebnissen die Seite von Pro7 als Ersttreffer anzeigt. Die automatische Wortvervollständigung schlägt „Prosieben" als Begriff vor sowie weitere Unterseiten von Pro7 wie z.B. Pro7 Now. Die Autovervollständigung ist allerdings nicht für jeden Nutzer hilfreich. Ge-

**Abbildung 18:** Google-Suchanfrage mit dem Suchwort "prosien", Quelle: https://www.google.de/ ?gws_rd=ssl#q=prosien (Screenshot 22.04.2014)

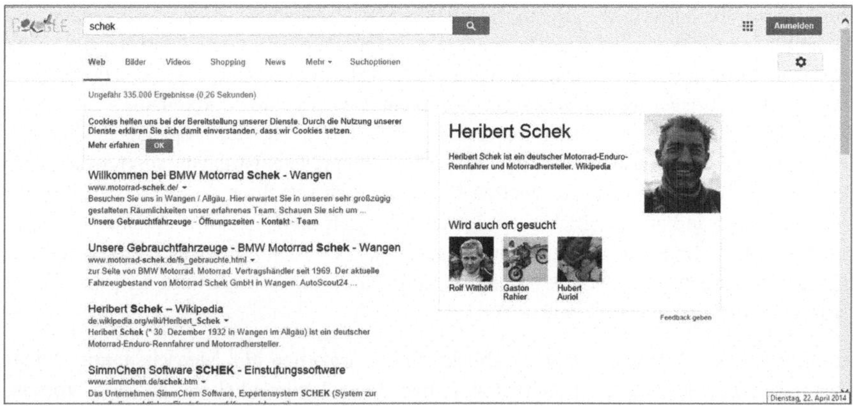

**Abbildung 19:** Google-Suchanfrage mit dem Suchwort „Schek", Quelle: https://www.google.de/ ?gws_rd=ssl#q=schek (Screenshot 22.04.2014)

rade Kinder sind verwirrt und hören auf ihren Suchbegriff einzutippen, weil sie das Gefühl haben, sie hätten bereits etwas falsch eingetippt bzw. die Suche würde nicht so funktionieren wie sie wollen (vgl. Kap. 4.1.8). Diese Verunsicherung war auch bei den anderen Teilnehmern mit Behinderung der Freizeitgruppe zu beobachten (vgl. Beobachtung 2).

An einer anderen Stelle versucht Eva sich auf einer Spieleseite einzuloggen. Scheinbar hat sie einen angelegten Account, den sie jedoch nicht auswendig kennt. In dem Feld Spielername hat sie ihren Namen eingetippt, im Eingabefeld mit der Betitelung E-Mail hat sie keine E-Mail-Adresse, sondern den Namen ihrer Freundin eingegeben und geht vermutlich davon aus, dass hier ein zweiter Spielername eingetragen werden soll. Das Passwort, das sie eingegeben hat, ist verschlüsselt und somit nicht lesbar (vgl. Beobachtung 3). An dieser Stelle wird deutlich, dass die Eingabe von verschlüsselten Passwörtern für Menschen mit Lese- und Schreibeinschränkungen schwierig ist, da nicht überprüfbar ist, ob die Buchstaben- oder Zahlenkombination korrekt eingegeben wurde. Es sollte daher auf Webseiten stets die Möglichkeit geben, sich ein Passwort aufgeschlüsselt anzeigen zu lassen. Diese Schwierigkeit wurde auch deutlich, als sich die Teilnehmer des Internetprojekts mit einer E-Mail-Adresse und einem Passwort auf dem erstellten Blog anmelden sollten. Auch hier vertippten sich mehrere Teilnehmer und konnten keine Korrektur von einzelnen Buchstaben vornehmen, sondern mussten das Passwort stets komplett neu eingeben (vgl. Beobachtung 3).

Eva scheint darüber hinaus viele Ideen für Suchworte zu haben bzw. ein breites Spektrum an Interessen. Zum Beispiel gibt sie als Suchbegriff Schek ein, auf der Suche nach der Kinofigur Shrek (vgl. Abb. 19).

Bezieht man die Vorschläge mit ein, Google als Standardsuchmaschine zu verwenden, um so die Fehlertoleranz zu erhöhen, kann vermutet werden, dass Google beim Begriff Schek auch den Vorschlag Shrek unter der Trefferliste auflistet. Allerdings ist die Toleranz bei diesem Stichwort gering, da Schek der Name eines existierenden Autohauses ist. Weder die Funktion der Autovervollständigung noch die Alternativen, die Google als Suchbegriffe angibt, helfen an dieser Stelle (vgl. Abb. 19). Andererseits ist davon auszugehen, dass die Suchergebnisse bei Evas Rechner zu Hause deutlich von ihren vorherigen Suchergebnissen geprägt sind und möglicherweise andere Triggerpunkte haben, von denen die algorithmische Errechnung der Suchergebnisse ausgeht. Dieser Umstand ist ein Plädoyer dafür in medienpädagogischen Projekten eigene Endgeräte mitzubringen und sich mit diesen vertraut zu machen und zu arbeiten.

Zusammenfassend gibt es zwar erhebliche Schwierigkeiten für Menschen mit Down-Syndrom passende Inhalte im Internet zu finden. Je nach persönlichem Interesse, Vorwissen und grundsätzlichen Fähigkeiten können jedoch individuell geeignete Wege gefunden werden um adäquate Informationen für den jeweiligen Nutzer zu finden.

### 6.3.2.3   Usability von Tastatur und Maus

Während der teilnehmenden Beobachtung tippt Eva die Buchstaben und Satzzeichen, die ihr die Beobachterin diktiert, zwar zielgerichtet ein, allerdings zeigen sich bei der Druckintensität der Tasten Schwierigkeiten, da sie die Tasten häufig so stark durchdrückt, dass Buchstaben mehrfach geschrieben werden. Die Druckintensität kann jedoch bei den meisten neueren Computern und Laptops individuell eingestellt werden. In der Beobachtungssituation bedeutet dies jedoch, dass Eva darauf hingewiesen werden musste, dass sie anstelle von drei Buchstaben viermal den gleichen Buchstaben eingeben hatte, da sie den Rechtschreibfehler selbst nicht erkennt (vgl. Beobachtung 3). Das Bedienen von Maus und Tastatur ist beispielsweise eine Kompetenz, die durch wiederholtes Ausführen erlernt werden kann. Am folgenden Beispiel wird deutlich, dass die Handhabung von Techniken vor allem Übungssache ist. Zunächst beschreibt Christophs Schwester, dass Christoph erhebliche Probleme bei der Handhabung der Maus und des Touchpads aufweist:

> **Christophs Schwester**: […] aber da hat er Schwierigkeiten mit dem Touchscreen [Anm. d. Verf.: gemeint ist das Touchpad], da kommt er nicht klar mit. Das ist ein bisschen schwierig für ihn, so von dem Fingergefühl her, mit diesem kleinen Feld da, das dann zu bedienen, die Maus da ist er dann so mit der Fingerfertigkeit, das fehlt so ein bisschen, aber die Maus dann so zu bewegen und dann anklicken, wo er es hinhaben muss, da ist er nicht feinfühlig genug, sag ich mal. //Da braucht er ein bisschen so Hilfe.//
> **Christophs Vater**: //Feinmotorik fehlt.//
> **Christophs Schwester**: Er würde am liebsten immer seinen Joystick von oben mitbringen, anschließen und damit das machen. Er kann das besser. Obwohl, das kann ich wieder nicht, mit den vielen Knöpfen und so.

Dabei fällt zum Teil ein Widerspruch bezüglich der motorischen Handhabung von Maus und Controller oder Joystick auf. Einerseits gibt Christophs Schwester an, dass er nicht besonders gut mit der Maus umgehen kann und sowohl das Unterscheiden der rechten und linken Maustaste als auch der Doppelklick für Christoph schwer zu bewältigende Aufgaben sind. Andererseits beschreibt die Schwester, dass Christoph sich im Umgang mit dem Controller sehr geschickt zeigt, während sich die Funktionen des Controllers für sie noch längst nicht erschlossen haben (vgl. Interview 1). Eine Computermaus und ein Spielekonsolen-Controller haben zwar eine andere Ergonomie, sodass vermutet werden kann, dass Controller intuitiver in der Hand liegen, da sie z.B. beidhändig bedient werden. Allerdings sind Controller mit weit mehr als zwei bedienbaren Tasten komplexer aufgebaut. Damit wird deutlich, dass die Handhabung von technischer Hardware häufig eine Übungs- und Gewöhnungssache ist. Auch Sarahs Mutter sieht dies ähnlich, obwohl sie grundsätzlich der Meinung ist, dass das Internet keine Relevanz für ihre Tochter hat, ist das technische Beherrschen aus ihrer Perspektive erlernbar (vgl. Interview 2). Das zeigt sich auch daran, dass die siebenjährige Jana nach Beschreibungen der Mutter bereits im Alter von fünf Jahren mit der Maus umgehen und kleine Malspiele auf dem Computer spielen konnte (vgl. Interview 6).

Im Grunde zeigen sich jedoch individuelle Unterschiede bei den Studienteilnehmern mit Down-Syndrom. Technische Faktoren sind somit nur zu umgehen, indem eine Analyse darüber stattfindet, welche Schwierigkeiten der einzelne Internetnutzer hat und wie diese durch individuelle Einstellung der Systemsteuerung verbessert werden können. Interessant erscheint die Tatsache, dass keine der zwölf Familien Unterstützende Technologien nutzt, obwohl es eine Bandbreite an speziellen Tastaturen und Mäusen gibt, die eine einfachere Handhabung gewährleisten (vgl. Naujoks 2014, siehe dazu Kap. 9.2). Jedoch gibt es neben dieser speziellen Hardware bei fast allen Endgeräten die Möglichkeit den Computer oder den Laptop individuell einzustellen. Beim Betriebssystem Windows läuft diese Funktion über den Menüpunkt Erleichterte Bedienung in der Systemsteuerung (vgl. Abb. 20).

Hier gibt es eine Vielzahl von Einstellungsmöglichkeiten, die sowohl die Maus als auch die Tastatur betreffen. Beispielsweise kann sowohl die Farbe als auch die Größe des Mauszeigers angepasst werden. Außerdem lässt sich die Geschwindigkeit der Mausbewegung einstellen. Die Tastaturbelegung kann ebenfalls individuell eingestellt werden: Die Eingabe des Symbols @ erfordert zum Beispiel eine komplexe Tastenkombination, die in den Standardeinstellungen häufig das gleichzeitige Betätigen von drei Tasten verlangt. Während der teilnehmenden Beobachtungen hat sich gezeigt, dass weder Anil noch Max wussten, wie das Zeichen @ auf der Tastatur eingegeben wird (vgl. Beobachtung 4). Auch Gilan weist in dem Experteninterview darauf hin, dass die Eingabe des @ „manchmal schwierig ist" (vgl. Experteninterview 2). Dabei gibt es die Möglichkeit diese Schwierigkeiten durch vereinfachte oder individuell angepasste Tastenkombinationen zu umgehen, die den Teilnehmern offenbar nicht bekannt war: Zum einen kann die Tastenkombination für Sonderzeichen verändert werden, zum anderen gibt es die Möglichkeit eine Einrastfunktion einzustellen, sodass nicht alle drei Tasten gleichzeitig, sondern nacheinander gedrückt werden können. Ebenso kann eine Anschlagsverzögerung eingestellt werden, die mehrfache Tastenanschläge ignoriert, falls ein Nutzer Tasten sehr stark durchdrückt oder

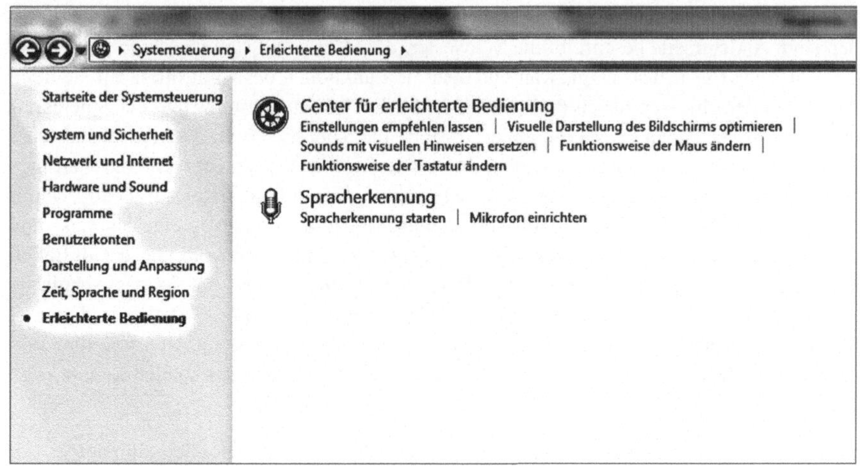


**Abbildung 20:**  Center für erleichterte Bedienung von Windows, Quelle: Screenshot (07.05.2014)

durch Verunsicherung mehrfach auf eine Taste drückt. So sind einige technische Barrieren durch die individuelle Anpassung der Hardware zu überwinden.

Bei den meisten Studienteilnehmern zeigten sich Einschränkungen in der technischen Handhabung, die jedoch nach Meinung der Eltern weniger aus der Behinderung resultieren, sondern aus einer mangelnden Übung (vgl. Interview 8).

> **Monas Vater**: Ja, weil sie dann auch rechts und links und was passiert denn da, das hat ja nix mit der Behinderung zu tun, ich kenn Leute, die sind kerngesund und können mit den Dingern nicht umgehen. Nee.

Allerdings ist die mangelnde Übung indirekt eine Barriere, die durch die Behinderung bedingt wird. Hier zeigt sich erneut der Second-Level Digital Divide, der bereits in den vorangegangenen Kapiteln deutlich wurde (vgl. Kap. 4.3). Dadurch, dass in Förderschulen Computer- und Internetkompetenzen noch keine bis eine geringe Rolle spielen und auch die Notwendigkeit für Menschen mit Behinderung, digitale Medien bedienen zu können, noch längst nicht allgemeingültig anerkannt ist, kommen Menschen mit geistiger Behinderung in Ausbildungsinstitutionen deutlich seltener als Nichtbehinderte mit digitalen Medien in Kontakt und machen später und weniger Erfahrungen im Internet.

### 6.3.3  Downsyndromspezifische und individuelle Faktoren

Neben sozialen und technischen Einflussfaktoren spielen auch individuelle Fähigkeiten und Präferenzen der Kinder und Jugendlichen mit Down-Syndrom eine entscheidende Rolle bei der Internetnutzung. Einerseits ist damit der Grad der geistigen Behinderung gemeint, der bei jedem Studienteilnehmer anders ist und die Qualität der Internetnutzung beeinflussen kann. Anderseits das generelle Interesse an digitalen Medien und inhaltliche Interessengebiete. In diesem Unterkapitel zeigt sich dementsprechend, ob von einem Disability Divide (vgl. Kap. 4.3) in Bezug auf die Jugendlichen und jungen Erwachsenen mit Down-Syndrom gesprochen werden kann.

*Dynamik des Internets*

Während Jugendliche und junge Erwachsene mit Down-Syndrom in der Regel sicher und kompetent mit dem Medium Fernsehen – das sich in seiner Struktur nicht maßgeblich verändert – umgehen können, werden sie beim dynamischen Internet mit ständigen Veränderungen konfrontiert (vgl. Zaynel 2010, Feil et al. 2004: 111). Dementsprechend können Handlungen und Tätigkeiten im Internet nicht auf lange Sicht eingeübt und immer gleichbleibend wiederholt werden, sondern müssen flexibel und spontan ausgeführt werden und sich an die stetigen Veränderungen des Internets anpassen. Im ersten Expertengespräch ging es unter anderem um die Frage, wie man Menschen mit Down-Syndrom einen kompetenten Umgang mit versteckter Online-Werbung vermitteln kann. Als Beispiel nannte der Lehrer den kostenlosen E-Mail-Anbieter web.de. Bei Sonderaktionen wird der Nutzer zunächst auf einen Extra-Screen weitergeleitet, bevor sich das E-Mail-Programm öffnet. Auf der Seite befindet sich ein grafisches Element, das mit „Weiter zum Postfach" betitelt ist, durch dessen Anklicken man auf die Startseite seines E-Mail-Accounts gelangt. Der Lehrer hatte einen Schüler mit Down-Syndrom auf den Button „Weiter zum Postfach" hingewiesen und ihm erläutert, dass er auf versteckte Werbung achten soll. Das gestalterische Element ist jedoch stets an einem anderen Punkt auf der Webseite verortet, was dazu führte, dass der Schüler mit Down-Syndrom bereits mehrfach ungewollt ein Upgrade seines E-Mail-Kontos erworben hatte. Der Lehrer erläuterte, dass der Junge sich lediglich auf eine geografische Weise merkte, wo die Schaltflächen angeordnet waren, die er anklicken sollte, sodass er sich bereits bei minimalen Änderungen der Seitenanordnung nicht mehr zurechtfinden konnte (vgl. Experteninterview 1). Beim Anbieter web.de bleibt die Frage offen, ob die Anordnung der gestalterischen Elemente gerade deswegen geändert wird, damit Rezipienten, die auf ritualisierte Weise vorgehen, in die Kostenfalle tappen (vgl. Feil et al. 2004: 109, 183, 199).

Dieses Beispiel korrespondiert zum einem mit der Erkenntnis, dass Menschen mit Down-Syndrom ein sehr gutes visuelles Gedächtnis haben und daher anzunehmen ist, dass sie sich auf Internetseiten, die sie kennen, gut zurechtfinden (vgl. Experteninterview 1, Experteninterview 3, Experteninterview 4). Zum anderen zeigt es jedoch ein Merkmal des Internets auf, dass die visuelle Orientierung für Personen, die auf Routinen stark angewiesen sind, maßgeblich erschwert: die Dynamik und der ständige Wandel von Seitenstrukturen (vgl. Abb. 21).

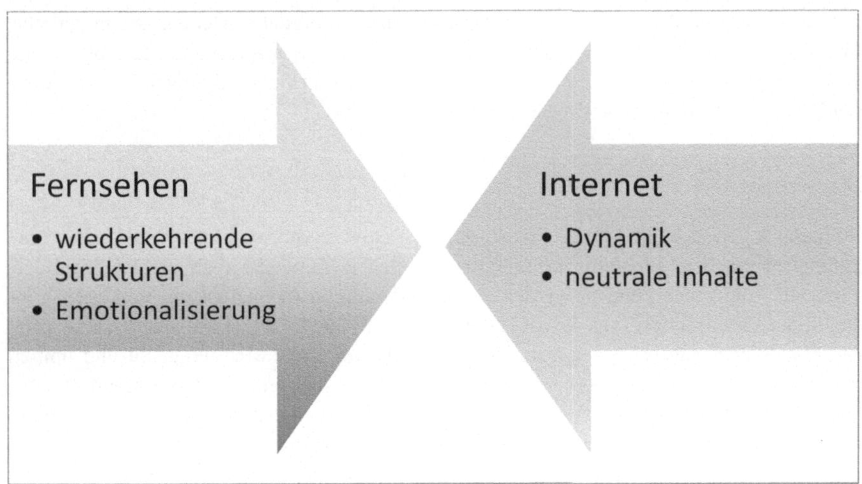


**Abbildung 21:**  Wahrnehmungsunterschiede von Kindern, Jugendlichen und jungen Erwachsenen mit Down-Syndrom bezüglich Fernsehen und Internet, Quelle: eigene Darstellung

Ebenso ist die Dimension der Emotionalisierung von Inhalten, die aus dem Fernsehen bekannt ist, weniger vorzufinden. Fernsehinhalte bieten anders als häufig textbasierte Inhalte im Internet Identifikationspotenzial, das für Menschen mit Down-Syndrom einen Anreiz bietet, sich mit Inhalten zu beschäftigen (vgl. Zaynel 2010, Abb. 15). Sicherlich ist hier noch einmal zu trennen, ob es sich um Schriftinhalte oder um Videos handelt, die im Internet rezipiert werden. Somit zeigen sich strukturelle Unterschiede zwischen dem Fernsehen (wiederkehrende Strukturen, Emotionalisierung) und dem Internet (Dynamik, neutrale Inhalte), wodurch die Internetaneignung für Menschen mit Down-Syndrom erschwert ist (vgl. Abb. 21).

*Individuelle Präferenzen*

Nach all den genannten Faktoren, die die Internetnutzung beeinflussen, sind es letztendlich individuelle, persönlichkeitsabhängige Variablen, die das Interesse an digitalen Medien prägen. Janas Mutter wiederholt im Gespräch mehrfach, dass alle Überlegungen zur Erleichterung der Internetnutzung durch Unterstützende Technologien oder einfachere Systeme wie Tablet-PCs auf das entsprechende Kind angepasst werden müssen und nicht verallgemeinert werden können (vgl. Interview 6). Am deutlichsten zeigen sich solche individuelle Differenzen bei den Geschwistern Roda und Steffen. Roda ist vier Jahre älter als Steffen, was sich auch in der Schulsozialisation deutlich zeigt. Zu Rodas Schulzeiten spielte das Internet an Förderschulen keine Rolle im Unterricht, sodass sie in der Schule nie mit dem Internet in Kontakt gekommen ist. Ebenso hat ihre acht Jahre jüngere Schwester, die Roda potenziell hätte unterstützen können, erst angefangen das Internet zu nutzen, als sich bei Roda bereits feste Gewohnheiten ausgebildet hatten und das Internet darin keinen Platz mehr hatte. Obwohl Roda und Steffen in der gleichen Familie aufwachsen und somit ein ähnliches soziales Umfeld haben, ist Steffens Interesse an technischen Geräten und dem Internet deutlich größer als das von Roda. Die Mutter liefert dafür keine plausible Erklärung, zu vermuten ist jedoch, dass die vier Jahre Altersunterschied zwischen Roda und Steffen dazu führen, dass Steffen stärker von seiner jüngeren Schwester ohne Down-Syndrom bei seiner Internetnutzung unterstützt wird und er gleichzeitig in der Schule und in Freizeitgruppen verstärkt mit dem Internet in Kontakt gekommen ist. Außerdem tragen auch personenspezifische Interessen zur vermehrten Internetnutzung bei (vgl. Interview 7).

Bei Mona zeigt sich ein ähnlich geringes Interesse an technischen Geräten wie bei Roda. Ihr Vater führt dies jedoch nicht auf das Down-Syndrom zurück, sondern auf ihre Persönlichkeit und die damit verbundenen Interessen. Das erläutert er besonders dahingehend, dass er sieht, dass Mona die Dinge und Tätigkeiten, die sie interessieren und die sie sich aneignen möchte, auch erfolgreich schafft.

> **Monas Vater**: Ich würd's gar nicht unbedingt mit dem Down-Syndrom zusammenbringen. Ich hab das einfach, wenn Mona was lernen will, dann hängt sie sich dahinter und tut das auch. Zwar schwer durch's Down-Syndrom, aber manche Dinge lernt sie ja dann trotzdem.

*Disablity Divide*

Neben persönlichkeitsabhängigen Variablen spielen übergeordnete Faktoren wie Behinderung eine Rolle. Hier tritt der Faktor geistige Behinderung auf, was besonders dafür spricht dass ein Disability Divide noch stärker bei geistig Behinderten auszumachen ist als bei Menschen mit körperlicher Behinderung (vgl. Kap. 4.3). Mona besitzt durch ihr eingeschränktes vorausschauendes Denken möglicherweise nicht die Vorstellungskraft, sich zu überlegen, was sie im Internet machen könnte und was ihr Spaß und Freude bereiten würde.

> **Monas Vater**: Aber da hat sie nicht so diesen/ Da fehlt glaub ich einfach Interesse und wahrscheinlich auch, das kann an der Behinderung liegen, so dieses, was kann ich damit noch alles machen, ne so ein bisschen Neugierde wecken, so welche Möglichkeiten hab ich da.

Monas Mutter ist die einzige in der Familie, die wenig technikaffin ist und sich für digitale Medien wie das Internet nicht interessiert. Monas Vater stellt daraufhin Spekulationen über vererbtes Technikinteresse auf:

> **Monas Vater**: Also das hat die vielleicht von meiner Frau geerbt, die hat damit ja auch nix zu tun, also eigentlich wenig.

Dennoch ist der Vater der Meinung, dass das geringe Technikinteresse nicht mit dem Geschlecht in Zusammenhang steht, sondern mit der Persönlichkeit seiner Frau und seiner Tochter. Trotzdem lässt sich die Vermutung aufstellen, dass Mona das Rollenbild ihrer Mutter hier eher übernimmt und ähnlich wie diese, sich weder für die Technik von Handys noch von Computern interessiert. Mona verbringt die meiste Zeit mit ihrer Mutter, da der Vater erst abends von der Arbeit nach Hause kommt und ihr Bruder häufig unterwegs ist, und durch ihr eigenes Desinteresse bietet die Mutter Mona keinen Imitationsanreiz und kann kein Vorbild für die Internetnutzung sein (vgl. Interview 8).

Rodas und Steffens Mutter führt das geringe Interesse ebenfalls nicht nur auf das Down-Syndrom zurück, sondern auch auf die unterschiedlichen Persönlichkeiten:

> **Rodas und Steffens Mutter**: Das glaube ich nicht, dass das Down-Syndrom die ausschlagge-benden Komponente wäre, ich glaube eher, dass es mit den Menschen selber zusammenhängt. Natürlich hat Rodas und Steffens Schwester einfach mehr Vorteile, also sie ist mehr im Leben drin. Ihre Freundinnen und Freunde sind natürlich auch alle damit verbunden, das haben die an-deren beiden nicht, ja was dann auch ein bisschen mit diesem Sprachen zu tun hat/ Ich glaube nicht, dass das mit dem Down-Syndrom direkt zu tun hat weil wenn die Interesse daran hätten und die Möglichkeiten geschaffen sind, würden die sich wahrscheinlich genauso damit beschäf-tigen und es gibt hier durchaus Kinder und Erwachsene mit Down-Syndrom die beherrschen das perfekt und bei unseren ist das halt einfach so die sind ... bei Roda ist das bestimmt, dass sie so zufrieden ist wie sie ist. Und bei Steffen vielleicht ist der auch noch nicht auf die Idee gekom-men. Wie gesagt manchmal ist es halt mit dem Laptop doch zu anstrengend.

Zwar nennt sie Vorteile für die nicht behinderte Schwester, die besonders durch die Ver-netzung mit ihren Freunden online sehr aktiv ist. Dennoch sieht sie zwischen Roda und Steffen deutliche Interessensunterschiede. Menschen mit Down-Syndrom werden häufig als homogene Gruppe angesehen, die geistige Behinderung bedeutet für jede betroffene Person jedoch etwas anderes. Menschen mit Down-Syndrom sind in einem unterschied-lichen Grad von Einschränkungen betroffen und haben unterschiedliche Interessen und damit auch eine unterschiedliche Technikaffinität (vgl. Interview 7).

> **Rodas und Steffens Mutter**: Also ich kenn auch durchaus Kinder mit Down-Syndrom, die können lesen und schreiben, die verstehen das auch. Und ich glaube nicht, dass das, trifft halt nicht auf unsere zu. Und deswegen glaube ist, das hat halt auch mit dem Menschen an sich zu tun. Also die sind ja auch vom Intellekt her unterschiedlich, ob man jetzt Down-Syndrom hat oder nicht, ne.

Vielen Menschen mit Down-Syndrom werden Aufgaben und Tätigkeiten von Familien-mitgliedern abgenommen, wodurch sie bestimmte Handlungen nie eigenständig erlernen, sondern immer wieder erfahren, dass sie mit wenig Aufwand viel erreichen können, da ihnen unter die Arme gegriffen wird. Dadurch, dass Monas Vater versiert in der Compu-ter- und Internethandhabung ist, gibt es für Mona keinen Bedarf sich mit dem Internet, der Handynutzung oder auch dem Reparieren ihres CD-Players auseinandersetzen zu müssen. Wenn etwas nicht funktioniert, hat sie ihren Vater als Anlaufstelle, der sie bei technischen Fragen und Schwierigkeiten unterstützt bzw. die Nutzung übernimmt (vgl. Interview 8). Eine ähnliche Erklärung führt auch Annis Mutter an, die den „Gang des geringsten Wider-standes" als downsyndromspezifisch beschreibt (vgl. Kap. 6.2.6):

> **Annis Mutter**: Also ich glaube gerade so Kinder mit Down-Syndrom, die machen es sich ein-fach. Wenn da so mehrere Geschwister sind, „ach mach mir doch mal eben, zeig mir doch mal eben". Die nehmen oft den einfacheren Weg, so kenn ich das von ihr/

Als weiteres Beispiel für Annis Verhalten führt die Mutter an, dass Anni sich technische Geräte durchaus aneignen kann, wenn sie Interesse daran hat und sie merkt, dass sie sich selbstständig damit auseinandersetzen muss, weil es niemanden gibt, der es für sie machen kann.

> **I**: Also dass die Motivation gar nicht so da ist, das selber zu machen, weil sie ja weiß, das macht einer für mich.
> **Annis Mutter**: Ja genau, da ist ja jemand da, der das für mich macht. Denn als wir unseren neuen Fernseher kriegten, jetzt dieses mit HD und diese Geschichte, ich war die letzte, die sich dann Fernsehen anstellen kann, weil ich muss das auch nicht haben, ne so, klar, Fernsehen muss ich mal haben, aber da war Anni eine von den ersten, die das beherrscht, weil ich muss ja abends meine Sendung gucken, ne so.

Zusammengefasst gibt es zwar downsyndromspezifische Barrieren, diese führen jedoch nicht zwangsläufig zur geringen Internetnutzung. Vielmehr resultieren aus der kognitiven Beeinträchtigung besonders Folgebarrieren im sozialen Umfeld, wie bewahrpädagogische Einstellungen der Eltern gegenüber Medien sowie mangelnde Medienbildung in Förderschulen, die dazu führen, dass Menschen mit Down-Syndrom weniger Möglichkeiten erhalten, sich Interneterfahrung anzueignen.

# 7 Ergebniszusammenfassung

Zu Beginn der vorliegenden Arbeit wurde dargelegt, dass die Teilhabe an Medien und im Speziellen die Teilhabe am Internet gleichzusetzen ist mit der Teilhabe an der Gesellschaft. Als Beispiel dafür diente der 17-jährige Anil, der durch seine WhatsApp-Nutzung von dem einen auf den anderen Tag ganz anders sozial vernetzt und in seinem sozialen Umfeld integriert wurde, dadurch dass er über WhatsApp mit den Jugendlichen vor Ort niedrigschwellig in Kontakt treten kann. Da er eine Förderschule besucht, die ein großes Einzugsgebiet hat, wohnen seine Schulfreude einige Kilometer von ihm entfernt und da er die Jugendlichen aus der Nachbarschaft nicht in der Schule sieht, gab es wenig Möglichkeiten für ihn, private Treffen zu vereinbaren. Durch die WhatsApp-Gruppen erfährt er jedoch nun von Treffen im Ort.

Über das Internet besteht sowohl die Möglichkeit mit anderen in Kontakt zu treten, sich zu informieren, oder auch selbst aktiv Inhalte zu generieren als auch das Internet als subjektives Sprachrohr für die eignen Belange zu verwenden. Umso wichtiger erscheint es für Menschen mit Down-Syndrom, die in vielen Lebenslagen in Sondersystemen leben und so zum Teil exkludiert werden, über das Internet an der Gesellschaft teilzuhaben. So ergab sich die zentrale Forschungsfrage, ob und wie Jugendliche und junge Erwachsene mit Down-Syndrom das Internet nutzen und welchen Barrieren sie dabei begegnen. Zu Beginn der Arbeit gab es aus der Forschung erste Anhaltspunkte darüber, wie Menschen mit geistiger und körperlicher Behinderung das Internet nutzen. Wie sich Jugendliche und junge Erwachsene mit Down-Syndrom das Internet aneignen, war jedoch nicht bekannt. Dabei wurde spezieller nachgefragt, wie oft die Jugendlichen und jungen Erwachsenen mit Down-Syndrom das Internet nutzen, welche Internetseiten am liebsten besuchen und welchen Tätigkeiten sie am häufigsten nachgehen. Außerdem wurden Nutzungsstrategien sowie Problembereiche während der Internetnutzung evaluiert. Den Forschungsfragen wurde sich durch ein qualitatives Mehrmethodendesign bestehend aus einer Elternbefragung, Experteninterviews und teilnehmenden Beobachtungen genähert. Die evaluierten Ergebnisse standen stets im Verhältnis zur Internetnutzung der befragten Eltern sowie der Geschwisterkinder der Studienteilnehmer mit Down-Syndrom.

Im theoretischen Teil der vorliegenden Arbeit wurde das Down-Syndrom in seiner klinischen Form beschrieben sowie die bereits bekannten Erkenntnisse zur Mediennutzung, im speziellen zur Fernsehnutzung von Kindern, Jugendlichen und jungen Erwachsenen mit Down-Syndrom zusammengetragen und die Bedeutung von Medien und Medienkompetenz für Menschen mit Down-Syndrom herausgestellt (vgl. Kap. 2). Anschließend wurde die Relevanz von Medien für die Teilhabe an der Gesellschaft theoretisch hergeleitet. Einerseits wurden dabei die Konsequenzen der digitalen Exklusion in Form der sozialen

Benachteiligung und des Second-Level Digital Divides erläutert und andererseits die rechtliche Verankerung der medialen Teilhabe über das Behindertengleichstellungsgesetz und die UN-Behindertenrechtskonvention, die der Exklusion entgegenwirken soll (vgl. Kap. 3). Da angenommen wurde, dass sich bei jungen Nutzern mit Down-Syndrom aufgrund der kognitiven Entwicklungsverzögerung ähnliche Schwierigkeiten bei der Internetnutzung zeigen wie bei Kindern, wurde in Kapitel vier die wichtigsten Erkenntnisse über die Internetrezeption von Kindern dargestellt sowie perspektivisch auf die Internetnutzung von Jugendlichen geschaut.

Nach der Präsentation des Untersuchungsdesigns (vgl. Kap. 5) und der detaillierten Beschreibung der jeweiligen Familiensituation (vgl. Kap. 6), wurden im Anschluss die Ergebnisse der Interview- und Beobachtungsauswertung dargelegt. Ein zentrales Ergebnis besteht darin, dass die Mehrheit der Studienteilnehmer mit Down-Syndrom das Internet ähnlich wie fünf- bis zwölfjährige Kinder nutzt, was besonders aus der verzögerten kognitiven und motorischen Entwicklung resultiert. Anders als bei Kindern und Jugendlichen ohne Behinderung, die das Internet mit zunehmenden Alter intensiver und kompetenter nutzen, ist das steigende Alter jedoch kein Garant für die verstärkte Internetnutzung von Jugendlichen und jungen Erwachsenen mit Down-Syndrom. Vielmehr spielen hierbei soziale Faktoren eine viel größere Rolle (vgl. Kap. 6.2.1).

Die Tätigkeiten, die Jugendliche und junge Erwachsene mit Down-Syndrom im Internet ausführen sind anlassgebunden und die Nutzung ist nur bei den wenigsten alltäglich. Anlässe sind dabei vor allem Sportinformationen sowie Wetter- und Reiseinformationen und crossmediale Informationen bzw. Links, die über Hörspiele oder Fernsehsendungen gefunden werden. Dahingegen spielt das Lesen von Nachrichten und Online-Shopping – Tätigkeiten, die vor allem die Eltern ausführen – eine untergeordnete bis gar keine Rolle (vgl. Kap. 6.2.2).

Kommunikation hat für die Jugendlichen  und jungen Erwachsenen mit Down-Syndrom ebenfalls nur eine untergeordnete Funktion. Menschen mit Down-Syndrom nutzen, ähnlich wie Fünf- bis Zwölfjährige, die E-Mail fast ausschließlich zur Kommunikation mit Verwandten und so gut wie nie mit Gleichaltrigen. Häufig finden sie keine geeigneten Kontaktpartner, sodass nur zwei Untersuchungsteilnehmer eine eigene E-Mail-Adresse haben und zwei weitere Teilnehmer die Adressen ihrer Eltern mitverwenden. Skype bietet mit seiner Videotelefonie-Funktion eine zusätzliche Komponente, die von den untersuchten Kindern und Jugendlichen teilweise genutzt wird. Allerdings gestaltet sich die eigenständige Skype-Nutzung ebenfalls schwierig und wird vor allem im Familienverbund genutzt, vorrangig um mit Verwandten zu kommunizieren, die räumlich entfernt leben. Soziale Online-Netzwerke spielen bei den wenigsten Studienteilnehmern mit Down-Syndrom eine Rolle, da sich die Kommunikation im Freundeskreis vor allem über das Telefon vollzieht. Lediglich die zwei 17- und 18-jährigen Mittelkinder Anil und Max, die beide ältere und jüngere Geschwister haben, durch die sie neue Impulse erhalten und motiviert werden sich neue Veränderungen anzueignen, nutzen WhatsApp und kommunizieren darüber mit ihren Freunden. Der 18-jährige Andreas besitzt als einziger ein Facebook-Profil, wofür die Tatsache, dass seine beiden älteren Schwestern die Mutter intensiv beraten haben, eine ausschlaggebende Rolle spielt (vgl. Kap. 6.2.3).

Anders als die Online-Kommunikation ist das Spielen eine Tätigkeit, der die Mehrheit der Studienteilnehmer mit Down-Syndrom nachgeht. Dabei stehen jedoch vor allem Offline-spiele sowie Spielekonsolen im Vordergrund. Online-Spiele sowie MMOG-Spiele werden, anders als bei Geschwisterkindern und anderen Kindern und Jugendlichen, selten bis gar nicht gespielt (vgl. Kap. 6.2.4).

Während Spielekonsolen beispielsweise über die Trial-and-Error-Methode eigenständig angeeignet werden können, zeigt sich, dass die dieselbe Strategie bei der Internetnutzung nicht zum gewünschten Erfolg führt, sondern eher in wahllosen Herumscrollen und Anklicken endet. Darüber hinaus werden Internetseiten nicht wiedergefunden, was auch damit einhergeht, dass so gut wie keiner der Studienteilnehmer Lesezeichen oder Favoriten angelegt hat. Die Motivation der meisten Jugendlichen und jungen Erwachsenen mit Down-Syndrom ist nicht groß genug, um ihre digitalen Erfahrungswerte so auszubauen, dass eine eigenständige Internetnutzung besser möglich wäre. Eher und lieber sitzen sie neben Eltern und Geschwisterkindern und sehen zu, wie diese das Internet nutzen (Kap. 6.2.6).

Anders als bei jungen Nutzern ohne Down-Syndrom spielen Daten- und Jugendschutz bei den Probanden mit Down-Syndrom aus Sicht der Eltern keine Rolle. Oftmals entsteht eine Art Selbstschutz dadurch, dass einige sich vor gewalthaltigen Medieninhalten ängstigen und wieder andere keine Vorstellung davon haben, welche Inhalte im Internet potenziell bereitgestellt werden. Das Thema Datenschutz stellt bei keiner Familie ein Problem dar, da die Studienteilnehmer mit Down-Syndrom ihre Daten häufig gar nicht auswendig kennen und diese somit auch nicht angeben können. Daher sehen die Eltern keine Notwendigkeit darin ihre Kinder mit Down-Syndrom über Daten- und Jugendschutz aufzuklären, während sie großen Bedarf bei ihren anderen Kindern sehen (vgl. Kap. 6.2.7).

Die Informationsrecherche stellt hingegen ein großes Problem bei den Studienteilnehmern mit Down-Syndrom dar, was sich im besonderen Maße auch bei fünf- bis zwölfjährigen Kindern ohne Down-Syndrom zeigt. Die kognitive Entwicklungsverzögerung trägt dazu bei, dass die Abstraktionsfähigkeit fehlt, um adäquate Suchwörter zu bilden und auch die grundsätzlich fehlenden Erfahrungswerte erschweren den Umgang mit Suchmaschinen und das Recherchieren von Informationen (vgl. 6.2.5, 6.3.2.2).

Nur drei der 13 Probanden mit Down-Syndrom besitzen ein eigenes Smartphone. Dabei verfügt Andreas über keine mobile Internetverbindung und Anil und Max haben erst zwei Jahre später bei der Nachbefragung ein eigenes Smartphone. Besonders die Nutzung von WhatsApp führt dazu, dass Anil stärker in sein soziales Umfeld integriert ist, indem er so leichter mit Gleichaltrigen in der Nachbarschaft kommunizieren kann. Besonders die Funktion der Sprachnachrichten ist hier ein großer Vorteil für Anil, da er nicht notwendigerweise lesen und schreiben muss. Auch für Max bedeutet die Nutzung von WhatsApp eine eigenständigere Kommunikation mit sozialen Kontakten (vgl. Kap. 6.2.8).

Zusammengefasst ähnelt die Internetnutzung der 13- bis 27-jährigen Jugendlichen und jungen Erwachsenen mit Down-Syndrom der Nutzungsweise von fünf- bis zwölfjährigen Kindern stark und unterscheidet sich deutlich von der Nutzung von Eltern und Geschwistern, bei denen das Internet fest im Alltag integriert ist.

Bei der Betrachtung der Barrieren, denen die Jugendlichen und jungen Erwachsenen mit Down-Syndrom bei ihrer Internetnutzung begegnen, wird deutlich, dass es eine Reihe von Faktoren gibt, die sich wechselseitig bedingen. Ausschlaggebend für die seltene Internetnutzung ist besonders die geringe Lese- und Schreibfähigkeit, die aus der genetisch bedingten kognitiven Entwicklungsverzögerung resultiert und die Aneignung des mehrheitlich textbasierten Internets erschwert (vgl. Kap. 6.3.6). Des Weiteren ist es für Menschen mit Down-Syndrom schwierig, die Hypertextstruktur des Internets zu begreifen, da die meisten eher konkret als abstrakt denken und sich so häufig auf Seiten verlieren. Außerdem werden Zusammenhänge nicht durchschaut, was an einigen Stellen zur Überschätzung der Technik führt, die auch bei fünf- bis zwölfjährigen Kindern zu beobachten ist (vgl. Kap. 6.3.2.1). So wie Kinder glauben, dass hinter Suchmaschinen Personen sitzen, die wissen, was der Nutzer sucht und sich daher keine hinreichenden Gedanken zur Eingabe von adäquaten Suchwörtern machen, haben auch Jugendliche und junge Erwachsene mit Down-Syndrom erhebliche Probleme, geeignete Suchwörter bei Suchmaschinenanfragen einzugeben. Suchstrategien sind egozentrisch und nicht übergreifend gedacht, was im Internet nur in den seltensten Fällen zu Erfolgen führt. Ebenfalls können sich die meisten nicht mehr an die exakte Rechtschreibung von Internetlinks, die sie besuchen wollen, erinnern und gelangen so auf nicht gewünschte Seiten (vgl. Kap 6.3.2.2).

Die Handhabung der technischen Endgeräte fällt den meisten Studienteilnehmern ebenso schwer. Sowohl die Bedienung der Tastatur als auch die Bedienung der Maus und der Oberfläche des Desktops stellt die Jugendlichen und jungen Erwachsenen mit Down-Syndrom vor Herausforderungen. Allerdings zeigt sich gerade bei der Nutzbarkeit der Endgeräte, dass diese Barriere durch Übung und Erfahrungswerte minimiert werden kann (vgl. Kap. 6.3.2.3).

Besonders schwierig gestaltet sich die Internetnutzung darüber hinaus, weil es sich beim Internet um ein dynamisches Medium handelt, das sich stetig verändert und weiterentwickelt. Die Handhabung des Fernsehens, das ein in sich geschlossenes System mit festen Sendern und Sendeplätzen ist, kann beispielsweise eingeübt werden, sodass die Bedienung und Nutzung des Fernsehens stetig kompetenter und sicherer wird. Demgegenüber ist die Nutzung von Internetseiten oder Suchmaschinen nur schwer standardisiert zu vermitteln. Zudem sind textbasierte Inhalte im Vergleich zu Fernsehinhalten eher neutral und wenig emotional, was bei Menschen mit Down-Syndrom oftmals zu Desinteresse führt (vgl. 6.3.3).

Gerade in Bezug auf die geringen Problemlösekompetenzen und Suchstrategien benötigen die Kinder und Jugendlichen mit Down-Syndrom häufig Hilfestellungen durch Eltern oder besonders durch Geschwister. Oftmals sehen sich Eltern selbst nicht in der Lage, ihre Kinder bei der Internetnutzung zu unterstützen, sodass die Wichtigkeit von Geschwistern deutlich wird. Vor allem bei Jugendlichen mit Down-Syndrom ist die Unterstützung von Geschwistern besonders wichtig, da sie auch in ihrer Peergroup selten auf Hilfestellungen und Ratschläge setzen können, weil sich die meisten Freunde selbst nicht mit digitalen Medien auskennen. Andere Kinder, deren Eltern weniger versiert in der Nutzung von digitalen Medien sind, haben die Möglichkeit sich über ihre Freunde zu informieren bzw. entwickeln durch den hohen Druck des „Sich-Auskennens" selbst Motivation, Wissen und Fähigkeiten, um im Freundeskreis mitreden zu können (vgl. Kap 6.3.2, Kap. 6.3.1.3).

Im Vergleich zu ihren Geschwistern sind fünf Jugendliche und junge Erwachsene mit Down-Syndrom in Bezug auf die Internetnutzung materiell und immateriell benachteiligt. Das zeigt sich zum einen daran, dass sie keinen eigenen Computer oder Laptop besitzen, sondern den Familiencomputer oder -laptop nutzen, wohingegen zum Teil selbst jüngere Geschwisterkinder über ein eigenes Gerät verfügen. Des Weiteren sind die Jugendlichen und jungen Erwachsenen mit Down-Syndrom in ihrer eigenständigen Entscheidungsfreiheit gegenüber ihren Geschwistern sozial benachteiligt, da Eltern wissen, dass sie ihre Kinder ohne Down-Syndrom ab dem Jugendalter kaum noch kontrollieren können, wohingegen die Kontrolle bei den Kindern mit Down-Syndrom leicht durchsetzbar ist. Zwar empfindet die Mehrheit der Eltern die Nutzung von Ego-Shootern oder pornografischen Inhalten auch bei ihren nicht behinderten Kindern als nicht adäquat. Die Eltern wissen jedoch, dass mit der Volljährigkeit ihrer Kinder ausgesprochene Verbote wenig effizient sind, wohingegen ihre Kinder mit Down-Syndrom in der Regel auf Verbote hören (vgl. Kap. 6.2.4).

Eine weitere Form der sozialen Benachteiligung innerhalb der Familien erfahren einige Kinder und Jugendliche in der geringen bis ausbleibenden Hinführung zum Internet durch ihre Eltern. Einige Eltern sind der Meinung, dass ihre Kinder auch ohne das Internet glücklich und zufrieden sind. Andere Eltern können sich nicht vorstellen, was ihre Kinder im Internet machen könnten, sodass sie nicht die Notwendigkeit sehen, ihre Kinder an das Medium heranzuführen. Möglicherweise denken sie auch bewusst nicht darüber nach, um ihre Kinder aus bewahrpädagogischer Sicht vom gefahrvollen Internet fernzuhalten. Wieder andere Eltern hegen Selbstzweifel, ob sie ihre Kinder nicht genügend gefördert haben (vgl. 6.3.1.2).

Auch in der Förderschule, die die Mehrheit der Kinder und Jugendlichen mit Down-Syndrom besucht, spielt das Internet im Schulalltag keine große Rolle, sodass hier ebenso wenig Medienbildung stattfindet wie zu Hause. Ein großer Unterschied zeigt sich bei denjenigen, die eine Regelschule mit integrativem oder inklusivem Zweig besuchen. In Regelschulen bieten Hausaufgaben einen Anlass um im Internet nach Informationen zu recherchieren, während es in Förderschulen keine Hausaufgaben gibt (vgl. Kap. 6.3.1.4).

<table>
<tr><td>Technische & internetspezifische Faktoren</td><td>Soziale Faktoren</td></tr>
<tr><td>

• Dynamik des Internets
• Hypertextstruktur des Internets
• Textbasiertheit
• Motorische Bedienung von Endgeräten

</td><td>

• Infrastruktur am Wohnort
• Geschwisterkonstellation
• Einstellung der Eltern
• Schulsozialisation
• Zukunftsperspektive

</td></tr>
</table>

**Abbildung 22:** Technische, internetspezifische und soziale Faktoren, die die Internetnutzung von Menschen mit Down-Syndrom bedingen, Quelle: eigene Darstellung

Zusammengefasst sind die Abbildung 22 gezeigten soziale, technische und internetspezifische Faktoren maßgeblich prägend für die Internetnutzung der Jugendlichen und jungen Erwachsenen mit Down-Syndrom.

Das Internet an sich stellt eine große Herausforderung für die meisten Jugendlichen und jungen Erwachsenen mit Down-Syndrom dar, da es sich um ein dynamisches Medium handelt, das sich stetig ändert und so keine Routinen eingeübt werden können, die eine Handhabung für Menschen mit Down-Syndrom erleichtern würden (vgl. Kap. 6.3.3).

Außerdem führt die Hypertextstruktur des Internets dazu, dass sich Personen mit Down-Syndrom im Internet tendenziell schwer zurechtfinden. Auch die Textbasiertheit des Internets erschwert den Zugang zu Informationen für Jugendlichen und jungen Erwachsenen mit Down-Syndrom, denn die wenigsten Studienteilnehmer können so gut sinnentnehmend lesen, dass sie sich eigenständig auf einer Internetseite bewegen können (vgl. Kap. 6.3.2.1, Kap. 6.3.3).

Auch die Handhabung von technischen Geräten ist nicht immer einfach und benötigt Erfahrungswerte, die lediglich aus einer regelmäßigen Nutzung resultieren, was zwangsläufig einen Teufelskreis ergibt (vgl. Kap. 6.3.2.3).

Die Infrastruktur am Wohnort ist ein entscheidender Faktor dafür, welche Rolle das Internet für den einzelnen Nutzer mit Down-Syndrom spielt. In deutschen Großstädten ist das Angebot an behindertengerechten und inklusiven Freizeitaktivitäten häufig groß. In ländlicheren Gebieten und Ländern, die sich auf die besondere Situation von Menschen mit Behinderung häufig noch nicht eingestellt haben, mangelt es umso häufiger an passenden Freizeitangeboten. Hier kann das Internet eine Bereicherung für den Alltag von Menschen mit Behinderung darstellen (vgl. Kap. 6.3.1).

Wenn Kinder mit Down-Syndrom Mittelkinder sind, profitieren sie in der Regel umso mehr durch das Aufwachsen mit Geschwistern, da sich ihre Eltern bereits mit der Medienaneignung von einem älteren Geschwisterkind auseinandergesetzt und so ein Medienerziehungskonzept haben. Außerdem kann das jüngere Geschwisterkind besonders unterstützen, da Interessen durch die kognitive Entwicklungsverzögerung der Studienteilnehmer und ihrer jüngeren Geschwister meist ähnlich sind.

Ein weiterer Faktor, der die Heranführung an das Internet maßgeblich beeinflusst, besteht in der Zukunftsperspektive, die Eltern für ihre Kinder mit Down-Syndrom sehen. Menschen mit Down-Syndrom arbeiten in der Regel in Werkstätten für Menschen mit Behinderung. Einige wenige arbeiten in der freien Wirtschaft und dann vor allem in haus- oder landwirtschaftlichen Berufen. Die Fähigkeiten im Umgang mit Computer und Internet stellen für die wenigsten eine Berufsmöglichkeit dar. Gerade unter diesem Aspekt verlieren die Computer- und Internetkompetenzen aus der Perspektive der Eltern an Wichtigkeit, während sie der Meinung sind, dass Computer- und Internetkenntnisse wichtig für die spätere berufliche Zukunft ihrer nicht behinderten Kinder sind. So wird die Internetnutzung unter dem Aspekt der Employability gesehen und die Heranführung an das Internet wird für die Kinder und Jugendlichen mit Down-Syndrom als wenig sinnvoll erachtet, da sie nur in den seltensten Fällen auf dem ersten Arbeitsmarkt einen Beruf ausüben und in Behindertenwerkstätten in der Regel keine Internetkompetenzen benötigen. Gerade in den Familien, in denen die Medienerziehung eher reaktiv und bewahrpädagogisch ist, kann der Aspekt der nicht Vereinbarkeit von Internet und Computer mit dem Beruf als mögliche Erklärung dafür herhalten, warum andere Lebensbereiche als wichtiger erachtet werden. Auch in Förderschulen werden eher lebenspraktische Kenntnisse und Fähigkeiten vermittelt, in denen neue Medien oftmals eine untergeordnete Rolle spielen. Dabei wird häufig vernachlässigt, dass Medien im Sinne des Empowerment-Ansatzes (vgl. Kap. 4.5) tendenziell die Möglichkeit eröffnen, selbstständig und autonom zu handeln und sich dabei selbst als kompetent zu erfahren. Die Wichtigkeit des Internets scheint also sowohl aus der Perspektive der Eltern als auch der Schule vor allem in der Nutzbarkeit für das spätere berufliche Leben zu liegen. Dabei wird ebenso wenig beachtet, dass die Notwendigkeit zur Hinführung zum Internet keine Frage der Effizienz des Individuums ist. Denn jeder Mensch, unabhängig von seiner Leistungsfähigkeit auf dem Arbeitsmarkt, hat das Recht auf Teilhabe an der Gesellschaft über Medien (vgl. Kap. 3). Die Faktoren Schulsozialisation, Einstellung der Eltern und Zukunftsperspektive hängen damit eng zusammen.

Zu Beginn wurde angenommen, dass die behindertenspezifischen Faktoren wie geringe Abstraktionsfähigkeit, transferierendes Denken, mangelnde Lese- und Schreibkenntnisse und motorische Einschränkung sowie strukturelle und technische Faktoren wie das Navigieren im sich stetig wandelnden Internet und die grundsätzliche Einrichtung eines Computers die Internetnutzung maßgeblich bedingen würden. Jedoch hat sich gezeigt, dass soziale Faktoren umso entscheidender sind. Zwar wird es stets downsyndromspezifische Schwierigkeiten geben und das Internet bleibt ein dynamisches Medium, wird die Internetnutzung jedoch früh angeleitet, können Erfahrungswerte gesammelt werden, die die Nutzung des Internets positiv beeinflussen. Im Sinne der Grounded Theory kann somit Bereitschaft als Kernkategorie genannt werden (vgl. Kap. 6): Wenn Eltern, Geschwisterkinder und Bildungsinstitutionen ihre Bereitschaft zeigen, Menschen mit Down-Syndrom bei ihrer Internetnutzung zu unterstützen, sind die Jugendlichen und jungen Erwachsenen mit Down-Syndrom kompetenter im Umgang mit dem Internet. Gleichzeitig müssen sie selbst bereit sein, Motivation zu zeigen um sich bei der teils komplexen Aneignung des Internets nicht demotivieren zu lassen oder aufzugeben.

# 8 Potenziale des Internets für die eigenständige Lebensgestaltung von Menschen mit Down-Syndrom

Nach der Beschreibung der Faktoren, die die Internetnutzung von Kindern und Jugendlichen bedingen und der Ausdifferenzierung der genannten Risiken und Potenziale, werden in diesem Kapitel Faktoren besprochen, die speziell die Situation von Menschen mit Down-Syndrom im Internet erleichtern können. In den vorangegangenen Kapiteln ist deutlich geworden, dass die sozialen, technischen, inhaltsbezogenen und kognitiven Faktoren die Internetnutzung von Jugendlichen und jungen Erwachsenen mit Down-Syndrom wechselseitig bedingen. In dem folgenden Kapitel werden alle Faktoren gemeinsam betrachtet und Überwindungsmöglichkeiten aufgezeigt.

Neben den Vorbehalten, die die befragten Eltern gegenüber dem Internet haben und äußern, und den Barrieren, denen Menschen mit Down-Syndrom bei der Internetnutzung begegnen, gibt es einige Punkte, die das Internet speziell für Menschen mit Down-Syndrom wichtig erscheinen lassen – siehe Abbildung 23.

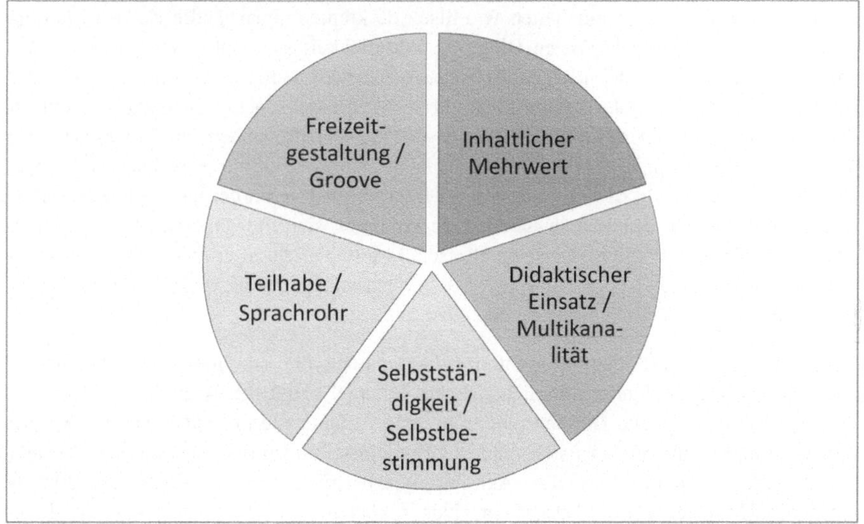


**Abbildung 23:** Potenziale des Internets für Menschen mit Down-Syndrom, Quelle: eigene Darstellung

*Inhaltlicher Mehrwert*

Trotz Barrieren gibt es für Menschen mit Down-Syndrom einige Möglichkeiten, im Internet zurechtzukommen und das Internet mit seinen Inhalten zu nutzen. Interessant wird es für Nutzer mit Down-Syndrom besonders dann, wenn das Internet im Vergleich zum Hauptmedium Fernsehen einen inhaltlichen Mehrwert darstellt. Ansetzen kann man hier beispielsweise bei Sport-Livetickern, die relevant werden, wenn Fußballspiele nicht oder nur über Pay-TV-Sender ausgestrahlt werden. Ebenso gibt es die Möglichkeit im Internet (wenn auch illegal) Fußballspiele über ausländische Seiten zu streamen (vgl. Interview 8). Des Weiteren gibt es zahlreiche Musikportale wie Spotify oder Last.fm, die die Möglichkeiten bieten, eigene Lieblingsmusik zu verwalten oder neue Musik anzuhören. Allein diese zwei Möglichkeiten, die das Internet bereitstellt, können einen großen Mehrwert für das Leben eines Individuums darstellen. Zwar findet hier in dem Sinne keine demokratische oder politische Teilhabe statt, die häufig gefordert wird, doch es ist die Teilhabe am kulturellen Leben, die gleichermaßen in der UN-Behindertenrechtskonvention verankert ist. Miriam, eine junge Frau mit Down-Syndrom, die aus persönlichen Gründen nur an Teilen der Studie teilnehmen wollte, erzählte im Experteninterview, dass sie ihre Musik eigenständig über ein Musikprogramm verwaltet (vgl. Experteninterview 2). Auch hier werden Problemlösekompetenzen, Such- und Selektionsstrategien entwickelt, die zwar im klassischen Sinne nichts mit der Aneignung von Wissen und Bildung zu tun haben, die häufig als erstrebenswerter bewertet werden, aber für die junge Frau einen Medienaneignungsprozess ermöglichen. Darüber hinaus sind weitere kreative Nutzungsmöglichkeiten denkbar: einerseits ermöglichen meist kostenfreie Internetseiten wie befunky.com die Bearbeitung von Fotos oder auf Seiten wie jilster.de können eigenständig Zeitschriften erstellt werden. Andererseits bieten Blogs die Möglichkeit sich selbst auszudrücken und anderen mitzuteilen. Dabei muss es für kreative Arbeiten häufig einen Impuls geben, der Internetnutzer dazu anstößt, Inhalte nicht nur zu rezipieren, sondern auch aktiv zu nutzen oder mitzugestalten. Darüber hinaus spielen die meisten Probanden mit Down-Syndrom gerne Gesellschaftsspiele, sowohl online als auch offline. Multiplayer-Spiele wie League of Legends oder World of Warcraft sind im Internet weit verbreitet und bieten die Möglichkeit mit anderen Spielern in Kontakt zu kommen, sich mit anderen über Spielzüge auszutauschen und möglicherweise spielerisch Teamfähigkeit zu erlernen. Dabei ist klar, dass nicht jeder Spieler über Multiplayer-Spiele teamfähiger wird, diese Form der Spiele bietet jedoch grundsätzlich das Potenzial dazu.

Neben all diesen unterhaltungsorientierten Angeboten, die das Internet bereitstellt, ist auch politische Partizipation möglich. Als ein Beispiel bietet der Wahl-O-Mat der Bundeszentrale für politische Bildung eine gute erste Anlaufstelle um auf Basis von Fragen herauszufinden, mit welcher Partei man in Grundeinstellungen übereinstimmt. Außerdem gibt es regionale politische Online-Aktionen wie beispielsweise die Kampagne Bürgerhaushalt in Münster, bei der Bürger vorschlagen können, was in der Stadt z.B. auf Haushaltsebene verbessert werden könnte (vgl. https://buergerhaushalt.stadt-muenster.de/startseite.html). Hier spielen gerade Meinung und Ansicht von Menschen mit Behinderung eine tragende Rolle, da eine andere Perspektive auf die Stadt zur Sprache kommt, die Menschen ohne Beeinträchtigung möglicherweise nicht mitbedenken. So können beispielsweise Menschen, die im Rollstuhl sitzen, über mögliche fehlende Barrierefreiheit berichten (vgl. http://wheelmap.org/). Menschen mit Down-Syndrom und auch andere geistig beeinträchtigte Bürger könnten Informationen in Leichter Sprache zu Streckenänderungen an Bahnhöfen fordern. Plakate sind selbst für geübte Bahnfahrer unverständlich und unübersichtlich.

*Freizeitgestaltung und Medien als Groove*

Mediennutzung nimmt einen großen Stellenwert in der Freizeitgestaltung von Kindern, Jugendlichen und auch Erwachsenen ein. Sie sind stetig verfügbar, unterhaltsam, informierend, bieten die Möglichkeit Anschlusskommunikation zu betreiben. Für Menschen mit Down-Syndrom ergibt sich ein weiterer Vorteil in der Freizeitgestaltung: Manchmal sind Menschen mit Down-Syndrom aufgrund ihres Gesundheitszustandes in ihrer Freizeitgestaltung eingeschränkt. Sowohl muskuläre Einschränkungen als auch Herzleiden erschweren es Jugendlichen und jungen Erwachsenen mit Down-Syndrom in Sportvereinen einzutreten. Gerade an dieser Stelle zeigt sich das Internet als Möglichkeit für eine individuelle Freizeitgestaltung:

> **Evas Mutter**: Ansonsten glaube ich schon, dass das ein Medium ist, wo sie sich durchaus auf Dauer gut mit beschäftigen kann. Das sicherlich auch eine Freizeitbeschäftigung werden kann, die man auch nutzen kann, gerade, wenn man auch körperlich nicht so fit ist. Und das ist bei Eva halt der Fall, die hat ein Herzproblem. Und da ist Bewegung nicht immer so machbar, wie man das gerne möchte.

Evas Mutter sieht das Internet daher als Möglichkeit der Freizeitgestaltung. Ebenfalls sieht sie Potenziale, dass Eva sich virtuell mit anderen Personen trifft, falls sie weiterhin immobil bleiben sollte und anders als die Mutter, sich nicht mit Freunden in der nächsten Kneipe treffen kann (vgl. Interview 9).

Auch Janas Mutter ist der Meinung, dass Jana das Internet für ihre Freizeitgestaltung, wenn sie etwas älter ist, verwenden wird, dass die Nutzung aber vermutlich anders als bei ihrer Schwester ablaufen wird. Primär sieht sie den Vorteil, Videos auf Plattformen wie YouTube gucken zu können und das unabhängig von vorgegebenen Uhrzeiten. Außerdem kann sie sich vorstellen, dass sowohl Lernsoftware als auch andere Spiele für Jana von Interesse sein können. Ebenso wünscht sie sich, dass Jana auch mit ihren Freunden über medial vermittelte Wege kommunizieren kann, gibt aber zu bedenken, dass dies vermutlich nicht textbasiert, sondern auf eine andere Art ablaufen müsste (vgl. Interview 6).

Mediennutzung ist eine alltägliche Handlung, die viele Menschen routiniert ausführen: das klassischste Mediennutzungsmuster ist morgens Radio, abends Fernsehen. Da Routinen und Rituale (Grooves) für die Alltagsgestaltung von Menschen mit Down-Syndrom besonders wichtig sind, erscheint es naheliegend, dass auch Medien als Groove fungieren können.

Bereits bei der Fernsehnutzung hat sich gezeigt, dass dieses Medium Potenzial besitzt, ein Groove für Menschen mit Down-Syndrom darzustellen und den Tag zu strukturieren (vgl. Zaynel 2010). Auch das Internet bietet die Möglichkeit den Alltag zu strukturieren:

> **I:** Also schon viele feste Termine unter der Woche.
> **Andreas' Mutter:** Ja. Damit sein Tag strukturiert ist, da legen wir Wert drauf, dass der Tag strukturiert ist.
> **I:** [...]Und dann gibt es im Grunde jeden Tag noch ein weiteres Programm.
> **Andreas' Mutter:** Genau, damit er Struktur kriegt.
> **I:** Struktur ist wichtig für ihn?
> **Andreas' Mutter:** Ja, ganz wichtig.
> **I:** Sind da auch irgendwo Medien eine Art von Strukturierung für ihn?
> **Andreas' Mutter:** Ja, weil er jeden Tag einmal bei Facebook guckt, ob es was Neues gibt. Weil er regelmäßig zur Zeit der Bundesliga immer die Spiele verfolgt oder alles was im Bereich Fußball ist, das guckt er im Internet nach. Auch jetzt von der EM hat er die Tabellen ausgefüllt, diese, da recherchiert er im Internet. Sieht sich Videos oder Bilder an. Das Medium ist unheimlich wichtig.

Medien und im Speziellen digitale Medien können jedoch nur zu Ritualen oder Grooves werden, indem sie häufig genutzt werden und im Alltag integriert werden. Wird die Internetnutzung zu spät begonnen, haben sich bereits Routinen ausgebildet, in denen dann kein Platz mehr für die Neuausbildung von Grooves besteht.

*Multikanalität und didaktischer Einsatz*

Ein großer Vorteil des Internets ist die Multikanalität der digitalen Inhalte: Über das Internet werden multimediale Inhalte, in Form von auditiven, visuellen oder auch audiovisuellen Informationen bereitstellt, was Personen mit eingeschränkter Wahrnehmung zugute kommen kann. Darüber hinaus bieten multimediale Inhalte einen großen Anreiz sich Inhalte spielerisch anzueignen, sodass digitale Medien auch didaktisch bei der Wissensvermittlung eingesetzt werden können.

Noch dazu können Inhalte mehrmalig angesehen werden, was Menschen mit Down-Syndrom häufig gerne tun und was auch dazu führt, dass Inhalte so lange rezipiert werden können, bis sie verstanden werden.

> **Max' Mutter:** [...] weil es ja auch viele gute Möglichkeiten gibt, gerade auch für unsere Kinder, die ja auch visuell arbeiten, kann man da eine Menge mit erreichen, ne. Also so Programme wie Budenberg oder so/ Ich glaube unsere Kinder brauchen die dauerhafte Wiederholung um/ Das ist zumindest bei Max so. Der kann Dinge 300mal hintereinander machen, wo ich schon denke, „boah nicht nochmal". Aber das ist auch deren Form das so zu verinnerlichen und die brauchen das vielleicht ein paar Mal mehr als wir und da bietet natürlich so ein Internet eine ganz andere Möglichkeit sowas auch zu wiederholen.

Janas Mutter ist zwar der Meinung, dass die Internetnutzung für Jana immer erschwert bleiben wird, da sie nicht gut lesen können wird, jedoch spricht sie Multimedialität von Internetinhalten als großen Vorteil für Jana an:

> **Janas Mutter**: Und auch gerade diese Kinderseiten sowas wie TOGGO oder Logo oder KiKA., die sind ja auch sehr bildchenorientiert oder Videos also ich denke da könnte sie sich auch zurechtfinden oder da wird sie sich irgendwann mal durchbewegen können.
> **I**: Also textbasierte Sachen werden immer ein Problem bleiben, aber je mehr Bildchen oder Audio desto besser wird es.
> **Janas Mutter**: Ja.

Besonders viele Eltern berichten, dass digitale Medien die Motivation ihrer Kinder mit Down-Syndrom fördern, um sich mit Sachverhalten auseinanderzusetzen und daher auch didaktisch eingesetzt werden können. Häufig geschieht dies in der logopädischen Förderung oder auch bei Grundkompetenzen wie Schreiben und Rechnen lernen, indem Sprachspiele oder Rechenspiele genutzt werden, um das Lernen spielerisch zu vermitteln.

Denkbar wäre zum Beispiel ein interaktives Kochbuch, das nicht nur mit Text, sondern auch mit Video und Audio arbeitet. Durch die Multimedialität ermöglicht man Menschen mit geistiger Behinderung sich Inhalte eigenständig anzueignen, was sowohl zu Selbstbestimmung als auch zu Selbstständigkeit führen kann (vgl. Schäffler 1999: 338-340). Wenn eine Person mit geistiger Behinderung beispielsweise gerne kocht und sich für Essen interessiert, kann sie selbstbestimmt entscheiden, sich ein Video-Rezept für Spaghetti Bolognese anzusehen und dieses nachzukochen umso den eigenen Alltag selbstständiger zu gestalten. Ebenso gut könnte besagte Person ein Video-Rezept selbst produzieren und für andere bereitstellen. Häufig sind multimediale Inhalte bei Nutzern jedoch nicht so bekannt wie textbasierte Inhalte, da das Internet bei Erwachsenen eher als Schriftmedium rezipiert wird, was sich bei den befragten Eltern der Jugendlichen und jungen Erwachsenen mit Down-Syndrom zeigt.

*Selbstständigkeit und Selbstbestimmung*

Das größte Potenzial, das speziell auf Menschen mit geistiger Behinderung zutrifft, die häufig in Abhängigkeitsverhältnissen stehen, ist die Selbstständigkeit und die damit einhergehende Selbstbestimmung, die durch die Internetnutzung vorangetrieben werden kann.

> **Anils Mutter**: Also der Segen ist natürlich, alles was er wissen will, googelt er. Seine Möglichkeiten sind natürlich jetzt, sein Wissen, was er wissen möchte, kann er selbstständig jetzt herausbekommen, viel einfacher. Er will was wissen über irgendein Land oder über's Mittelalter und dann gibt er es bei Google ein oder seine Musik runterladen und all diese Sachen, das konnte er früher nicht. […] Wenn er jetzt ins Internet geht, dann auch weil er ein Ziel hat. Und dann auch sicher weiß, auf welchen Seiten er sich bewegen darf.

Anil kann eigenständig Informationen im Internet recherchieren, ohne dass er jemanden um Hilfe fragen muss. Früher, beschreibt die Mutter, war dies nicht möglich bzw. mühevoller, sodass Anil eingeschränkter war. Es ist allerdings zu bedenken, dass diese Selbstständigkeit erst durch ein gewisses Maß an Erfahrung möglich ist. Auch muss es eine Vertrauensbasis zwischen Eltern und jungen Nutzern geben, wodurch jene Schritt für Schritt immer eigenständiger werden können und dabei zeigen, dass sie mündig und kompetent mit dem Medium umgehen können.

> **Anils Mutter**: Und da haben wir ihm auch eine Flat draufgesetzt, zu Anfang natürlich nicht, aber hinterher, wo wir dann auch gesehen haben, damit geht er bewusst um und dass man sich auch nicht irgendwelche Spiele runterladen darf, dass dann eben das Geld weg ist und das klappt dann eigentlich auch ganz gut und er kann dann auch eigentlich zu jeder Zeit ins Netz gehen.

Gerade neue Medien bieten die Möglichkeit kontrolliert selbstständig zu werden. Das zeigt sich besonders durch den Besitz eines Handys bei Max und Anil. Dadurch dass sich die beiden potenziell immer bei ihren Eltern melden könnten und berichten könnten, wo sie sind, sind die Eltern beruhigter.

> **Anils Mutter**: Das Handy ist natürlich cool, die sind halt viel alleine mit dem Bus unterwegs. […] Das wäre natürlich früher, da wären die verschwunden gewesen, dann hätte man sich riesig Sorgen gemacht und sich wer weiß was gedacht.

Gilans Mutter befindet sich in einem Dilemma: zwar sieht sie den Unterstützungsbedarf bei ihrem Sohn als notwendig an, dennoch möchte sie ihm Eigen- und Selbstständigkeit gewähren und ihn nicht mehr wie ein Kind kontrollieren.

> **Gilans Mutter**: Und da ist auch einfach so eine Kontrolle von unserer Seite nicht mehr gewünscht, ich kann doch nicht einem 25-Jährigen ständig über die Schulter gucken, ne. Das geht nicht.

Für Gilan bedeutet dies in der Konsequenz jedoch, dass er bestimmte Internetinhalte wie zum Beispiel soziale Online-Netzwerke gar nicht nutzen darf. Gilans Mutter bevorzugt also hier die Vermeidung von Inhalten, die aus ihrer Sicht sonst kontrolliert werden müssten, um ihren Sohn nicht kontrollieren zu müssen. Im Grunde zeigt sich hier ein Widerspruch, der zwar Selbstständigkeit ermöglichen soll, indem Kontrolle vermieden werden soll, im Umkehrschluss jedoch exkludiert. Möglicherweise wäre für Gilan die Nutzung von sozialen Online-Netzwerken eine Bereicherung, die ihm an dieser Stelle verwehrt bleibt. Sicherlich handelt die Mutter aus einer unterstützenden Perspektive heraus, da sie die elterliche Kontrolle zurückstellen will, sodass hier die Notwendigkeit einer persönlichen Assistenz umso deutlicher wird.

Die Notwendigkeit zur Hinführung ans Internet und an verschiedenste Tätigkeiten im Internet sollte jedoch im Sinne der Selbstbestimmtheit nicht ausschließlich von der Meinung der Eltern abhängen. Andernfalls werden die Personen mit Down-Syndrom, deren Eltern eine konservative und restriktive Einstellung zu digitalen Medien haben, automatisch exkludiert, ohne vorab zu prüfen, inwieweit das Internet den Alltag von Menschen mit Down-Syndrom bereichern könnte (vgl. Kap. 6.3.1.2). Dabei muss nicht allein vom demokratischen Potenzial ausgegangen werden und der politischen Teilhabe über Medien, sondern es kann auf der Mikroebene auch darum gehen, sich beispielsweise online über das aktuelle Kinoprogramm zu informieren. Die Selbstständigkeit zeigt sich somit vor allem in zwei Lebensbereichen: sowohl bei der eigenständigen Gestaltung von Freizeit als auch bei der Emanzipation von den Eltern.

Die eigenständige Internetnutzung kann ebenfalls die Selbstbestimmung von Menschen mit Behinderung unterstützen: Menschen mit Behinderung können einerseits Kontakt zu anderen Menschen mit Behinderung knüpfen und sich mit ihnen austauschen. Andererseits können sie sich eigenständig über ihre Behinderung informieren (vgl. Kap. 1.2). Auch Max' Mutter sieht dieses Potenzial für ihren Sohn, dabei bezieht sie sich in ihrem Beispiel vor allem auf die Sendung Zeig mir deine Welt mit Kai Pflaume und auf eine Sondersendung von Quarks & Co zum Thema Down-Syndrom.

> **I:** Es gibt Studien in Bezug auf Menschen mit Körperbehinderung, dass die das Internet vermehrt dazu nutzen, um sich über Behinderung zu informieren und auch so Kontakt zu knüpfen zu anderen. Glauben Sie, dass das für Max ein Stück weit gewinnbringend sein könnte?
>
> **Max' Mutter:** Ja, glaube ich schon […] Da gab es auch eine Sendung und Max hat sich diese Sendung angeguckt und er ist ja eigentlich kein Fernsehgucker, aber er hat/ wie gebannt saß er vor diesem Medium und hat diese Informationen aufgesogen. Also wirklich, ich hab ihn selten so erlebt, so gebannt vor dem Fernseher sitzend wie als diese Sendung gezeigt wurde. Und da haben wir auch noch lange danach mit ihm über diese Situation gesprochen und da fiel mir das wirklich auf, wie wichtig das ist. Er zieht auch für sich ganz viel da raus, weil er erkannt hat, dass er dieses Down-Syndrom hat und natürlich wusste er das auch von uns, aber dieser Erkennungsprozess, was macht das mit mir, wie bin ich anders als die anderen, was ist das genau, wo unterscheide ich mich oder wo bin ich gleich, das merkte man, das wollte er rausfinden und rausspüren.

Max' Mutter beschreibt hier die Möglichkeit für Max, sich über Medieninhalte über seine Behinderung zu informieren und dies möglicherweise anders zu tun als im Gespräch mit seinen Eltern. In beiden Sendungen wird die Lebenswelt von Menschen mit Down-Syndrom gezeigt und Menschen mit Down-Syndrom sind selbst Hauptprotagonisten. Für Max bedeutete dies sich auf einer anderen Ebene mit seiner Behinderungsform auseinanderzusetzen. Auch in dem Gespräch mit Max bestätigt sich, dass ihn die Sendung begeistert hat (vgl. Kap. 5.3).

Janas Mutter zeichnet darüber hinaus ein Zukunftsszenario: Sie beschreibt die momentane Entwicklung, dass Wohnungen von Pflegebedürftigen mit Computersystemen ausgestattet werden können, um beispielsweise nachvollziehen zu können, ob der Herd angelassen wurde oder die Kühlschranktür offen steht. Sie sieht dies zum Teil auch aus einer negativen Perspektive, wenn durch die Computersteuerung der Kontakt mit menschlichem Pflege- und Betreuungspersonal wegbrechen würde und die Bewohner der computergesteuerten Wohnung von Angehörigen überwacht werden würden.

> **Janas Mutter:** Es gibt […] Wohnungen, die total computergesteuert sind. Gerade in dieser Sache von pflegebedürftigen Leuten, wo geguckt wird, wo geht der hin, hat der die Kühlschranktür zugemacht, wie bewegt der sich über die Fliesen, dass man den Weg nachvollziehen kann und wenn da was ist, was nicht richtig ist: Kühlschrank offen oder Herd ist noch an, dass dann halt Warnzeichen kommen. Im Moment gibt es ja die menschliche Betreuung und der achtet halt auf sowas und das man da dazu übergeht, dass der Computer sowas übernimmt. Weiß nicht ob das zum Wohle der Menschen ist. Denn so computerüberwacht will halt auch keiner werden und das ist halt auch eine große Einschränkung für Menschen mit Behinderung, wenn man computerüberwacht wird.

Andererseits könnte man auch die positiven Aspekte sehen und so Menschen mit Unterstützungsbedarf mehr Selbstbestimmung ermöglichen, indem sie eigenständig in Wohnungen leben können, ohne dass Betreuungspersonal vor Ort sein muss, da im Notfall das Computersystem Alarm schlagen könnte. Umso wichtiger erscheint es bei den genannten Möglichkeiten, dass Menschen mit geistiger Behinderung derartige Systeme auch bedienen können müssen.

*Teilhabe und Sprachrohr*

Aus einer gesellschaftspolitischen Sicht zeigt sich das größte Potenzial darin, dass Menschen mit Down-Syndrom über das Internet an der Gesellschaft teilhaben können. Häufig leben Menschen mit Down-Syndrom in einem Sondersystem, dadurch dass sie oftmals Förderschulen besuchen, die außerhalb ihres eigentlichen räumlichen sozialen Umfelds liegen und auch im späteren Berufsleben in den wenigsten Fällen in regulären Arbeitsverhältnissen angestellt sind, sondern auch hier in speziellen Fördereinrichtungen beschäftigt sind. Sowohl Max' Mutter beschreibt das größte Potenzial des Internets für Max, dass er „dabei sein kann" als auch Andreas' Mutter ist der Meinung, dass „mitreden zu können" und „kein Außenseiter zu sein, das Allerwichtigste" für Andreas ist.

> **Max' Mutter**: Ja das finde ich auch durchaus wichtig, aber ich glaube auch das muss unbedingt in dem was man lernt mit dazugehören, genauso wie Einkaufen und sonst wie. Also ich denke mittlerweile hat das einen ähnlich wichtigen Stellenwert wie/ Weil das einfach ein ganz normaler Lebensprozess, so mit dazu gehört. Ich fänd' es schrecklich sie von diesem ganzen Medium fernzuhalten, weil man denkt, es lohnt sich da sowieso nicht oder es ist überflüssig, dass die sich mit diesem Thema beschäftigen. Das ist mittlerweile Teil unseres Lebens geworden von uns allen und da muss dieses Medium auch für Menschen mit Behinderung da genauso mit dazu gehören wie für jeden anderen auch.

Selten gestalten Menschen mit Down-Syndrom ihre Freizeit eigenständig, sodass Verabredungen mit Freunden über die Eltern laufen. Häufig bedeutet dies für Menschen mit Down-Syndrom, dass sie einen eingeschränkten Freundeskreis haben, der sich bisweilen auf andere Menschen mit Behinderung beschränkt. Das Internet bietet hier ein Tor zu Teilbereichen der Gesellschaft, die Menschen mit Behinderung sonst möglicherweise verschlossen bleiben würden.

> **Evas Mutter**: Wenn ich selber nicht in so einem sozialen Gefüge drin bin, keinen riesengroßen Freundeskreis habe oder eben auch keinen Freundeskreis habe mit dem ich mal eben noch so nachmittags auf einen Kaffee oder abends auf ein Bier, auf Dauer gesehen jetzt treffe. Da ist natürliche eine Internetverbindung ein feines Ding um einfach nochmal ein bisschen was von draußen mitzukriegen.

Es gibt einige Menschen mit Down-Syndrom, die sich durch ihre kenntnisreichen Lese- und Schreibfähigkeiten selbstständig im Internet bewegen können. Beispielhaft ist hier der Blog von Carina Kühne, einer jungen Frau mit Down-Syndrom, die einen Blog für die Aktion Mensch schreibt. Sie nutzt das Internet für sich so, wie es die UN-Behindertenrechtskonvention fordert: zur Teilhabe am gesellschaftlichen Leben. Mehr noch nutzt sie ihren Blog als Sprachrohr für sich und ihre Situation, indem sie über Themen wie Chancengleichheit bloggt. Aus Baackes Perspektive gesprochen, gestaltet sie hier Medien kreativ und erfüllt so eine Dimension des Medienkompetenzbegriffs, die die wenigsten Internetnutzer erfüllen. Grundsätzlich kann das Internet dazu genutzt werden sich anderen über jegliche Formen seiner Interessen mitzuteilen. Durch die Generierung von eigenen medialen Inhalten können sich Produzenten darüber hinaus selbst als kompetent erleben, was die Selbstwirksamkeit positiv beeinflusst.

Mehr noch stellt Max' Mutter das Potenzial heraus, dass das Internet als Sprachrohr für Menschen mit Down-Syndrom dienen kann. Gerade durch die Einführung des Bluttests ist die Abtreibungsrate von Föten mit Down-Syndrom massiv angestiegen, sodass unklar ist, ob es in Zukunft Menschen mit Down-Syndrom geben wird.

> **Max' Mutter**: Ich finde das toll, wenn es Personen gibt, die so politisch aktiv sind und viel Aufklärungsarbeit machen um ein anderes Bild zu entwickeln. Man fragt sich ja, wie viel Menschen wird es in Zukunft noch mit Down-Syndrom geben. Die Abtreibungsrate oder durch diese Teste gibt es ja bald kaum noch Menschen mit Down-Syndrom.

Das Internet bietet somit eine Möglichkeit für Menschen mit Down-Syndrom sich anderen Menschen mitzuteilen. Außerdem können Nutzer, die bislang noch nicht mit Menschen mit Down-Syndrom in Kontakt gekommen sind über digitale Kanäle Kontakt aufnehmen und Berührungsängste abbauen.

# 9 Handlungsbedarf und Handlungsempfehlungen

Im Folgenden wird der Handlungsbedarf bezüglich der Internetnutzung von Jugendlichen und jungen Erwachsenen mit Down-Syndrom aufgezeigt und Handlungsempfehlungen gegeben, die Barrieren abbauen und dazu beitragen können, dass Menschen mit Down-Syndrom einen gleichberechtigten Zugang zum Internet erhalten. Die Handlungsempfehlungen basieren zum einen auf der bisherigen Forschung, die im theoretischen Teil der vorliegenden Arbeit dargestellt wurde und zum anderen auf den neu gewonnen Erkenntnissen aus der empirischen Studie der vorliegenden Arbeit. Dabei werden die Handlungsempfehlungen einerseits in medienpädagogische, soziale Empfehlungen unterteilt, die sich insbesondere an Eltern und an Bildungsinstitutionen sowie die Bildungspolitik richten. Andererseits werden technische Handlungsempfehlungen präsentiert, die den strukturellen Aufbau des Internets betreffen.

## 9.1 Medienpädagogische und soziale Handlungsempfehlungen

Zunächst werden konkrete Empfehlungen gegeben, wie Menschen mit Down-Syndrom aus medienpädagogischer Sicht an das Internet herangeführt werden können (vgl. Abb. 24). Die langsame und stetige Hinführung zum Internet ist dabei die oberste Prämisse. Das Internet sollte greifbar gemacht werden um das Strukturverständnis des hypertextuellen Mediums zu fördern. Dieses Verständnis kann auch über die produktive Auseinandersetzung mit Medien im Sinne einer aktiven Medienarbeit gewährleistet werden. Die Verankerung von Medienbildung in Förderschullehrplänen kann eine institutionelle Grundlage für die Medienbildung von Menschen mit geistiger Behinderung darstellen. Die Förderung von Medienbildung kann ebenfalls durch die Einrichtung persönlicher Assistenzinstanzen unterstützt werden. Persönliche Assistenten können bei der Internetnutzung begleiten und zusätzlich Impulse geben. Letztlich gilt es auch, eine übermäßige Mediennutzung zu vermeiden.

*Langsame und stetige Heranführung an das Internet*

Ähnlich wie bei nicht behinderten Kindern und Jugendlichen sollte in Bezug auf die Internetnutzung nicht von Anfang an alles erlaubt sein, sondern es sollten Regeln und Vereinbarungen getroffen werden. Ebenso wenig sollte es Verbote und Einschränkungen bis ins hohe Alter geben, die dann zu einem bestimmten Zeitpunkt aufgehoben werden, wodurch Menschen mit Down-Syndrom mit großer Wahrscheinlichkeit überfordert wären. Die Heranführung an das Internet sollte daher langsam und stetig stattfinden, um eine

## Medienpädagogische & soziale Handlungsempfehlungen

- Langsame & stetige Heranführung an das Internet
- Das Internet greifbar machen
- Aktive Medienarbeit
- Institutionelle Verankerung von Medienbildung
- Impulse geben
- Persönliche Assistenz
- Übermäßige Mediennutzung vermeiden

**Abbildung 24:** Medienpädagogische und soziale Handlungsempfehlungen für die Internetnutzung von Menschen mit Down-Syndrom, Quelle: eigene Darstellung

plötzliche Konfrontation mit dem Internet und einer damit einhergehenden Überforderung entgegenzuwirken. Im späteren Jugendalter ist es für Menschen mit Down-Syndrom oftmals bereits zu spät, um sich Rezeptionsweisen anzueignen. Die zum Teil bewahrpädagogischen Haltungen von Eltern, die Kinder mit einer geistigen Behinderung haben, beschreibt eine Mutter eines 15-jährigen Jugendlichen mit Down-Syndrom nicht nur in Bezug auf Mediennutzung als negativ, sondern in Bezug auf alle Lebenslagen. Sie sieht die Notwendigkeit Kinder mit kognitiven Einschränkungen stärker zu unterstützen, gleichzeitig beschreibt sie das Risiko, dass Menschen mit geistiger Einschränkung zu spät beginnen sich Sachverhalte anzueignen und dann möglicherweise der Zeitpunkt verpasst wird, mit einer eigenständigen Aneignung zu beginnen. Sie beschreibt dies anhand der Tatsache, dass viele Menschen mit geistiger Behinderung kein eigenes Geldkonto haben und somit auch nicht lernen können mit Geld umzugehen. Anil ist der einzige der 13 Studienteilnehmer, der über ein eigenes Bankkonto verfügt. Die Familie hat bereits vor einigen Jahren begonnen Anil Verantwortung zu übertragen, indem er sein Taschengeld eigenständig verwaltet und lernte, dass Geld ein knappes Gut ist. Bei der Anschaffung seines Smartphones war es dadurch leichter, ihm zu vermitteln, verantwortungsvoll mit seinem Handyguthaben umzugehen:

> **Anils Mutter**: Ja, das hat er schon lange. Schon ein paar Jahre. Gerade auch so Bankkarten und sowas. Man sollte bei den Kindern immer nie zu spät anfangen mit irgendwelchen Dingen, weil sie können ja nur durch schlechte Erfahrungen immer besser werden. Und umso eher man damit anfängt und sie dann auch ihre eigenen Kontoauszüge haben und dann sagen, „okay, ne da ist mein Geld drauf." Oder dann auch mit der Bankkarte bezahlen muss in der Stadt. Das ist ja auch Selbstwertgefühl und wenn dann hinterher das Handy dazu kommt, dann sehen sie, wenn sie telefoniert haben, das Geld ist dann weg und das ärgert dann, dann muss man halt bis zum Monatsende warten und dann kommt wieder was drauf. Und wenn sie das geschnallt haben, kann man das auch mit der Flat machen. Das ist ein ganz langer Prozess, den viele erst zu spät beginnen. Und dann wollen sie alles haben und dann ist aber alles zu kapieren viel zu schwierig.

Menschen mit Down-Syndrom sollten langsam an eine eigenständige Nutzung von lebenspraktischen Besitzgütern wie ein eigenes Bankkonto oder ein eigenes Handy herangeführt werden. Nur durch selbsterlebte Erfahrungen können Kompetenzen entwickelt werden, um selbstständig zu werden. Nicht zu unterschätzen ist dabei die Wichtigkeit des Selbstwertgefühls etwas eigenständig zu tun, die Anils Mutter beschreibt.

*Das Internet greifbar machen*

Das Internet ist ein physisch nicht greifbarer Raum, was das Verständnis zur Beschaffenheit des Internets für Menschen mit Down-Syndrom erschwert. Die Entwicklung von Touchscreens und das haptische Erlebnis, internetfähige Endgeräte mit den Fingerbewegungen steuern zu können, sind zwar ein erster Schritt dorthin, Interneterfahrungen greifbarer zu machen, dennoch bleibt das Verständnis der abstrakten Strukturen für Menschen mit Down-Syndrom schwierig. Die Wichtigkeit, Dinge anzufassen, um sie begreifen zu können, beschreibt Monas Vater wie folgt:

> **Monas Vater**: [...] die schreibt Karten. Also richtig so traditionell, die kauft sich 'ne Zeitung, die schreibt lieber 'ne Karte oder einen kleinen Brief, in ihrer Schrift, die sie hat. Und dann Briefmarke drauf, wegbringen, das ist ihr dann sympathischer als das Elektronische.
> **I**: Das ist halt was Greifbareres?
> **Monas Vater**: Weil die Briefe, die sie dann kriegt, die kann sie dann mitnehmen, dann setzt sie sich auf die Couch und liest sie sich in Ruhe durch. Dann werden die abgelegt und gesammelt.

Menschen mit Down-Syndrom begreifen Sachverhalte häufig wortwörtlich über das Anfassen von Gegenständen. Es ist hier besonders wichtig, Gefahren und Risiken, die es im Internet gibt, verständlich zu machen. Anils Mutter beschreibt, dass ihrem Sohn Sachverhalte sehr gut über ein Bauchgefühl verdeutlicht und greifbar gemacht werden können (vgl. Nachbefragung Interview 5). Auch aus dem ersten Experteninterview geht hervor, dass den Jugendlichen in der Förderschule über theaterpädagogische Methoden vermittelt wird, wie man Situationen einschätzen kann. Viele Menschen mit geistigen Einschränkungen handeln an manchen Stellen naiv, reflektieren und hinterfragen Situationen nicht. Theaterpädagogisch wird folgendes vermittelt: Zum einen sollen die Schüler dafür sensibilisiert werden auf ihr Bauchgefühl zu hören, da das Bauchgefühl für Menschen mit geistiger Behinderung die wichtigste Komponente ist, um Situationen einschätzen zu können. Zum anderen wird den Schülern vermittelt, zu überlegen, ob es eine Möglichkeit gibt, aus der Situation, in die man sich begibt, wieder herauszukommen. Die dritte Frage, die dabei helfen soll Situationen einzuschätzen, ist die Frage danach, ob man jemand Drittem mitgeteilt hat, wo man sich befindet (vgl. Experteninterview 1). All diese Einschätzungsfragen, die Menschen mit geistigen Beeinträchtigungen dabei helfen sollen, Situationen besser bewerten und beurteilen zu können, greifen beim Internet nicht. In der Regel nutzen die befragten Studienteilnehmer mit Down-Syndrom das Internet zu Hause, wo sie ein positives Bauchgefühl haben, wo sie nicht darüber nachdenken, wie sie aus der Situation herauskommen, da sie sich heimisch fühlen und sich die anderen Familienmitglieder im Zweifelsfall direkt nebenan befinden. Andreas' Mutter beschreibt daher, dass es besonders wichtig ist, mit Andreas Konsequenzen, die aus Handlungen entstehen können, immer wieder durchzusprechen und häufig zu wiederholen.

> **I**: Was meinen Sie, wie kann man das vermitteln, dass es im Internet nicht nur positive Inhalte, nicht nur gutmütige Menschen im Internet gibt? Also wie versuchen Sie das Andreas zu vermitteln?
>
> **Andreas' Mutter**: Immer wiederholen. Warum machen wir das, diese Dinge. Was passiert, wenn du das machst. Am Anfang sehr sehr regelmäßig, dann auch bei ICQ, dass ich ihm gezeigt habe, wie peinlich die Fotos von einigen sind, die einige da reinstellen, wie unangenehm das ist. Er hat also Situationen erlebt, wo auch auf seiner früheren Schule eine Schülerin gemobbt wurde. Und das brennt sich bei ihm fest, also was sehr negatives und wenn ich in die Richtung gehe, dann verbindet er das immer mit was Schlechtem, das ist nicht gut. Also auf der Gefühlsebene versuch ich ihn dann so zu lenken, dass er diese Gefahren als sehr unangenehm empfindet.

Dabei steht auch hier die emotionale Ebene im Vordergrund: So dienen Situationen, in denen Mitschülerinnen gemobbt oder peinliche Bilder hochgeladen wurden, was sowohl den Tätern als auch den Opfern zum Schluss unangenehm war, als veranschaulichende Beispiele.

> **I**: Also quasi mit abschreckenden Beispielen wird es irgendwie greifbar.
>
> **Andreas' Mutter**: Das muss ich ihm greifbar machen, denn sonst ist die Ebene für ihn nicht/ ich muss auf seine Verständnisebene runtergehen, um es ihm begreifbar zu machen. Wenn ich mich da nicht drauf einlasse, dann rede ich an ihm vorbei und es war alles umsonst. Und wirklich diese Regelmäßigkeit, immer wieder. Ich gehe regelmäßig einfach so ins Zimmer um zu sehen, was er macht. Wenn er eine Stunde im Internet ist, gehe ich aber sehr regelmäßig in sein Zimmer. Er weiß, dass er kontrolliert wird und das Gefühl signalisier ich ihm immer wieder. Es gibt Kontrolle, und immer und immer wieder. Ich will es ihm nicht verbieten.

In den Ausführungen von Andreas' Mutter wird auch deutlich, dass die Mutter sehr viel Arbeit und Mühe investiert, um Andreas seine Teilhabe am Internet zu ermöglichen (vgl. Interview 12). Auch wenn Menschen mit Down-Syndrom einen gleichberechtigten Zugang zu digitalen Medien erhalten sollten, darf nicht unterschätzt werden, dass die Vermittlung von Medienkompetenzen aufwendig ist.

*Aktive Medienarbeit*

Eine Möglichkeit, wenig abstrakt denkende Rezipienten bei der Aneignung von Internetinhalten zu unterstützen, ist die aktiv gestalterische Medienarbeit. Durch aktives Generieren von Inhalten kann die Infrastruktur des Internets besser und auf einer produktiven, nachahmenden Ebene verstanden werden. Damit einher geht die Diskrepanz von mangelnder medienpädagogischer Arbeit für und mit Menschen mit geistiger Behinderung, wobei gerade Medienprojekte Menschen mit Down-Syndrom auf verschiedenen Ebenen entgegen kommen. So ermöglicht beispielsweise die Arbeit mit visuellen Medien wie Film und Fotografie einen gestalterischen Selbstausdruck ohne Schrift und Sprache, wodurch die Lese- und Schreibeinschränkungen von Menschen mit Down-Syndrom nicht ins Gewicht fallen.

In der aktiven Medienarbeit mit Menschen mit Down-Syndrom oder mit anderen kognitiven Entwicklungsverzögerungen kann übergreifend auf folgende Punkte geachtet werden:

Projekte sollten so angelegt sein, dass in einem begleitetem und unterstützenden Umfeld Trial-and-Error-Erfahrungen gesammelt werden können, die sich positiv auf die Problemlösestrategien der Teilnehmenden auswirken können und so die eigenständige Mediennutzung begünstigen. Medienstrukturen zu visualisieren ist darüber hinaus eine weitere große Herausforderung. Digitale Medien sind oftmals abstrakte Produkte, die wenig greifbar und anfassbar sind, wodurch es für Menschen mit kognitiver Einschränkung schwierig ist, Medien zu begreifen. In einem Modellprojekt wurde versucht, Internetblogs in ihrer Struktur zu visualisieren (www.lieblingsortinmuenster.de). Dabei wurde an der abstrakten Hypertextstruktur von Internetseiten angesetzt und versucht diese anHand eines Collegeblocks, der aus vielen verschiedenen aneinandergereihten Zetteln besteht, zu visualisieren. Eine Internetseite ist im Grunde eine Art Buch, das in unterschiedliche Kapitel (Unterseiten) aufgeteilt ist. Diese Struktur der Unterseiten wurde mit Hilfe von buntfarbigen Post-it-Zetteln, auf denen die Titel der Unterseiten und dazugehörigen Symbole standen, visualisiert (vgl. Zaynel 2014).

Die Verwendung von Symbolen, die die Bedeutung von Wörtern sinnvoll unterstützen, ist für Menschen mit geistiger Einschränkung häufig hilfreich. Gerade in Medienprojekten sind vielfältige Aufgaben zu erledigen, sodass jeder Teilnehmende seinen Fähigkeiten entsprechend zum Prozess beitragen kann. Aufgaben sollten dabei nach Fähigkeiten und nicht nach Defiziten an die Projektteilnehmer verteilt werden. Zu Beginn sollte klar sein, dass die aktive Medienarbeit (mit Menschen mit Behinderung) prozess- und nicht produktorientiert ist. Dabei sollte es möglich sein bei Abschlusspräsentationen auch halbfertige Produkte zu zeigen und somit offenzulegen, dass die aktive Medienarbeit anspruchsvoll ist.

Wichtig ist hierbei ein weiterer Punkt: Sicherlich sollte und muss auf die Einschränkungen von Menschen mit Behinderung geachtet und Rücksicht genommen werden, da gerade in Medienprojekten viel Konzentration und Ausdauer sowie Geduld nötig ist. Kinder mit Behinderung sollten jedoch keine Sonderstellung bekommen. An manchen Stellen sind sich Kinder mit Behinderung sehr bewusst darüber, dass auf sie im ausgeprägten Maße Rücksicht genommen wird und nutzen dies aus. Gleichzeitig ist es besonders wichtig unvoreingenommen zu sein: gerade in informellen Lernsettings hat sich gezeigt, dass Kinder, die im Schulalltag in bestimmten Verhaltensmustern verfangen sind, diese in informellen Situationen aufbrechen und sich von einer anderen Seite zeigen können. Das gilt ebenfalls für Kinder mit Beeinträchtigungen: Nach dem Lesen dieser Arbeit kann der Eindruck erweckt werden, dass Verhaltensweisen und Beeinträchtigungen von Kindern, Jugendlichen und jungen Erwachsenen mit Down-Syndrom nun bekannt sind. Dahingegen ist jede Person mit Down-Syndrom individuell und hat möglicherweise kein ausgeprägtes visuelles Gedächtnis wie es McGuire und Chicoine postulieren. Wichtig ist also bei der aktiven Medienarbeit nicht ausschließlich bei der Form der Behinderung anzusetzen und danach die Handlungen der Gruppe auszurichten, sondern weiterhin den Menschen wahrzunehmen. Darüber hinaus gibt es die Möglichkeit mit Fachkräften zu kooperieren und sich anleiten zu lassen oder sich Hilfestellungen zu suchen. Dabei bietet das Netzwerk

Inklusion mit Medien (Nimm!) eine Plattform, um nach Informationen zu Medienprojekten mit spezifischen Medien oder Behinderungen zu suchen (www.inklusive-medien arbeit.de). Müller und Fleischer sehen das NRW-Projekt als Vorreiter: Es werden sowohl Materialien bereitgestellt, als auch Best Practice Beispiele gegeben (vgl. Müller/Fleischer 2013: 55). Schlussendlich ist es gerade bei der aktiven Medienarbeit mit Menschen mit Behinderung besonders wichtig mit halboffenen Konzepten zu arbeiten, um flexibel auf die Ansprüche und Bedürfnisse der Projektteilnehmer eingehen zu können.

*Institutionelle Verankerung von Medienbildung*

Um die vorgeschlagenen medienpädagogischen Handlungsempfehlungen umzusetzen, ist eine institutionelle Verankerung von Medienbildung unerlässlich, besonders um Eltern zu entlasten, die bereits in der Alltagsorganisation stark integriert sind. Die Aufnahme von Medienbildung in Förderschullehrplänen ist bereits in der Diskussion und wird umso wichtiger, unter dem Gesichtspunkt, dass die Integration von Medien in Förderschulen mit dem Schwerpunkt geistige Entwicklung bislang am wenigsten berücksichtigt wird (vgl. Kap. 2.5). Zwar ist in Regelschulen Medienbildung eine Querschnittsaufgabe im Lehrplan, dennoch zeigen sich auch hier Problembereiche. Die Vermittlung von Medienkompetenz ist stark abhängig von der eigenen Medienkompetenz und der grundsätzlichen Medienaffinität des Lehrers. Mit der Verankerung von Medienbildung in Förderschullehrplänen gehen damit auch Änderungen in der Lehrerausbildung einher, in der Medienkompetenz und Medienbildung eine zentralere Rolle einnehmen sollten. Um auch Lehrer zu entlasten und Schülern dennoch die Möglichkeit zu bieten sich produktiv mit Medien auseinanderzusetzen, ohne dass die Lehrperson medienaffin sein muss, ist es sinnvoll, dass außerschulische Institutionen, die den Schwerpunkt Medien verfolgen, mit Schulen kooperieren, um so Fachwissen und pädagogische Kenntnisse zusammenzuführen. Inhaltlich sollte bei der Lebenswelt der Kinder angeknüpft werden: Beispielsweise könnten digitale Spiele im Fokus stehen, die aus unterschiedlichen Perspektiven beleuchtet werden können. Aus einer pädagogischen Perspektive könnten Altersbeschränkungen thematisiert werden sowie aus einer gestalterischen Perspektive die Machart und die technische Herstellung von digitalen Medien. Zudem bieten gerade Projekte mit digitalen Spielen einen guten Ansatz, um eine inklusive Medienarbeit voranzutreiben. Spiele sind bei behinderten und nicht behinderten Kindern und Jugendlichen ähnlich weit verbreitet und können dazu führen, spielerisch miteinander zu interagieren und im Spiel Barrieren abzubauen.

Denkbar ist außerdem in der Schule oder in Weiterbildungsinstitutionen Einzelfallberatungen durchzuführen, in denen individuell geschaut wird, was der jeweilige Nutzer benötigt. Am sinnvollsten wäre es, Projektwochen in Schulen (oder auch Behindertenwerkstätten) durchzuführen, in denen Schüler mit geistiger Beeinträchtigung herausfinden können, was sie am Internet interessiert und wofür sie das Internet nutzen wollen. Im Zuge dessen sollten entweder Hausbesuche integriert werden oder falls tragbare Endgeräte vorhanden sind, diese in die Schule mitgebracht werden (Stichwort: Bring your own device). Das ist eine strukturelle Frage, die sich langfristig gesehen nur lösen lässt, wenn Medienbildung in Förderschulplänen fest verankert wird, ansonsten handelt es sich um Leuchtturmprojekte, die nicht nachhaltig sind. Wenn wir davon sprechen, dass Menschen mit geistiger Behinderung am gesellschaftlichen Leben teilhaben sollen und Ungleichheiten und ein (Second-Level) Digital Divide vermieden, bzw. diesem entgegen gewirkt werden soll, muss dies auch auf politischer Ebene diskutiert werden, bzw. muss es Handlungen geben.

*Impulse geben*

Viele Menschen mit Down-Syndrom haben fest ritualisierte Grooves, die für die Alltagsbewältigung eine große Rolle spielen. In Bezug auf Medien bedeutet dies wiederum, dass genutzte Inhalte in der Regel gleich bleiben und wenig Varianz darin besteht, was sich Menschen mit Down-Syndrom ansehen. Einerseits tendieren auch die befragten Eltern und Geschwisterkinder dazu, immer die gleichen Webseiten zu besuchen, da Mediennutzung Gewohnheitshandlungen sind. Andererseits entgehen aber gerade Menschen mit Down-Syndrom wertvolle Inhalte, sofern sie keinen Input von außen bekommen.

> **Max' Mutter**: Und sie wählen immer das was sie kennen, das krieg ich bei Max mit. Sie wählen immer wieder alte Themen, die sie kennen, sie lieben die Musik, die sie schon mal gehört haben, wenn dann muss der Input oft von außen kommen, also neue Wege denen aufzuweisen. Sie selber haben da glaube ich Probleme mit sich irgendwie was Neues auszuprobieren oder neue Wege zu gehen, weil sie so sehr ritualisiert sind. Ihre Rituale brauchen und es auch toll finden, wenn sich immer irgendwas wiederholt. Denen muss man einfach mehr Input geben.

Umso wichtiger ist es somit für Menschen mit Down-Syndrom, Impulse für ihre Internetnutzung zu erhalten (vgl. Experteninterview 3). Diese Impulse können jedoch nicht ausschließlich durch Eltern geleistet werden, sondern sollten über Bildungsinstitutionen vermittelt werden oder über die Einrichtung einer persönlichen Assistenz.

*Persönliche Assistenz*

Die Ergebnisse der vorliegenden Studie zeigen, dass Menschen mit Down-Syndrom häufig Unterstützung und Impulse bei ihrer Internetnutzung benötigen, was eine begleitete Internetnutzung sinnvoll erscheinen lässt. Daher gibt es viele Gründe, die für die Etablierung einer persönlichen Assistenz sprechen. Als größter Vorteil ist die Tatsache anzusehen, dass eine persönliche Assistenz Barrieren auf der technischen, kognitiven und inhaltlichen Ebene potenziell umgehen könnte.

> **Max' Mutter**: Ich glaube einfach, wahrscheinlich wenn man sich wirklich komplett mit den Kindern dahin setzen würde und denen die Wege aufführen würde, dass man sie wirklich kontinuierlich begleitet, dann würden sie vielleicht auch neue Wege einschlagen.

Max' Mutter erachtet die Möglichkeit der persönlichen Assistenz als wirkungsvolle Möglichkeit, um Max bei seiner Internetnutzung zu unterstützen und ihm neue Impulse zu geben. Dabei sollte die Assistenz sowohl Hilfestellungen bei Suchanfragen geben als auch die teilweise mangelnde Abstraktionsfähigkeit und das nur eingeschränkt vorhandene strukturelle Verständnis von komplexen Systemen, das Menschen mit Down-Syndrom häufig aufweisen, kompensieren (vgl. Nachbefragung Interview 11).

> **Max' Mutter**: Das wär wahrscheinlich das, was am sinnvollsten wäre, der dann kommuniziert und sagt, hier, was suchst du oder was möchtest du oder in welche Richtung möchtest du, dass der andere dann eben darauf reagieren kann um gemeinsam diesen Weg zu finden.

Neben all den positiven Aspekten einer persönlichen Assistenz, sind auch Gegenargumente zu bedenken: die Frage, welche Person diese Aufgabe der persönlichen Assistenz übernehmen soll, ist längst nicht geklärt. Zwar bietet es sich an, dass ein Familienmitglied – entweder ein Elternteil oder ein Geschwisterkind – diese Funktion übernimmt. Dennoch ist davon auszugehen, dass die Privatsphäre der Menschen mit Down-Syndrom bis zu einem gewissen Maße darunter leiden könnte, da sie so quasi permanent unter Beobachtung stehen. Auch Evas Mutter betont zwar die Wichtigkeit einer persönlichen Assistenz für Eva, durch die sie Hilfestellungen bekommt, die es ihr ermöglichen das Internet stellenweise selbstständig nutzen zu können. Sie weist jedoch auch darauf hin, dass Eva sich gerne alleine im Internet bewegen und nicht mehr von ihren Eltern kontrolliert werden möchte.

> **Evas Mutter**: [...] aber dass man da eine Assistenz schaffen muss, oder eben es wirklich so einrichten kann, dass sie da aber auch Zeiten alleine nutzen kann. [...] Sie will dann irgendwann auch niemanden mehr neben sich sitzen haben, dass merkt man bei vielen Dingen jetzt schon. Sie will es alleine machen und sie will nicht, dass ihr da einer auf die Finger guckt und sie will da auch ihren Turn fahren. Also diese Selbstständigkeit und diese Eigenständigkeit. Die will ich ihr auch gar nicht absprechen.

Denkbar wäre hier, eine unabhängige Person zu engagieren, die einen Internetnutzer mit Down-Syndrom unterstützt. Dabei stellt sich die Frage der finanziellen Regelung: Wäre es möglich diese Leistungen von Krankenkassen übernehmen zu lassen? Müsste diese Art von Assistenz auf einem Ehrenamt aufbauen? Darüber hinaus ist davon auszugehen, dass es gerade bei unabhängigen Personen eine längere Eingewöhnungsphase geben müsste, in der sich der Assistent und der Nutzer mit Down-Syndrom gut kennenlernen müssten, damit die Kommunikation zwischen den beiden gewinnbringend verläuft. Veranschaulicht wird die notwendige Beziehung in der folgenden Beobachtung: Steffen suchte ein Lied, zu dem er aktuell mit seiner Tanzgruppe tanzte, dessen Titel er jedoch nicht wusste. Der Gruppenleiter konnte an dieser Stelle bei der Liedrecherche helfen, da er den Liedtitel aus Gesprächen mit dem Tanzgruppenleiter kannte (vgl. Beobachtung 2, Kap. 6.2.5).

Auch beim folgenden Beispiel wird deutlich, wie schwierig und komplex sich die Beziehung zwischen Nutzer und Assistent gestaltet: Max gab während einer durchgeführten Beobachtung auf YouTube folgenden Begriff ein: „Kramfanfall". Als die Beobachterin hinzukam, war er bereits dabei, sich ein Video anzusehen, in dem ein Hund mit einem epileptischen Anfall zu sehen war. Die Beobachterin fragte, wie er auf diesen Suchbegriff gekommen sei. Max erläuterte, dass eine Mitschülerin aus seiner Klasse häufig Krampfanfälle habe und er sich ansehen möchte, wie man Erste Hilfe leistet. Hier zeigt sich ein Anlass für Max, im Internet nach Informationen zu suchen, die ihn aufgrund seines Alltags beschäftigen. Allerdings wird hier gleichermaßen deutlich, dass die Entscheidungsfreiheit gerade von Menschen mit kognitiven Einschränkungen stark durch betreuende Personen beeinflusst wird: Max schaute sich weiterhin Videos von Krampfanfällen an, sodass die Beobachterin entschied dies zu unterbinden, da aus ihrer Perspektive keine Informationssuche zur Ersten Hilfe stattfand, sondern die Krampfanfall-Videos zur Unterhaltung genutzt wurden. Sicherlich handelte es sich dabei um eine subjektiv geprägte Entscheidung, die Max in seiner Nutzung einschränkte. Aufgrund von mangelnder Zeit kam es nicht dazu, dass die Beobachterin gemeinsam mit Max nach Videos zur Ersten Hilfe bei Krampfanfällen suchte. In der Konsequenz müsste dies bedeuten, dass Assistenten gut geschult werden und die Möglichkeit bekommen müssten, sich über Situationen, wie die eben geschilderte, mit anderen Assistenten auszutauschen. Außerdem sollte vorab ein Beratungsgespräch zwischen dem Internetnutzer mit Down-Syndrom und dem persönlichen Assistenten geführt werden. Darin sollte gemeinsam besprochen werden, was die Person mit Down-Syndrom interessiert, was sie im Internet machen möchte und welche Seiten sie kennt. So hat der Assistent die Möglichkeit sich nach dem Internetnutzer zu richten und gleichzeitig eigene Impulse mit einfließen zu lassen. Außerdem kann besprochen werden, wie das internetfähige Endgerät über barrierefreie Systemangebote wie eine Bildschirmlupe individuell eingestellt werden kann.

*Übermäßige Mediennutzung vermeiden*

Neben all den positiven Aspekten und Potenzialen, die das Internet für Menschen mit Down-Syndrom zu bieten hat, sollte nicht vernachlässigt werden, dass übermäßiger Medienkonsum ebenso negative Auswirkungen haben kann wie es die Exklusion von Medien hat. Anils Mutter spricht einen wichtigen Punkt an, den es bei der Mediennutzung von Jugendlichen und jungen Erwachsenen mit Down-Syndrom zu bedenken gilt (vgl. Nachbefragung Interview 5).

> **Anils Mutter**: Je einfacher man das Kindern mit Down-Syndrom macht, desto einfacher nutzen die das auch.

Dadurch dass Menschen mit Down-Syndrom häufig bequem und gewohnheitsorientiert handeln, besteht die Gefahr, dass sich eine anleitende Hinführung zu Medien selbst verstärkt und in übermäßigen Medienkonsum enden könnte. Auch Gilans Mutter befürchtet, dass die routinierte Internetnutzung bei Gilan zu übermäßigem Konsum führen könnte, der im schlimmsten Fall zu einem Schlafdefizit führen könnte und seine Arbeitsfähigkeit damit negativ beeinflussen könnte (vgl. Interview 4, Kap. 6.3.2). Andere Eltern beschreiben jedoch eine Art der Selbstregulation bei ihren Kindern.

> **I**: Geben Sie da Zeiten vor?
> **Rodas und Steffens Mutter**: Nein. Weil ich auch eigentlich weiß, dass er das dann auch nicht übertreibt, wo ich dann auch dran denke. Ok, es ist jetzt auch egal, ob er jetzt Fernsehen guckt oder PlayStation spielt, also er kann sich gut auch mit was anderem beschäftigen, also wenn er da keine Lust mehr zu hat, dann macht er halt was anderes oder wenn jemand anruft, ne Freundin hier aus dem Dorf, dann treffen die sich nochmal 'ne halbe Stunde zusammen, auch das/

**I:** Also er strukturiert das so für sich und Sie müssen dann nicht/
**Rodas und Steffens Mutter**: Ja, nicht eingreifen, nee.

Rodas und Steffens Mutter berichtet, dass sie die Mediennutzungsdauer nicht kontrollieren muss, sondern Steffen beispielsweise einen maßvollen Umgang mit Medien hat. Mehrere Erklärungen erscheinen plausibel: Einerseits könnte die Selbstregulation ein individueller Faktor sein, der bei den unterschiedlichen Studienteilnehmern unterschiedlich ausgeprägt ist. Andererseits könnte es sein, dass einige Menschen mit Down-Syndrom, die in den Elterninterviews häufig als sehr sensibel beschrieben werden, ihre Bedürfnisse auf eine andere Art und Weise wahrnehmen und daher gut für sich selbst sorgen können und ihre Mediennutzung entsprechend selbst steuern und regulieren und Medien in einem angemessenen Zeitmaß nutzen. Sicherlich ist dies höchst spekulativ, da es scheinbar Gegenbeispiele Jugendlicher mit Down-Syndrom gibt, die übermäßig spielen (vgl. Storm 2014: 49 ff.). Doch auch Spielsucht ist abhängig von individuellen Faktoren und ist meist nur ein Symptom von anderen Störungen. Storm bezieht sich in weiten Teilen seines Beitrags in der Zeitschrift Leben mit Down-Syndrom auf Publikationen von Manfred Spitzer, dessen zum Teil populärwissenschaftliche Thesen, nicht belegt sind, bzw. durch eine Meta-Studie widerlegt wurden (vgl. Appel/Schreiner 2014). Dementsprechend ist auch bei den Aussagen von Storm Vorsicht geboten, was die Verallgemeinbarkeit der Inhalte angeht. Alles in allem scheint eine übermäßige Mediennutzung von Menschen mit Down-Syndrom nicht wahrscheinlicher zu sein als bei Menschen ohne Down-Syndrom. Damit ist nicht gemeint, dass Medien ausschließlich positive Aspekte für Nutzer bereithalten, die negativen Auswirkungen und die Debatte um Cybermobbing, exzessive Mediennutzung, Medienabhängigkeit und neuere diskutierte Phänomene wie Fear of Missing Out (FOMO) sind bekannt (vgl. Festl 2015, Stodt et al. 2015, Przybylski et al. 2013, Kammerl et al. 2012, Fawzi 2009). Die Handlungsempfehlungen, die in der vorliegenden Arbeit gegeben werden, sind vor dem Hintergrund einer nicht übermäßigen Mediennutzung zu sehen und bieten konstruktive Vorschläge zur mündigen Heranführung an die Nutzung des Internets.

## 9.2 Inhaltsbezogene und technische Handlungsempfehlungen

Neben den medienpädagogischen und sozialen Handlungsempfehlungen werden im Folgenden technische Handlungsempfehlungen gegeben, die vor allem Webseitengestaltern sowie Soft- und Hardware-Entwicklern Impulse liefern sollen, um Endgeräte und Internetseiten möglichst barrierefrei zu gestalten. Grundsätzlich bleibt immer zu bedenken, dass die Studienteilnehmer, obwohl sie alle Down-Syndrom haben, individuelle Persönlichkeiten sind, deren Entwicklung und Interessen unterschiedlich sind. Manche Studienteilnehmer interessieren sich mehr für technische Geräte als andere. Manche stoßen auf mehr Schwierigkeiten und Barrieren als andere. Was bei der einen Person als Unterstützungsmaßnahme bei der Aneignung des Internets funktioniert, muss noch längst keine Hilfestellung für eine zweite Person sein (vgl. Kap. 6.3.3). Übergreifend können jedoch die folgenden Ansätze nicht nur die Internetaneignung von Jugendlichen und jungen Er-

---

## Inhaltsbezogene & technische Handlungsempfehlungen

- Leichte Sprache
- Unterstützende Technologien
- Symbolgestützte Suchmaschine
- Haptischere Mediennutzung durch Tablet-PCs und Touchscreens

---

**Abbildung 25:** Inhaltsbezogene und technische Handlungsempfehlungen für die Internetnutzung von Menschen mit Down-Syndrom, Quelle: eigene Darstellung

wachsenen mit Down-Syndrom erleichtern, sondern auch die von anderen Zielgruppen wie Kindern, Analphabeten und leseschwachen Nutzern sowie Silver Surfern, die ähnliche Schwierigkeiten bei der Nutzung des Internets haben (vgl. Abb. 25).

*Leichte Sprache*

Leichte Sprache ist ein Konzept, das mit einfach strukturierten Sätzen und der Vermeidung von Fremdwörtern das Verständnis von Texten fördern soll. Leichte Sprache ist besonders für Menschen mit Down-Syndrom relevant, die ansatzweise lesen und schreiben können. Bislang gibt es tendenziell wenige Internetseiten, die in Leichter Sprache verfasst sind oder eine Version in Leichter Sprache anbieten. Vor allem finden sich Seiten in Leichter Sprache, die im Kontext von Inklusion stehen wie z.B. regionale Seiten der Lebenshilfe oder Seiten, die sich mit der gesetzlichen Lage von Menschen mit Behinderung beschäftigen (vgl. LeichteSprache.org) und Seiten von Institutionen im öffentlichen Dienst, die die UN-Behindertenrechtskonvention berücksichtigen. Dabei ist auffällig, dass es wenig Seiten gibt, die sich an Heranwachsende richten und Themen von Heranwachsenden behandeln. Aber gerade in Bezug auf die Lebenswelt dieser Zielgruppe gibt es den Bedarf von Informationen in Leichter Sprache: Max' Mutter beschreibt, dass Max sich im Internet selbstständig über Themen wie Liebe und Küssen informiert, da er diese Themen ungern mit seinen Eltern besprechen möchte (vgl. Kap. 6.3.1.2). Auf die Frage, ob die Informationen, die Max im Internet findet, auch gewinnbringend für ihn sind, ist die Mutter der Meinung, dass es hilfreicher wäre, Aufklärungsseiten in Leichter Sprache anzubieten. Zwar gibt es ein derartiges Angebot der Bundeszentrale für gesundheitliche Aufklärung. Mit den Suchbegriffen „Aufklärungsseite Leichte Sprache" findet sich diese Seite an erster Stelle der Google-Suche (vgl. Abb. 26).

Jedoch ist anzunehmen, dass Max derartige Suchbegriffe nicht verwendet, sondern er – laut Aussage der Mutter – nach Begriffen wie „Liebe", „Küssen" oder „Zungenkuss" sucht. Hier bedingen sich inhaltsbezogene und kognitive Faktoren: zwar gibt es zielgruppengerechte Angebote (Überwindung von inhaltsbezogenen Barrieren), die aber ohne

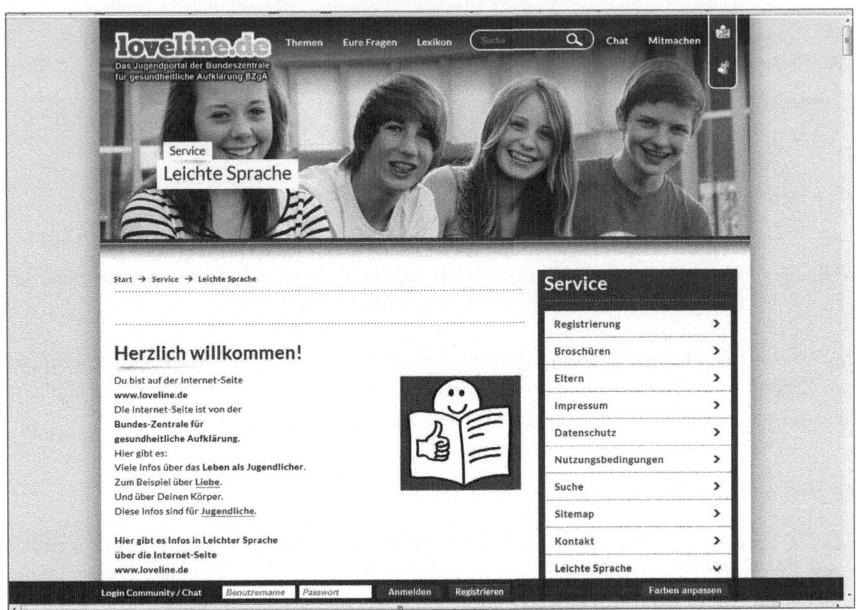


**Abbildung 26:** Aufklärungsseite in Leichter Sprache der Bundeszentrale für gesundheitliche Aufklärung, Quelle: https://www.loveline.de/service/leichte-sprache.html (Screenshot, 08.10.2014)

Unterstützung von Dritten vom interessierten Internetnutzer nicht unbedingt gefunden werden (kognitive Barriere). Hierauf wird detaillierter im nachfolgenden Abschnitt zur symbolgestützten Suchmaschine eingegangen. Auch für bereits lesekompetente Internetnutzer kann das Konzept Leichte Sprache den Zugang zu Internetseiten ermöglichen bzw. erleichtern, da Texte besser verstanden werden. Von einfacheren Texten profitieren ebenfalls Leseanfänger und Nicht-Muttersprachler unabhängig von einer geistigen Behinderung. Leichte Sprache kann somit vielen Zielgruppen die Aneignung von Textinhalten erleichtern, sodass das Konzept weiter verbreitet und eingesetzt werden sollte.

*Unterstützende Technologien*

Unterstützende Technologien, beispielsweise Softwares wie eine Lupenfunktion oder eine Vorlesefunktion und Hardware wie Tastaturen mit größeren Buchstaben und höheren Farbkontrasten, sind speziell darauf ausgelegt, Menschen mit jeglicher Art von Einschränkung die Bedienung und Nutzung von digitalen Medien zu erleichtern. Wichtig ist jedoch vorab, dass die Existenz von Unterstützenden Technologien bekannt sein muss und es eine Person geben muss, die die entsprechenden Technologien installiert. Bis auf eine Mutter kannte keine der interviewten Mütter und Väter die abgefragten Unterstützenden

Technologien (vgl. Interview 6). Manche konnten sich vorstellen, dass die Technologien ihren Kindern zugutekommen könnten. Andere hatten Vorbehalte und waren der Meinung, dass Technologien nicht notwendig seien oder davon abhalten könnten, Kompetenzen eigenständig zu verbessern. So ist Evas Mutter beispielsweise der Meinung, dass eine Vorlesefunktion nicht unbedingt nötig ist, sondern umgekehrt die Verbesserung von Evas Lesekompetenz darunter leiden könnte (vgl. Interview 9). Auch Andreas und Gilans Mutter glauben, dass eine Vorlesefunktion wenig hilfreich für ihre Kinder wäre, da das Zuhören nicht gleichzusetzen ist mit aktivem und sinnentnehmendem Zuhören. Beide schätzen es als leichter ein, sich einen Text selbst, im eigenen Tempo zu erlesen, um den Inhalt des Textes zu verstehen (vgl. Interview 4, Interview 12).

Einige Eltern sind dahingegen dankbar für die Informationen über Unterstützende Technologien und möchten diese mit ihren Kindern ausprobieren (vgl. Interview 1, Interview 5, Interview 6, Interview 8). So reagiert Christophs Schwester auf den Hinweis der Interviewerin das Center für erleichterte Bedienung auszuprobieren und den Doppelklick in einen Einfachklick individuell anzupassen mit Zustimmung. Bezüglich weiterer Vorschläge durch die Interviewerin, nämlich die Funktion „Strg+" zur Textvergrößerung zu nutzen oder eine Spracherkennung zu installieren, die die Möglichkeit bietet Suchbegriffe einzusprechen anstatt sie einzugeben, reagieren sowohl der Vater als auch die Schwester eher verhalten. Es wird zum einen argumentiert, dass Christoph bislang (bis auf vereinzelte Wörter) noch nicht schreiben und lesen kann und er sich darüber hinaus ebenso wenig präzise artikulieren kann, sodass die vorgeschlagenen Unterstützenden Technologien momentan keine Hilfestellung für Christoph darstellen (vgl. Interview 1).

Grundsätzlich gilt daher: Unterstützende Technologien stellen nicht per se eine Erleichterung dar. Verschiedene Soft- und Hardware sollte ausprobiert beziehungsweise entwickelt werden, um so individuell nach den Bedürfnissen des jeweiligen Nutzers spezielle Programme oder Geräte zu verwenden. Gleichzeitig können Unterstützende Technologien, wie eine vergrößerte Tastatur oder eine Tastatur in Kontrastfarben, auch hilfreich für Silver Surfer sein, die oftmals motorisch und visuell eingeschränkt sind und auch für Kinder, die gerade beginnen mit einer Tastatur zu arbeiten. Es existiert bereits eine gewisse Anzahl von Unterstützenden Technologien (vgl. hierzu Naujoks 2014), dennoch besteht ein Bedarf an Technologien, die individuell auf den Nutzer ausgerichtet sind.

*Symbolgestützte Suchmaschine*

Eine weitere Möglichkeit, um Barrieren im Internet zu überwinden, stellt die Etablierung einer symbolgestützten Suchmaschine dar. Anstatt dass Nutzer Suchbegriffe eingeben, werden Symbole angeklickt, die nach Kategorien sortiert sind und so Themenfelder visualisieren. Dadurch könnte die Schwierigkeit umgangen werden, adäquate Suchanfragen stellen zu müssen. Für das Suchen im Internet sind Fähigkeiten wie das Klassifizieren und Abstrahieren von Wortfeldern nötig, was erst dann sinnvoll nutzbar ist, wenn eine Art verinnerlichtes Lexikon beim Nutzer vorhanden ist, aus dem er oder sie Begriffe auswählen kann. Symbolbasierte Suchmaschinen könnten sich in ihrer Struktur an Talker-Karten anlehnen, die zur Unterstützten Kommunikation verwendet werden (vgl. Wilken 2006). Da das kognitive Niveau von Menschen mit Down-Syndrom meist höher ist als das Sprachniveau und das visuelle Gedächtnis besonders gut ausgeprägt ist (vgl. Kap. 2.4, Kap. 5.2), könnten symbolische Suchmaschinen möglicherweise dazu beitragen, dass neben Menschen mit Down-Syndrom, auch Analphabeten, Legastheniker und viele weitere Personengruppen mit Schreib- und Lesedefiziten in der Lage wären, nach Informationen zu suchen. Eine Möglichkeit von bildhafter Kommunikation ohne Schrift und Sprache illustriert das Langenscheidt Ohne-Wörter-Buch: zwar sind die Zielgruppe hier Reisende, die in Länder fahren, deren Sprache sie nicht mächtig sind, dennoch ist die Ausgangssituation strukturell ähnlich. Eine Person möchte sich möglichst ohne Geschriebenes oder Gesagtes verständigen, was verschiedene Symbole ermöglichen. Zwar gibt es auch hier Klassifikationen von Begriffen, wie Verkehrsmittel, Essen, Krankheiten etc., diese müssen jedoch nicht verinnerlicht sein und auch nicht zwangsläufig verstanden werden, sondern können auch intuitiv durchgeblättert werden (vgl. Ohne-Wörter-Buch 2014). Jedoch ist zu bedenken, dass die Zuschreibung von Symbolen individuell ist, entsprechend sind Talker-Karten unterschiedlich aufgebaut und stark individualisiert (vgl. Wilken 2006: 72 ff.).

> **Max' Mutter**: Suchmaschine mit Symbolen kann ich mir vorstellen, wäre vielleicht auch möglich, sodass man erstmal große Themenbereiche hat, ein Herz als Symbol für Liebe und zwei Personen für Freundschaft und was weiß ich oder Bücher oder was weiß ich und dass man das dann immer weiter konkretisiert. Wobei das natürlich extrem schwierig wäre das umzusetzen. Wahrscheinlich wäre es einfacher das mit der persönlichen Assistenz umzusetzen.

Wie Max' Mutter bereits hervorhebt, müssten für die Umsetzung einer solchen Suchmaschine mehrere zum Teil sehr komplexe Faktoren berücksichtigt werden. Zum einen müssten Symbole gefunden werden, die universell einsetzbar und kollektiv verstanden werden. Zum anderen sind Inhalte im Internet derart ausdifferenziert, dass es sehr viele Symbolkategorien geben müsste. Denkbar wäre, dass eine symbolgestützte Suchmaschine zunächst so aufgebaut wird, dass nur Seiten in Leichter Sprache aufgelistet werden: zum einen um die Anzahl der Symbolkategorien minimal zu halten, zum anderen um die Anzahl der Treffer einzuschränken, aus denen ausgewählt werden muss, sodass weitere Selektionsprozesse möglichst wenig komplex gehalten werden können (vgl. Nachbefragung Interview 11). Eine erste Version einer symbolgestützten Suchmaschine könnte dann in einen Testlauf gehen und von Menschen mit geistiger Einschränkung und Lese- und Schreibdefiziten getestet werden.

Der Umgang mit Suchmaschinen ist stark von der intrinsischen Motivation der Nutzer abhängig. Ist diese nicht so ausgeprägt, könnte sich ein ganz anderer Ansatz als sinnvoll erweisen: dass Menschen mit Down-Syndrom nicht zwangsläufig das Suchen lernen müssen. Anstelle dessen könnten das Anlegen von Lesezeichen (vgl. Kap. 6.2.5) oder die Unterstützung durch Familienmitglieder (vgl. Kap. 6.3.1.2, Kap. 6.3.1.3) adäquate Hilfestellungen sein. An dieser Stelle erweist es sich aus Perspektive der Verfasserin als nicht sinnvoll die eine oder die andere Vorgehensweise als die Richtige zu handhaben. Hier sollte individuell überlegt werden, welche Variante dem Internetnutzer am besten zusagt.

*Haptischere Mediennutzung durch Tablet-PCs und Touchscreens*

Die Etablierung von Touchscreens und symbolbasierten Benutzeroberflächen kann als großer Vorteil für Menschen mit geistiger Behinderung gesehen werden. In drei der zwölf befragten Familien gibt es ein Tablet (jeweils Apple-/iOS-Geräte). In zwei der drei Familien gehört das Tablet dem Vater, der es vor allem zu beruflichen Zwecken nutzt. Sowohl bei Mona als auch bei Eva gibt es Situationen, in denen Vater und Tochter gemeinsam das Tablet nutzen (vgl. Interview 8, Interview 9). In Anils Familie steht das Tablet allen Familienmitgliedern zur Verfügung und anders als Mona und Eva nutzt Anil das Tablet tendenziell alleine (vgl. Nachbefragung Interview 5).

Die Familien, in denen Tablets vorhanden sind, sehen tendenziell Vorteile von Tablets. So ist Monas Vater der Meinung, dass durch Tablets die komplexe Transferleistung wegfällt, dass vier miteinander verbundene Geräte (Bildschirm, Rechnergehäuse, Maus, Tastatur) gleichzeitig bedient werden müssen. Auch Andreas' Mutter ist der Meinung, dass die Handhabung eines Tablets leichter wäre, obwohl Andreas seinen Laptop sehr gut bedienen kann. Sie sieht einen Vorteil darin, dass Andreas Blickfeld nicht stets auf den Bildschirm und auf die Tastatur gerichtet sein müsste, und so die Schwierigkeiten der Transferleistung wegfällt, da sich die Desktop-Oberflächen und die Tastatur auf einer Ebene befinden (vgl. Interview 12).

Dennoch gibt es bei den zwölf befragten Eltern unterschiedliche Meinungen: Evas Mutter findet es kompliziert, dass bei Tablets ohne externe Tastatur, die Bildschirmtastatur separat aufgerufen werden muss. Außerdem hält sie die Steuerung mit der Maus auf einer Laptop- oder Computeroberfläche für übersichtlicher (vgl. Interview 9). Zum einen wird das Verständnis vorausgesetzt, dass die Tastatur eingeblendet werden muss und auch aus der Perspektive von Janas Mutter erweist sich die Bedienung der eingeblendeten Tastatur als schwieriger. Sie plädiert an dieser Stelle eher für spezielle Tastaturen, die beispielsweise auf größere Tasten setzen oder auf bunte Farben, die die Handhabung erleichtern sollen. Gleichzeitig sagt sie jedoch, dass dies vor allem für ihr Kind gilt (vgl. Interview 6). Anils Mutter beschreibt darüber hinaus, dass Anil das Tablet besonders gerne nutzt, seitdem es eine externe Tastatur für das Gerät gibt, was dafür spricht, dass die integrierte Bildschirmtastatur in der Bedienung komplexer ist als eine externe (vgl. Interview 5).

Janas Mutter kann sich vorstellen, dass Tablets durch die haptische Komponente und die symbolische Steuerung einen Anreiz bieten könnten. Dennoch gibt sie zu bedenken, dass die Vorlieben und Präferenzen stark personenabhängig sind und es Nutzer gibt, die lieber die Maus verwenden.

Die Mehrheit der befragten Eltern ist der Meinung, dass die haptische Erfahrung über einen Touchscreen Vorteile für die Nutzungsqualität mit sich bringen. Allerdings ist der

Touchscreen nicht an das Endgerät Tablet gebunden, sondern auch Laptops haben mittlerweile Bildschirme mit Touchscreen-Funktion (vgl. Interview 2, Interview 4, Interview 7, Interview 8, Interview 9, Interview 10, Interview 11, Interview 12).

Andreas' Mutter bezieht in einem Beispiel das Potenzial von symbolhafter Steuerung von Oberflächen auch auf ältere Generationen, was wiederum zeigt, dass nicht nur Menschen mit geistigen Einschränkungen von einer einfacheren Gestaltung profitieren können, sondern weit mehr Zielgruppen (vgl. Interview 12).

> **Andreas' Mutter**: Ja, wenn er jetzt so ein iPad hätte, dann wäre das/ ich sag manchmal, „Andreas, wie wird heute eigentlich das Wetter? Was sollen wir wohl anziehen". Oder ich sag häufiger mal am Abend vorher, „lass uns mal deine Klamotten für morgen rauslegen" und wenn er jetzt sein iPad hätte, dann hätte er dann ja so ein Icon, das heißt Icon, ne?
> **I**: Ja.
> **Andreas' Mutter**: Und dann würde er da drauf gehen. Das ist ja so wie bei der älteren Generation. Viele schwärmen ja, dass die Generation über 70 mit den iPads so gut klarkommt.

Auch hier zeigt sich ein Potenzial, das zwar in der vorliegenden Untersuchung in Bezug auf Tablets abgefragt wurde, das mittlerweile jedoch auch durch benutzerfreundliche Oberflächen wie z.B. bei Windows 8 fast geräteunabhängig verfügbar ist.

Eine Sache, die besonders bei Tablets als vorteilhaft gesehen wird, ist der Umstand, dass das Betriebssystem von Tablets schneller hochgefahren ist bzw. vermutlich auch häufiger im Stand-by gelassen wird.[91] Sowohl Rodas und Steffens Mutter als auch Monas Vater beschreiben indirekt, dass so die Ungeduld ihrer Kinder beim Hochfahren des PCs oder des Laptops umgangen werden könnte. Hier zeigt sich erneut die zum Teil niedrigschwellig vorhandene Motivation und Geduld von Menschen mit Down-Syndrom (vgl. Kap. 6.2.6), denen möglicherweise durch eine geringe Hochfahrzeit entgegengewirkt werden kann. Monas Vater beschreibt dies sehr anschaulich an folgendem Beispiel: Mona hat ein Video auf ihrem Rechner von einem ihrer Tanzauftritte, das sie sich sehr gerne und vielfach ansieht. Theoretisch könnte sie sich dieses Video jederzeit auf ihrem Rechner anmachen, doch alleine das Einschalten des Rechners scheint eine derartige Barriere für sie zu sein, dass sie eher ihren Vater fragen würde und ihn das Gerät einschalten lassen würde (vgl. Interview 7, Interview 8, Nachbefragung Interview 5).

Die Funktion des Touchscreens von Tablets ermöglicht eine haptische Erfahrung, die die Steuerung eines technischen Gerätes intuitiver gestaltet. Dadurch, dass nicht die Hand die Maus steuern muss, um etwas zu bewegen, sondern durch direktes Wischen, Schieben und Drücken mit dem Finger Funktionen getätigt werden können, fällt eine Art Abstraktionsebene weg, das Gerät rückt so quasi näher an den Nutzer heran. Außerdem sind User Interfaces (UI) oftmals symbolhafter angelegt, wodurch der visuelle Wahrnehmungskanal eher angesprochen wird.

---

91 Nichtsdestotrotz könnten auch Laptops oder Rechner im Stand-by-Modus eingestellt werden.

Trotz all dieser genannten Vorteile und Potenziale, können Tablets keine strukturellen Barrieren überwinden. Sowohl die Medienerziehung in der Familie als auch die Handhabung in der Schule wird nur bis zu einem gewissen Punkt von der technischen Neuerung beeinflusst. Zwar ist immer öfter die Rede von iPad-Klassen (vgl. Aufenanger/Schlieszeit 2013, Ludwig/Mayrberger/Weidmann 2011, Gymnasium St. Mauritz 2015), in denen jeder Schüler ein iPad erhält, doch nach wie vor müssen Lehrer überlegen, wie sie das Gerät didaktisch sinnvoll in den Unterricht integrieren.[92] Des Weiteren führt die Nutzung von Tablets nicht plötzlich dazu, dass Menschen mit Down-Syndrom Suchstrategien erlernen oder textlastige Inhalte besser selektieren und rezipieren können.

Vor dem Hintergrund der Ergebnisse der vorliegenden Studie wurden Handlungsempfehlungen formuliert, die Eltern, Bildungsinstitutionen sowie die Bildungspolitik einerseits, aber auch Geräte- und Softwareentwickler sowie Webseitenbetreiber andererseits adressieren. Die Empfehlungen sollen dazu beitragen, den Rahmen eines gleichberechtigten Zugangs zum Internet für Menschen mit Down-Syndrom zu verbessern und zu optimieren. Die aufgeführten medienpädagogischen, sozialen, inhaltsbezogenen und technischen Handlungsempfehlungen sind dabei nicht isoliert voneinander, sondern ergänzend zu betrachten. Die Umsetzung der genannten Empfehlungen sollte Hand in Hand gehen, denn nur durch die pädagogische Heranführung an das Internet, kann überhaupt von technischen Weiterentwicklungen profitiert werden und umgekehrt.

---

92 Ein weiterer Punkt, der hier zum Tragen kommt, ist die Frage danach, wie Medienpädagogik mit der Monopolstellung von Marken wie Apple umgehen soll. Streng genommen sollten bei Medienprojekten Endgeräten von allen drei großen Betriebssystemen, Android, Windows und iOS vorhanden sein, um so kein ungewolltes Marketing für eine bestimmte Firma zu betreiben.

# 10 Fazit

Um die Internetkompetenzen von Menschen mit Down-Syndrom zu fördern und auszuweiten sind Änderungen auf vielerlei Ebenen zu überdenken. Zum einen bedarf es einer Betrachtung von Medienkompetenz in Ausrichtung auf Menschen mit Down-Syndrom auf der Mikroebene: Vor dem Hintergrund, dass Definitionen und Kriterien von Medienkompetenz häufig idealisierend sind und nicht zwischen Altersunterschieden differenzieren, dabei aber einen individuellen Prozess beschreiben, ergeben sich (nicht nur) für Menschen mit Down-Syndrom folgende Aspekte: auf der Individualebene ist Medienkompetenz dann vorhanden, wenn beim Einzelnen Fähigkeiten und Wissen bestehen, um sich Medien auf die individuell präferierte Art und Weise anzueignen. Beispielsweise bedeutet dies, dass sich Medienkompetenz nicht zwangsläufig darin zeigt, wie gut die Suchstrategien von Internetnutzern sind, sondern sich auch dadurch zeigen kann, dass mit Hilfestellungen von Dritten Lesezeichen angelegt werden um favorisierte Internetseiten wiederzufinden. Auf der Mesoebene wird die Medienkompetenzvermittlung ebenfalls relevant. Hier gilt es zu berücksichtigen, dass auch Menschen mit Einschränkungen auf institutioneller Ebene Medienbildung erhalten, um einem Second-Level Digital Divide entgegenzuwirken (vgl. Kap. 4.3). Zum einen bedeutet dies die Notwendigkeit, Medienbildung in Förderschullehrplänen zu verankern (vgl. Kap. 2.5, 6.3.1.4), zum anderen ist die Etablierung und Institutionalisierung von persönlicher Assistenz unabdingbar (vgl. Kap. 9). Auf der gesellschaftlichen Makroebene wird der Grundstein dafür auf Basis der UN-Behindertenrechtskonvention gelegt, die die rechtliche Grundlage für die gleichberechtigte Teilhabe von Menschen mit Einschränkungen unter anderem an Medien festlegt (vgl. Kap. 3.1). Gleichzeitig ist jedoch auch ein gesellschaftliches Umdenken nötig, dass die Notwendigkeit zur Hinführung von Menschen mit Einschränkungen nicht länger in Frage stellt, sondern auf individuellen Interessen des Einzelnen ausgerichtet ist.

Zwar wird es vermutlich immer Barrieren geben, aber mit einer individuellen Fallanalyse des einzelnen Betroffenen ist es möglich einige Problembereiche zu optimieren. Bei Anil hat sich beispielsweise gezeigt, dass der Beginn der WhatsApp-Nutzung und die Verwendung der Sprachnachrichtenfunktion dazu geführt hat, dass er in seiner Nachbarschaft bei Gleichaltrigen ganz anders integriert ist als vorher. Da er eine Förderschule besucht, die ein großes Einzugsgebiet hat, kommen seine Mitschüler aus vielen verschiedenen Wohnorten und ein nachmittägliches Treffen nach der Schule ist schwer zu organisieren. Seit er jedoch in den WhatsApp-Gruppen seiner lokalen Messdiener- und Pfadfindergruppe ist, bekommt er mit, wann sich die anderen Jugendlichen aus der Nachbarschaft treffen. Angerufen hat ihn vor der Vernetzung über die WhatsApp keiner, da ihn die Jugendlichen aus seinem Ort nicht auf dem Schirm hatten, da sie sich nicht täglich in der Schule sehen. Damit wurde bei Anil das Ziel, ihn über digitale Medien stärker in sein soziales Umfeld zu integrieren, über die Verwendung von Sprachnachrichten über den Kommunikationsdienst WhatsApp erreicht. Bei einem anderen Nutzer ist möglicherweise, eigenständig den Busfahrplan nachzusehen, das Ziel, was mit einer persönlichen Assistenz eingeübt werden könnte.

Es ist davon auszugehen, dass sich durch neue Endgeräte und dadurch dass Elterngenerationen bald selbst Digital Natives sind, auch die Mediennutzung von Menschen mit Down-Syndrom ändern wird. Deutlich wird, dass die Generation der Digital Immigrants bei Menschen mit einer geistigen Behinderung länger andauert und es deutlich länger als bei Menschen ohne Behinderung dauert, bis sie als Digital Natives beschrieben werden können. In der kommunikationswissenschaftlichen Forschung wird das Thema Mediennutzung von Menschen mit Behinderung weiter an Bedeutung gewinnen. Einerseits lässt sich dies an aktuellen Forschungsprojekten wie der Studie der Medienanstalten und der Aktion Mensch ablesen, die eine Repräsentativerhebung zur Mediennutzung von Menschen mit Behinderung in Deutschland an das Hans-Bredow-Institut sowie an den Fachbereich Rehabilitationswissenschaften der TU Dortmund vergeben haben. Andererseits sind über die Schwierigkeiten von Menschen mit Behinderung im Internet gleichermaßen Schwierigkeiten und Barrieren für Internetnutzer mit wenigen Erfahrungen wie z.B. Kinder und Jugendliche, Senioren oder Menschen mit Schreib- und Leseeinschränkungen wie Menschen mit Migrationshintergrund und Analphabeten zu evaluieren.

# Literaturverzeichnis

Ahrens, Michael G./Singh, Nirbhay N. (1977): Television viewing habits of mentally retarded children. In: The Australian Journal of Mental Retardation, Vol. 4, No. 7: 1-3.

Aichele, Valentin (2008): Die UN-Behindertenrechtskonvention und ihr Fakulativprotokoll. Ein Beitrag zur Ratifikationsdebatte. Berlin, Deutsches Institut für Menschenrechte.

Aktion Mensch (2011): Web 2.0/barrierefrei. Eine Studie zur Nutzung von Web 2.0 Anwendungen durch Menschen mit Behinderung. http://publikationen.aktion-mensch.de/barrierefrei/Studie_Web_2.0.pdf (07.05.2012).

alsterintec e.V. (2005): Projektbericht. Ermittlung der Kundenzufriedenheit von Menschen mit Behinderung im Kontext Dienstleistungen zur beruflichen Rehabilitation. Das Personalentwicklungsinstrument QED aus der Sicht der Werkstattbeschäftigten als Reha-Kunden. http://alsterarbeit.de/cont/Projektbericht.pdf (08.02.2013).

Anderson, Daniel R./Field, Diane E. (1984): Die Aufmerksamkeit des Kindes beim Fernsehen: Folgerungen für die Programmproduktion. In: Meyer, Manfred/Burdach, Konrad J. (Hrsg.): Wie verstehen Kinder Fernsehprogramme? Forschungsergebnisse zur Wirkung formaler Gestaltungselemente des Fernsehens. München/New York/London: 52-92.

Appel, Markus/Schreiner, Constanze (2014): Digitale Demenz? Mythen und wissenschaftliche Befundlage zur Auswirkung von Internetnutzung. In: Psychologische Rundschau, Jg. 65, Nr. 1: 1-10.

ARD/ZDF-Onlinestudie (2013): Onlineanwendungen. http://www.ard-zdf-onlinestudie.de/index.php?id=423 (27.07.2015).

ARD/ZDF-Onlinestudie (2014): Onlineanwendungen. http://www.ard-zdf-onlinestudie.de/index.php?id=502 (27.07.2015).

ARD-Forschungsdienst (2014): Motive und Funktionen der Internetnutzung. In: Media Perspektiven, Nr. 5: 302-308.

Aufenanger, Stefan (1997): Medienpädagogik und Medienkompetenz. Eine Bestandsaufnahme. In: Deutscher Bundestag (Hg.): Medienkompetenz im Informationszeitalter. Enquete-Kommission ‚Zukunft der Medien in Wirtschaft und Gesellschaft. Deutschlands Weg in die Informationsgesellschaft'. Bonn, ZV Zeitungs-Verlag: 15-22.

Aufenanger, Stefan (1999): Medienkompetenz oder Medienbildung? Wie die neuen Medien einer handlungs- und entwicklungsorientierten Medienpädagogik in Erziehung und Bildung verändern. In: Bertelsmann Briefe, Nr. 142: 21-24.

Aufenanger, Stefan/Schlieszeit, Jürgen (2013): Tablets im Unterricht nutzen. Möglichkeiten und Trends beim Einsatz von Tablets für das Lehren und Lernen. In: Computer + Unterricht, Nr. 89: 6-10.

Baacke, Dieter (1973): Kommunikation und Kompetenz. Grundlegung einer Didaktik der Kommunikation und ihrer Medien. München/Weinheim, Juventa.

Baacke, Dieter (1996): Medienkompetenz als Netzwerk. Reichweite und Fokussierung eines Begriffs, der Konjunktur hat. In: Medien praktisch, Jg. 20, Nr. 2: 4-10.

Baacke, Dieter (1999a): Medienkompetenz: theoretisch erschließend und praktisch folgenreich. In: medien + erziehung, Jg. 43, Nr. 1: 7-12.

Baake, Dieter (1999b): Medienkompetenz als zentrales Operationsfeld von Projekten. In: Baake, Dieter/Kornblum, Susanne/Lauffer, Jürgen (Hrsg.): Handbuch Medien: Medienkompetenz. Modelle und Projekte. Bonn, Bundeszentrale für politische Bildung: 31-35.

Bachmair, Ben (1994): Handlungsleitende Themen: Schlüssel zur Bedeutung der bewegten Bilder für Kinder. In: Deutsches Jugendinstitut (Hg.): Handbuch Medienerziehung im Kindergarten. Teil I Pädagogische Grundlagen. Opladen, Leske + Budrich: 171-185.

Barthelmes, Jürgen/Sander, Ekkehard (2001): Erst die Freunde, dann die Medien. Medien als Begleiter in Pubertät und Adoleszenz. München, Verlag Deutsches Jugendinstitut.

Baur, Marieluise (2003): Geistige Behinderung und Gesellschaft. Down Syndrom und die gesellschaftliche Praxis in Familie, Ausbildungsinstitutionen, Beruf und Alter: Lebens-, Identitäts- und Fähigkeitsentwicklungen von Menschen mit Down-Syndrom; eine soziologische Analyse. München, Utz.

Beck, Klaus (2010): Soziologie der Online-Kommunikation. In: Schweiger, Wolfgang/ Beck, Klaus (Hrsg.): Handbuch Online-Kommunikation. Wiesbaden, VS-Verlag: 15-35.

Beck, Klaus (2014): Soziologie der Online-Kommunikation. Wiesbaden, VS-Verlag.

Becker, Claudia (2013): Wenn das Handy wichtiger wird als das Kind. In: Die Welt (19.11.2013). http://www.welt.de/vermischtes/article122038998/Wenn-das-Handy-wichtiger-wird-als-das-Kind.html (11.02.2015).

Bernasconi, Tobias (2007): Barrierefreies Internet für Menschen mit geistiger Behinderung. Eine experimentelle Pilotstudie zu technischen Voraussetzungen und partizipativen Auswirkungen. Oldenburg, BIS-Verlag.

Bernasconi, Tobias (2009): Barrierefreies Internet für Menschen mit geistiger Behinderung. Pädagogische Konsequenzen aus den Ergebnissen einer Pilotstudie. In: Zeitschrift für Heilpädagogik, Jg. 60, Nr. 7: 300-307.

BGBI 2002: Bundesgesetzblatt Teil 1 Nr. 49: Verordnung zur Schaffung barrierefreier Informationstechnik nach dem Behindertengleichstellungsgesetz (Barrierefreie Informationstechnik-Verordnung-BITV): 1468.

BGG, Gesetz zur Gleichstellung behinderter Menschen (Behindertengleichstellungsgesetz) (27.04.2002).

Bird, Gilian/Buckley, Sue (2005): Handbuch für Lehrer von Kindern mit Down-Syndrom. Zirndorf, G&S Verlag GmbH.

BIU - Bundesverband Interaktive Unterhaltungssoftware (2015): Kulturgut Digitale Spiele. http://www.biu-online.de/de/themen/kulturgut-digitale-spiele.html (30.07.2015).

BLM/aj-Bayerische Landeszentrale für neue Medien/ Aktion Jugendschutz Landesarbeitsstelle Bayern e.V. (2000): Kinder sehen fern. 5 Bausteine zur Fernsehrezeption von Kindern. München, kopaed.

BMAS-Bundesministerium für Arbeit und Soziales (2011): Übereinkommen der Vereinten Nationen über Rechte von Menschen mit Behinderungen. Erster Staatenbericht der Bundesrepublik Deutschland.                http://www.bmas.de/shareddocs/downloads/DE/staatenbericht2011.pdf; sessionid=E4F50313C9B3837E75CAEEB90055F295?_blob=publicationFile (13.05.2013).

BMFSFJ-Bundesministerium für Familien, Senioren, Frauen und Jugend (2013): Medienkompetenzförderung für Kinder und Jugendliche. Eine Bestandsaufnahme. http://medienkompetenzbericht. de/bericht.php (02.12.2014).

BMGS-Bundesministerium für Gesundheit und Soziale Sicherung (2005): Das Gesetz zur Gleichstellung behinderter Menschen als Beitrag zur Umsetzung des Benachteiligungsverbotes im Grundgesetz. http://www.bmas.de/SharedDocs/Downloads/DE/PDF-Publikationen/a301-gesetz-zur-gleichstellung-behinderter-menschen.pdf?__blob=publicationFile (12.05.2013).

BMWA/BMBF, Bundesministerium für Wirtschaft und Arbeit/Bundesministerium für Bildung und Forschung (2003): Informationsgesellschaft Deutschland 2006. Aktionsprogramm der Bundesregierung. Hof/Saale. http://www.bmbf.de/pubRD/aktionsprogramm_informations gesellschaft_2006.pdf (05.09.2014).

Bonfadelli, Heinz (2005): Die Rolle digital-interaktiver Medien für die gesellschaftliche Teilhabe. In: medien + erziehung, Jg. 49, Nr. 6: 6-16.

Bonfadelli, Heinz (2010): Einführung in die Publizistikwissenschaft. Bern, UTB: 311-336.

Bonfadelli, Heinz/Wirth, Werner (2010): Medienwirkungsforschung. In: Bonfadelli, Heinz/ Jarren, Otfried/Siegert, Gabriele (Hrsg.): Einführung in die Publizistikwissenschaft. Bern; Haupt Verlag: 561-602.

Bönsch, Manfred (1995): Differenzierung in Schule und Unterricht. München, Ehrenwirth.

Bosse, Ingo (2012a): Medienbildung im Zeitalter der Inklusion. LfM-Dokumentation, Band 45. Düsseldorf, Landesanstalt für Medien NRW.

Bosse, Ingo (2012b): Medienbildung im Zeitalter der Inklusion-eine Einleitung. In: Bosse, Ingo (Hg.): Medienbildung im Zeitalter der Inklusion. LfM-Dokumentation, Band 45. Düsseldorf, Landesanstalt für Medien NRW: 11-26.

Bosse, Ingo (2012c): Medienbildung im Förderschwerpunkt geistige Entwicklung-in Universität und Schule. In: Schulz-Zander, Renate/Eickelmann, Birgit/Moser, Horst/Niesyto, Horst/Grell, Petra (Hrsg.): Jahrbuch Medienpädagogik 9. Qualitätsentwicklung in der Schule und medienpädagogische Professionalisierung. Wiesbaden: VS-Verlag: 427-449.

Bosse, Ingo (2012d): Partizipation von Menschen mit Behinderung. In: Lutz, Klaus/Rösch, Eike/Seitz, Daniel (Hrsg.): Partizipation und Engagement im Netz. Neue Chancen für Demokratie und Medienpädagogik. GMK-Schriftenreihe zur Medienpädagogik 47. München, kopaed: 177-186.

Bosse, Ingo (2014): Zur Rolle der Medienpädagogik im Inklusionsprozess. In: VHN-Vierteljahresschrift für Heilpädagogik und ihre Nebengebiete, Nr. 2: 149-153.

Boyd, Danah M. (2008): Social Network Sites: Definition, History, and Scholarship. In: Journal of Computer-Mediated Communication, Vol. 13, No. 1: 210-230.

Breunig, Christian/Hofsümmer, Karl-Heinz/Schröter, Christian (2014): Funktionen und Stellenwert der Medien-das Internet im Kontext von TV, Radio und Zeitung. Entwicklungen anhand von vier Grundlagenstudien zur Mediennutzung in Deutschland. In: Media Perspektiven, Nr. 3: 122-144.

Bruttel, Oliver (2013): Der Einfluss der sozialen Schicht auf Themeninteressen und Mediennutzungsverhalten von Jugendlichen. In: medien + erziehung, Jg. 57, Nr. 3: 43-49.

Buhse, Jörg/Scheske, Michael (2005): Barrierefreie Internetauftritte. Aspekte der Umsetzung des Behindertengleichstellungsgesetzes in elektronischen Medien. Kommunikationswissenschaftliche-Arbeitshefte 7. Potsdam, Universitätsverlag.

Bürli, Alois (1997): Internationale Tendenzen in der Sonderpädagogik. Vergleichende Betrachtung mit Schwerpunkt auf den europäischen Raum. Hagen, Edition SZH/SPC.

Büsch, Andreas (2012): Bildung in Zeiten des Social Web. In: Ziegler, Horst/Bergold, Ralph (Hrsg.): Neue Vermessungen. Katholische Erwachsenenbildung heute im Spannungsfeld von Kirche und Gesellschaft. Festschrift 50 Jahre KEB Saarland. Merzig, Gollenstein, 275-303.

Büsch, Andreas (2014): Social Media und Schule. In: Religionsunterricht heute, Nr. 2: 4-11.

Busemann, Katrin/Tippelt, Florian (2014): Second Screen. Parallelnutzung von Fernsehen und Internet. Ergebnisse der ARD/ZDF-Onlinestudie 2014. In: Media Perspektiven, Nr. 7-8: 409-416.

Casey, Wendy/Jones, David/Kugler, Barbara/Watkins, Brian (1988): Integration of Down's syndrome children in the primary school: a longitudinal study of cognitive development and academic attainments. In: British Journal of Educational Psychology, Vol. 58, No. 3: 279-286.

Charlton, Michael (1986): Medienkonsum und Lebensbewältigung in der Familie. Methoden und Ergebnisse der strukturanalytischen Rezeptionsforschung; mit fünf Falldarstellungen. München, Psychologie-Verlags-Union.

Charlton, Michael/Neumann-Braun, Klaus (1992): Medienthemen und Rezipiententhemen. Einige Ergebnisse der Freiburger Längsschnittuntersuchung zur Medienrezeption von Kindern. In: Schulz, Winfried (Hg.): Medienwirkungen. Einflüsse von Presse, Radio und Fernsehen auf Individuum und Gesellschaft. Weinheim, VCH, Acta Humaniora: 9-23.

Charlton, Michael (1997): Rezeptionsforschung als Aufgabe einer interdisziplinären Medienwissenschaft. In: Charlton, Michael/Schneider, Silvia (Hrsg.): Rezeptionsforschung. Theorien und Untersuchungen zum Umgang mit Massenmedien. Opladen, Westdeutscher Verlag: 16-39.

Charlton, Michael/Schneider, Silvia (Hrsg.): Rezeptionsforschung. Theorien und Untersuchungen zum Umgang mit Massenmedien. Opladen, Westdeutscher Verlag.

Cummins, Robert A./Lau, Anna L.D. (2005): Personal Wellbeing Index-Intellectual Disability. 3rd Edition. School of Psychology, Deakin University. http://www.deakin.edu.au/research/acqol/ instruments/wellbeing-index/pwi-id-english.pdf (10.01.2012).

DasErste.de (2013): Leben mit der genetischen Besonderheit. http://www.daserste.de/information/ politik-weltgeschehen/mittagsmagazin/sendung/down-syndrom-trisomie-100.html (04.11.2013).

de Bragança, Katja/Leichtfuß, Anne (2012): Vernetzung mit Anderen. Katja de Bragança u. Anne Leichtfuß im Gespräch mit DAS BAND. In: Das Band. Zeitschrift des Bundesverbandes für körper- und mehrfachbehinderte Menschen e.V., Nr. 5: 10-12.

Decker, Regina/Feil, Christine (2003): Grenzen der Internetnutzung bei Kindern. Beobachtungen aus dem Projekt "Wie entdecken Kinder das Internet?" In: medien + erziehung, Jg. 47, Nr. 5: 14-27.

Diehl, Ulrike (2001): Einstellung der Eltern zur Sexualität ihres körper- oder mehrfachbehinderten Kindes. In: Bundeszentrale für gesundheitliche Aufklärung (Hg.): Forum Sexualaufklärung und Familienplanung, Nr. 2: 16-19.

DIMDI-Deutsches Institut für medizinische Dokumentation und Information (2005): Internationale Klassifikation der Funktionsfähigkeit, Behinderung und Gesundheit (ICF). http://www.dimdi. de/dynamic/de/klassi/downloadcenter/icf/endfassung/icf_endfassung-2005-10-01.pdf (28.10.2013).

Dobransky, Kerry/Hargittai, Eszter (2006): The Disability Divide in Internet Access and Use. In: Information, Communication and Society, Vol. 9, No. 3: 313-334.

Dönhoff, Knut (1999): Theoretische und empirische Aspekte des Computereinsatzes in der Schule für Geistigbehinderte. In: Lamers, Wolfgang (Hg.): Computer- und Informationstechnologie. Geistigbehindertenpädagogische Perspektiven. Düsseldorf, Verlag Selbstbestimmtes Leben: 101-121.

Down, John Langdon Haydon (1968): Beobachtungen zu einer ethnischen Klassifizierung von Schwachsinnigen. Neudruck, 1. Auflage 1866. Dortmund, Beschel.

Dradio.de (2013): Schwerpunktthema: Down-Syndrom. Das besondere Kind. http://www.dradio.de/ dlf/sendungen/sprechstunde/1169377/ (04.11.2013).

Dresing, Thorsten/Pehl, Thorsten (2013): Praxisbuch Interview, Transkription & Analyse. Anleitung und Regelsysteme für qualitativ Forschende. Marburg. Eigenverlag.

Dreyer, Stephan/Lampert, Claudia/ Schulze, Anne (2014): Kinder und Onlinwerbung. Erscheinungsformen von Werbung im Internet, ihre Wahrnehmung durch Kinder und ihr regulatorischer Kontext. LfM-Schriftenreihe Medienforschung Band 75. Düsseldorf, Vistas Verlag.

Eimeren, Birgit van/Frees, Beate (2012): 76 Prozent der Deutschen online - neue Nutzungssituation durch mobile Endgeräte. Ergebnisse der ARD/ZDF-Onlinestudie 2012. In: Media Perspektiven, Nr. 7-8: 362-379.

Eimeren, Birgit van/Frees, Beate (2014): 79 Prozent der Deutschen online. Zuwachs bei mobiler Internetnutzung und Bewegtbild. Ergebnisse der ARD/ZDF-Onlinestudie 2014. In: Media Perspektiven, Nr. 7-8: 378-396.

Elson, Malte/Breuer, Johannes/Quandt, Thorsten (2014): Gewalt erzeugt Mediengewalt - oder umgekehrt? Über den Zusammenhang von Aggression und der Nutzung digitaler Spiele. In: In-Mind: The Inquisitive Mind, Nr. 3. http://de.in-mind.org/article/gewalt-erzeugt-mediengewalt-oder-umgekehrt-ueber-den-zusammenhang-von-aggression-und-der (27.08.2015).

EoA - Elements of Art (2011): Die Bedeutung der Eltern bei der Internetnutzung der Kinder. http://www.eoa.de/EoAforscht/ElternStudie/tabid/409/Default.aspx (09.05.2012).

Fawzi, Nayla (2009): Cyber-Mobbing. Ursachen und Auswirkungen von Mobbing im Internet. Baden-Baden, Nomos.

Feil, Christine/Decker, Regina/Gieger, Christoph (2004): Wie entdecken Kinder das Internet? Beobachtungen bei 5- bis 12-jährigen Kindern. Wiesbaden, VS-Verlag.

Festl, Ruth (2015): Täter im Internet. Eine Analyse individueller und struktureller Erklärungsfaktoren von Cybermobbing im Schulkontext. Wiesbaden, VS-Verlag.

Fischer, Erhard (2003): Pädagogik für Menschen mit geistiger Behinderung. Sichtweisen, Theorien, aktuelle Herausforderungen. Oberhausen, Athena.

Flick, Uwe (2010): Qualitative Forschung-Theorien, Methoden, Anwendungen in Psychologie und Sozialwissenschaft. Hamburg, Rowohlt.

Frankfurter Allgemeine (09.10.2014): Nicht einmal jeder zweite Teenager mehr bei Facebook. http://www.faz.net/aktuell/wirtschaft/maechtige-internetriesen/jugendliche-verlieren-interesse-an-facebook-zeigt-eine-neue-studie-13198044.html (11.02.2015).

Friemel, Thomas N. (2008): Mediennutzung im sozialen Kontext. Soziale Netzwerkanalyse der Funktionen und Effekte interpersonaler Kommunikation über massenmediale Inhalte. Zürich, Universität Zürich.

Friske, Andrea (1995): Als Frau geistig behindert sein. Ansätze zu frauenorientiertem heilpädagogischen Handeln. München, Reinhardt.

Fromme, Johannes/Jörissen, Benjamin (2010): Medienbildung und Medienkompetenz. Berührungspunkte und Differenzen nicht ineinander überführbarer Konzepte. In: medien + erziehung, Jg. 54, Nr. 5: 46-54.

Gapski, Harald (2001): Medienkompetenz. Eine Bestandsaufnahme und Vorüberlegung zu einem systemtheoretischen Rahmenkonzept. Opladen, Westdeutscher Verlag.

Gapski, Harald (2006): Medienkompetenz messen? Verfahren und Reflexionen zur Erfassung von Schlüsselkompetenzen. Schriftenreihe Medienkompetenz des Landes Nordrhein-Westfalen, Band 3. München/ Düsseldorf, kopaed.

Gehrau, Volker (2002a): Die Beobachtung in der Kommunikationswissenschaft. Methodische Ansätze und Beispielstudien. Konstanz, UVK, UTB.

Gehrau, Volker (2002b): Eine Skizze der Rezeptionsforschung in Deutschland. In: Rössler, Patrick/Kubisch, Susanne/Gehrau, Volker (Hrsg.): Empirische Perspektiven der Rezeptionsforschung. München, Fischer: 9-48.

Gehrau, Volker (2014): Rezeption in der Gruppe. In: Wünsch, Carsten/Schramm, Holger/Gehrau, Volker/Bildandzic, Helena (Hrsg.): Handbuch Medienrezeption. Baden-Baden, Nomos: 351-364.

Gehrau, Volker/Goertz, Lutz (2010): Gespräche über Medien unter veränderten medialen Bedingungen. In: Publizistik, Jg. 55, Nr. 2: 153-172

Gehrau, Volker/Hamachers, Annika (2013, September). Spezifika von Beobachtungsstudien in der Kommunikationswissenschaft. Eine Analyse von Fachzeitschriftenpublikationen 2000 bis 2010. Vortrag auf der 15. Jahrestagung der DGPuK-Fachgruppe 'Methoden der Publizistik- und Kommunikationswissenschaft', Münster, 29.09.-31.09.2013.

Glaser, Barney G./Strauss, Anselm L. (1967): The discovery of grounded theory. Chicago, Adline.

Glaser, Barney G./Strauss, Anselm L. (1998): Grounded Theory. Strategien qualitativer Forschung. Bern, Huber.

GMK-net.de (2015): Fachgruppe Inklusive Medienbildung. http://www.gmk-net.de/index.php?id=370 (17.06.2015).

Greiner, Lena (2015): Behinderte Kinder an Regelschulen: Immer mehr Schüler gelten als förderbedürftig. http://www.spiegel.de/schulspiegel/inklusion-mehr-kinder-an-regelschulen-mehr-kinder-an-foerderschulen-a-959484.html (25.08.2015).

Groeben, Norbert/Hurrelmann, Bettina (2002): Medienkompetenz. Voraussetzungen, Dimensionen, Funktionen. München, Beltz Juventa.

Gromann, Petra (1998): Das Problem der Beurteilung von Wohlbefinden aus der Außenperspektive. In: Fischer, Ute/Hahn, Martin Th./Lindmeier, Christian/Reimann, Bernd/Richardt, Michael (Hrsg.): Wohlbefinden und Wohnen von Menschen mit schwerer geistiger Behinderung. Reutlingen, Diakonie-Verlag: 254-270.

Grundwald, Armin/Banse, Gerhard/Coenen, Christopher/Hennen, Leonhard (2006): Netzöffentlichkeit und digitale Demokratie. Tendenzen politischer Kommunikation im Internet. Berlin, Ed. Sigma.

Gymnasium St. Mauritz (2015): Das medienpädagogische Konzept am Gymnasium St. Mauritz. http://p161344.mittwaldserver.info/fileadmin/Dateien/Daten/Downloads/Konzept_Medienerziehung_St_Mauritz_Kurzfassung_fuer_Eltern.pdf (17.08.2015).

Habermas, Jürgen (1972): Vorbereitende Bemerkungen zu einer Theorie der kommunikativen Kompetenz. In: Holzer, Horst/Steinbacher, Karl (Hrsg.): Sprache und Gesellschaft. Hamburg, Hoffmann und Campe: 208-236.

Haefner, Klaus (2002): Multimedia im 21. Jahrhundert - Konsequenzen für das Bildungswesen. In: Issing, Ludwig J./Klimsa, Paul (Hrsg.): Information und Lernen mit Multimedia und Internet. Weinheim/Beltz, PVU: 481-492.

Haferkamp, Nina (2014): Physische und psychische Einschränkungen. In: Wünsch, Carsten/Schramm, Holger/Gehrau, Volker/Bildandzic, Helena (Hrsg.): Handbuch Medienrezeption. Baden-Baden, Nomos.

Hagen, Jutta (2002): Zur Befragung von Menschen mit einer geistigen oder mehrfachen Behinderung. In: Geistige Behinderung, Jg. 41, Nr. 4: 293–306.

Halder, Cora (2006): Medizinische Aspekte bei Down Syndrom. Mit Checkliste. Nürnberg, Dt. Down-Syndrom-InfoCenter.

Hargittai, Eszter (2002): Second-Level Digital Divide. Differences in People's Online Skills. First Monday. Vol. 7, No. 4. http://firstmonday.org/htbin/cgiwrap/bin/ojs/index.php/fm/article/view/942/864 (14.02.2013).

Hargittai, Eszter/Hinnant, Amanda (2008): Digital Inequality. Differences in Young Adult's Use of the Internet. In: Communication Research, Vol. 35, No. 5: 602-621.

Hartmann, Tilo (2010): Parasoziale Interaktion und Beziehungen. Baden-Baden, Nomos.

Hedrich, Andreas/Voß-Fertmann, Thomas (1999): Medienkompetenz im Jugendalter: Gesellschaftliche Rahmenbedingungen, Stellenwert der Medien und medienpädagogische Handlungsfelder. In: Schell, Fred/Stolzenberg, Elke/Theunert, Helga (Hrsg.): Medienkompetenz. Grundlagen und pädagogisches Handeln. München, kopaed: 188-200.

Hellbusch, Jan Erik (2004): Barrierefreies Webdesign. Praxishandbuch für Webgestaltung und grafische Programmoberfläche. Heidelberg, Dpunkt.

Hepp, Andreas (1996): Beim Fernsehen sprechen. Medienkompetenz und die kommunikative Aneignung von Fernsehtexten. In: Medien praktisch, Jg. 20, Nr. 2: 20-25.

Hepp, Andreas (1998): Fernsehaneignung und Alltagsgespräche. Fernsehnutzung aus der Perspektive der Cultural Studies. Opladen, Westdeutscher Verlag.

Hinz, Andreas (2002): Von der Integration zur Inklusion - terminologisches Spiel oder konzeptionelle Weiterentwicklung? In: Zeitschrift für Heilpädagogik, Jg. 53, Nr. 9: 354-361.

Hobbs, Renee (2010): Digital and Media Literacy. A Plan of Action. Washington DC, The Aspen Institute.

Hoffmann, Bernward (2006): Medienkompetenz sozial benachteiligter Kinder. In: tv diskurs, Jg. 10, Nr. 4: 14-17.

Hoffmann, Dagmar (2009): Schärfen oder trüben mediale Bilder von Körpern und Sexualität den Blick auf das Sexuelle? In: Bundeszentrale für gesundheitliche Aufklärung (Hg.): Forum Sexualaufklärung und Familienplanung, Nr. 1: 8-14.

Höflich, Joachim R. (1997): Zwischen massenmedialer und technisch vermittelter interpersonaler Kommunikation - der Computer als Hybridmedium und was die Menschen damit machen. In: Beck, Klaus/Vowe, Gerhard (Hrsg.): Computernetze - ein Medium öffentlicher Kommunikation? Berlin, Wissenschaftsverlag Volker Spiess: 85-104.

Höflich, Joachim R. (2003): Mensch, Computer und Kommunikation. Theoretische Verortung und empirische Befunde. Frankfurt am Main, Peter Lang.

Holly, Werner/Püschel, Ulrich (2001): Der sprechende Zuschauer. Wie wir uns Fernsehen kommunikativ aneignen. Opladen, Westdeutscher Verlag.

Horton, Donald/Wohl, R. Richard (1956): Mass Communication and Para-Social Interaction. Observations on intimacy at a distance. In: Psychiatry, Vol. 19, No. 3: 215-229.

Hradil, Stefan (2005): Soziale Ungleichheit in Deutschland. Wiesbaden, VS.

Iske, Stefan/Klein, Alexandra/Kutscher, Nadia/Otto, Hans-Uwe (2007): Virtuelle Ungleichheit und informelle Bildung. Eine empirische Analyse der Internetnutzung Jugendlicher und ihre Bedeutung für Bildung und gesellschaftliche Teilhabe. In: Kompetenzzentrum Informelle Bildung (Hg.): Grenzenlose Cyberwelt? Zum Verhältnis von digitaler Ungleichheit und neuen Bildungszugängen für Jugendliche. Wiesbaden, VS-Verlag: 65-91.

Jäckel, Michael/Lenz, Thomas/Zillien, Nicole (2005): Stadt-Land-Unterschiede der Internetnutzung. Eine empirische Untersuchung der regionalen digitalen Spaltung. In: medien + erziehung, Jg. 50, Nr. 6: 17-28.

Jäckel, Michael/Wollscheid, Sabine (2007): Mehr Dinge zur gleichen Zeit. Eine empirische Analyse von medialen Haupt- und Nebenaktivitäten am Beispiel des Fernsehens. In: Zeitschrift für Medienpsychologie. Jg. 19, Nr.1: 23-33.

Jacobs, Dennis (2005): Barrierefreiheit im Internet: Gesellschaftliches Anliegen und gesetzliche Verpflichtung. In: Buhse, Jörg/Scheske, Michael (Hrsg.): Barrierefreie Internetauftritte. Aspekte der Umsetzung des Behindertengleichstellungsgesetzes in elektronischen Medien. Kommunikationswissenschaftliche-Arbeitshefte 7. Potsdam, Universitätsverlag: 25-32.

Jandura, Olaf/Karnowski, Veronika (2015): Digital Natives vs. Digital Immigrants - fruchtbares empirisches Konzept für die Kommunikationswissenschaft oder populärwissenschaftliche Fiktion? In: Publizistik, Jg. 60, Nr. 1: 63-79.

Jarren, Otfried/Vogel, Martina (2011): "Leitmedien" als Qualitätsmedien. Theoretisches Konzept und Indikatoren. In: Blum, Roger/Bonfadelli, Heinz/Imhof, Kurt/Jarren, Otfried (Hrsg.): Krise der Leuchttürme öffentlicher Kommunikation. Wiesbaden, VS Verlag: 17-30.

Jarren, Otfried/Wassmer, Christian (2009): Medienkompetenz - Begriffsanalyse und Modell. Ein Diskussionsbeitrag zum Stand der Medienkompetenzforschung. In: medien + erziehung, Jg. 53, Nr. 3: 46-51.

JIM-Studie 2011 - Medienpädagogischer Forschungsverbund Südwest (2011): Jugend, Information, (Multi-) Media. Basisuntersuchung zum Medienumgang 12- bis 19-Jähriger in Deutschland. Stuttgart.

JIM-Studie 2012 - Medienpädagogischer Forschungsverbund Südwest (2012): Jugend, Information, (Multi-) Media. Basisuntersuchung zum Medienumgang 12- bis 19-Jähriger in Deutschland. Stuttgart.

JIM-Studie 2013 - Medienpädagogischer Forschungsverbund Südwest (2013): Jugend, Information, (Multi-) Media. Basisuntersuchung zum Medienumgang 12- bis 19-Jähriger in Deutschland. Stuttgart.

JIM-Studie 2014 - Medienpädagogischer Forschungsverbund Südwest (2014): Jugend, Information, (Multi-) Media. Basisuntersuchung zum Medienumgang 12- bis 19-Jähriger in Deutschland. Stuttgart.

Kammerl, Rudolf/Hirschhäuser, Lena/Rosenkranz, Moritz/Schwinge, Christiane/Hein, Sandra (2012): Exzessive Internetnutzung in Familien. Zusammenhänge zwischen der exzessiven Computer- und Internetnutzung und dem (medien-)erzieherischen Handeln in den Familien. Lengerich, Pabst Science Publ.

Kaplan, Andreas M./Haenlein, Michael (2010): Users of the world, unite! The challenges and opportunities of Social Media. In: Business Horizons, Vol. 53, No. 1: 59-68.

Katz, Elihu/Blumler, Jay G./Gurevitch, Michael (1974): Utilization of Mass Communication by the Individual. In: Blumer, Jay G./Katz, Elihu (Hrsg.): The Uses of Mass Communications. Beverly Hills, Sage: 19-34.

KBoM - Keine Bildung ohne Medien (2015): AG Medienbildung in die Schule. Positionspapier zur Konkretisierung der Forderung nach einer medienpädagogischen Grundbildung. http://www.keine-bildung-ohne-medien.de/positionspapiere/ag-medienbildung_schule.pdf (27.05.2015).

Keppler, Angela (1994): Tischgespräche über Formen kommunikativer Vergemeinschaftung am Beispiel der Konversation in Familien. Frankfurt am Main, Suhrkamp.

Kessler, Bernhard/Kupferschmitt, Thomas (2012): Fernsehen in der Gemeinschaft. Analyse zu Konstellationen der Fernsehnutzung. In: Media Perspektiven, Nr. 12: 623-634.

KIM-Studie 2008 - Medienpädagogischer Forschungsverband Südwest (2009): Kinder + Medien, Computer + Internet. Basisuntersuchung zum Medienumgang 6- bis 13-Jähriger in Deutschland, Stuttgart.

KIM-Studie 2012 - Medienpädagogischer Forschungsverband Südwest (2013): Kinder + Medien, Computer + Internet. Basisuntersuchung zum Medienumgang 6- bis 13-Jähriger in Deutschland, Stuttgart.

KIM-Studie 2014 - Medienpädagogischer Forschungsverband Südwest (2015): Kinder + Medien, Computer + Internet. Basisuntersuchung zum Medienumgang 6- bis 13-Jähriger in Deutschland, Stuttgart.

KMK - Kultusministerkonferenz (2012): Medienbildung in der Schule. Beschluss der Kultusminister-konferenz vom 8. März 2012. http://www.kmk.org/fileadmin/veroeffentlichungen_beschluesse/2012/2012_03_08_Medienbildung.pdf (25.11.2013).

Krol, Beate (2014): Inklusion in der Arbeitswelt. http://www.planet-wissen.de/alltag_gesundheit/behinderungen/inklusion/inklusion_arbeitswelt.jsp (09.04.2015).

Krotz, Friedrich (2005): Neue Theorien entwickeln. Eine Einführung in die Grounded Theory, die heuristische Sozialforschung und die Ethnographie anhand von Beispielen aus der Kommunika-tionsforschung. Köln, Herbert von Halem.

Krotz, Friedrich (2007): Mediatisierung. Fallstudien zum Wandel von Kommunikation. Wiesbaden, VS-Verlag.

KsF- Kompetenzzentrum für sonderpädagogische Förderung (2014): Pädagogik. http://hhs-moers.de/paedagogik/ (28.04.2014).

Kuhlmann, Christoph/Wolling, Jens (2004): Fernsehen als Nebenbeimedium. Befragungsdaten und Tagebuchdaten im Vergleich. In: Medien & Kommunikationswissenschaft, Jg. 52, Nr. 3: 386-411.

Kutscher, Nadia (2009): Ungleiche Teilhabe - Überlegungen zur Normativität des Medienkompetenz-begriffs. In: Medienpädagogik. Themenheft Nr. 17. http://medienpaed.com/17/kutscher0904.pdf (07.07.2012)

Kutscher, Nadia (2010): Digitale Ungleichheit: Soziale Unterschiede in der Mediennutzung. In: Clep-pien, Georg/Lerche, Ulrike (Hrsg.): Soziale Arbeit und Medien. Wiesbaden, VS-Verlag: 153-163.

Kutscher, Nadia (2012a): Medienbildung und soziale Ungleichheit. In: Bosse, Ingo (Hg.): Medienbil-dung im Zeitalter der Inklusion. LfM-Dokumentation, Band 45. Düsseldorf, Landesanstalt für Medien: 58-63.

Kutscher, Nadia (2012b): Was bedeutet "Inklusive Medienbildung"? In: Gapski, Harald (Hg.): Infor-mationskompetenz und inklusive Mediengesellschaft. Dokumentation einer Fachtagung mit Projektbeispielen. Schriftenreihe Medienkompetenz des Landes Nordrhein-Westfalen, Band 12. Düsseldorf/München, kopaed: 65-68.

Laga, Gerd (1982): Methodologische und methodische Probleme bei der Befragung geistig Behinder-ter. In Heinze, Rolf G./Runde, Peter (Hrsg.): Lebensbedingungen Behinderter im Sozialstaat. Opladen, Westdeutscher Verlag: 223–238.

Lamers, Wolfgang (1999): Kommunikations- und Informationsdienste im Internet. Nutzungs- und Anwendungsmöglichkeit in der Geistigbehindertenpädagogik und für Menschen mit geistiger Behinderung. In: Lamers, Wolfgang (Hg.): Computer- und Informationstechnologie. Geistig-behindertenpädagogische Perspektiven. Düsseldorf, Verlag Selbstbestimmtes Leben: 346–388.

Lamnek, Siegfried (2010): Qualitative Sozialforschung. Weinheim, Beltz.

Lampert, Claudia (2005): Grounded Theory. In: Mikos, Lothar/ Wegener, Claudia (Hrsg.): Qualitative Medienforschung. Ein Handbuch. Konstanz, UVK, UTB: 516-526.

Lampert, Claudia/Schwinge, Christiane/Kannerl, Rudolf/Hirschhäuser, Lena (2012): Computerspiele(n) in der Familie. Computerspielsozialisation von Heranwachsenden unter Berücksichtigung genderspezifischer Aspekte. LfM-Dokumentation, Band 47. Düsseldorf, Landesanstalt für Medien NRW.

Lindner, Roland (2014): Facebook kauft Relevanz. Zur Übernahme von WhatsApp. In: Frankfurter Allgemeine (20.02.2014). http://www.faz.net/aktuell/wirtschaft/netzwirtschaft/der-facebook-boersengang/zur-uebernahme-von-whatsapp-facebook-kauft-relevanz-12812721.html (11.02.2015).

Loosen, Wiebke/Scholl, Armin (2012): Theorie und Praxis von Mehrmethodendesigns in der Kommunikationswissenschaft. In: Loosen, Wiebke/Scholl, Armin (Hrsg.): Methodenkombinationen in der Kommunikationswissenschaft. Methodologische Herausforderungen und empirische Praxis. Köln, Herbert von Halem: 9-25.

Luder, Reto (2003): Neue Medien im heil- und sonderpädagogischen Unterricht. Ein didaktisches Rahmenkonzept zum Einsatz digitaler Informations- und Kommunikationstechnologien. Bern, Haupt Verlag.

Luder, Reto (2004): Medienkompetenz im sonderpädagogischen Unterricht. In: Schweizerische Zeitschrift für Heilpädagogik, Jg. 10, Nr. 4: 16–22.

Ludwig,Luise/Mayrberger, Kerstin/Weidmann, Adrian (2011): Einsatz personalisierter iPads im Unterricht aus Perspektive der Schülerinnen und Schüler. http://mediendidaktik.uni-due.de/ sites/default/files/ws_lerninfrastrukturen_0.pdf#page=7 (17.08.2015).

Lutz, Klaus (2003): Medienarbeit mit Behinderten. In: medien + erziehung, Jg. 47, Nr. 3: 148-151.

Lutz, Klaus (2006): Aktive Medienarbeit – barrierefrei. In: Michaelis, Elke/Lieb, Oliver (Hrsg.): ausdrucksstark. Modelle zur aktiven Medienarbeit mit Heranwachsenden mit Behinderung. München, kopaed: 13-21.

Marci-Boehncke, Gudrun/Rath, Matthias (2013): Kinder – Medien – Bildung. Eine Studie zu Medienkompetenz und vernetzter Educational Governance in der Frühen Bildung. München, kopaed.

Marcinkowski, Frank/Marxer, Wilfried (2011): Politische Kommunikation und Volksentscheid. Baden-Baden, Nomos: 13-27.

Marr, Mirko/Bonfadelli, Heinz (2010): Mediennutzungsforschung. In: Bonfadelli, Heinz/Jarren, Otfried/Siegert, Gabriele (Hrsg.): Einführung in die Publizistikwissenschaft. Stuttgart, Wien, Bern. 547-556.

McGuire, Dennis (2007): Wenn Menschen mit Down-Syndrom die Welt regierten …. In: Leben mit Down-Syndrom, Nr. 55: 61-63.

McGuire, Dennis/Chicoine, Brian (2008a): Das visuelle Gedächtnis: Stärken und Schwächen. In: Leben mit Down-Syndrom, Nr. 57: 10-19.

McGuire, Dennis/Chicoine, Brian (2008b): Erwachsene mit Down-Syndrom verstehen, begleiten und fördern. Stärken erkennen, Herausforderungen meistern. Zirndorf, G&S Verlag.

Menschenmoser, Helmut (2006a): Ayşe macht und mit dem Internet was vor. Individualisierte Förderung von Medienkompetenz und systematischer Medieneinsatz mit pädagogischem Konzept. In: Werning, Rolf/Urban, Michael (Hrsg.): Das Internet im Unterricht für Schüler mit Lernbeeinträchtigungen. Grundlagen - Praxis - Forschung. Stuttgart, Kohlhammer: 27–47.

Menschenmoser, Helmut (2006b): Die Suche nach der goldenen Nadel im Heuhaufen - oder: Systematische Internetrecherche im Unterricht. In: Werning, Rolf/Urban, Michael (Hrsg.): Das Internet im Unterricht für Schüler mit Lernbeeinträchtigungen. Grundlagen - Praxis - Forschung. Stuttgart, Kohlhammer: 74-85.

Meyen, Michael (2011): Qualitative Forschung in der Kommunikationswissenschaft. Eine praxisorientierte Einführung. Wiesbaden, VS-Verlag.

Mihajlovic, Christopher (2012): Die Nutzung von Computer und Internet an Förderschulen. In: medien + erziehung, Jg. 56, Nr. 1: 25-31.

Mikos, Lothar (2005): Teilnehmende Beobachtung. In: Mikos, Lothar/Wegener, Claudia (Hrsg.): Qualitative Medienforschung. Ein Handbuch. Konstanz, UVK, UTB: 315-322.

Mikos, Lothar (2007): Mediensozialisation als Irrweg - Zur Integration von medialer und sozialer Kommunikation aus der Sozialisationsperspektive. In: Hoffmann, Dagmar/Mikos, Lothar: Mediensozialisationstheorien. Neue Modelle und Ansätze in der Diskussion. Wiesbaden, VS-Verlag: 27-46.

miniKIM-Studie 2012 - Medienpädagogischer Forschungsverband Südwest (2013): Kleinkinder und Medien. Basisuntersuchung zum Medienumgang 2- bis 5-Jähriger in Deutschland. Stuttgart.

miniKIM-Studie 2014 - Medienpädagogischer Forschungsverband Südwest (2015): Kleinkinder und Medien. Basisuntersuchung zum Medienumgang 2- bis 5-Jähriger in Deutschland. Stuttgart.

Moser, Heinz (03.07.2008): Digital Divide im Zeiten von Web 2.0 und Social Networks. Vortrag an der Pädagogischen Hochschule Zürich. http://www.youtube.com/watch?v=NrLW_ayt2O4 (14.08.2013).

Moser, Heinz/Grell, Petra/Niesyto, Horst (2011): Medienbildung und Medienkompetenz. Beiträge zu Schlüsselbegriffen der Medienpädagogik. München, kopaed.

Müller, Stephanie/Fleischer, Sandra (2013): Medienkompetenz und geistige Behinderung. Einsatz von Medien im Schulalltag von geistig behinderten Heranwachsenden. In: medien + erziehung, Jg. 57, Nr. 3: 55-59.

Naujoks, Andre (2014): Tastaturen. http://www.inklusive-medienarbeit.de/tastaturen/#more-1086 (07.05.2014).

Neidhardt, Friedhelm (1994): Öffentlichkeit, öffentliche Meinung, soziale Bewegungen. In: Neidhardt, Friedhelm (Hg.): Öffentlichkeit, öffentliche Meinung, soziale Bewegungen. Kölner Zeitschrift für Soziologie und Sozialpsychologie, Sonderheft 34. Opladen, Westdeutscher Verlag: 7-41.

Netzwerk Leichte Sprache (2013): Presseinformation des Vereins Netzwerk Leichte Sprache. http://www.leichtesprache.org/images/Leichte_Sprache/140609Presseinformation_Netzwerk_L eichte_Sprache.pdf (05.02.2013).

Netzwerk People First (2004): Wörterbuch für Leichte Sprache. http://www.people1.de/was-halt.html (31.08.2013).

Neumann-Braun, Klaus/Charlton, Michael (1989): Strukturanalytische Rezeptionsforschung. Theorie, Methode, Anwendungsbeispiele. In: Baacke, Dieter/Kübler, Hans Dieter (Hrsg.): Qualitative Medienforschung. Tübingen, De Gruyter: 177-193.

Neumann-Braun, Klaus/Charlton, Michael/Roesler, Christian (1993): Kindliche Mediensozialisation, elterliche "gate keeper"-Funktion und familiale Umgangsstile mit Medienangeboten. In: Rundfunk und Fernsehen. Forum der Medienwissenschaft und Medienpraxis, Jg. 41, Nr. 4: 497-511.

Niehoff, Ulrich (2006): Weg mit den Hindernissen! Was bedeutet eigentlich Barrierefreiheit für Menschen mit geistiger Behinderung? In: Geistige Behinderung Jg. 45, Nr. 2: 97–98.

Niesyto, Horst (2009). Aktive Medienarbeit. In: Mertens, Gerhard/Frost, Ursula/Böhm, Winfried/ Landenthin, Volker (Hrsg.): Handbuch der Erziehungswissenschaft. Band III. Paderborn, Ferdinand Schöning: 855-862.

Niesyto, Horst (2009): Digitale Medien, soziale Benachteiligung und soziale Distinktion. In: Medien-Pädagogik. Zeitschrift für Theorie und Praxis der Medienbildung. Themenheft 17: Medien und soziokulturelle Unterschiede. http://www.medienpaed.com/17/niesyto0906.pdf (28.05.2013).

Oehmichen, Ekkehardt/Schröter, Christian (2000): Fernsehen, Hörfunk, Internet: Konkurrenz, Konvergenz oder Komplement? In: Media Perspektiven, Nr. 8: 359-368.

Oerter, Rolf/Montada, Leo (2008): Entwicklungspsychologie. 6. überarbeitete Auflage. Weinheim, Beltz.

Ohne-Wörter-Buch (2014): 600 Zeigebilder für Weltenbummler. München, Langenscheidt.

Opaschowski, Horst W. (1997): Konturen einer neuen Medien-Generation. Herausforderung an die Pädagogik. In: Fromme, Johannes/Freericks, Renate (Hrsg.): Freizeit zwischen Ethik und Ästhetik. Berlin, Luchterhand: 68-78.

O'Reilly, Tim (2007): What is Web 2.0. Design Patterns and Business Models for the Next Generation of Software. In: Communication & Strategies, Vol. 65, No. 1: 17-37.

Ortland, Barbara (2008): Behinderung und Sexualität. Grundlagen einer behinderungsspezifischen Sexualpädagogik. Stuttgart, Kohlhammer.

Otto, Hans-Uwe/Kutscher, Nadia/Cleppien, Georg (2003): Die digitale Bildungskluft als Herausforderung für die Pädagogik. Zugangsformen und Nutzungsqualität sozialstrukturell benachteiligter Gruppen im Internet. In: Internationaler Jugendaustausch- und Besucherdienst der BRD (IJAB) e.V. (Hg.): Forum Jugendarbeit International. Münster, Votum: 262-283.

Piaget, Jean (2003): Meine Theorie der geistigen Entwicklung. Weinheim/Basel/Berlin, Beltz.

Pietraß, Manuela (2010): Digital Literacies - Empirische Vielfalt als Herausforderung für eine einheitliche Bestimmung von Medienkompetenz. In: Bachmair, Ben (Hg.): Medienbildung in neuen Kulturräumen. Die deutschsprachige und britische Diskussion. Stuttgart, Kohlhammer: 73-84.

Pietraß, Manuela (2011): Medienkompetenz und Medienbildung - zwei unterschiedliche theoretische Positionen und ihre Deutungskraft. In: Moser, Heinz/Grell, Petra/Niesyto, Horst (Hrsg.): Medienbildung und Medienkompetenz. Beiträge zu Schlüsselbegriffen der Medienpädagogik. München, kopaed: 121-135.

Plangger, Inge/Scharbert, Renate (1996): Sexualität und Integration. In: Gemeinsam leben, Jg. 4, Nr. 3: 3-5.

Pöttinger, Ida (2013): Stellungnahme der GMK zur Förderung von Medienkompetenz in Deutschland. http://medienkompetenzbericht.de/bericht.php (27.05.2015).

Prensky, Marc (2001): Digital Natives, Digital Immigrants. In: On the Horizon, Vol. 9, No. 5: 1-6.

Przybylski, Andrew K./Murayama, Kou/DeHaan, Cody R./Gladwell, Valerie (2013): Motivational, emotional, and behavioral correlates of fear of missing out. In: Computers in Human Behavior. Vol. 29, No. 4: 1841-1848.

Quarks & Co (06.08.2013): Eine Chance für Johanna. Berufsaussichten für Menschen mit Down-Syndrom. http://www1.wdr.de/fernsehen/wissen/quarks/sendungen/sbdown142.html (09.04.2015).

Radtke, Peter (2003): Zum Bild behinderter Menschen in den Medien. In: medien + erziehung, Jg. 47, Nr. 3: 141-147.

Rappaport, Julian (1987): Terms of Empowerment/ Exemplars of Prevention: Toward a Theory for Community Pschology. In: American Journal of Community Psychology, Vol. 15, No. 2: 121-148.

Redaktion Ohrenkuss (2012): Bei Facebook kann man Freunde finden. In: Das Band. Zeitschrift des Bundesverbandes für körper- und mehrfachbehinderte Menschen e.V., Nr. 5: 19-21.

Röser, Jutta (2007): MedienAlltag. Domestizierungsprozesse alter und neuer Medien. Wiesbaden, VS-Verlag.

Röser, Jutta (2009): David Morley: Aneignung, Ethnografie und die Politik des Wohnzimmers. In: Hepp, Andreas/Krotz, Friedrich/Thomas, Tanja (Hrsg.): Schlüsselwerke der Cultural Studies. Wiesbaden, VS-Verlag: 277-289.

Röser, Jutta/Peil, Corinna (2010): Diffusion und Teilhabe durch Domestizierung. Zugänge zum Internet im Wandel 1997-2007. In: M&K Medien und Kommunikationswissenschaft, Jg. 58, Nr. 4: 481-502.

Röser, Jutta/Peil, Corinna (2014): Internetnutzung im häuslichen Alltag. Räumliche Arrangements zwischen Fragmentierung und Gemeinschaft. Wiesbaden, VS-Verlag.

Sanchís, Inma (2006): Ich habe Down-Syndrom und stehe dazu! Ein Interview mit Pablo Pineda. In: Leben mit Down-Syndrom, Nr. 51: 62-63.

Sander, Alfred (2004): Konzepte einer Inklusiven Pädagogik. Zeitschrift für Heilpädagogik, Jg. 55, Nr. 5: 240-244.

Sander, Uwe/von Gross, Friederike/Hugger, Kai-Uwe (2008): Handbuch Medienpädagogik. Wiesbaden, VS-Verlag.

Schäffler, Michael (1999): Internet - ein Medium auch für Menschen mit einer geistigen Behinderung? In: Lamers, Wolfgang (Hg.): Computer- und Informationstechnologie. Geistigbehindertenpädagogische Perspektiven. Düsseldorf, Verlag Selbstbestimmtes Leben: 336-345.

Schauer, Thomas (2002): Internet für Alle - Chance oder Zumutung? Studie des Forschungsinstituts für anwendungsorientierte Wissensverarbeitung an der Universität Ulm. Ulm, Uni-Verlag.

Scherer, Helmut/Schlütz, Daniela (2004): Das neue Medien-Menü. Fernsehen und WWW als funktionale Alternativen? In: Publizistik, Jg. 49, Nr. 1: 6-24.

Schindler, Friedemann (2009): Schutz von Kindern und Jugendlichen vor sexuellen Übergriffen und Pornografie im Internet. In: Bundeszentrale für gesundheitliche Aufklärung (Hg.): Forum Sexualaufklärung und Familienplanung, Nr. 1: 20-26.

Schirmer, Brita (2000): Menschen mit autistischer Behinderung im Internet. In: Bundschuh, Konrad (Hg.): Wahrnehmen Verstehen Handeln. Perspektiven für die Sonder- und Heilpädagogik im 21. Jahrhundert. Bad Heilbrunn, Klinkhardt: 319-325.

Schluchter, Jan-René (2012): Medienbildung als Perspektive für Inklusion. In: medien + erziehung, Jg. 56, Nr. 1: 16-21.

Schmidt, Jan-Hinrik/Paus-Hasebrink, Ingrid/Hasebrink, Uwe (2011): Heranwachsen mit dem Social Web. Zur Rolle von Web 2.0-Angeboten im Alltag von Jugendlichen und jungen Erwachsenen. LfM-Schriftreihe Medienforschung Band 62. Düsseldorf, Vistas Verlag.

Scholl, Armin (1993): Die Befragung als Kommunikationssituation. Zur Reaktivität im Forschungsinterview. Opladen, Westdeutscher Verlag.

Scholl, Armin (2014): Die Befragung. Sozialwissenschaftliche Methode und kommunikationswissenschaftliche Anwendung. 3. überarbeitete Auflage. Konstanz, UVK, UTB.

Scholl, Armin/Loosen, Wiebke (2012): Methodenkombination in der Kommunikationswissenschaft. Methodologische Herausforderungen und empirische Praxis. Köln, Herbert von Halem.

Schorb, Bernd (2009): Gebildet und kompetent. Medienbildung statt Medienkompetenz? In: medien + erziehung, Jg. 53, Nr. 5: 50-56.

Schorb, Bernd (2011): Zur Theorie der Medienpädagogik. In: Moser, Heinz/Grell, Petra/Niesyto, Horst (Hrsg.): Medienbildung und Medienkompetenz. Beiträge zu Schlüsselbegriffen der Medienpädagogik. München, kopaed: 81-94.

Schweiger, Wolfgang (2002): Crossmedia zwischen Fernsehen und Web. Versuch einer theoretischen Fundierung des Crossmedia-Konzepts. In: Theunert, Helga/Wagner, Ulrike (Hrsg.): Medienkonvergenz: Angebot und Nutzung. BLM-Schriftenreihe, Band 70. München: 123-135.

Schweiger, Wolfgang (2007): Theorien der Mediennutzung. Eine Einführung. Wiesbaden, VS-Verlag.

Schwinger, Eberhard/Dudenhausen, Joachim W. (2007): Menschen mit Down-Syndrom. Genetik, Klinik, therapeutische Hilfen. München, Urban & Vogel.

Silverstone, Roger/Haddon, Leslie (1996): Design and the domestication of information and communication technologies. Technical change and everyday life. In: Silverstone, Roger/Mansell, Robin (Hrsg.): Communication by design. The politics of information and communication technologies. Oxford, Oxford University Press: 44-74.

Sloper, Patricia/Cunningham, Cliff/Turner, Stephen/Knussen, Christina (1990): Factors relating to the academic attainment of children with Down's syndrome. In: British Journal of Educational Psychology, Vol. 60, No. 3: 284-298.

Sodian, Beate (2008): Entwicklung des Denkens. In: Oerter, Rolf/Montada, Leo (Hrsg.): Entwicklungspsychologie. Weinheim/ Basel, Beltz: 436-479.

Spanhel, Dieter (2010): Medienbildung statt Medienkompetenz? Zum Beitrag von Bernd Schorb (merz 5/09). In: medien + erziehung, Jg. 54, Nr. 1: 49-54.

Statista.de (2015): Anzahl der Breitbandanschlüsse im Festnetz in Deutschland in den Jahren 2001 bis 2014 (in Millionen) http://de.statista.com/statistik/daten/studie/71531/umfrage/anzahl-der-direkt-geschalteten-breitbandanschluesse-in-deutschland-seit-2001/ (14.09.2015).

Stern.de (2005): Down-Syndrom: „Mehr Gelassenheit, bitte" http://www.stern.de/wissen/mensch/down-syndrom-mehr-gelassenheit-bitte-541491.html (25.11.2013).

Stiftung Digitale Chancen (2002): Internet ohne Barrieren. Chancen für behinderte Menschen. Ergebnisse der Umfrage. Universum Verlag, Wiesbaden. http://www.digitale-chancen.de/content/downloads/index.cfm/aus.11/key.248/secid.13/secid2.19 (07.05.2012).

StMAS - Bayerisches Staatsministerium für Arbeit und Sozialordnung, Familie und Frauen (2012): Der Bayerische Bildungs- und Erziehungsplan für Kinder in Tageseinrichtungen bis zur Einschulung. Berlin, Cornelsen.

Stodt, Benjamin/Wegmann, Elisa/Brand, Matthias (2015): Geschickt geklickt?! Zum Zusammenhang von Internetnutzungskompetenzen, Internetsucht und Cybermobbing bei Jugendlichen und jungen Erwachsenen. Schriftenreihe Medienforschung der Landesanstalt für Medien NRW. Band 78. Leipzig, Vistas.

Storm, Wolfgang (2014): Digitale Demenz und Natur-Defizit-Störung. Folgen der Nutzung digitaler Medien? In: Leben mit Down-Syndrom, Nr. 76: 49-52.

Strauss, Anselm L./Corbin, Juliet M. (1996): Grounded Theory: Grundlagen qualitativer Sozialforschung. Weinheim, Beltz.

Striefel, Sebastian (1972): Television as a language training medium with retarded children. In: Mental Retardation, Volume 10, No. 2: 27-29.

Strupp, Julia (2006): I don't feel down! Zur Lebenszufriedenheit von Menschen mit Down-Syndrom - untersucht am Beispiel des Magazins "OHRENKUSS ...da rein, da raus". In: Heilpädagogik Online, Nr. 2: 4–31. http://www.heilpaedagogik-online.com/2006/heilpaedagogik_online_0206.pdf (04.11.2013).

Studer, Felix/Luder, Reto (1999): Methodisch-didaktische Überlegungen zum Computereinsatz in der Einzelförderung von geistig behinderten Menschen. In: Lamers, Wolfgang (Hg.): Computer- und Informationstechnologie. Geistigbehindertenpädagogische Perspektiven. Düsseldorf, Verlag Selbstbestimmtes Leben: 189-204.

Süddeutsche.de (20.08.2012): Umstrittener Bluttest ist auf dem Markt. http://www.sueddeutsche.de/gesundheit/2.220/down-syndrom-umstrittener-bluttest-ist-auf-dem-markt-1.1383100 (04.11.2013).

Süss, Daniel (2004): Mediensozialisation von Heranwachsenden. Dimensionen, Konstanten - Wandel. Wiesbaden, VS-Verlag.

Süss, Daniel/Bonfadelli, Heinz (2001): Mediennutzungsforschung. In: Jarren, Otfried/Bonfadelli, Heinz (Hrsg.): Einführung in die Publizistikwissenschaft. Bern, UTB: 311-336.

Süss, Daniel/Hipeli, Eveline (2010): Medien im Jugendalter. In: Vollbrecht, Ralf/Wegener, Claudia (Hrsg.): Handbuch Mediensozialisation. Wiesbaden, VS-Verlag: 142-150.

Süss, Daniel/Lampert, Claudia/Wijnen, Christine W. (2010): Medienpädagogik. Ein Studienbuch zur Einführung. Wiesbaden, VS-Verlag.

Süss, Daniel/Wieder, Petra (2009): Veränderte Bedingungen des Medienhandelns in der Entwicklung von Kindern und Jugendlichen. In: Dahinden, Urs/Süss, Daniel (Hrsg.): Medienrealitäten. Konstanz, UVK, UTB: 17-32.

Tamm, Claudia (1994): Diagnose Down-Syndrom. München/ Basel, Reinhardt.

taz.de (2015): Debatte Behindertengerechtigkeit. Geldgierige Wohlfahrt. http://www.taz.de/Debatte-Behindertengerechtigkeit/!5116296/ (24.08.2015).

Theunissen, Georg (2005): Pädagogik bei geistiger Behinderung und Verhaltensauffälligkeiten. Bad Heilbrunn, Klinkhardt.

Tichenor, Phillip J./Donohue, George A./Olien, Clarice N. (1970): Mass Media Flow and Differential Growth in Knowledge. In: The Public Opinion Quarterly. Vol. 34, No. 2: 159-170.

Treumann, Klaus Peter (2005): Triangulation. In: Mikos, Lothar/Wegener, Claudia (Hrsg.): Qualitative Medienforschung. Ein Handbuch. Konstanz, UVK, UTB: 209-221.

Tulodziecki, Gerhard (2007): Was Schülerinnen und Schüler im Medienbereich wissen und können sollen. Kompetenzmodell und Bildungsstandards für die Medienbildung. In: medienimpulse, Jg. 15, Nr. 59: 24-35.

Tulodziecki, Gerhard (2010): Medienkompetenz und/oder Medienbildung? Ein Diskussionsbeitrag. In: medien + erziehung, Jg. 54, Nr. 3: 48-53.

Unruh, John F. (1998): Down Syndrom. Ein Ratgeber für Eltern und Erzieher. Berlin, Spiess.

Vollbrecht, Ralf (1996): Wie Kinder mit Werbung umgehen. Ergebnisse eines DFG-Forschungsprojektes. In: Media Perspektiven, Nr. 6: 294-300.

Wagner, Ulrike/Gebel, Christa/Lampert, Claudia (2013): Zwischen Anspruch und Alltagsbewältigung: Medienerziehung in der Familie. LfM-Schriftenreihe Medienforschung Band 72. Düsseldorf, Vistas Verlag.

Wagner, Wolf-Rüdiger (2006): Alltagskompetenz Internet. In: Werning, Rolf/Urban, Michael (Hrsg.): Das Internet im Unterricht für Schüler mit Lernbeeinträchtigungen. Grundlagen - Praxis - Forschung. Stuttgart, Kohlhammer: 86-99.

Wansing, Gudrun (2005): Teilhabe an der Gesellschaft. Menschen mit Behinderung zwischen Inklusion und Exklusion. Wiesbaden, VS-Verlag.

Wansing, Gudrun (2012): Der Inklusionsbegriff in der Behindertenrechtskonvention. In: Welke, Antje (Hg.): UN-Behindertenrechtskonvention. Mit rechtlichen Erläuterungen. Berlin, Eigenverlag des Deutschen Vereins für öffentliche und private Fürsorge e.V.: 93-103.

Warth, Stefan/Schneider, Silke/Schmeißer, Daniel (2010): User-Experience von Kindern im Internet. Zur Rolle des Internets bei den "Digital Natives". In: Media Perspektiven, Nr. 1: 19-27.

Wegener, Claudia (2008): Medien, Aneignung, Identität. "Stars" im Alltag jugendlicher Fans. Wiesbaden, VS-Verlag.

Welke, Antje (2012): UN-Behindertenrechtskonvention. Mit rechtlichen Erläuterungen. Berlin, Eigenverlag des Deutschen Vereins für öffentliche und private Fürsorge e.V.

Welling, Stefan (2008): Computerpraxis Jugendlicher und medienpädagogisches Handeln. München, kopaed.

Werning, Rolf/Löser, Jessica M./Uhde, Sönke (2006): Internetnutzung durch Schülerinnen und Schüler mit Lernbeeinträchtigung. In: Werning, Rolf/Urban, Michael (Hrsg.): Das Internet im Unterricht für Schüler mit Lernbeeinträchtigungen. Grundlagen - Praxis - Forschung. Stuttgart, Kohlhammer: 133-155.

Werning, Rolf/ Urban, Michael (2006): Das Internet im Unterricht für Schüler mit Lernbeeinträchtigungen. Grundlagen - Praxis - Forschung. Stuttgart, Kohlhammer.

Wilken, Etta (1997): Kinder und Jugendliche mit Down-Syndrom. Studienbrief. FernUniversität Hagen, Hagen.

Wilken, Etta (2002): Kinder mit Down-Syndrom und ihre Familien. Aktuelle Ergebnisse zur Prävalenz, zu syndromspezifischen Problemen und zur Familiensituation. In: Geistige Behinderung, Jg. 41, Nr. 2: 137-148.

Wilken, Etta (2004): Menschen mit Down-Syndrom. In Familie, Schule, Gesellschaft. Marburg, Lebenshilfe-Verlag.

Wilken, Etta (2006): Unterstützte Kommunikation. Eine Einführung in Theorie und Praxis. Stuttgart, Kohlhammer.

Wilken, Etta (2009): Menschen mit Down-Syndrom - in Familie, Schule und Gesellschaft. 2. vollständig überarbeitete Auflage. Marburg, Lebenshilfe-Verlag.

Wilken, Udo/Pich, Wolfgang (1998): Fernsehnutzungsverhalten von Menschen mit geistiger Behinderung. In: Spektrum Freizeit, Nr. 20: 112-123.

Wirth, Werner/Schramm, Holger (2010): Medienrezeption. In: Bonfadelli, Heinz/Jarren, Otfried/ Siegert, Gabriele (Hrsg.): Einführung in die Publizistikwissenschaft. Bern, Haupt: 575-603.

Wocken, Hans (2009): Qualitätsstufen der Behindertenpolitik und -pädagogik. Online-Texte der Evangelischen Akademie Bad Boll. http://www.ev-akademie-boll.de/fileadmin/res/otg/501909-Wocken.pdf (09.12.2013).

Yom, Miriam/Wilhelm, Thorsten H. (2004): Methoden und Erkenntnisse der Web-Usability-Forschung. In: Zerfaß, Ansgar/Zimmermann, Hansjörg (Hrsg.): Usability von Internet-Angeboten. Grundlagen und Fallstudien. Stuttgarter Beiträge zur Medienwirtschaft, Nr. 10: 1-38.

Zaynel, Nadja (2010): Fernsehen abseits der Quote - eine empirische Untersuchung zur Fernsehnutzung und -rezeption von Kindern und Jugendlichen mit Down Syndrom. Münster, unveröffentlichte Magisterarbeit.

Zaynel, Nadja (2013): Wie Kinder und Jugendliche mit Down-Syndrom fernsehen. In: medien + erziehung, Jg. 57 Nr. 4: 50-55.

Zaynel, Nadja (2014):„Lieblingsorte in Münster" von Menschen mit Down-Syndrom. Unterstützende Techniken für Kinder und Jugendliche. In: InterAktiv, Nr. 1: 23-25.

Zaynel, Nadja (2015): Kinder und Jugendliche mit Down-Syndrom sehen fern - Beobachtungen und Tipps. In: Leben mit Down-Syndrom, Nr. 78: 52-55.

Zentel, Peter (2009): Medienerziehung für Kinder und Jugendliche mit Behinderung/ Benachteiligung. In: Stein, Roland/Orthmann Bless, Dagmar (Hrsg.): Private Lebensgestaltung bei Behinderung und Benachteiligung im Kindes- und Jugendalter. Schorndorf, Schneider Hohengehren: 171-194.

Zimpel, André Frank (2010): Zur Neuropsychologie des abstrakten Denkens unter den Bedingungen einer Trisomie 21. In: Leben mit Down-Syndrom, Nr. 63, S. 28-35.

# Anhang

# Leitfaden[93]

## Fragen für das Leitfadeninterview

*Soziales Umfeld*

- Wie alt ist ihr Kind?
- Hat ihr Kind Geschwister? Wenn ja, wie viele und wie alt?
- Auf welche Schule geht ihr Kind? Wo arbeitet ihr Kind?
- Was macht ihr Kind gerne in seiner Freizeit?
- Wie gehen Sie mit dem Thema Behinderung bzw. Down Syndrom um?
- **Menschen mit Down Syndrom brauchen häufig feste Strukturen und Routinen. In wie weit hilft das Internet oder andere Medien dabei den Alltag ihres Kindes zu strukturieren?**

*Zur Internet- und Computernutzung*

- **Wenn Sie sich an den Tag erinnern als sie das Internet in ihrem Haushalt angeschafft haben, wie war das?**
- Wann hat ihr Kind begonnen das Internet zu nutzen?
- Wo nutzt ihr Kind das Internet?
  - *Zu Hause/ Schule/ Bei Freunden*
- Wie oft nutzt ihr Kind den Computer? Das Internet? Spielekonsolen?
  - *Häufig, Selten, Nie*
- Warum nutzt ihr Kind das Internet nicht bzw. selten?
- Wann nutzt ihr Kind das Internet?
  - *Nachmittags, Abends, eher am Wochenende?*
- Wie lange nutzt ihr Kind den Computer? Das Internet? Spielekonsolen?
- Gibt es bestimmte Regeln für ihr Kind? Wenn ja, welche?
  - *feste Zeiten für die Mediennutzung, Reglementierung der Zeit*
- Kann ihr Kind wenn es im Internet ist, machen was es will, so lange es will und so viel es will?
- Manche Eltern haben Bedenken gegenüber dem Internet und der Nutzung durch Kinder. Wie ist das bei Ihnen?

---

93 Die Transkripte der Interviews sind auf Anfrage bei der Verfasserin einsehbar.

– Können Sie mir erzählen, wie sich die Computer- bzw. die Internetnutzung ihres Kindes gestern gestaltet hat?

   ▪ *Beim Logopäden oder anderen Förderungen*
   ▪ *Wenn das Internet in der Schule genutzt wird, in welchen Fächern? Mit welchen Anwendungen?*

– Wie häufig und wofür nutzen Sie selbst das Internet? Wie nutzen ihr Mann und andere Kinder das Internet?
– Wenn Sie ihre eigene Internetnutzung betrachten und die der Geschwisterkinder, gibt es ihrer Meinung nach Unterschiede zu ihrem Kind mit Down Syndrom, die syndrombedingt sind?

   ▪ *Wie nutzen sie selbst das Internet?*
   ▪ *Wie nutzen andere Familienmitglieder das Internet?*


*Barrieren im Internet und Nutzbarkeit und Nutzen des Internets*

– Wo sehen Sie ihrer Meinung nach Hürden bei der Internetnutzung ihres Kindes?
– Was sind Ihrer Meinung nach, Barrieren für ihr Kind?

   ▪ *Wenn das Down Syndrom thematisiert wird, wenn etwas textbasiert ist, wenn etwas kleingeschrieben ist, das eigene Eingreifen durch die Eltern, der PC als schwieriges Endgerät, fehlende unterstützende Technologien, fehlende Unterstützung durch eine Person bei der Internetnutzung*

– Glauben Sie, dass ein Tablet im Gegensatz zum Endgerät Laptop bzw. PC eine Erleichterung für ihr Kind wäre?
– Glauben Sie, dass unterstützende Technologien wie eine Spracherkennung, Vorlesefunktion/ Sprachausgabe etc. ihrem Kind den Zugang zum Internet erleichtern würde?
– Wo sehen Sie Inhalte, die ihrem Kind Freude bereiten könnten?
– Was hat Ihr Kind ihrer Meinung nach davon, das Internet zu nutzen?
– Wo sehen Sie Partizipationsmöglichkeiten für ihr Kind?
– **Wie beurteilen Sie die Bedeutung des Internets für die berufliche Zukunft ihres Kindes?**
– Was für einen Beruf würden Sie sich für ihr Kind wünschen?


*Zu vielgenutzten Internetseiten*

– Hat ihr Kind Lieblingsinternetseiten? Wenn ja, welche?

   ▪ *schülervz, Youtube, TOGGO, Blinde Kuh, KI.KA, SpielAffe*

– Wie ist ihr Kind auf die Seite gekommen?

   ▪ *Empfehlung der Eltern/Freunde? Zufällig gefunden?*

– Empfehlen Sie ihrem Kind Seiten? Wenn ja, was muss eine Webseite haben, damit Sie sie empfehlen?

   ▪ *Datenschutz, Jugendschutz, vertrauenswürdiger Anbieter, altersgerecht, Lernwebseite*

–  Sprechen Sie mit anderen Eltern über Webseiten?
–  Nutzt ihr Kind Suchmaschinen? Wenn ja, welche und wofür?
–  Wenn ihr Kind etwas im Internet sucht, tut es dies alleine oder mit Ihnen gemeinsam?
   ▪  *Mit der Mutter, mit dem Vater, mit Geschwistern, mit Freunden*
–  Wenn gemeinsam gesucht wird, wer bedient den Computer dabei?
–  Sprechen Sie mit Ihrem Kind über Internetinhalte?


*Rezeptionssituation*

–  Nutzt ihr Kind das Internet alleine oder in Anwesenheit der Eltern/Geschwister?
–  Hat ihr Kind angelegte Lesezeichen/ Favoriten?
   ▪  Wenn ja: Welche Seiten sind als Lesezeichen/ Favoriten angelegt?
   ▪  Wer hat die Lesezeichen/ Favoriten angelegt?
–  Wenn ihr Kind das Internet nicht eigenständig nutzt, kommt es vor, dass es sich zu
   Ihnen bzw. zu Geschwistern dazu setzt und bei der Internetnutzung zu sieht?
–  Geht ihr Kind während der Internetnutzung anderen Tätigkeiten nach?
   ▪  *Wenn ja, welchen: Essen, Telefonieren, Musik hören, Fernsehen*
–  Kann ihr Kind den Computer technisch bedienen?


*Tätigkeiten im Internet*

–  Welchen Tätigkeiten geht ihr Kind im Internet nach?
   ▪  **Kommunikation**: *Online Communities (facebook, schülervz), Instant Messenger,
      E-Mails, Chatten, mit Spielern über Multi-User Spiele unterhalten, skypen, Tweets
      lesen, twittern, ...*
–  Wenn ihr Kind, am Computer/ auf der Konsole/ im Internet spielt, wie gestaltet sich
   das **Spielen**?
   ▪  *Mit anderen Online-Spiele spielen, alleine Online-Spiele spielen, alleine Konsolen-
      spiele spielen, alleine am PC offline spielen, mit anderen Konsolenspiele spielen,
      mit anderen am PC offline spielen*
–  Hat ihr Kind Lieblingscomputerspiele? Wenn ja, welche?
   ▪  *FIFA, Sims, Mariocart, Call of Duty, Need for Speed, GTA, Counter Strike, World
      of Warcraft, Singstar, Wii Sports, Super Mario, Solität, Wii Fit*
–  Kauft sich ihr Kind selbst Computerspiele?
–  Wie gehen sie mit Altershinweisen für Computerspiele um?
   ▪  **Unterhaltung**: *Musik am PC hören, Videoportale nutzen, Musik im Internet hören,
      Einfach so drauf los surfen, Videos ansehen/herunterladen, Radio im Internet hö-
      ren, DVDs am PC anschauen, TV-Sendungen zeitversetzt sehen. TV-Sendungen live
      sehen, Mediatheken nutzen*
   ▪  **Sich informieren**: *Suchmaschinen nutzen, Wikipedia nutzen, Infos suchen, News-
      groups lesen, Printnachrichtenprotale nutzen, regionale Veranstaltungen suchen,*

*Weblogs lesen, Sport-Live-Ticker nutzen, Tweets lesen, Nachrichtenportale TV-Sender nutzen, Podcasting*

- ▪ **Schwerpunkt Schule/Freizeit:** *Zu Hause für die Schule lernen/arbeiten, nach Infos für Schule/Arbeit suchen, In der Schule am PC/im Internet arbeiten, Bilder/Filme bearbeiten, Musik-CDs/ MP3s zusammenstellen, Präsentationen oder Referate erstellen, Bearbeiten von Tönen/Musik (Soundbearbeitung), selbst Musik komponieren*
- ▪ **Web 2.0:** *In Newsgroups/ Foren schreiben, Fotos/Videos einstellen, Musik-Dateien einstellen, Weblogs verfassen, Twittern, etwas in Wikipedia o.ä. schreiben, Podcasts erstellen*

- Nutzt ihr Kind **Internetcommunities**? Wenn ja, welche?
  - ▪ *schülervz, Facebook, wer-kennt-wen, lokalisten, andere Plattformen*
  - ▪ *Wie viele Community-Freunde hat ihr Kind?*
  - ▪ *Welche persönlichen Daten hat ihr Kind bei Internet-Communities hinterlegt?*
  - ▪ *Macht ihr Kind von Privacy Optionen Gebrauch?*

- Nutzt ihr Kind Chaträume? Wenn ja, welche?
- *schülervz, Knuddels, ICQ, Facebook, lokalisten, wer-kennt-wen, Kindernetz, SchulhofChat, Schueler.CC*


*Datensicherheit und ungeeignete Inhalte im Internet*

- Haben Sie mit ihrem Kind über Datenfreigabe und Datensicherheit im Internet gesprochen?
- Könnte ihr Kind seine persönlichen Daten angeben?
- Ist ihr Kind über Internetgefahren aufgeklärt? Wenn ja, von wem?
  - ▪ *Abzocke/Betrug, Viren, Datenmissbrauch/Datenklau, Cybermobbing, versteckte Kosten, Hacker, Fotoklau/-manipulation, Pädophile, falsche Beiträge, gefährliche Leute, Beleidigungen, Verlust der Privatsphäre*

- Sind Ihnen Probleme bei der Internetnutzung ihres Kindes aufgefallen? Oder hat ihr Kind Ihnen gegenüber Probleme geäußert?
  - ▪ *Persönliche Datenfreigabe, unangenehme Chaterfahrungen, Konfrontation mit ungeeigneten Inhalten*

- Nutzen Sie eine Kindersicherung fürs Internet?
- Ist ihr Kind bereits mit ungeeigneten Inhalten wie rechtsextremen, gewalthaltigen oder pornographischen Inhalten in Berührung gekommen?
- Hat Ihr Kind generell schon einmal etwas Verbotenes im Internet angesehen?
- Verbieten Sie ihrem Kind ins Internet zu gehen bzw. bestimmte Inhalte anzusehen?
  - ▪ *Wenn ja, warum und was darf nicht angeguckt werden?*

- Hat sich ihr Kind schon einmal mit einer Internetbekanntschaft getroffen?
- Wurde ihr Kind bereits von einer politisch oder religiös motivierten Gruppe im Internet angesprochen?

*Zur Medienausstattung*

– Wie sieht die Medienausstattung in ihrem Haushalt bzw. die ihres Kindes aus?
  - Hat ihr Kind einen eigenen Computer/ Laptop?
  - Einen eigenen Internetzugang?
  - Eine eigene Spielekonsole?
  - Eine Fotokamera?
  - Eine Videokamera?
  - Ein Radio?
  - Ein Handy? Ein Smartphone?
  - Einen Fernseher?
  - Einen MP3-Player/ CD-Player/ iPod?

# Leitfaden Nachbefragung

## Fragen für das Leitfadeninterview

*Soziales Umfeld*

- Wie alt ist ihr Kind?
- Hat ihr Kind Geschwister? Wenn ja, wie viele und wie alt?
- Auf welche Schule geht ihr Kind? Wo arbeitet ihr Kind?
- Was macht ihr Kind gerne in seiner Freizeit?
- Wie gehen Sie mit dem Thema Behinderung bzw. Down Syndrom um?
- **Menschen mit Down Syndrom brauchen häufig feste Strukturen und Routinen. In wie weit hilft das Internet oder andere Medien dabei den Alltag ihres Kindes zu strukturieren?**

*Zur Internet- und Computernutzung*

- **Wenn Sie sich an den Tag erinnern als sie das Internet in ihrem Haushalt angeschafft haben, wie war das?**
- Wann hat ihr Kind begonnen das Internet zu nutzen?
- Wofür nutzt ihr Kind das Internet?
- Wo nutzt ihr Kind das Internet?
- Wann nutzt ihr Kind das Internet?
- Können Sie mir erzählen, wie sich die Computer- bzw. die Internetnutzung ihres Kindes gestern gestaltet hat?
- Wenn Sie ihre eigene Internetnutzung betrachten, die ihres Mannes und die der Geschwisterkinder, gibt es ihrer Meinung nach Unterschiede zu ihrem Kind mit Down Synrom, die syndrombedingt sind?

*Barrieren im Internet und Nutzbarkeit und Nutzen des Internets*

- Wo sehen Sie ihrer Meinung nach Hürden bei der Internetnutzung ihres Kindes?
- Was sind Ihrer Meinung nach, Barrieren für ihr Kind?
- Glauben Sie, dass ein Tablet im Gegensatz zum Endgerät Laptop bzw. PC eine Erleichterung für ihr Kind wäre?
- Glauben Sie, dass unterstützende Technologien wie eine Spracherkennung, Vorlesefunktion/ Sprachausgabe etc. ihrem Kind den Zugang zum Internet erleichtern würde?
- Wo sehen Sie Inhalte, die ihrem Kind Freude bereiten könnten?

- Was hat Ihr Kind ihrer Meinung nach davon, das Internet zu nutzen?
- Wo sehen Sie Partizipationsmöglichkeiten für ihr Kind?
- **Wie beurteilen Sie die Bedeutung des Internets für die berufliche Zukunft ihres Kindes?**
- Was für einen Beruf würden Sie sich für ihr Kind wünschen?

*Zu vielgenutzten Internetseiten*

- Hat ihr Kind Lieblingsinternetseiten? Wenn ja, welche?
- Wie findet ihr Kind Internetseiten?
- Wie geht ihr Kind mit Problemen bei der Internetnutzung um?

*Rezeptionssituation*

- Nutzt ihr Kind das Internet alleine oder in Anwesenheit der Eltern/Geschwister?
- Hat ihr Kind angelegte Lesezeichen/ Favoriten?
- Wenn ihr Kind das Internet nicht eigenständig nutzt, kommt es vor, dass es sich zu Ihnen bzw. zu Geschwistern dazu setzt und bei der Internetnutzung zu sieht?
- Geht ihr Kind während der Internetnutzung anderen Tätigkeiten nach?

*Tätigkeiten im Internet*

- Welchen Tätigkeiten geht ihr Kind im Internet nach?
  - ***Kommunikation***
  - *Spielen*
  - *Unterhaltung*
  - *Sich informieren*
  - ***Schule***
  - *Web 2.0*

*Computerspiele*

- Kauft sich ihr Kind selbst Computerspiele?
- Wie gehen sie mit Altershinweisen für Computerspiele um?

*Regeln*

- Nutzen Sie eine Kindersicherung fürs Internet?
- Hat Ihr Kind generell schon einmal etwas Verbotenes im Internet angesehen?
- Verbieten Sie ihrem Kind ins Internet zu gehen bzw. bestimmte Inhalte anzusehen?

*Zur Medienausstattung*

- Was würden Sie sagen, ist das wichtigste technische Gerät für ihr Kind?

# Codeliste

## Code-Filter: All

HU:        Codierung

File:        [C:\Users\nzayn_01\OneDrive\Promotion\Anhang\Codierung.hpr5]

Edited by:Super

Date/Time:        26.08.2015 16:33:55

ANSCH_ANSCHLUSSKOMMUNIKATION
Ansch1_Fernsehen
Ansch2_außermediale Realität
Anschaff_Anschaffungsgrund
Anschaff1_Ausrangierte Geräte werden weitergegeben
BAR_BARRIEREN
Bar1_ELTERN
Bar1a_bewusst keine Hinführung durch die Eltern
Bar1b_Eltern nutzen das Internet wenig
Bar1c_Eltern sehen Internet als Pseudo-Welt
Bar1d_Eltern sehen keinen Bedarf
Bar1e_Eltern sehen zu starken Unterstützungsbedarf
Bar1f_Verbot durch Eltern
Bar1g_Eltern nutzen Kindersicherung
Bar1h_Eltern sehen sich selbst als nicht fit genug
Bar1i_Rollenverhalten der nicht technikaffinen Mutter wird übernommen
Bar2_INTERNETSPEZIFISCH
Bar2a_Dynamik des Mediums
Bar2b_Scrollen
Bar2c_Unübersichtlichkeit durch viele Fenster
Bar2d_Zurechtfinden auf Internetseiten
Bar2e_noch kein geeignetes Onlinespiel gefunden
Bar2f_einfacheres Betriebssystem, bei dem man nichts falsch machen kann, fehlt, geschützeter Raum
Bar2g_Greifbarkeit fehlt
Bar2h_Textlastigkeit
Bar3_DOWNSYNDROMSPEZIFISCH
Bar3a_DS erkennen Grenzen nicht_Gutgläubigkeit

Bar3b_berufliche Perspektive

Bar3b_kognitiv

Bar3c_kompetente Nutzung führt zu übermäßigem Konsum durch Gewohnheitshandlungen

Bar3e_Kontaktpartner fehlen

Bar3f_lesen

Bar3g_motorisch

Bar3h_schreiben

Bar3i_Unterschied Realität/Fiktion

Bar3j_ Unselbstständigkeit

Bar3k_Unterstützungsbedarf notwendig

Bar3l_(noch) kein Ansatzpunkt trotz jugendlichen Alters

Bar3m_komplexes und abstraktes Denken

Bar3n_eigenes anlernen schwierig

Bar3o_Faulheit, Person, die es besser kann macht es

Bar3p_Phantasiegeschichten/ Unterschätzung der Ernsthaftigkeit von medienvermittelter Kommunikation

Bar3q_Downis brauchen inhaltlichen Input von außen, sonst nutzen sie immer das gleiche, weil sie sich nicht vorstellen können, was im Internet möglich ist

Bar3r_Internet als unemotionales Medium

Bar3s_durch einen Auszug könnte es passieren, dass es niemanden mehr gibt der TN mit Down-Syndrom bei der Internetnutzung unterstützt

Bar3t_Gewöhnung an neue Tätigkeiten muss Schritt für Schritt erfolgen

Bar3u_kein eigener Anstoß

Bar3v_Suchbegriffe formulieren

Bar3w_bleiben länger digital immigrants

Bar3x_Interesse und Spaß an digitalen Medien sind vorhanden, jedoch noch keine eigenständige Nutzung möglich

Bar4_PERSONENSPEZIFISCH

Bar4a_Ausdauer DS

Bar4b_Frustrationstoleranz

Bar4c_Idee, was man im Internet machen könnte fehlt

Bar4d_keine Zeit

Bar4e_Motivation DS

Bar4f_Suchstrategien

Bar4h_Assistenz wird als Einschränkung betrachtet

Bar4i_Interesse am Computer/Internet fehlt

Bar5_SOZIALES UMFELD

Bar5a_Person, die Hilfestellung leisten könnte fehlt

Bar5b_Person, die Hilfestellung leisten könnte hat zu wenig Zeit

Bar5d_in Förderschulen gibt es keine Hausaufgaben und damit auch keine Internetrechercheaufgaben

Bar5e_keine oder wenig Hinwendung zum Internet in der Schule

Bar5f_Geburtenrang

Bar5g_Lehrer sind wenig medieninteressiert und integrieren Medien daher wenig in ihren Unterricht

Bar5h_damals noch kein Internet in Förderschulen

Bar5i_Förderschule hat großes Einzugsgebiet

Bar5j_ländliche Wohngegend

Bar6_TECHNIKSPEZIFISCH

Bar6a_kleiner Bildschirm bei Tablet

Bar6b_technisch

Bar6c_Virenprogramm öffnet sich

Bar7_INHALT

Bar7a_Inhalt hat keine Relevanz für Downis

Bar8_BEDIENBARKEIT ENDGERÄTE

Bar8a_Touchpad

Bar8b_Berührungsängste

BEFRAG_BEFRAGUNG EINES TN MIT DS

Befrag_Frage wird nicht verstanden und der Mutter erneut gestellt

Befrag_Nutzung des iPads

BEG_BEGINN DER NUTZUNG DIGITALER MEDIEN

BENACH_BENACHTEILIGUNG

Benach_Geräteausstattung

Benach_Hinführung

CROSS_CROSSMEDIALITÄT

EIN_EINSTELLUNG DER ELTERN

Ein1_GRUNDHALTUNG

Ein1a_konservativ

Ein1b_restriktiv

Ein1c_offen_modern

Ein1d_moderat

Ein1e_elitär

Ein1f_Eigenständigkeit ermöglichen

Ein1g_Tag soll nicht nach Medien ausgerichtet werden

Ein2_KONTROLLE

Ein2a_Kontrolle der Mediennutzung grundsätzlich

Ein2b_Dilemma - Kontrolle unerwünscht, aber unerlässlich

Ein2c_Kontrolle von Inhalten

Ein2d_Rechtfertigung vorm Interviewer

Ein2e_Kindersicherung

Ein2e_zeitliche Kontrolle ist nicht nötig, da viele Termine bzw. maßvoller Umgang vorhanden

Ein2f_Umgang mit Alterbeschränkung

Ein2g_Chronik/ Verlauf wird durchgesehen

Ein2h_Facebook-Profil wird mit Wissen des Kindes durchgesehen

Ein2i_mit fortschreitendem Alter soll nicht mehr bei jeder Sache um Erlaubnis gefragt werden

Ein2j_peu a peu immer weniger Kontrolle

Ein2k_nicht Internetnutzung sondern Fernsehnutzung wird kontrolliert

Ein3_SOZIALE NETZWERKE

Ein3_WhatsApp ersetzt Facebook

Ein3a_kein Ansatzpunkt

Ein3b_Man muss nicht jeden Trend mitmachen

Ein3c_Anmeldung bei sozialen Netzwerken

Ein3d_keine Kontaktpartner vorhanden

Ein3e_Nutzung nur mit Begleitung

Ein3f_Nutzung sozialer Netzwerke von Geschwistern

Ein3g_bislang noch nicht groß mit beschäftigt

Ein3h_Gefahr zu viele Daten und Fotos frei zu geben

Ein3i_Sorge, dass Mitschüler Downi nicht als Freund annehmen

Ein3j_Eltern haben sich auf Grund ihres Berufes pädagogisch mit Facebook auseinander gesetzt

Ein4_WICHTIGKEIT INTERNET

Ein4b_Man muss nicht jeden Mainstream-Trend mitmachen

Ein4c_Eltern meinen DS ist ohne Internet glücklich

Ein4d_Bücher lesen ist wichtiger als Fernsehen oder Internet

Ein4e_Internet gehört zur Lebenswelt dazu

Ein4f_Eltern wollen stärkeren Input geben

Ein4g_andere Sachen sind wichtiger

Ein5_INTERNETLERNORT

Ein5a_Internet in der Schule

Ein6_DATENSICHERHEIT + -FREIGABE

Ein6a_persönliche Daten können nicht angegeben werden

Ein6b_Aufklärung über Dateinsicherheit + -freigabe

Ein6c_Man sollte möglichst wenig Daten angeben

Ein6d_bisher gab es keine Probleme mit Datensicherheitsfragen

Ein7_EGO-SHOOTER

Ein7a_kein Ego-Shooter, da Agressivität verstärkt wird

Ein7b_keine eigenständige Entscheidungsfreiheit

Ein7c_kein Ego-Shooter, da menschenverachtend

Ein7d_Ego-Shooter würden prinzipiell erlaubt werden

Ein7e_Ego-Shooter bislang kein Thema

Ein7f_Nutzung Ego-Shooter der Geschwister

Ein7g_Spiele werden nicht begriffen, da Entwicklungsalter niedriger als Altersfreigabe

Ein7h_Eltern würden versuchen dem Kind Ego-Shooter auszureden

Ein8_PORNOGRAFISCHE INHALTE

Ein8a_keine eigenständige Entscheidung bzgl. der Nutzung

Ein8b_kein Kontakt mit pornografischen Inhalten

Ein9_GEFAHREN/ SORGEN

Ein9a_Missbrauch Handy durch Wahl von Notrufnummern

Ein9b_Sorge, dass agressives Verhalten nachgeahmt wird

Ein9c_Sorge, dass bei Freunden ungeeignete Medieninhalte konsumiert werden

Ein9d_übermäßige, unregulierte Mediennutzung durch hohe Kompetenz

Ein9e_Sorgen vor Cybermobbing

Ein9f_Sorge, dass übermäßiger Medienkonsum andere Freizeitaktivitäten verdrängt

Ein9g Sorge, dass digitale Medien Bücher verdrängen

Ein9h_Sorge, dass man sich zu sehr aufs Handy verlässt und z.B. keinen Stadtplan mehr lesen kann

Ein9i_Sorge, dass Handystrahlen unfruchtbar machen könnten

Ein9k_ungeeignete Inhalte

ELT_ELTERN

Elt1_eigene Nutzung

Elt2_Kompetenzbeurteilung_direkt und indirekt

Elt3_Unterschied zu DS

Elt4_Gemeinsamkeit mit DS

Elt5_das Technische regelt mein Mann

Elt6_hohes Maß an Unterstützung bei Downis

Elt7_Selbstzweifel, möglicherweise zu wenig Förderung

Elt8_Computerarbeit im Beruf, dadurch in der Freizeit kein Interesse an Computern

Elt9_begleiten ihre Kinder mit DS bei der Internetnutzung

EXP_INTERVIEWERVARIABEL

Exp1_Interviewer normalisiert und relativiert

Exp2_Interviewer sieht sich in Beratungszwang

Exp3_Interviewer sieht sich in Rechtfertigungszwang

Exp4_Interviewer wird als Experte um Rat gefragt

Exp5_Interviewer zeichnet Interview nicht auf

Exp6_Elternteil sieht Interview als Beratungsgespräch

FREI_FREIZEITAKTIVITÄTEN

Frei1_Medien

Frei2_andere Freizeitaktivitäten

Frei3_keine festen Aktivitäten

GESCH_GESCHWISTER

Gesch1_Medienaustattung

Gesch2_Mediennutzung

Gesch3_Hilfestellung

Gesch4_Unterschied zu DS

Gesch5_Gemeinsamkeit mit DS

Gesch6_Kontrolle bei Geschwistern

HAUPT_HAUPTMEDIUM

Haupt1_Fernsehen

Haupt2_CD-Player

Haupt3_Internet

Haupt4_Smartphone

HÄU_HÄUFIGKEIT

Häu1_Internet/ Computer

Häu2_Spielekonsole

Häu3_Film/ Fernsehen

Häu4_Radio

Häu5_Handy

Häu6_ Tablet

Häu7_Foto-/ Videokamera

Häu8_Musik

INH_NUTZUNGSINHALTE

Inh1_INHALTE NACH FORMALEN KRITERIEN

Inh1_Komplexes

Inh1_Wiederkehrendes

Inh2_INHALTE NACH GERÄTEN

Inh2a_Computer

Inh2b_DVD

Inh2c_Fernsehen

Inh2d_Fotokamera

Inh2e_Handy

Inh2f_Internet

Inh2h_Musikanlage

Inh2j_Spielekonsole

Inh2k_Tablet

INK_INKLUSION

Ink1_AKZEPTANZ

Ink1a_Akzeptanz Mitschüler

Ink1b_Akzeptanz Gleichaltrige

Ink1c_Akzeptanz Gesellschaft

Ink1d_Akzeptanz Jüngere Kinder

Ink2_BEITRAG INTERNET ZUR INKLUSION

Ink2a_über WhatsApp Gruppen mit nicht-behinderten in Kontakt kommen und bleiben

Ink2b_Inklusion in der Nachbarschaft bei, Informationen über Termine in der Nachbarschaft, wirkt damit der Rausgerissenheit aus der Nachbarschaft durch weite Einzugsgebiete von Förderschulen entgegen

INT_INTERNET

Int1_SEITEN/ PROGRAMME

Int1a_KI.KA.

Int1b_Kindersuchmaschine

Int1c_Mediatheken

Int1d_Skype/ICQ

Int1e_Soziale Netzwerke/ Facebook

Int1f_Suchmaschinen

Int1g_Togo

Int1h_Wikipedia

Int1i_YouTube

Int1k_Wetter.com

Int1l_Hannah Montana

Int1m_DSDS

**Int1n_Bibi und Tina**

**Int1o_Google**

**Int1p_Amazon**

**Int2_TÄTIGKEITEN**

**Int2a_Anmelden**

**Int2b_Drauflossurfen**

**Int2c_E-Mail**

**Int2d_Interessantes finden**

**Int2e_Onlinebanking**

**Int2f_Seiten aufrufen**

**Int2g_Videos ansehen_Crossmediale Inhalte**

**Int2h_Chatten**

**Int2i_Onlineshopping**

**Int2j_Recherche für die Schule**

**Int2k_Rezepte suchen**

**Int2m_Urlaub/ Ausflug planen**

**Int2n_Fahrpläne nachgucken**

**Int2o_Nachrichten**

**Int2p_Fernsehen im Internet**

**Int3_INHALTE**

**Int3a_regionale Veranstaltungen**

**Int3b_ungeeignete Inhalte**

**Int3c_gestalterisch**

**Int3d_Sport/Live-Stream**

**Int7_MOTIVATION ZUR NUTZUNG**

**Int7a_Motivation fehlt**

**Int7b_intrinsische Motivation**

**Int7c_Motivation durch außerschulische Freizeiteinrichtung**

**Int7d_Motivation durch die Schule**

**Int7e_Motivation durch Eltern**

**Int7f_Motivation durch Geschwister**

**MEKO_MEDIENKOMPETENZ**

**MeKo1_VERMITTLUNG VON MEKO**

**MeKo1a_Eltern vermitteln MeKo**

**MeKo1b_Schule vermittelt MeKo**

**MOT_MOTIVATION MEDIENUNABHÄNGIG**

**Mot1_durch andere Kinder**

**Mot2_Motivation fehlt**

**Mot3_lesen**

**Mot4_schreiben**

**Nut_Bankkonto**

**NUT_NUTZUNG ALLGEMEIN**

**Nut1_Internet**

Nut10_Aufzeichnen mit Video- oder DVD-Rekorder

Nut2_Computer

Nut3a_Spielekonsole

Nut3b_Computerspiele

Nut4_Tablet

Nut5_Fernsehen

Nut6a_Radio

Nut6b_Musikanlage

Nut6c_MP3-Player

Nut6d_Hörspiele

Nut6e_CD

Nut7a_Fotokamera

Nut7b_Videokamera

Nut8_Zeitung

Nut9a_Handy

Nut9b_Smartphone

OFF_KEINE INTERNETNUTZUNG

Off1_andere Aktivitäten sind wichtiger

Off1_ELTERN

Off1_Eltern sind als Betreuer überlastet

Off1_kein Interesse da starke berufliche Computernutzung

Off2_DOWNI

Off2_eher offline Computernutzung als online

Off2_keine Erklärung dafür, warum DS das Internet nicht nutzen

Off2_keine Zeit

Off2_Ruhe ist nötig, Fernsehen ist Entspannungsmedium

ORT_NUTZUNGSORT

Ort1_NUTZUNGSORT RÄUMLICH

Ort1a_Schule

Ort1b_Kita

Ort1c_Werkstatt

Ort1d_Freizeitgruppe

Ort2_NUTZUNGSORT PRO GERÄT

Ort2a_Computer

Ort2b_Fernsehen

Ort2c_Internet

Ort2d_Spielekonsole

POT_POTENZIAL DER MEDIEN

Pot_Unterstütze Kommunikation durch Sprachcomputer/Talker

Pot1_POTENZIAL DES INTERNETS

Pot1a_inhaltlich

Pot1b_Potenzial des Internets allgemein

Pot1c_Selbstständigkeit ermöglichen

Pot1d_Eltern sagen, müsste man Downis selbst fragen

Pot1e_Ansatzpunkt wird es mit fortschreitendem Alter geben

Pot1e_Freizeitalternative (bei eingeschränkter körperlichen Belastung)

Pot1f_Kontakt zu Freunden halten

Pot1g_Struktur_Grooves

Pot1h_Dabei sein

Pot1i_Internet ermöglich das wiederholte Ansehen von Inhalten

Pot1j_Kompetenzen für späteres Berufsleben

Pot1k_Menschen mit Down-Syndrom eine Stimme geben

Pot1l_Informationen übers Down-Syndrom erhalten

Pot1m_visuell

Pot1n_stärkere Wichtigkeit durch Auszug

Pot1o_Informieren

Pot2_POTENZIAL DES TABLETS

Pot2a_Spracherkennung

Pot2b_Tablet allgemein

Pot2c_Touchscreen

Pot2d_Konzentration durch Spiele spielen

Pot2e_Handlichkeit

Pot2f_Zeit überbrücken

Pot2g_Tablet ist verwirrender als Computer/ Laptop

Pot2h_Tablet ist immer im Standby_Hochfahren fällt weg

Pot2i_Tablet bietet dann eine Erleichterung, wenn Grundkompetenzen vorhanden sind

Pot2j_einfacheres Betriebssystem

Pot2k_Apps anstelle von Internetseiten_direkt drin

Pot2l_ein Endgerät_Transferleistung fällt weg

Pot3_POTENZIAL DES FERNSEHENS

Pot3a_Informationen übers Down-Syndrom erhalten

Pot4_POTENZIAL SMARTPHONE

Pot4a_können anrufen/über Whatsapp schreiben, wenn sie sich unterwegs verlaufen/ verfahren

Pot4b_Kontakt zu Freunden halten

Pot4c_Informationen über WhatsApp Gruppen erhalten, die man früher nicht erhalten hätte

Pot4d_über die Bus-App selbstständiger in der Stadt bewegen

Pot4e_Fotografieren, Kamera immer dabei

Pot5_POTENZIAL eines eigenen Bankkontos

Pot5a_Selbstwertgefühl

Pot5b_Verantwortungsbewusstsein

Pot5c_aus Erfahrung lernen

REG_REGELN

Reg1_Schule

Reg2_zu Hause

Reg2a_Regeln bespricht der Vater

Reg3_emotionale Vermittlung von Regeln

Reg4_Regeln müssen regelmäßig wiederholt werden

REZ_REZEPTION

Rez1_STRATEGIEN

Rez1a_trial and error

Rez1b_Link eingeben um Seite aufzurufen

Rez1c_Suchmaschine nutzen um Seite aufzurufen

Rez1d_ausdrucken und wichtigs markern

Rez1e_Favoriten_Lesezeichen

Rez1f_peu a peu Heranführung

Rez1g_Drauflos surfen

Rez2_PROBLEMLÖSEKOMPETENZ

Rez2a_Eltern/ Geschwister um Hilfe fragen

Rez2b_ausschalten, wenn man nicht weiterkommt

Rez3_MODALITÄTEN

Rez3b_fokussiert

Rez3c_gemeinsam

Rez3d_Nebenbei

Rez3e_zugucken

Rez3f_emotionale Anteilnahme

Rez3g_Geschwisterkind sucht Inhalte für Kind mit DS raus

Rez3h_Nachahmen

SMART_SMARTPHONE

Smart1_Smartphonespiele

Smart2_Facebook übers Smartphone

Smart2_Hochladen von Bildern

Smart2_Whatsapp

Smart3_Sorgen von Nutzern mit Down-Syndrom

Smart3a_Guthaben könnte leer werden

Smart3b_durch Sprachnotiz wird das Lesen und Schreiben nicht verbessert

Smart4_Schwierigkeiten bzgl. der Nutzung

Smart4a_Quatsch schreiben

SOZ_SOZIODEMOGRAFISCHE FAKTOREN

Soz1_Alter

Soz2_Geschlecht

Soz3_Geschwister

Soz4_Geburtenrang

Soz5_Schul-/Ausbildung

Soz6_Umgang mit Down-Syndrom

SP_SPIELEN

Sp1_OFFLINE

Sp1a_mit anderen Kindern spielen

Sp1b_mit Eltern spielen

Sp1c_Spiele eigenständig kaufen

Sp1d_keine Spielenutzung am Computer, obwohl gerne gespielt wird

Sp1e_Spielen ist ein Anreiz den Computer zu nutzen

Sp1f_Art der Computerspiele

Sp1g_Spiele durchspielen wollen

Sp1h_keine Spielenutzung mehr am neuen Computer

Sp1i_Lernspiele

Sp2_ONLINE

Sp2a_Geschwister suchen gezielt Geschicklichkeitspiele raus

Sp2b_keine Multiplayer-Spiele

Sp2c_noch kein geeignetes Onlinespiel gefunden

Sp3_ANALOG

Sp3a_komplexe analoge Spiele

Sp3b_analoges Spielen als Familienaktivität

Sp4_SPIELEKONSOLE

Sp4a_nur durch gemeinsames Spielen mit anderen interessant

Sp4b_schreibt sich Listen zu seinem Spielfortschritt

Sp4c_spielt alleine

Sp4d_gemeinsam mit anderen spielen

STE_STELLENWERT INTERNET

STÖ_STÖRFAKTOREN WÄHREND DES INTERVIEWS

Stö1_Telefon

Stö2_Geschwisterkinder

Stö3_Kind mit DS

Stö4_Haushaltstätigkeit

TAG_TAGESSTRUKTUR

TEC_TECHNISCHE KOMPETENZ

Tec1_ALLGEMEINE KOMPETENZ

Tec2_KOMPETENZ PRO GERÄT

Tec2a_ Internet

Tec2b_Computer

Tec2c_Fernsehen

Tec2d_Handy

Tec2e_MP3-Player

Tec2f_Musikanlage

Tec2g_Radio

Tec2h_Spielekonsole

Tec2i_Tablet

Tec2j_Videokamera

Tec2k_Fotokamera

Tec2l_Aufzeichnen

Tec3_TECHNIK ALS LERNANREIZ

Tec3a_Computer wird bei Förderung genutzt

Tec3b_Lernprogramme werden in der Schule genutzt

**Tec3c_Lernprogramme werden zuhause genutzt**

**Tec4_BEDIENBARKEIT VON TECHNISCHEN GERÄTEN**

**Tec4a_Maus**

**Tec4b_Tastatur**

**Tec4c_Doppelklick**

**UT_UNTERSTÜTZENDE TECHNOLOGIEN**

**UT1_POTENZIAL DER UT**

**UT1a_Leichte Sprache**

**UT2_UNTERSTÜTZENDE TECHNOLOGIEN**

**UT2a_Einfach-Klick**

**UT2b_Lupe**

**UT2c_Screenreader**

**UT2d_Sprachausgabe**

**UT2e_Spracheingabe**

**UT2f_Strg+**

**UT2g_Touchscreen**

**UT2h_portable Tastatur des Tablets erleichtert die Nutzung**

**UT2i_spezielle Tastatur**

**UT3_BEKANNTHEIT DER UT**

**UT3_Eltern kennen UT**

**UT3_Eltern kennen UT nicht**

**ÜBER_ÜBERWINDUNG VON BARRIEREN**

**Über1_REZEPTIONSWEISEN**

**Über1a_Tüfteln und Durchwurschteln**

**Über1b_Üben Trainieren**

**Über1c_Lesezeichen**

**Über1d_Dabeisitzen Eltern/ Geschwister**

**Über2_PROGRAMME/ ANWENDUNGEN**

**Über2a_Controller statt Maus**

**Über2b_Google - Meinten Sie?**

**Über2c_Hilfestellung durch eine Person**

**Über2d_symbolgestützte Suchmaschine**

**Über2d_symbolische Geräteführung**

**Über2e_Computer so einrichten, dass eigenständige Nutzung möglich ist**

**Über2f_einfacheres Betriebssystem, geschlossenes System**

**Über2g_Kinderspiele, die sich auch über die Startleiste legen, Vollbild**

**Über2h_Überschriften/Begriffe müssen ins Auge fallen**

**Über2i_personelle Hilfe**

**Über2j_übersichtlichere Seite**

**Über3_VERHALTEN**

**Über3a_lesen und schreiben hat sich verbessert**

**Über3b_Internet wird bewusst genutzt**

**Über3c_Verständnis von Internetstrukturen**

Über3d_durch Interesse entsteht Motivation sich Dinge anzueignen

Über4_SOZIALES UMFELD

Über4a_Familienkonstellation_Mittelkind

Über4b_Regelschule

Über4c_Eltern halten Mediennutzung für wichtig

Über4d_Schule regt an auch zu Hause im Internet nach Infromationen zu suchen

Über4e_Kontakt mit nicht-behinderten Gleichaltrigen wirkt der Möglichkeit Quatsch zu schreiben entgegen

Über4f_Eltern nutzen digitale Medien um Kindern mit Down-Syndrom Verantwortung zu übertragen

Über4g_Medien werden zur Alltagsorganisation genutzt

Über4h_jüngere Geschwisterkinder dürfen nicht über ihre Geschwister mit DS hinweg wachsen

VER_VERÄNDERUNGEN SEIT 2 JAHREN

VERF_MEDIENVERFÜGBARKEIT

Verf1_Internet

Verf2_Computer/ Laptop

Verf3_Spielekonsole

Verf4_Tablet

Verf5_Fernsehen

Verf6_Radio

Verf6a_tragbarer CD-Player

Verf6b_Musikanlage

Verf6c_MP3-Player

Verf7_Fotokamera

Verf8_Videokamera

Verf9a_Handy

Verf9b_Smartphone

WAHR_WAHRNEHMUNG

Wahr1_Zeit

Wahr2_Abstraktionsfähigkeit eingeschränkt